U0272739

小儿胸外科学

PEDIATRIC THORACIC SURGERY

主　编　莫绪明　曾　骐

副主编　冯杰雄　舒　强

　　　　刘文英　贾　兵

人民卫生出版社

·北京·

图书在版编目（CIP）数据

小儿胸外科学 / 莫绪明，曾骐主编 . —北京：人
民卫生出版社，2022.8
　ISBN 978-7-117-32613-1

　Ⅰ. ①小… 　Ⅱ. ①莫…②曾… 　Ⅲ. ①小儿疾病 —胸
腔外科学 　Ⅳ. ①R726.55

中国版本图书馆 CIP 数据核字（2021）第 270572 号

人卫智网　www.ipmph.com	医学教育、学术、考试、健康，购书智慧智能综合服务平台	
人卫官网　www.pmph.com	人卫官方资讯发布平台	

小儿胸外科学
Xiao'er Xiongwaikexue

主　　编：莫绪明　曾　骐
出版发行：人民卫生出版社（中继线 010-59780011）
地　　址：北京市朝阳区潘家园南里 19 号
邮　　编：100021
E - mail：pmph @ pmph.com
购书热线：010-59787592　010-59787584　010-65264830
印　　刷：北京华联印刷有限公司
经　　销：新华书店
开　　本：889×1194　1/16　印张：23
字　　数：680 千字
版　　次：2022 年 8 月第 1 版
印　　次：2022 年 9 月第 1 次印刷
标准书号：ISBN 978-7-117-32613-1
定　　价：239.00 元

打击盗版举报电话：010-59787491　E-mail：WQ @ pmph.com
质量问题联系电话：010-59787234　E-mail：zhiliang @ pmph.com
数字融合服务电话：4001118166　E-mail：zengzhi @ pmph.com

主编简介

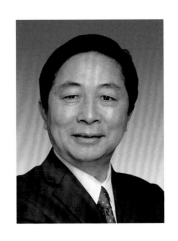

莫绪明，教授，主任医师，南京医科大学及南京大学博士生导师，南京医科大学儿科学院副院长、附属儿童医院副院长、小儿心胸外科主任。享受国务院政府特殊津贴专家。中华医学会小儿外科学分会第五届至第九届常委，中华医学会小儿外科学分会第八届、第九届心胸外科学组组长，中华医学会小儿外科学分会普胸协作组名誉组长，亚洲小儿心脏外科学会第一副主席，国家心血管病专家委员会先天性心脏病专业委员会副主任委员，国家心血管病专业质控中心专家委员会外科介入专家工作组专家，全国小儿外科住院医师规范化培训委员会副主任委员，中国医师协会先天性心脏病外科委员会副主任委员，江苏省医学会小儿外科学分会主任委员等。担任《中华小儿外科杂志》、*World Journal of Pediatrics* 等多家杂志的副主编、编辑，高等学校规划教材《小儿外科学》副主编。在 *Nature Genetics* 等期刊发表论文 200 余篇（最高 IF29.6），荣获国家科学技术进步奖二等奖，同时获教育部及江苏省科学技术进步奖二等奖等 20 余项奖项。在国内儿童医院中率先联合开展了小儿肺移植手术。多项中国先天性心脏病镶嵌技术的最早践行者，国际上首例经皮胸前穿刺心脏缺损封堵术完成者。"中国医师奖"获得者，入选中国名医百强榜，连续六届入选中国先心性心脏病外科顶级专家十强。主持"漏斗胸外科治疗中国专家共识""先天性膈疝修补术专家共识及腔镜手术操作指南""小儿膈膨升外科治疗中国专家共识"等多项小儿普胸外科专家共识的撰写。带领团队开展的普胸手术、先天性心脏病手术数量在全国儿童医院中稳居前三名。

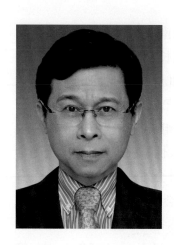

曾　骐，教授，主任医师，首都医科大学硕士研究生导师，首都医科大学附属北京儿童医院小儿胸外科主任。中华医学会小儿外科学分会普胸学组组长、中国医师协会胸外科分会纵隔及胸壁外科专家委员会副主任委员、中国妇幼保健协会妇幼微创专业委员会胸科学组主任委员、胸壁矫形微创 NUSS 手术中国培训中心主任、首都医科大学胸外科学系副主任等。《中华胸心血管外科杂志》《中华小儿外科杂志》《中国微创外科杂志》等杂志编委及常务编委。

从事儿童胸外科工作 30 余年，擅长复杂胸壁畸形、先天肺疾病、纵隔肿瘤、食管、膈肌等疾病的综合诊治和胸腔镜微创治疗，特别在漏斗胸等胸壁畸形微创治疗，以及儿童胸腔镜微创手术技术方面有较高造诣。从 1998 年起在国内率先开展小儿胸腔镜手术，20 余年来不断扩大胸腔镜在小儿胸外科领域的应用，涉及包括纵隔肿瘤切除、肺叶切除、膈疝修补、食管裂孔疝修补、漏斗胸矫治等主要小儿普胸外科手术的大多数，均采用胸腔镜微创技术完成。2010 年被美国 Biomet Microfixation 聘为国际培训医生，并作为国际新一代 NUSS 钢板及手术器械研发团队八人成员之一。先后负责主办了七届全国儿童普胸外科论坛暨 NUSS 手术学习班，学员超千人，规范了漏斗胸微创手术技术，推广了儿童胸腔镜微创手术技术。迄今已完成不同类型的胸壁畸形微创矫形手术 5 000 余例，为国内外之最。

序 一

从当年的风华正茂到今天的期颐之年,我的一生基本上都在伴随着中国小儿外科学的进步,见证着中国小儿外科学从芽苗到成长、到壮大,今天我仍愿发挥我的余热,鼓励每一个为小儿外科学献出智慧的同仁及后辈们。

我国小儿外科学专业是随着新中国的成立而诞生的。回忆新中国成立之初,我国小儿外科学一片空白,而国际上小儿外科学已有30年历史,20世纪50年代时的技术水平已很成熟。1950年,第一届全国卫生代表大会上制定了加强妇幼保健工作的方针,各省随即开始筹建儿童医院,医学院设儿科系,迅速培养专职儿科医生,并开始提出设立小儿外科学专业。当时几位热心小儿外科学的先驱,如马安权、张金哲、佘亚雄、童尔昌等,只有马安权曾在美国接触过小儿外科学,其他人多是刚结束住院医师规范化培训,只能在工作中边做边学。创业之初,虽有志愿者的热心,但主要仍然是靠政府的扶持与投入,当时教育部选送了优秀毕业生(如赖炳耀、李正、叶蓁蓁等)到苏联等国学习小儿外科,他们归国后均成为各地第一代骨干。1957年人民卫生出版社出版了由我组织、朱洪荫主译的苏联小儿外科学教科书。同年卫生部组织了马安权、佘亚雄和我等人编写了我国第一部小儿外科学教科书。1964年全国儿科大会上,小儿外科的代表们提出了希望成立学会和出版本学科的专业杂志的想法,反映了当年小儿外科医生们的自我承认。1987年正式批准成立中华医学会小儿外科学分会,反映小儿外科得到了中国医学界的承认。到20世纪90年代,全国范围内已出版小儿外科专著数十部,小儿外科专业杂志两种,此外还有儿童肿瘤等有关小儿外科内容的杂志,定期出版。出版物的繁荣,反映了我国小儿外科学事业的蓬勃发展,水平不断提高,但遗憾的是尚无一部系统的小儿普胸外科学专著。

当前我国正在实行医改,加强基层医疗工作。目前有的专业小儿外科单位收治了不少基层医院治疗不当的患儿。充分反映了人民需要在基层就医,也反映了有的单位水平有待提高。当务之急是帮助他们提高,使他们能尽量多解决一些问题,并且达到先进水平,同时也能辨别暂时达不到水平的疾病能准确转院。孩子生病肯定希望就地解决,参考书就显得非常重要。现在适值医学模式的换代,从过去的生物医学转向人文医学时代。检讨过去60年,小儿外科医学观点受生物医学观点影响很深,不少诊疗方法有缺陷。写一本新书介绍一些人文医学观点,反映现代小儿外科疾病的诊疗水平,同时能指导常见疾病诊疗与手术的具体实施,这就是作者组织编写本书的初衷。

我国小儿胸外科发展相对偏迟，直到1972年北京儿童医院才首先成立了独立的小儿胸外科，但其他地区仍然发展缓慢，且组织形式比较混乱，多依附于其他专业。以薛芬、丁文祥、胡廷泽、谷兴琳、江泽熙等为代表的普胸外科人为建立小儿普胸外科专业做出了不懈努力，他们对小儿胸壁畸形、胸部感染性疾病外科等的诊治提出了概念和规则，奠定了我国小儿胸外科的专业基础。近年来，我国小儿胸外科随着腔镜技术的发展及学会的推动，临床技术上得到了快速发展，基层医院的医疗水平得到了快速的提高，但也出现了行业良莠不齐，由于缺乏行业规范及教科书，严重影响了行业的规范化，迫切需要向标准化和规范化方向努力。

欣闻莫绪明、曾骐两位教授牵头全国小儿普胸外科同道们共同撰写《小儿胸外科学》，甚为欣喜，反映了新一代人的担当。这本书专注于小儿普胸外科疾病的发生、发展、转归及治疗，总结国内各大儿童医院的经验，规范小儿普胸外科疾病的诊治程序和处理措施，兼具实用性、权威性和完整性，相信其将成为我国从事小儿胸外科及相关人员的必备工具书。

在小儿普胸外科的发展过程中，要响应国家对专科医师规范化培训的要求，建立包括小儿普胸外科医生资质培训、考核体系和专科医生资格认证在内的教育规范化体系，联合新生儿、麻醉、妇产、影像等科室，形成多学科、多中心的合作，这样才能使小儿普胸外科得到更加良性的发展。展望未来，小儿普胸外科依然任重道远，追赶优秀的国际小儿普胸外科技术、推动小儿普胸外科专业规范化培训计划、建立最优秀的小儿普胸外科人才队伍，将是小儿普胸外科人今后的共同目标。

愿每一个小儿普胸外科的同行以有利于患者为宗旨，以恢复患者身心健康为最高追求，继续上下求索，不忘初心。

张金哲

中国工程院院士

中华医学会小儿外科学分会前任主任委员

2021年10月

序 二

中国普胸外科可上溯至 20 世纪 30 年代,普胸外科初次在中国生根落地,董秉奇、张纪正、黄家驷、吴英恺、张超昧等一代代学者从未放弃在这片曾经被认为是"不能为柳叶刀所征服的疆域"辛勤耕耘。四十八年前,我和胡廷泽、谷兴琳、江泽熙等第一代小儿心胸外科学者在国内最早涉及和明确提出建立小儿普胸外科专业,并且在小儿胸壁畸形、胸部感染性疾病外科处理、胸部出生缺陷防治等方面提出了诊治概念和规则,奠定了我国小儿胸外科的专业基础。1987 年,中华医学会小儿外科学分会心胸外科学组成立并在南京召开了第一次会议,标志着小儿普胸外科有了组织保证。但随后多年,各医院及心胸外科专家对心脏外科的投入远远大于普胸外科,经过三十年的努力,小儿心脏外科已经取得了令人惊叹的进步,许多方面已经达到了国际水平,但小儿胸外科的发展相对滞后,加之普胸外科相关的技术与手术器械均没有大的突破,直到十年前,中国普胸外科在水平与规模上仍然差强人意。

近六年来,中华医学会小儿外科学分会心胸外科学组对中国小儿普胸外科团队进行了整合,利用小儿普胸外科的资源成立了小儿普胸外科协作组,以莫绪明、曾骐、刘文英等为代表的中国小儿普胸外科第二代群体为推动中国小儿胸外科的发展做出了一系列的努力。在微创胸腔镜技术推广、小儿普胸疾病诊疗的规范化和标准化等方面做了较多的工作,使得中国小儿普胸外科近年来有了质的飞跃。得益于成人胸外科、围产医学及胎儿医学等专业的发展,近年来,小儿普胸外科疾病的诊治有了长足的进步,胎儿膈疝、胎儿肺气道畸形、胎儿食管闭锁等疾病的产前诊断技术得到了普及与推广;围产期产房外科技术已经在许多医院得到开展;小儿胸腔镜技术的推广、机器人技术的应用,使微创肺、食管外科手术技术、胸壁畸形矫治技术等得到迅速普及。然而,尽管这样,仍有许多不足,小儿普胸外科疾病治疗手段相对较成年人少,能够开展外科手术治疗的病种有限,内容较单一,国内独立设置的小儿普胸外科还不多,其中不少还是以小儿心胸外科或小儿心脏中心的架构存在,更有许多成人胸科医生在做小儿胸科的工作,特别是小儿普胸外科器械的临床应用跟不上现代发展的需要,阻碍了小儿普胸外科的发展,每每思及,甚是忧虑。

尽管我国小儿普胸外科专业起步较晚,基础薄弱,但正因为起点低,未来发展空间才大。该书的出版将进一步完善我国小儿胸外科学的行业规范和诊疗规范,为实现诊疗规范化、器械儿科化、手术微创化,推动中国小儿胸外科快速发展,追求医疗行业的"中国梦"添砖加瓦。由此,我看到了后继者整装待发,深感欣慰。

　　这本书凝结了主编及全国各大医院的普胸外科顶级专家的智慧,是他们的辛勤汗水的结晶,它将承载着新一代小儿胸外科人的深厚期望和寄托。相信该书能够为投身小儿胸外科的各位同仁提供更多的思路,并成为小儿普胸外科的一本经典教科书!

　　长江后浪推前浪,通过不断地推广普及,愿这一代小儿普胸外科人能真正带动中国小儿普胸外科的整体全面发展,尽早使小儿普胸外科进入国际一流行列。

丁文祥

上海交通大学医学院附属新华医院原院长

中华医学会小儿外科学分会心胸外科学组第一届至第三届组长

2021 年 10 月

前　言

　　20 世纪 30 年代,中国普胸外科像一粒刚刚种下的种子,开始发芽,这个时候我们仅是稍稍落后于西方发达国家,然而,由于种种原因,直到 20 世纪 70 年代,北京儿童医院才成立了国内第一个独立的小儿胸外科。1987 年中华医学会小儿心胸外科学组被批准正式成立,2015 年小儿普胸外科协作组正式成立,2019 年小儿普胸外科学组正式成立,从此,小儿普胸外科才真正有了自己的组织。

　　虽然 1985 年大学毕业后,我陆陆续续开始接触小儿胸外科患者,但是无论是关注度还是精力都较少用在小儿普胸外科上,一直认为小儿心脏外科更有挑战性,加之小儿普胸外科医疗器械引入滞后,新的技术较少,越发显得可有可无。直到 2013 年底,我有幸从上海儿童医学中心刘锦纷院长手中接过中华医学会小儿外科学分会心胸外科学组组长的重担,才迫使我静下心来思考中国小儿心胸外科今后的发展方向,如何在前辈的基础上让中国小儿心胸外科有更好更快的发展。梳理后我发现,小儿心脏外科近 20 年来已经得到了飞速发展,手术技术、科研水平、存活数量等均达到了国际先进水平。反观小儿普胸外科,已经严重滞后于其他学科,没有独立正规的行业组织,专业人士及医院领导都不重视,各家医院组织形式都不太一样,普胸疾病就诊的归属五花八门,既有归属于独立的小儿胸外科、小儿心胸外科,更有归属于新生儿外科、小儿普外科、小儿外科、肿瘤外科、成人胸外科、成人普外科等,诸多专科都在这片土地上汇集,业内没有正式的行业规范,其手术方式、手术适应证、围术期处理方法等千人千法,由于不重视、无组织,几乎是任意而行。

　　我们召集了学组主要专家共同探讨了学科的发展方向,共同认为“野蛮生长要不得”。首先,我们必须承认,宏观上国内小儿普胸外科的发展远远落后于欧美,以临床研究为例,我们目前依然停留在做单中心、回顾性研究,而国外早已开展多中心、前瞻性研究等。其次,我们也要认识到自己的优势,我们拥有全球最多的人口,也就拥有全球数量最多的病源,只要积极努力,任何小众科室乘以巨大的人口基数均是大事情。

　　学组委员们群策群力提出了振兴我国小儿普胸外科的四部曲:首先,建立小儿普胸外科组织,整合全国相关资源,不问出处,均为我所用,即成立一个广泛意义的全国小儿普胸协作组,委员为来自各家医院不同专业但从事小儿胸外科工作的同行。其次,要有学术凝聚力,经共同讨论,决定将两年一次的全国小儿心胸外科会议改为一年一次,会议名称改为全国先心外科会议和全国小儿普胸外科会议,轮流举行,随即于 2015 年 7 月在南京召开了第一次全国小儿普胸外科会议,与会代表来自 8 个不同专科从事小儿胸外科的专家,共 170 余人,迈出了学术规范的第一步。再次,针对行业野蛮生长的乱象,加强规范化、标准化,组织国内主要专家,主要是这次参加编书的专家,建立一支专家团队,专门制定小儿普胸外科疾病的外科治疗共识或指南。迄今已完成了有关小儿普胸外科的 8 部专家共识,使一些有争议的手术方案、手术适应证等得到了一定的法律层面上的认可。最后,我们还充分发挥专家团队的作用,集思广益,改善目前小儿胸外科手术器械缺乏的现象,鼓励设计适合小婴儿及新生儿使用的产品,从而降低手术难度,加快手术速度,提高手术质量。

通过这一系列努力,近年来小儿胸外科得到了很快的发展,许多医院成立了小儿胸外科,全国手术量也在快速增加。据不完全统计,截至 2019 年年底小儿普胸手术量达到了 35 000 台左右。随着开展小儿普胸外科积极性的提高,专家共识的不断制定,一部能指导行业青年医师及新开展专科学习的参考书成为一个迫切的需求。

幸运的是,曾骐教授作为我国从事小儿胸外科的杰出代表,我们有许多共同的观点,我们和刘文英、舒强、李索林、冯杰雄、贾兵等专家适时地对编书内容进行了分解、布置。非常感动的是撰写小儿胸外科学设想得到了全国小儿胸外科专家们的积极响应,他们几易其稿,认认真真完成各自的任务。

随着编书的深入,我们发现新的技术-新的器械不断涌现。近年来,跟随成人胸外科器械不断更新换代,手术机器人等已相继投入小儿胸外科手术操作,小儿普胸疾病微创化已经势不可挡,所以我们适应形势,及时加入了机器人手术等最新进展。与此同时,兄弟科室技术的进步也在敦促小儿普胸外科的发展。产前超声影像技术为小儿普胸手术开启另一双眼睛;麻醉和监护的生命支持、单肺通气技术、小婴儿围术期管理等为小儿普胸手术的成功起到了重要的保驾护航作用。《小儿胸外科学》的撰写是一个全新的挑战,写作团队涉及病理、影像、基础知识、重症监护等相关专业,我们在本书中均努力涉及。

小儿胸外科需要完备清晰的理念和丰富的临床实践。编写此书是为了让小儿胸外科医师更好地掌握此理念和技术并且熟练应用于临床。我们愿为中国小儿普胸事业的发展贡献自己的一份力量,推动制定临床路径、专家共识、临床指南等,力争规范小儿普胸疾病的诊疗,为小儿胸外科专业医务人员做好服务工作。当今的科技发展迅速,5G 时代的来临使交流方式已经发生很大的变化。电子书及手机 5G 的广泛应用,给纸质版书籍的传播带来了很大的挑战,所以我们尝试将采用纸质和数字融合出版。

在本书撰写过程中,感谢胡廷泽、谷兴琳、江泽熙、钱龙宝等前辈的关心和支持,感谢钱龙宝教授对全书的审定,感谢本书编辑团队和南京医科大学附属儿童医院诸位同仁的合作,在此不一一列名,没有你们的支持,本书将不会如此精彩。由于时间仓促,编写范围广泛,本书难免存在不足和错误,希望广大读者谅解,欢迎发送邮件至邮箱 renweifuer@pmph.com,或扫描封底二维码,关注"人卫儿科学",对我们的工作予以批评指正,以期再版修订时进一步完善,更好地为大家服务。

莫绪明

2022 年 7 月

目 录

第一篇 总 论

第二篇　各　　论

二维码目录

第一篇
总 论

第一章 小儿胸外科学发展史

第一节 小儿外科学发展概述

外科学（surgery）一词来自拉丁文，最早记录儿外科手术的是 4 000 多年前埃及的包皮切除术，2 000~3 000 年前，古罗马及古印度已有外科手术的记载。中国在商周时代的《史记·扁鹊仓公列传》中已有人体解剖部位名称和各部位疾病，如"龋齿""疥""疽"等的记录。中国的第一部医书《黄帝内经》（公元前 305—公元前 240）对血液循环概念已有认识。秦汉时期（公元前 221 年）即有太监阉割手术。3 世纪，晋书 85 卷《魏咏之传》记载了兔唇的医治：咏之患缺唇，医曰"可割而补之，但需百日进粥，不得笑语"。宋代的《小儿卫生总微论方》（1156）对于先天性畸形疾患，如并指、缺唇、侏儒、肢废等都有阐述，书中记载"儿生下缺唇，亦能弥逢，然不能掩其痕"。16 世纪，明代医生薛己已经对新生儿破伤风的发病与断脐不洁，以及如何预防有了正确的认识和记载。明代孙志宏著的《简明医彀》中有肛门闭锁手术的记载："罕有儿初生无谷道大便不能者，旬日后必不救。须用细刀割穿，要对孔亲切。开通后用绵帛卷如小指，以香油浸透插入，使不再合，傍用生肌散敷之自愈"。

西方伴随着文艺复兴绘画、雕塑的发展，促进了解剖学的发展，推动了现代外科的形成。现代外科学的里程碑标志包括解剖学、镇痛、消毒、止血、抗感染、低温麻醉和体外循环等。解剖学于 16 世纪开始由模糊走向精确，这期间最有造诣的解剖学家是比利时的 Andreas Vesalius（1514—1564），他的解剖学著作《人体的构造》（1543）的

出版，标志着解剖学的建立。17 世纪末，产科医生 Fatio 在瑞士贝索（Basle）出版了世界上第一本有关小儿外科问题的书。1842 年美国乡村医生 Crawford Williamson Long（1815—1878）使用乙醚麻醉切除皮肤肿瘤，开创了在麻醉无痛情况下进行外科手术的先河。19 世纪，英国伦敦和法国巴黎已开始设置小儿外科病房。1860 年，英国医生 Cooper Forster 出版了《儿童外科疾病》，成为世界上最古老的小儿外科专著。1867 年，英国外科医生 Joseph Lister（1827—1912）发表了抗菌法的论文，提出了消毒的概念，应用抗菌法使他所做的截肢手术病死率由 45% 降至 15%。1928 年，英国微生物学家 Alexander Fleming（1881—1955）发现了青霉素，使人类找到了一种具有强大杀菌作用的药物，结束了传染病几乎无法治疗的时代。自从 1938 年美国 Robert E. Gross 首先为小儿施行动脉导管末闭手术成功，开辟了心脏大血管畸形矫治手术，打破了小儿心脏手术禁区，随之 20 世纪 50 年代低温麻醉和体外循环的完善，使小儿先天性心脏病外科等得到了突飞猛进的发展。

现代小儿外科的发展迟于成人外科，其发展经历了三个阶段：

（一）现代小儿外科的创建

瑞士的 Fredet（1908）和德国的 Rammstedt（1922）先后采用幽门环肌切开术治疗先天性肥厚性幽门狭窄，获得了良好的疗效，成为世界小儿外科的第一个里程碑，小儿腹部手术由此得以推广，医学界对建立小儿外科专业的思想才逐渐形成。第一次世界大战以后，在西欧逐步出现小儿外科专业医生。现在习惯从 Rammstedt（1922）婴儿腹部外科的成功与推广，作为小儿外科成为

专业发展的开始,其代表性人物是美国的 William E. Ladd 和英国的 Denis Browne。Denis Browne 爵士在英国的功绩是改变了"小儿外科病由成人外科医生施行手术"的传统,其在第一次世界大战后成为伦敦 Great Ormond Street 儿童医院院长,并开创了小儿外科,成为英伦三岛现代小儿外科创始人。William E. Ladd 于 1927 年任美国波士顿儿童医院外科主任,并且成为现代小儿外科创始者,他和他的学生 Robert E. Gross 于 1941 年合著的《小儿腹部外科学》,成为现代小儿外科的经典。

(二)现代小儿外科体系的形成

1953 年 Grass 出版了著名的《小儿外科学》,系统地阐述了波士顿儿童医院小儿外科当时丰富的实践经验,并且首次系统介绍了小儿心脏大血管畸形的矫治手术技术,该书成为一个具有里程碑水平的具体记录文件,产生了巨大的国际影响,形成了第二次世界大战以后影响全世界的 Ladd-Grass 体系,成为国际小儿外科技术的主流。从20 世纪 50 年代末到 80 年代,突出解决了小儿特别是新生儿手术的三个问题:环境温度与湿度控制、监护与人工呼吸、静脉高营养等技术的应用,使新生儿外科、泌尿外科和小儿心胸外科趋于成熟。这个阶段小儿外科水平一般以新生儿外科为代表,新生儿术后成活已有保障,从而把小儿外科的任务重点由争取成活过渡到恢复和改善功能,这是一个很大的进步,人们对一些严重畸形改变了过去的态度,长期人工呼吸、长期静脉高营养,使小儿外科手术患儿的成活率明显增高。随着现代化小儿麻醉的进步,手术时间的延长可以不受限制,此阶段内一个重要的标志是小儿泌尿外科成熟和小儿心脏外科的兴起。

(三)现代小儿外科学科的全面发展

20 世纪 90 年代,小儿外科开始突破出生后修复性临床手术的范畴。这个阶段的主要目标是减少并逐步消灭外科手术的损伤,恢复正常的解剖生理功能。随着现代影像诊断技术的进步,围生期医学的发展,分子生物学及基因学的应用,外科手术基本技术的进步(出血、止血与输血的革命,缝合器的进步,敷料的改进等)和手术技术的高科技化(包括腔镜技术、机器人手术等),胎儿外科、器官移植、微创外科与介入外科等应运而生,并日渐完美。1983 年美国医生 Michael Harrison 胎儿双侧肾积水手术的成功,宣布胎儿外科正式登上小儿外科的舞台,现代的胎儿镜技术及胎儿超声技术,又把胎儿外科技术提高一步。临床医学的发展,已经从细胞、基因层面达到诊断、治疗与预防的效应,给人类优生优育带来了革命性的突破,并带动了小儿外科的变革与发展。

第二节 小儿胸外科学发展概述

小儿胸外科(pediatric thoracic surgery)的发展并非一帆风顺,由于技术和认知的局限,其间有许多错误的预测。曾任英国皇家医学及外科学会会长的伦敦外科医生 John Eric Erichsen(1818—1896)于 1874 年断言:"总有不能为柳叶刀所征服的疆域,至少在外科医生的刀下,人体必有一些神圣的区域无法企及,毫无疑问的是,我们已几乎触及了最后的边界,一位明智的、人道的外科医生决不应该去打开腹腔、胸腔和颅腔做手术。"但他的断言很快被打破。进入 19 世纪后,小儿开腹、开颅手术逐渐开展,虽然小儿开胸手术仍是禁忌,主要是由于外科医生谨守治疗边界,这对于当时的历史环境来说,当然是明智的,但同样也说明小儿胸外科的开创是何等的困难。因为打开胸腔,内外压力平衡,肺叶随即萎陷,外科医生没有办法维持患者的呼吸。1896 年,法国外科医生 Alfred Quenu(1852—1933)等人发现,胸内负压比正压有利于呼吸,这是医学界就肺内外压力差问题首次进行实验研究。在此基础上,德国外科医生 Ernst Ferdinand Sauerbruch(1875—1951)经过四十余年的艰苦努力,终于成功地完成了胸部手术期间进行人工通气的实验研究。他设计了一个巨大的负压室(重达 4 吨多),在其中完成了动物的开胸手术,这在当时被认为是胸外科的一次技术性的革命。随着人类对呼吸和循环生理、开胸后的一系列生理反应有了较深入的了解,以及气管插管技术、辅助呼吸技术和麻醉技术的日臻成熟,小儿胸外科手术才有了开展的可能。

一、小儿胸外科技术的发展

早在 16 世纪,比利时 Andreas Vesalius 医生就曾对猪进行气管切开,置入气管内插管获得成功,这可视为建立人工气道最初的探索,Vesalius 通过实验证实,通过气管内插管施以正压能够使肺膨胀。1869 年，德国外科学教授 Trendelenburg 首次将气管内插管麻醉用于患者，并对气管切开用的气管内导管加以改进，将一可扩张的气囊套于导管周围使导管与气管壁间密封，防止手术时血液吸入肺内，这一带有气囊的气管导管日后成为保证压力转换型正压机械通气得以顺利实施的前提条件。直到 1907 年，经美国费城的 Jackson 医师改进，喉镜直视下气管插管方法才成为气管插管的标准技术方法。正是气管内插管术和人工通气在临床的成功应用，使胸腔手术成为可能。气管内麻醉的应用，使麻醉医生能够有效地控制患者呼吸，对胸外科的发展产生了较为长久的影响。1898 年，德国医生 Kofstein 首例开胸修补肺裂伤成功，他通过控制呼吸及胸腔引流解决了开胸手术最大的障碍——气胸。1919 年，纽约胸外科医生 Willy Meyer（1854—1932）在回顾胸外科发展时说："作为胸外科发展道路上的绊脚石，急性气胸的问题持续了几乎一个世纪"。今天的胸外科医生似乎很难想象，仅仅是一个气胸的问题，就困扰了外科界上百年。1929 年美国 Greenwald 和 Steiner 报告了膈疝患儿 82 例，其中仅 11 例手术，且仅 6 例治愈，直到 20 世纪 40 年代，膈疝手术治疗成功率才明显提高并随之开始普及。1938 年美国 Gross 医生率先成功施行动脉导管未闭手术，开辟了胸部血管畸形矫治手术的先河，打破了小儿心脏手术禁区。1941 年 Cameron Haight 成功地完成了首例先天性食管闭锁合并食管气管伴瘘的一期修补术，随后他改进了手术方式为右侧胸膜外手术和双层吻合，至今仍被沿用，成为经典的治疗食管闭锁的手术方式，到 20 世纪 50 年代末，最好的食管闭锁气管瘘的成活率报道已达 90%，我国于 1958 年开始有手术成功的病例报道。1987 年，Cooper 对一例患有家族性肺纤维化的 16 岁男孩完成了世界首例小儿肺移植。2009 年上海肺科医院报道一例 11 岁的河南男孩行活体双肺移植，成为我国第一例小儿肺移植手术。2019 年 2 月，陈静瑜成功地为一例 6 岁白血病骨髓移植术后闭塞性细支气管炎患儿实施了我国记录的最小年龄肺移植术。随着手术技术的高科技化（包括腔镜技术、机器人手术等），成人胸外科微创化成为时尚，1976 年 Rodgers 等首次应用电视胸腔镜对小儿肺实变和胸膜疾病进行简单的活检及胸膜的剥脱。1993 年 Kirby 首次对肺部肿瘤患者应用电视胸腔镜行肺叶切除术。1997 年法国学者 Gomola 等报道了 10 例小儿肺部手术，均为右肺中叶切除。经过 20 年的发展，胸腔镜微创手术已经在小儿胸外科得到普及。胸廓畸形（漏斗胸）的早期手术方法因不需要进胸，开始于 Meyer（1911 年），1949 年 Ravitch 手术（即胸骨上举术）问世后，曾在很长一段时间里成为治疗漏斗胸最广泛术式，直到 1997 年美国小儿外科医师 Donald Nuss 报告了一种新的手术方法（NUSS 手术），现微创 NUSS 手术已成为首选。

小儿胸外科手术的发展由于受器械、年龄、重视程度等诸多因素影响，总体发展滞后于其他外科，但近年来正在逐步追赶，无论是手术范围、手术器械，还是手术微创化，都有后来居上的趋势。

二、小儿胸部微创外科的发展

20 世纪是胸外科，尤其是小儿胸外科发展的里程碑时代。其主要推手除了上述外科学基础技术发展外，胸科手术器械的改进及外科手术技术的进步是推动学科发展的主要力量。手术器械改进的最重要部分就是小儿胸腔镜的广泛开展。胸腔镜手术最早历史要追溯到 1910 年，瑞典医师 Jacobaeus 首次成功地用双孔道胸腔镜技术在直视下用加热烧红电器烧灼法分离黏连带，解决了肺结核空洞患者的胸膜黏连问题，该技术标志着现代胸部微创手术的诞生，开创了以胸腔镜手术为标志的胸腔微创外科的先河。随着光学技术及电视内镜技术的进步，尤其是 20 世纪 80 年代末内镜缝合切开器（Endo-GIA）等高技术内镜手术器械的问世，以及麻醉和监护水平的提高，胸腔镜外科得到了快速发展。小儿胸腔镜因腔镜设备、儿童生理特点、疾病谱等原因的限制，进展较成人缓慢。直至 1976 年，美国的 Rodgers 首次将胸腔镜技术用于小儿胸外科疾病的诊断性检查。1993 年 Kaimal 等首次报道小儿胸腔镜辅助下手术。几乎与国际同步，1993 年北京大学第一医院小儿外科应用胸腔镜治疗自发性气胸肺大疱破裂；首都医科大学附属北京儿童医院于 1994 年开展胸腔镜下肺活检。随着技术的不断进步，小儿胸腔镜技术的手术适应证逐渐扩大，因其微创、美观，可较好地显示或看见常规开放手术直视下比较难以显露的部位，既扩大了手术视野，又因为镜头的放大效应，对某些较小、细微结构也能较好地观察，操作可以更准确、安全而受到了肯定，现已广泛应用于小儿普胸手术。

三、中国胸外科发展概述

中国胸外科起始于 20 世纪 30 年代,时间上稍晚于西方发达国家。1934 年,董秉奇在上海工学院附属红十字会医院率先开展肺结核的外科治疗,在 13 个月中做了 120 例胸廓成形术治疗肺结核,病死率仅为 1.7%。1937 年 9 月 21 日,王大同在北平协和医院用肺门止血带法为 1 例 22 岁的女性支气管扩张患者成功施行了左肺下叶切除术,成为中国首例肺叶切除术。1941 年 3 月 14 日,张纪正在北平协和医学院使用肺门血管支气管分别处理法为 1 例 49 岁男性肺癌患者成功实施左全肺切除术,开创了中国首例全肺切除术的先河。1947 年初至 1949 年底,我国胸外科奠基人之一黄家驷教授在上海国防医学院、中美医院和上海澄衷医院共开展了 50 例肺切除术,病种包括肺囊肿、肺癌、肺结核和支气管扩张等肺部外科常见疾病。在食管外科方面,1940 年 4 月 26 日,北平协和医院吴英恺在中国首次为 1 例 58 岁的男性食管癌患者成功实施了经胸食管癌切除术及胸内食管胃弓下吻合术,仅比西方同类手术报道晚 2 年。在胸部创伤方面,1940 年张超昧在我国对 1 例右心室刺伤的患者成功进行了修复,这是国内首次有记载的严重胸外伤患者的成功手术治疗。由于我国是食管癌的高发国家,20 世纪 70 年代,我国在食管癌根治方面处于国际领先水平。中国胸腔镜外科发展起步较晚,20 世纪 40 年代,传统胸腔镜技术传入我国,主要应用于肺结核的治疗,80 年代有过胸腔镜进行胸内疑难病例的报道,1992 年王俊等正式将胸腔镜应用于临床,随即,国内各大医院迅速蓬勃开展,随着网络信息交流的便利,国内胸腔镜的术式种类已与欧美发达国家水平相当,且数量已远远领先。

四、中国小儿胸外科发展概述

中国小儿胸外科在 20 世纪 70 年代前基本没有发展,没有独立的学科。1972 年首都医科大学附属北京儿童医院率先成立了独立的小儿胸外科,其后,以薛芬、丁文祥、胡廷泽、谷兴琳等为代表的学者在国内最早涉及和明确提出建立了小儿普胸外科专业,他们对小儿胸壁畸形、胸部感染性疾病外科、小儿胸部肿瘤、食管闭锁及肺囊性病的诊治等提出了概念和规则,奠定了我国小儿胸外科的专业基础。但直到 2010 年,真正独立的小儿普胸外科或以胸科为主的小儿胸心外科的设置还相对较少,从事小儿普胸外科工作的医师出自多个部门,来源包括独立的小儿胸外科、小儿心胸外科、新生儿外科、小儿普外科、小儿外科、肿瘤外科、成人胸外科、成人普外科等部门,从而出现行业规范混乱、诊疗严重不规范。近几年来,以莫绪明、曾骐、刘文英等为代表的中国小儿普胸外科团队在行业规范化、标准化工作中做出了一定的贡献。秉承为了事业发展的宗旨,撇开门户偏见,容纳各个方向的小儿普胸外科医师,于 2015 年整合小儿普胸外科医生资源成立了小儿普胸外科协作组,聚焦小儿普胸外科技术,同年 7 月在南京召开了第一届全国小儿普胸外科会议,标志着小儿普胸外科新纪元的到来。并以此为标志,逐渐形成了制度性的两年一次的全国小儿普胸外科盛会。其后,分别于 2017 年在成都、2019 年在青岛举行了第二届、第三届全国小儿普胸外科会议,规模逐步扩大,第三届参会人数近 500 人。2019 年,中华医学会正式批准成立小儿普胸外科学组,这批以六〇后、七〇后群体为代表的小儿胸外科团队,从诊疗规范化、器械儿科化、手术微创化着手,同时广泛开展小儿普胸沙龙交流,大力推广微创及小儿胸腔镜等,腔镜肺叶切除、食管闭锁腔镜手术等临床及基础研究方面均接近国际先进水平,有力地推动了中国小儿胸外科的快速发展,并使中国小儿普胸外科逐渐成为世界大家庭的一个主要成员。

第三节　小儿胸外科范围和任务

近代小儿胸外科主要包括胸廓、膈肌、食管、纵隔及呼吸系统的畸形和其他病变,这些病种在诊疗演变的过程中,有着各自不同的历史进程。

一、胸廓疾病

胸廓疾病的代表病种为漏斗胸(pectus excavatum,PE),其手术治疗始于 Meyer(1911 年),随后 Wada 等设计了一种通过翻转胸骨及其相应肋骨来治疗漏斗胸的术式(胸骨翻转术),并应用于临床。1949 年 Ravitch 手术(即胸骨上举术)问世后,对漏斗胸的诊治有了较详细描述,Ravitch 手术曾在很长一段时间里成为治疗漏斗胸最广泛术式,但长期随访,Ravitch 手术存在较多的并发症及较大的手术创伤,远期效果也不尽如人意。1997 年美国小儿外科医师 Donald Nuss 首次报道了一种新的手术方法(Nuss 手术),该术式是从胸骨后置入一弧形钢板将下陷的前胸壁顶起,不需广泛游离胸大肌瓣,不需切除肋软骨和不做胸骨截骨即可矫治漏斗胸,从而实现了漏斗胸的微创矫正。该手术对漏斗胸的理论认识和治疗原理也发生了重大变化,随后得以迅速推广应用。2001 年,西安交通大学医学院第二附属医院在国内较早开展 Nuss 手术,此后 Nuss 手术迅速普及,并逐步替代 Ravitch 手术,成为当前的常规手术。其中首都医科大学附属北京儿童医院曾骐教授团队在中国 NUSS 手术的推广与应用中起到了领先作用。

随后诸多作者对 NUSS 手术进行了一系列优化,衍生出非胸腔镜辅助等多种 Nuss 手术改良方法,同时一些医生对钢板的固定方法也进行了改进、探索;还有用可吸收材料做成的固定片问世;对非对称性的漏斗胸,复杂性、特殊性胸壁畸形的处理,均提出了许多个性化治疗方案。

在 Nuss 手术的基础上,根据其原理,目前又衍生发展出一种治疗鸡胸的微创反 Nuss 手术,已取得良好的效果。

二、膈肌疾病

膈疝的治疗在小儿胸外科领域具有极其重要的意义。1541 年,Sennertus 最早记录了一例膈疝。回顾早期文献,直到 20 世纪初,小儿膈疝的病死率仍较高,1929 年美国 Greenwald 和 Steiner 总结了 82 例患儿,其中 46 例是尸体解剖时获得确诊,手术病例仅 11 例,6 例治愈,其余 25 例未经手术治疗者后来均死亡。直到 20 世纪 40 年代,由于手术治疗膈疝死亡率明显降低,才得以逐步开展并随之开始普及。1946 年 Robert Gross 首次成功地为一例出生不到 24 小时的新生儿实施了先天性膈疝修补术。60 年代以后,通过对动物模型的研究,外科医师对先天性膈疝的病理生理变化有了更深入的了解,为进一步提高手术成功率打下了基础。20 世纪 80 年代 Harrison 等开始了剖

宫手术一期修补膈疝的尝试。早年膈疝手术均为开放手术,缺点是术中探查困难、切口较大、术后疼痛较重且影响美观。为解决这些问题,胸腔镜微创手术便逐渐兴起,切口小、恢复快、术后疼痛轻及美容效果好的优势使得其应用越来越广泛,也越来越成熟。1995 年 van der Zeo、Bax 等报道了腔镜下小儿先天性膈疝的修补。国内李龙团队于 2006 年首先报道了腔镜下儿童膈疝修补手术。新生儿出生 6 小时内出现呼吸困难症状的先天性膈疝常被称为高危膈疝,其肺发育不良往往较重,生存率仅为 40%~60%。由于新生儿操作空间小,对手术耐受力弱,曾一度将新生儿先天性膈疝作为微创手术禁忌证。但 2003 年 Arca 等成功将腔镜应用于新生儿先天性膈疝并取得了较好的效果。药物治疗方面,有报道产前应用药物治疗(激素、甲状腺素)等促进肺发育的临床探索。

自 1991 年 Bammer 等完成首例腹腔镜抗胃食管反流手术以来,腹腔镜食管裂孔疝修补和胃底折叠抗反流术已逐渐成为外科治疗的主要手段。

早在 1977 年,体外膜氧合(extracorporeal membrane oxygenation,ECMO)技术开始应用于膈疝患儿,并逐渐稳定在一定水平。最初 ECMO 是作为常规通气无效时的一种补救手段。现在认为早期应用该技术可保护肺功能,对新生儿的肺动脉高压(pulmonary hypertension)也能起到改善作用。国内对于产前诊断、胎儿期外科干预、ECMO的使用指征等目前仍处于早期探索阶段。

三、食管疾病

食管闭锁矫治手术代表着小儿外科最高水平之一。1941 年,Comeron Haight 成功地完成了首例食管闭锁(伴瘘)的一期修补术。1943 年,Haight 改进了手术方式,改为右侧胸膜外手术和双层吻合,到 1969 年,他报道治疗了 284 例食管闭锁,有 52% 存活。这一手术方式被沿用至今,成为经典的治疗食管闭锁的手术方式。我国于 1958 年开始有手术成功的病例报道。到 20 世纪末,食管闭锁气管瘘的成活率已达 95% 以上。

1999 年,Lobe 最早报道了胸腔镜下食管闭锁手术。2002 年国内深圳市人民医院首先报道了胸腔镜下食管闭锁吻合术。目前胸腔镜下食管闭锁手术已经在中国逐渐普及,其中以黄金狮团

队目前报道手术病例数最多。对于一些复杂性食管闭锁，许多医生也进行了尝试，2007年，van der Zee的单中心首次成功报道了应用胸腔镜牵引两端食管并延期镜下食管吻合治疗长段型食管闭锁病例。还有学者在腹腔镜辅助下进行胃代食管手术治疗长段型食管闭锁，认为这种手术比开放手术更容易、安全，并发症少。2010年有作者报道了腹腔镜辅助下胃代食管和结肠代食管手术治疗先天性食管闭锁。2019年莫绪明等报道了采用磁珠吸引治疗食管闭锁的个案病例。

对于食管灼伤的治疗，需行结肠或胃代食管手术的患儿，有报道可行在腔镜直视下游离食管从裂孔至左支气管水平上，甚至到锁骨下动脉水平的手术，可避免盲目食管切除带来的危害；近期文献还报道也可联合在胸腔镜和腹腔镜下行食管切除及胃代食管的手术，或在食管镜引导下经胸腔镜行食管切除及吻合手术。

对于各种原因引起的食管狭窄（先天性、化学腐蚀性、手术后、外伤等），文献报道多先采用扩张，先天性效果不佳者需手术治疗。对于吻合口瘘者，保持通畅引流、加强营养，多在1个月内愈合。对于非骨性的食管狭窄如扩张效果不佳、有食管狭窄伴扭曲、食管吻合口瘘1个月以上未愈合者，莫绪明等2017年起采用覆膜支架技术，效果满意。

四、纵隔疾病

纵隔内器官组织较多，胎生来源结构复杂，可发生的肿瘤或囊肿种类众多。小儿纵隔肿瘤（mediastinal tumor）多见于胸腺肿瘤、神经源性肿瘤等。纵隔肿块多首选手术治疗。近年来，胸腔镜手术逐渐成为主流方式。文献报道最早由E. Carlens将胸腔镜应用于成人的纵隔淋巴结的活检，副作用及并发症仅为1%~3.8%。1997年美国学者报道了9例胸腔镜下儿童纵隔肿块的诊治，认为该手术方式视野良好、安全性高、术后并发症少。2007年首都医科大学附属北京儿童医院报道了1998—2006年共556例胸腔镜手术，其中纵隔胸膜活检74例，纵隔肿瘤切除93例，认为胸腔镜手术对儿童纵隔疾病是安全的。

五、呼吸系统疾病

先天性呼吸系统畸形（congenital respiratory malformation）是肺和气管在胚胎发育过程中发生障碍或异常而产生的疾病。肺和气道的先天性疾病种类众多，其中，以先天性肺囊性病变最为常见，其病理分类和命名多年来有较多改变，是肺内囊性疾病的统称，包括多种畸形，其中临床上较为常见的有先天性肺气道畸形、肺隔离症、先天性大叶性肺气肿、支气管闭锁、支气管源性囊肿等。1976年，Rodgers等首次应用电视胸腔镜对小儿肺实变和胸膜疾病进行简单的活检及胸膜的剥脱。1993年，Kirby首次对肺部肿瘤患者应用电视胸腔镜行肺叶切除术。1997年法国学者Gomola等报道了10例小儿肺部手术，均为右肺中叶切除。2008年美国落基山医院报道了1995—2007年胸腔镜下肺叶切除术97例，其中患儿最小年龄为2天，认为该手术方式安全有效，且较开胸手术更有优势。首都医科大学附属北京儿童医院报道的556例胸腔镜手术，其中432例为治疗性。2012年Fan等报道了中国第一例开放式胎儿先天性肺气道畸形手术，术后随访5年恢复良好。

1963年美国密西西比大学医学中心Hardy JD实施第一例肺移植手术，患者存活18天。第一例成功的儿童肺移植于1987年在多伦多大学完成，患儿是一名患有家族性肺纤维化的16岁男孩。活体肺移植是当前儿童肺移植的热点，1990年美国斯坦福大学Stanernes报道了第一例活体肺叶移植，受体是患有先天性支气管肺发育异常的12岁女孩，摘除右肺后移植了其母亲的右肺上叶，患儿存活。1995年，首都医科大学附属北京安贞医院陈玉平教授为一终末期结节病肺纤维化患者行左单肺移植，成功开展我国首例临床肺移植，患者术后存活5年10个月。1998年，首都医科大学附属北京安贞医院为一原发性肺动脉高压患者在体外循环下行双肺移植，患者术后存活4年3个月，是我国首例成功的双肺移植。2009年，上海肺科医院为一例11岁的河南男孩行活体双肺移植，父亲提供右下肺，母亲提供左下肺，成为我国首例成功的小儿活体肺移植。2019年2月，中日友好医院陈静瑜教授团队成功地为一例6岁白血病骨髓移植术后、慢性移植物抗宿主病、闭塞性细支气管炎（bronchiolitis obliterans，BO）的患儿实施了双肺移植手术，这是目前我国记录的最小年龄患儿肺移植术。

回顾历史，我们不难发现，小儿胸外科的发展，离不开医学技术的整体进步，任何外科技术本身都有难以克服的时代局限,过于激进的唯手术论,甚至可能误入歧途。以纵隔肿瘤为例,Heuer和 Andrus 曾反复强调:"外科手术适应于所有的纵隔肿瘤,不仅是因为质量,而且也是获得正确诊断的唯一方法",但后来外科医生们认识到,恶性的纵隔淋巴瘤手术效果并不好。

小儿胸外科专业仍在不断发展进步当中,远非尽善尽美。一方面我们要大胆突破,勇于实践,突出小儿生理病理及疾病谱特点;另一方面,对业已流行的治疗方式及手术适应证的选择,也需要审慎的评估和再认识,唯其如此,才能使小儿胸外科不断发展壮大,从而造福更多患儿和家庭。

(莫绪明 李清晨)

参考文献

[1] 刘文英,莫绪明,俞钢.小儿普胸外科专业:现实与未来.临床小儿外科杂志,2016,15(02):105.

[2] 叶明崇,莫绪明,王智琪,等.磁共振技术治疗后天性食管闭锁一例.中华小儿外科杂志,2021,42(2):159-162.

[3] Snider GL.Historical perspective on mechanical ventilation:from simple life support system to ethical dilemma.Am Rev Respir Dis,1989,140(2 Pt 2):S2.

[4] Gustaf E,Lindskog AAL.Thoracic surgery and related pathology.New York:Appleton-Century-Crofts Inc,1953.

[5] Greene NM.A consideration of factors in the discovery of anesthesia and their effects on its development. ANESTHESIOLOGY,1971,35(5):515.

[6] Kaimal KP,Franklin BA,Moir TW,et al.Cardiac profiles of national-class race walkers.CHEST,1993,104(3):935.

[7] Nuss D,Kelly RJ,Croitoru DP,et al.A 10-year review of a minimally invasive technique for the correction of pectus excavatum.Journal Of Pediatric Surgery,1998,33(4):545.

[8] Robicsek F.The Nuss operation for pectus carinatum. Eur J Cardiothorac Surg,2013,43(1):127.

[9] Haller JJ.Professor Bochdalek and his hernia:then and now.Prog Pediatr Surg,1986,20:252.

[10] Rogers DA,Philippe PG,Lobe TE,et al.Thoracoscopy in children:an initial experience with an evolving technique.J Laparoendosc Surg,1992,2(1):7.

[11] Kirby TJ,Rice TW.Thoracoscopic lobectomy.Annals Of Thoracic Surgery,1993,56(3):784.

[12] Fan D,Wu S,Wang R,et al.Successfully treated congenital cystic adenomatoid malformation by open fetal surgery:A care-compliant case report of a 5-year follow-up and review of the literature.Medicine (Baltimore),2017,96(2):5865.

第二章　小儿胸外科基础

第一节　胸部胚胎发育学

小儿胸部疾病大部分是由于先天性发育异常所致,因此其病因与胸部各个器官和结构的发生发育密切相关。了解胸部脏器和结构的胚胎发育过程有助于增强对胸部常见疾病的理解及认识。

人类胚胎的发生过程始于受精卵,止于胎儿出生,历时约 38 周,前 8 周称为胚,后 30 周称为胎或胎儿。受精卵一旦形成后细胞功能即被激活,从而开始不断分裂增殖,并遵循高度有序的机制逐渐分化、发育出各种组织、器官、系统,直至演化成结构功能极其复杂的人体。

受精是生殖过程中的起始和关键环节,精子和卵子相互融合形成受精卵,这是新个体的开端。受精激活了卵细胞的代谢过程,受精卵形成后即进行持续的有丝分裂,14 天后形成二胚层胚盘。15 天后二胚层胚盘分化为三胚层胚盘,此即为胚体原基。在三胚层胚盘出现之前的这一阶段,即受精之后的两周内为胚前期。

胚胎第 15 天左右,二胚层胚盘的上胚层细胞迅速增生并向胚盘尾端中线迁移,并形成一条纵行的细胞柱,为原条。原条的头端膨大,为原结。原结背侧凹陷为原凹。上胚层细胞持续增生,继续向原条方向迁移,并经原条下陷。细胞下陷首先进入下胚层,并逐渐替换下胚层细胞,形成一层新细胞,为内胚层。另一部分上胚层细胞经原条迁移在上胚层与内胚层之间增殖,逐渐形成一层新细胞,为中胚层。上胚层在分化为内胚层和中胚层之后,改称外胚层。由此可见,内、中、外三个胚层均源自上胚层。此三胚层结构头端较宽,尾端较窄,呈椭圆形盘状结构,称为三胚层胚盘。三胚层胚盘逐渐分化为人体的各种细胞、组织、器官和结构,即为人体发生的原基。

人胚胎第 3 周末,三胚层胚盘向腹侧卷曲,形成圆柱形胚体,内胚层被卷入胚体中形成一条头尾走向的封闭管道,称为原肠(图 2-1-1)。原肠分为三段,分别为前肠、中肠和后肠。前肠头端起自口咽膜,后肠尾端止于泄殖腔膜,原先两端都是盲端,随后分别于第 4 周、第 8 周破裂、消失,遂原肠与外界相通。呼吸系统和消化系统的器官大多由原始前肠分化而成。

一、前肠的分化

呼吸道与上消化道的上皮及腺体的实质大多源自于原始前肠的内胚层,而结缔组织和肌性组织源自脏壁中胚层。前肠内胚层分化为甲状腺、胸腺、食管、气管、肺芽、胃、肝和胰腺等器官,它们沿着前肠的头尾轴线在特定的位置发育。*Hox* 基因参与调控骨骼和中枢神经系统形成的头尾信号转导通路。此外还有一些基因程序的调控机制参与了前肠器官的位置、细胞演变、形态发生和细胞分化。Sonic hedgehog(Shh)是一种信号蛋白,其介导的内胚层表达指定了各器官的生长边界,可能影响胃、脾、胰腺、肠和呼吸道的分化。Shh 的异常表达或体内失活导致各种缺陷,包括食管气管瘘、异位胰腺、环状胰腺和脾功能减退等。

(一) 食管

当人类胚胎长约 3mm,在受精后 22~23 天左右只有 10 个左右体细胞时,前肠已经开始形成,在原始前肠的头端腹侧的正中部位形成一条

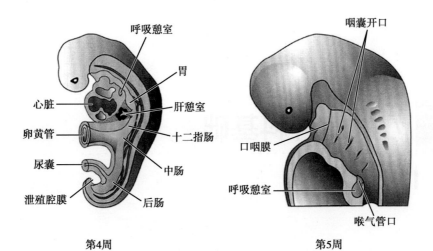

第4周　　　　　　　　　　　　第5周

图 2-1-1　原始消化管的形成和早期分化

纵行浅沟,称喉气管沟。喉气管沟靠近第四和第六咽袋,并逐渐加深且向腹侧膨出,为喉气管憩室(laryngeal tracheal diverticulum),它是形成喉、气管、支气管和肺的原基。喉气管憩室最初与食管相通,但两侧的气管食管褶皱在两侧连接处的沟槽发育,并逐渐向中间融合,将腹侧的气管与背侧的食管分隔开,形成气管食管隔(tracheal esophageal septum)。气管的头端仍留有喉口与咽相通。间充质持续膨胀发育成会厌、声门、喉软骨和肌肉组织。

食管和气管分离在 36 天内完成,然而此时胃的位置低于还未成形的膈肌。到第 6 周,食管中的环形肌肉明显可见,在 12 周时,纵行肌肉已经形成,并受迷走神经支配。在横截面上,食管起初是圆形的,然后到第 5 周,食管会从背侧、头端和尾端逐渐扁平化。当从上向下观察食管时,需要纵向于脊柱线顺时针旋转 90°,这种旋转方向与胃的旋转方向一致,这使胃的后壁向左移动。在受精后第 6 周左右,上皮细胞明显增生几乎阻塞了食管管腔,这种现象可能是造成罕见的食管网的原因。约在胚胎第 8 周,管腔再次形成。食管上皮最初是纤毛柱状上皮,但在 16 周后被复层鳞状上皮取代。在新生儿食管中偶尔也会发现纤毛黏膜岛。

（二）气管和血管

呼吸道的黏膜上皮来自于前肠内胚层的腹侧。胚胎第 4 周初,喉气管憩室形成,其开口于咽的部分发育为喉,其余部分发育为气管(图 2-1-2)。原始气管的分支广泛,呈树形结构,最终构成出生后气体交换所需的肺泡和毛细血管。这些气管分支在先天性膈疝中减少,从而导致肺发育不全(pulmonary hypoplasia)。上皮细胞与间质细胞之间存在广泛的分子信号通路,血管分支与气管分支之间也可能存在信号通路。肺间质起源于中胚层外侧板,形成气管和主支气管的软骨、淋巴管和血管系统、平滑肌和胸膜。肺血管系统的形成有两个来源。肺的大血管起源于主动脉弓和左心房,并延续到肺实质。肺泡毛细血管形成于肺间质中,靠近发育中的上皮芽,随后与较大的血管相连接。

（三）肺

在显微镜下,肺有四个明显不同的发育阶段(图 2-1-3):约在胚胎第 5~17 周形成假腺,第 16~25 周形成小管,第 24~40 周形成终末囊泡,胎儿晚期发育成肺泡,一直持续到 8 岁左右。

脊椎动物的肺是由前肠腹侧的一个不对称芽发育而来的,分为左、右两个肺芽,是支气管和

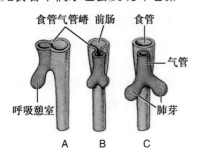
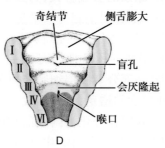

图 2-1-2　呼吸憩室的发生和演化

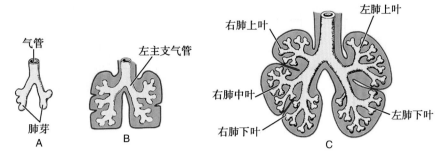

图 2-1-3 肺的发生

肺的原基。在人类中,肺芽大约在胎儿期第 28 天出现。哺乳动物的肺占据单独的胸腔,并分裂为肺叶。不同哺乳动物的肺叶数有所不同。到胚胎第 5 周,右侧形成三个分支,左侧形成两个分支,将分别形成左右肺的肺叶支气管。分支发育大约持续 10 周,逐渐形成约 24 个分支,形成终末细支气管,终末细支气管同样分裂成两个呼吸细支气管,然后形成 3~6 个小管,最终形成肺泡复合体(alveolar complex)。肺动脉和肺静脉的分支形成与肺泡复合体周围的广泛的血管生成相似。

终末上皮细胞分化为 II 型肺泡细胞。II 型肺泡细胞可合成并分泌一种富含磷脂、具有降低肺泡表面张力的重要物质,即表面活性物质。II 型肺泡细胞是立方细胞,仅占肺泡表面积的 1%~5%。I 型肺泡细胞数量众多,它们是扁平的鳞状细胞,并会逐渐变薄,到 36 周时,毛细血管与尚未完全成形的肺泡空腔紧密相连。有证据表明,在出生后的 3 年内,已存在的未成熟的肺泡可以分裂形成新的肺泡。胎儿的羊水"呼吸"作用被认为在肺部发育中具有重要作用。

(四)胸腺

目前普遍认为,人类胸腺原基起源于第 3 对咽囊的内胚层及其相对应的腮沟外胚层。内胚层细胞可能分化成胸腺皮质的上皮细胞,外胚层细胞分化为被膜下上皮和髓质上皮细胞,T 淋巴细胞(T-lymphocyte)源于胸腺外的细胞。也有人认为胸腺上皮只是起源于第 3 咽囊内胚层。

人类胚胎第 5 周末,第 3 咽囊内胚层分化为一个腹侧的胸腺裂片和背侧的上甲状旁腺原基。胸腺裂片与第 3 咽囊相对应的腮沟外胚层上皮细胞增生,形成左、右两条细胞索,并向胚体尾端伸长,从咽向原始胸腔迁移,其根部则退化消失。细胞索沿胸骨后降入纵隔,与心包膜壁层接触,并于甲状腺和甲状旁腺的尾端向中线靠拢并融合。间充质细胞和外胚层细胞包绕内胚层细胞,形成胸

腺原基。第 6~8 周时,胸腺实质表面仅被一层基膜覆盖。胸腺原基起初呈中空管状,由于上皮细胞迅速增殖,管腔消失变为实心细胞索。细胞索向周围间充质内生长,分支形成不完整的小隔,每一分支即为一个胸腺小叶的原基。此时上皮细胞内和细胞间开始出现胸腺素,说明胸腺上皮细胞已具有分泌功能。第 8~9 周时,胸腺进一步下降,发育并分泌趋化因子,吸引淋巴祖细胞和原 T 细胞迁入,这是淋巴细胞开始定居于胸腺的一个特别时期。淋巴祖细胞迁入胸腺并分布于上皮细胞的间隙内,并迅速分裂和增殖,分化为胸腺细胞。第 10~12 周时,血管和神经到达分化中的胸腺髓质,巨噬细胞的前体进入胸腺。第 12~15 周时,胸腺的淋巴细胞数量达到高峰,细胞有丝分裂活跃进行,胸腺细胞总量是第 8~9 周时的 30 多倍,CD2$^+$T 淋巴细胞占总淋巴细胞的 85%。从此,T 细胞在诱导作用下开始迁移到周围淋巴器官,第 16 周时,几乎所有的周围淋巴器官均有 T 淋巴细胞和 B 淋巴细胞。第 20 周时,胎儿胸腺发育成熟,并逐渐增长延续到青春期。青春期后,胸腺开始缓慢退化,皮质和髓质均减少,脂肪相对增多。

二、前肠分化异常与常见疾病的关系

(一)消化道狭窄、闭锁和重复畸形

原始前肠的管壁上皮细胞在发育过程中会出现暂时性的过度增殖,致使管腔暂时性狭窄或闭锁(图 2-1-4)。但不久后过度增殖的细胞退化吸收,上皮变薄,管腔重新出现。如果原始前肠某一段过度增殖的上皮细胞未退化吸收,则致使管腔狭窄或闭锁,从而导致先天性消化管狭窄或闭锁畸形,其中以食管和十二指肠狭窄和闭锁较多见。若管腔内残留有一段纵行隔膜,将某一段消化道分隔为并列的两部分,则为消化管重复畸形,多见于小肠,尤其以回肠多见。

11

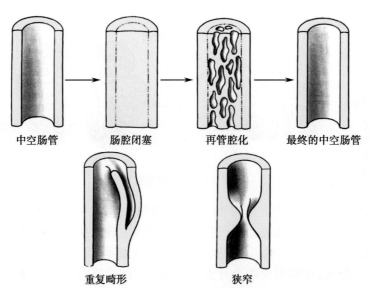

中空肠管 　 肠腔闭塞 　 再管腔化 　 最终的中空肠管

重复畸形 　 狭窄

图 2-1-4　消化道狭窄和重复畸形的发生

（二）食管气管瘘

如果气管食管隔发育不良导致分隔不完全，就会存在前肠间隔的裂口，此裂口会危及生命。一些外科医生建议在所有新生儿修复食管闭锁和食管气管瘘之前均应进行支气管镜检查，确定瘘管的位置，并评估气管软化的程度（图 2-1-5）。食管气管瘘大多表现为上半段食管的尾端是盲端，下半段食管与气管相通，少数为食管中段与气管相通，形成 H 形食管气管瘘。畸形胎儿常伴有羊水过多，胎儿吞入的羊水不能通过胃肠道吸收，而通过食管气管瘘口进入气管导致肺部炎症。

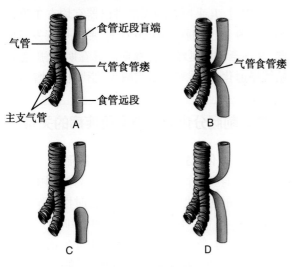

食管近段盲端

气管

气管食管瘘

气管食管瘘

食管远段

主支气管

A　　　　B

C　　　　D

图 2-1-5　气管食管瘘

（三）喉、气管狭窄或闭锁

类似于消化管的发生过程，喉和气管在发生过程中也有一个管腔暂时闭塞，之后再管腔化和再通的过程。如果管腔化重建过程中出现障碍或异常，就可能导致喉、气管的狭窄或闭锁。

（四）肺发育不全

如果喉气管憩室的尾端没有分化为左、右肺芽，或左、右肺芽未能继续发育，则导致单侧或双侧肺缺如，称为肺不发生。若左、右肺芽虽已形成，但其后的部分发育过程受阻，导致肺叶、肺段的缺失；或者支气管树虽然形成，但最终无法发育成肺泡，这类畸形统称为肺发育不全。

（五）先天性肺囊肿

先天性肺囊肿（congenital pulmonary cyst）是由两支终末细支气管或较大的细支气管融合扩大而成，囊肿可小而多，肺呈蜂窝状。小囊肿亦可合并形成一个或多个大囊肿，常伴有慢性肺部感染。

（六）先天性胸腺发育不全或不发育

即 Di George 综合征（Di George syndrome），指患儿胸腺完全不发育或发育很小，胸腺小体也发育低下或完全不发育，同时伴有甲状旁腺发育不全及功能低下的细胞免疫缺陷病。患儿常伴有心脏或大血管发育畸形。主要表现为细胞免疫功能低下，呈易感染倾向；并有特殊面容，如眼距增宽、小下颌、耳郭低位等，新生儿还可能因甲状旁腺功能障碍出现手足抽搐等症状。此病无性别差异。

（七）异位胸腺

异位胸腺可见于颈部，常与下甲状旁腺相连接。异位胸腺有时形态发生变异，可表现为细长条索状，或延伸至颈部和气管前外侧，或以纤维索与下甲状旁腺相连接。

三、胸部体腔和胸廓的形成

（一）胸膜腔和心包腔

胚胎第 3 周末,第一对体节两侧的侧中胚层内出现一些分散的裂隙,这些裂隙随着胚胎发育从胚盘头端向尾端逐渐增多、扩大并融合,形成一对左右对称的冠状体腔,称为胸膜管。胸膜管将侧中胚层分为体壁中胚层和脏壁中胚层,两者表面均覆有一层体腔上皮,将来发育为浆膜的间皮。体壁中胚层与外胚层紧贴构成体壁,脏壁中胚层和内胚层紧贴发育成内脏壁及系膜(图 2-1-6)。

此时,胚盘头端生心区中胚层也出现许多裂隙,逐渐扩大并相互融合,形成围心腔。胚盘头褶和侧褶形成,围心腔由胚盘头端迁移至前肠腹侧,胸膜管迁移至胚体的背外侧。左、右胸膜管的头端与围心腔的背外侧相互连通,形成一个马蹄形腔隙,为原始体腔。原始体腔头端横置腔隙为围心腔,将来发育成心包腔,两侧纵行腔隙为胸膜管,将来发育成胸膜腔(图 2-1-7)。

胸膜管的尾端向胚体尾端延伸,形成左、右初级腹膜腔。左、右初级腹膜腔相通并不断扩大,发育成腹膜腔。至此,胚体内的原始体腔分为三部分相互连通的腔隙,即一个围心腔,左、右各一个

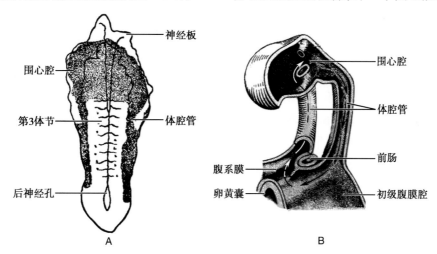

图 2-1-6　原始体腔形成示意图
A. 9 个体节期;B. 第 4 周人胚

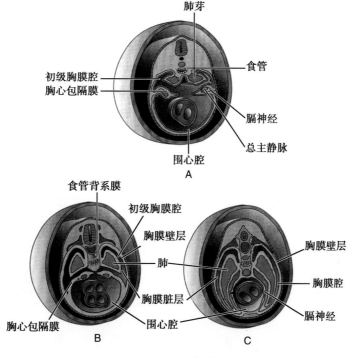

图 2-1-7　心包腔与胸膜腔的分隔

13

胸膜管,以及一个较大的初级腹膜腔。

(二) 横膈

围心腔迁移到前肠腹侧并紧邻于初级腹膜腔,原先位于生心区头端的间充质也迁移到围心腔的尾端,止于围心腔和初级腹膜腔之间,增生变厚,形成原始横膈。原始横膈从腹侧体壁向正中线和背外侧延伸,与发育中的前肠系膜融合。其背侧左、右各有一管道,与胸膜管和初级腹膜腔相连,为胸腹膜管。胚胎发育第4周末,肺芽迅速生长扩张,胸膜管扩大为胸膜腔,其尾端和腹膜腔交界处即原始横膈的背外侧,出现左、右各一个新月形褶皱突向胸腹膜管,为胸腹隔膜。胚胎第7周时,胸腹隔膜与食管背侧系膜、腹侧系膜和原始横膈的背外侧边缘融合,胸腹膜管封闭,胸膜腔即与腹膜腔完全分隔开(图2-1-8)。

胸腹膜管完全封闭后,胸腔和腹腔脏器即由间充质隔膜分隔开,此隔膜即为将来膈肌的原型。膈肌传统意义上被认为由原始横膈膜、胸腹隔膜、食管背侧系膜和体壁组成。胚胎早期,原始横膈膜位置较高,膈神经和生肌节的成肌细胞长入隔膜。此后,肺发育和心脏下降,原始横膈也向胚体尾端迁移。膈神经支配膈肌中心腱部。体壁间充质形成膈肌周缘部,故由肋间神经支配。

横膈膜的肌肉成分曾经被认为是由侧面体壁形成的。现在认为这是由一种独特的肌肉前体细胞(MPC)从体壁侧面的真皮肌母细胞边缘中分化而来的,具有群体迁移的特性。这是通过观察得出的结论,在c-met无效突变小鼠中,体壁的肌肉是正常的,但横膈膜中没有肌肉。*c-met*基因编码一个酪氨酸激酶受体,该受体参与肌肉前体细胞的分层和迁移。为了支持这一点,Babiuk等人未发现任何免疫证据表明侧壁、横膈或食管间质之间有相互作用。他们确定,肌源性细胞和轴突是形成横膈膜

的神经肌肉成分,并在胸腹膜管内结合。

(三) 胸骨和肋骨

人类骨骼系统由轴旁中胚层、侧中胚层的壁层和神经嵴发育而来。轴旁中胚层在神经管两侧形成一系列节段状组织,头部的为头节,枕部以下为体节。体节继续分化为几部分,腹内侧为生骨节,背外侧为生皮生肌节。胚胎第4周末,生骨节细胞的形态呈现多样化并形成蜂窝样组织,为间充质。间充质细胞可以迁移并分化为成纤维细胞、成软骨细胞、成骨细胞等多种细胞。骨发生有两种方式:一种是膜内成骨,即间充质直接分化为骨,见于头颅的扁骨;另一种是软骨内成骨,即间充质先分化为软骨,软骨先后退化并被分解吸收,再由骨原细胞增殖分化为成骨细胞而形成骨。胸骨和肋骨的发生即是先形成软骨雏形,而后再形成骨。此种方式也见于人体大多数骨的发生。

胸骨由体壁腹侧的体壁中胚层发育而来。间充质细胞首先于正中线两侧各形成一条胸骨带。胚胎第7周时,头端肋骨与胸骨带接触,两条胸骨带开始在中线融合。融合过程始于头端,逐渐向尾端扩展。第9周时,两侧胸骨带完全融合,自上而下分别形成胸骨柄、胸骨体和剑突。肋骨起源于轴旁中胚层的生骨节。神经管周围由生骨节细胞包绕,形成椎骨的左、右椎弓。胸椎骨椎弓的腹外侧形成肋突,进而发育成肋骨。

四、胸部体腔和胸廓发育异常与常见疾病的关系

(一) 先天性膈疝

先天性膈疝(congenital diaphragmatic hernia, CDH)是由于胚胎发育中横膈的某一部分发育停滞或发育不全,导致横膈缺损,此时腹膜腔压力大

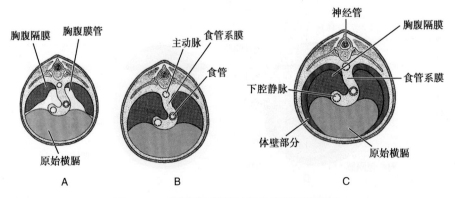

图 2-1-8　胸膜腔与腹膜腔的分隔及膈的形成

于胸膜腔,腹腔脏器突入胸膜腔,从而使心脏移位,肺受压迫而发育不全(图2-1-9)。此外肺发育异常,膈神经支配异常,肌管形成异常以及胚胎胸腹膜管未闭合也可能是膈疝形成的原因。肺发育不全与膈肌缺损存在关联也支持了这种推测。有人认为,如果膈疝形成,腹内脏器的压力会损伤

肺部。也有人认为肺发育不全会导致膈疝,但是肺发育不全的儿童和动物通常都有完整的膈肌,使这种观点不太可能。最有可能的是,肺发育异常从根本上与膈疝发生有关,而不是有因果关系。事实上,Guilbert 等人研究发现,肺发育不全在大鼠模型早期即可出现。

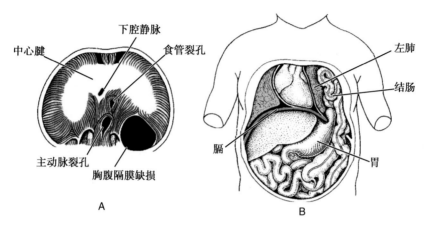

图 2-1-9　先天性膈疝
A. 膈的腹腔面,示胸腹隔膜缺损;B. 腹腔脏器疝入左侧胸膜腔,心脏右移,左肺被压缩

先天性膈疝通常作为一种孤立的先天缺陷出现,尽管有时也与一些已知的综合征相关,包括 Cornelia de Lange 综合征、Fryns 综合征和 Pallister-Killian 综合征(12p 四体融合)。与先天性膈疝相关的其他染色体异常包括 13- 三体综合征、18- 三体综合征和特纳综合征(单体 X)。1q、8p 和 15q 染色体缺失与 CDH 有关。尽管先天性膈疝病患的遗传家谱描述为常染色体隐性、常染色体显性和 X 连锁遗传模式,但只有不到 2% 是有家族遗传性的。前侧膈疝在唐氏综合征的儿童中更常见。遗憾的是,这些遗传缺陷目前都没有发现明确的病因机制。

(二) 先天性膈膨升

横膈的肌层或纤维层发育不良,使膈肌呈半透明薄膜状,膈顶位置显著抬高,为先天性膈膨升。大部分膈膨升病例仅发病于一侧,常见左侧多于右侧。严重者膈顶可升至第 2 至第 4 肋间水平,严重压迫心肺而影响其功能。有时膈肌薄弱也可破裂,导致腹腔脏器突入胸膜腔形成膈疝。

(三) 心包囊肿

围心腔形成时,有些裂隙未与大的围心腔融合,从而形成心包囊肿。囊肿附着于心包外层壁,多见于右侧心包前方。若囊腔与心包腔相连通,则为心包憩室。心包囊肿较大时可压迫心和肺而

出现循环或呼吸系统的症状。

(四) 胸骨裂

造成胸骨裂(sternoschisis)的原因是两侧胸骨带未在中线完全融合,非常罕见。胸骨可以完全纵裂成两部分,也可以仅在上段或下段形成裂隙。在裂隙处,胸腔脏器外侧仅被皮肤和软组织覆盖。

(五) 漏斗胸和鸡胸

此两种胸廓畸形可能因腹侧体壁闭合异常,或因肋软骨和胸骨发生过程异常所致。胸骨凹陷多见于胸骨下段,胸骨向胸内下陷,体表呈现明显凹陷,严重者呈漏斗状,故称漏斗胸,可能导致心肺功能障碍。胸骨隆起指胸骨显著向外突出,又称为鸡胸,大多不会引起功能障碍。

(贾　兵　沈　啸)

第二节　胸部应用解剖学

胸部上接颈部,下接腹部。上界为胸骨柄上缘、锁骨上缘、肩峰和第 7 颈椎棘突的连线,下界为剑突、肋弓、第 11 肋前端、第 12 肋下缘至第 12 胸椎棘突连线,两侧上部以三角肌前、后缘上份与上肢分界。胸部由浅入深可分为:①浅层结构

(包括胸前、外侧壁和胸腰部背面皮肤、筋膜、神经、血管，以及起自躯干止于上肢的肌肉等）；②胸廓（包括骨性胸廓和肋间软组织结构）；③胸腔（包括两侧胸膜腔和肺，中间纵隔部的心脏、出入心脏的大血管、气管、食管、胸导管、胸腺，以及神经、淋巴管和淋巴结等）；④膈（胸腹腔连接部分的横膈结构）。因心脏及大血管疾病不包括在本专著之列，故不再赘述心脏及大血管内部结构应用解剖。

一、胸壁应用解剖

胸壁可分为浅、深两层结构。浅层结构包括皮肤、浅筋膜；深层结构包括深筋膜、胸廓外肌层、骨性胸廓、肋间隙软组织（肋间肌、血管和神经）及胸内筋膜等。骨性胸廓由后方脊柱、两侧肋骨、肋软骨及胸骨相互连结构成，肋间隙内主要为肌肉、肌膜、神经、血管等。上方通过胸廓上口与颈根部交通，下方通过横膈与腹腔分隔。其功能为支持和保护胸腔内脏器，参与呼吸运动并保护上腹部部分脏器，如肝脏、脾脏、胃、胆囊及胰腺等。

（一）浅层结构

1. 皮肤 胸前区和胸外侧区皮肤较薄，胸骨区皮肤移动性较小，其余部位皮肤有较大的移动性。胸前区皮肤面积大，颜色和质地与面部相近，可用于颌面部创伤的修复。

2. 浅筋膜 胸前区和胸外侧区的浅筋膜与颈部、腹部和上肢浅筋膜相延续。浅筋膜内含有浅血管、皮神经、浅淋巴管、女性乳腺和脂肪等。其厚度个体差异较大。

（1）浅血管

1）动脉：主要有胸廓内动脉、肋间后动脉和腋动脉的分支。①胸廓内动脉穿支：在距胸骨外侧缘约1cm处穿出，一般与肋间神经前皮支伴行，分布至胸前区内侧部。女性胸廓内动脉的第1~4穿支较粗大，发出分支至乳房，在乳腺手术时应注意结扎这些动脉。②肋间后动脉分支：与肋间神经外侧皮支伴行，分布于胸前区和胸外侧区的皮肤、肌肉和乳房。③腋动脉分支：分支胸肩峰动脉和胸外侧动脉分布于胸壁。

2）静脉：主要有胸廓内静脉的穿支和肋间后静脉的属支，分别注入胸廓内静脉和肋间后静脉。浅筋膜内的浅静脉汇合成静脉网，并汇集成胸腹壁静脉。胸腹壁静脉起于脐周静脉网，沿腹前外侧壁上部上行至胸前、外侧区，汇入胸外侧静脉，收集腹前外侧壁上部、胸前区和胸外侧区浅层的静脉血。此静脉是上、下腔静脉之间的重要交通之一，当门静脉回流受阻时，借此静脉可建立门 - 腔静脉侧支循环，血流量增大时产生静脉曲张。

（2）皮神经：胸前、外侧区的皮神经来自颈丛和上部肋间神经的分支。

1）锁骨上神经：约3~4支，为颈丛的分支，自颈丛发出后经颈部向下跨越锁骨前面，分布于胸前区上部和肩部皮肤。

2）肋间神经的外侧皮支和前皮支：肋间神经在腋前线或腋中线附近发出外侧皮支，分布于胸外侧区和胸前区外侧部的皮肤。近胸骨外侧缘处发出前皮支，分布于胸前区内侧部皮肤。第2~4肋间神经的前皮支和第4~6肋间神经的外侧皮支还分布于女性乳房。肋间神经的皮支分布有两个特点：①明显的节段性和带状分布，自上而下按神经序数排列，第2肋间神经皮支分布于胸骨角平面的皮肤；第4肋间神经分布于乳头平面；第6肋间神经分布于剑突平面；第8肋间神经分布于肋弓平面。肋间神经皮支的分布特点有助于判定麻醉平面和诊断脊髓损伤节段。②重叠分布，相邻的3条皮神经互相重叠，共同支配带状区的皮肤感觉。一条肋间神经受损，其分布区的感觉障碍不明显，只有在相邻两条肋间神经同时受损时，才出现这一共同支配带状区的感觉障碍。临床上常在胸前外侧壁取皮瓣和肌皮瓣作为移植体，以修复皮肤缺损或肌功能重建。常用的皮瓣：①胸前外侧壁外侧部皮瓣：此区的皮肤薄，皮纹细，色泽良好，皮肤的移动性较大，供区切口缘容易对合，血管蒂长，是头面部植皮较理想的皮瓣供区。皮瓣的主要动脉为胸外侧动脉，主要皮下静脉为胸腹壁静脉。②胸大肌皮瓣：胸大肌纤维丰厚，切取带血管神经蒂的肌皮瓣，适用于受区肌功能重建。肌皮瓣的主要血管为胸肩峰动、静脉，经锁骨中点下方出入胸大肌；主要神经来自臂丛的胸内、外侧神经。

（3）乳房：详见乳腺疾病。

（二）深层结构

深层结构中胸前、外侧区的深筋膜分为浅、深两层。浅层较薄，覆盖于胸大肌和前锯肌表面，向上附着于锁骨，向内侧与胸骨骨膜相连，向下、向后分别与腹部和胸背部深筋膜相延续。深层位于胸大肌深面，上方附于锁骨，包裹锁骨下肌和胸小肌，在胸小肌下缘与浅层融合，续于腋筋膜。其中位于喙突、锁骨下肌和胸小肌上缘的部分称锁胸筋膜（clavipectoral fascia）。胸肩峰动脉和胸内、外侧神经穿出该筋膜，分布于胸大、小肌，头静脉和淋巴管则穿此筋膜分别注入腋静脉和腋淋巴结。手术切开锁胸筋膜时应注意保护胸外侧神经和头静脉。

胸廓外肌层包括胸上肢肌和部分腹肌。浅层有胸大肌、腹外斜肌和腹直肌上部；深层有锁骨下肌、胸小肌和前锯肌。

1. 胸大肌（pectoralis major） 位于胸前区，起自锁骨内侧半、胸骨和第1~6肋软骨，止于肱骨大结节嵴。根据不同的起始部位，分为锁骨部、胸肋部和腹部。由胸内、外侧神经支配。血供主要来自胸肩峰动脉的胸肌支和胸廓内动脉的穿支，前者与胸外侧神经、后者与肋间神经前皮支各组合成血管神经束。胸大肌可使肩关节内收、内旋和前屈，如上肢固定，可上提躯干，也可提肋助吸气。

2. 胸小肌（pectoralis minor） 位于胸大肌深面，起自第3~5肋，止于肩胛骨的喙突，由胸内侧神经支配。其作用为拉肩胛骨向前下，当肩胛骨固定时，可上提肋助吸气。

3. 前锯肌（serratus anterior） 位于胸外侧区，为一宽薄扁肌。起自第1~8或9肋骨，止于肩胛骨内侧缘及下角。主要由胸背动脉供血，胸长神经支配。该肌可拉肩胛骨向前紧贴胸廓，肩胛骨固定时，可上提肋助深吸气。若手术不慎损伤胸长神经，前锯肌瘫痪，可出现"翼状肩"。胸大肌和前锯肌位置表浅，较为宽大，可供肌瓣移植。临床上常用胸大肌填充胸部手术的残腔或修补胸壁缺损。此外，胸小肌和肋骨带血管蒂的肌皮瓣移植可用于修复下颌骨和面部。

（三）胸壁骨骼（骨性胸廓）

由12块胸椎、12对肋骨和1块胸骨连结组成。前面最短，由锁骨、胸骨、肋软骨和肋骨前端构成；后面较长，由全部胸椎和肋骨角内侧的肋骨部分构成；侧面最长，由肋骨体构成，并凸向外侧。人体直立时胸腹腔内脏器在重力作用下垂向盆腔，为适应上肢灵活运动，肩胛骨相对后移，故而胸廓向两侧发展，形成上窄下宽，前后扁平的扁圆锥状。锁骨虽不参与构成骨性胸廓，但其位于胸廓前上方，参与组成胸部关节，与胸壁关系密切，故在此一并介绍。

胸廓形状有比较明显的个体差异，与年龄、性别、健康状况等因素有关。新生儿期胸廓横径较小、肋骨呈水平位，婴儿期胸廓前后径与左右大致相等、呈桶状。新生儿胸部呼吸肌不发达，主要靠膈呼吸，呼吸时胸廓容积变化不大，呼吸运动以腹式为主。小儿胸腔较小而肺容积相对较大，且胸壁柔软，很难抵抗胸腔内负压增加所造成的胸廓塌陷，因而肺的扩张受到一定限制。肋骨倾斜程度随年龄逐渐增加，胸廓横径也随之增加，13~15岁时，外形与成人相似，吸气时胸廓容积增大，渐以胸式呼吸代替腹式呼吸。女性胸廓比男性短而略圆，胸骨较短，胸腔容积比男性小，但女性上部肋骨较男性活动度更大，胸廓上部伸展范围亦较大。佝偻病儿童会出现"串珠肋"、鸡胸及漏斗胸。早期胸廓切开术可能导致肋骨拥挤，进而导致青少年脊柱侧凸。

1. 胸骨 胸骨由一系列的骨化中心形成，这些骨节在青春期到25岁之间融合，是位于胸前壁正中的扁骨，前凸后凹，自上而下分为胸骨柄、胸骨体和剑突三个部分。胸骨柄上宽下窄，两侧有分别与锁骨和第1肋骨相连接的切迹。胸骨柄、体交界处微向前突起，形成胸骨角，两侧平对第2肋间，是计数肋骨的重要标志。胸骨体两侧有与第2~7肋骨相连接的切迹。剑突形态变化较大，通常较扁而薄，下端游离，体表可触及。胚胎4~10个月胸骨出现骨化中心，其中胸骨柄有1个，偶有两个骨化中心，胸骨体有数个，位于胸骨两侧，剑突的骨化中心在5~6岁时才出现。胸骨的骨化过程至30~40岁才完成。胸骨体两侧的骨化中心不规则融合可能会在中线上遗有纵裂或孔洞，形成胸骨裂。

2. 肋骨 包括12对肋骨和肋软骨，偶有数量变异。因颈肋或腰肋的存在而大于12对，胎儿时期颈肋初步发育，但通常在出生前逐渐退化消失，大约1%的人生后仍然有颈肋。偶有11对肋骨也属正常。肋骨为细长弓形弯曲扁骨，分为体和前、后两端。后端膨大，称肋头；肋骨颈部外侧的粗糙隆起，称肋结节；肋头和肋结节与胸椎椎体和横突相关节（第11与12肋骨不与横突连接）；第1~7肋骨前端借肋软骨与胸骨连接，称为真肋；第8~10肋骨前端借肋软骨与上位肋软骨连接构成肋弓，称假肋；第11与12肋骨前端游离，称浮肋。由于儿童肋骨具有弹性，胸骨骨折相对少见，但胸壁受到强大暴力压迫时可发生骨折。第1和第2肋骨较短，且有锁骨、胸骨保护，第11和12肋骨前端游离不固定而较少发生骨折。第4~7肋骨较长且固定,易发生骨折。肋骨内面近下缘处有肋沟,有肋间神经、血管经过。偶见一侧第2、第3肋骨前部先天性缺损,常伴有胸大、小肌缺损。极少数一侧第4、第5前肋呈分叉或铲状,致胸廓局部突出,以右侧多见。

肋骨有3个骨化中心,在胚胎第9周左右出现,分别位于肋骨干、肋骨结节和肋骨头,骨化向两端扩展,但前段保留肋软骨,由透明软骨组成,终生不骨化。

3. 胸椎 共12个,可有异常,增至13个或减为11个,各椎骨具有典型椎骨形态特点,即一体(椎体)、一弓(椎弓)、七突(1个棘突、2个横突、2个上关节突和2个下关节突)和三孔(1个椎孔和2个椎间孔,椎间孔实为相邻胸椎上、下切迹共同构成)。胸椎椎孔较小而圆,椎体侧面、横突有关节面与肋骨连接。棘突较长,向后下方倾斜,呈叠瓦状排列。

4. 锁骨 呈扁平状、细长、表浅,全长均可于体表触及,中、外1/3段交界处下方的凹陷为锁骨下窝,深处有锁骨下静脉起始部。中、外1/3交界处亦是最易发生骨折处。

5. 胸部关节 包括胸锁关节、胸肋关节、肋骨头关节和肋横突关节,将胸部的骨连接形成完整胸廓。

(四)肋间隙

相邻肋间隙为肌肉与腱膜所填充和封闭,共11对,上部的肋间隙较下部宽,前部较后部宽,其间有肋间肌、血管、神经和结缔组织。

1. 肋间肌 肋间隙有三层肌肉及肌膜分布,由外向内依次为肋间外肌及肌膜、肋间内肌及肌膜和肋间最内肌。肋间肌为平静呼吸时的主要肌群,其功能主要参与呼吸运动,并封闭和加强胸廓。

肋间外肌起自上位肋骨下缘,斜向前下止于下位肋骨外面上缘,主要分布于肋间后份,前方约于肋软骨连接处退化成结缔组织的肋间外膜。术中剥离肋骨膜应顺肋间外肌纤维方向,在肋骨上缘应由后向前,下缘则应由前向后。肋间内肌位于肋间外肌深面,起自下位肋骨上缘,斜向前上,止于上位肋下缘,主要分布于肋间前份,后方约于肋角处延续为腱性肋间内膜。肋间最内肌纤维方向与肋间内肌相近,该肌薄弱不完整,仅分布于肋间中1/3部,肋间神经和血管在此肌与肋间内肌之间走行。因前后部无最内肌,故肋间血管、神经直接与其内面的胸膜相贴。

2. 肋间血管和神经 每一个肋间隙内均有肋间动脉、肋间静脉和肋间神经伴行分布(图2-2-1)。神经血管束在肋角以后及腋中线以前暴露于肋间隙中,中间一段则行于肋沟内,故胸腔穿刺宜选中段,于下位肋骨上缘进针,如需在腋中线以前穿刺或切开,宜由肋间中点进入。肋间神经血管主要分布于胸壁,下6对神经与血管相伴行,向前下走行,于腹内斜肌与腹横肌之间继续下行至腹壁。

(1)肋间动脉:主要是肋间后动脉,共11对,第1~2对肋间后动脉来自锁骨下动脉肋颈干,第3~11对肋间后动脉为胸主动脉的分支,第12肋下缘走行的最下1对动脉为肋下动脉。肋间动脉在肋角附近分为上、下两支,较粗的上支行于肋沟内,下支较细、沿下位肋上缘前行,两支向前与胸廓内动脉的肋间前支吻合。肋间动脉于腋中线附近发出外侧皮支,女性第2~4肋间后动脉的外侧

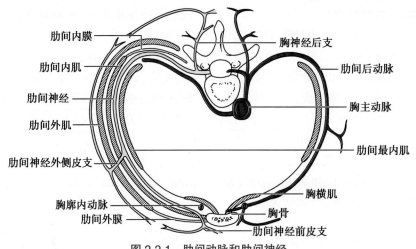

图2-2-1　肋间动脉和肋间神经

肋间内膜　　胸神经后支
肋间内肌　　肋间后动脉
肋间神经　　胸主动脉
肋间外肌　　肋间最内肌
肋间神经外侧皮支
胸廓内动脉　　胸横肌
肋间外膜　　胸骨
肋间神经前皮支

皮支较大,供应乳房。

(2)肋间静脉:肋间后静脉与同名动脉及肋间神经伴行,上位2~3条肋间后静脉汇成肋间最上静脉,注入头臂静脉,其余向前与胸廓内静脉交通吻合,向后左侧汇入半奇静脉或副半奇静脉、右侧汇入奇静脉。

(3)肋间神经:除第1胸神经前支的大部分参与组成臂丛、第12胸神经前支小部分组成腰丛外,其余的胸神经前支均出椎间孔后穿过肋间内膜与胸膜之间行走于相应的肋间隙,称为肋间神经,于肋角处进入肋沟内并向前走行,于腋中线附近至胸骨旁发出皮支。第12对胸神经称为肋下神经。

(五)胸壁其他结构

1. **胸廓内血管** 胸廓内动脉系锁骨下动脉第一段的分支,于锁骨内侧端紧贴胸膜顶前面入胸腔,沿胸骨旁下降,沿途发出第1~6肋间前动脉,与肋间后动脉吻合,至第6肋软骨后面分为肌膈动脉和腹壁上动脉两支。肌膈动脉继续发出肋间前动脉供应第7~12肋间肌、膈及腹壁诸肌。胸廓内静脉与同名动脉伴行,每侧各2支,分别注入左、右头臂静脉。

2. **胸骨旁淋巴结** 沿胸廓内血管分布,接纳胸前壁深层、乳腺内侧、上腹前壁深层及肝膈面等处淋巴。左侧注入胸导管,右侧注入右淋巴导管。

3. **肋间淋巴结** 位于肋间隙内,分为前、中、后组,前组位于肋骨与肋软骨交界处附近,中组位于腋前线至肋角周围,后组位于肋角内侧。前、中组有时缺如。

4. **胸横肌** 为腹横肌向上的延续,起于剑突和胸骨体下部后面,呈扇形向外上止于第2~6肋软骨内面,可降肋、辅助呼气。

5. **胸内筋膜** 为一薄层致密结缔组织,衬于胸壁内面及膈的胸腔面,其内面与壁层胸膜相贴。覆于膈上面的胸内筋膜称为膈上筋膜,覆于胸膜顶上面的称Sibson筋膜。

二、膈应用解剖

膈是位于胸腹之间分隔胸腔和腹腔,由一层肌组织和覆盖于其上、下两面筋膜(胸内筋膜和腹内筋膜)共同组成的穹窿样结构。膈肌为向上膨隆的扁薄阔肌,膈向上突出,左右各形成一个穹窿状顶,肝脏将右膈顶向上推移而高于左侧。小儿横膈位置相对比成人高。

胚胎第4周时间充质增生变厚形成原始横膈。膈由以下四部分组成:①原始横膈,形成腹侧中央部,将来分化为中心腱;②胸腹隔膜,形成背外侧部;③食管背系膜,形成膈的背正中部;④两侧及背外侧体壁向内侧伸展,形成膈的周缘部。胚胎第8~9周时膈发育成形,将胸腹腔完全分隔,此时若胸腹膜管闭合不全或完全不闭合可导致不同部位的膈疝。胚胎发育早期,原始横膈发生位置与颈节相对应,以后由于肺的发育和心脏下移,原始横膈也向尾端迁移,由此推断位于膈的胸部支配神经来自颈丛,而膈的周围部分为体壁组织的延伸,由肋间神经支配。

膈的肌纤维起自胸廓入口的周缘和腰椎前面,向中央移行形成中心腱。按肌束起点不同,分为胸骨部、肋部和腰部。胸骨部为起自胸骨剑突后面的一对小肌束;肋部较为宽大,起自下6对肋及肋软骨内面;腰部系左、右膈脚,起自腰椎体和膈脚外侧的弓状韧带。膈相邻各部分起点之间由于缺乏肌纤维,仅有胸内筋膜和腹内筋膜覆盖,常形成肌间小裂隙,形成膈相对薄弱区(图2-2-2),常见的部位:①腰肋三角,即原始胸腹膜管(Bochdalek孔),是胸腹裂孔疝的好发部位,位于肋部与腰部起点间,此三角区底为第12肋,前方与肾相邻,肾与胸膜间仅有较为疏松结缔组织相隔,故肾与胸膜间的感染可经此相互蔓延;②胸肋三角(Morgagni孔),是胸骨后疝好发部位,位于胸骨部和肋部之间,有腹壁上动脉和淋巴管通过。

膈由后向前有3个裂孔:①主动脉裂孔,平第12胸椎体前方,在膈左、右角与脊柱之间,有主动脉和胸导管通过,常有奇静脉和半奇静脉经此通过;②食管裂孔,位于主动脉裂孔左前方,平第10胸椎,内有食管和迷走神经前、后干通过;③腔静脉裂孔,位于第8胸椎水平,居右侧中心腱处,有下腔静脉通过(图2-2-3)。

膈血液供应很丰富,主要有膈上动脉、膈下动脉、肌膈动脉、心包膈动脉和下位肋间后动脉,其分支广泛吻合。静脉与动脉伴行,分别汇入上、下腔静脉。膈神经起自颈丛,其运动纤维支配膈肌运动,感觉纤维分布膈中央部的胸膜、心包和膈下面的部分腹膜;膈周围部主要由下位6对肋间神经支配。

膈为主要的呼吸肌。收缩时,膈下降,胸腔容积扩大,以助吸气;松弛时,膈上升,胸腔容积缩小,以助呼气。

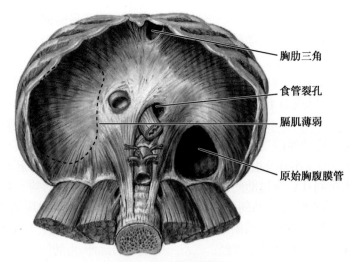

图 2-2-2 横膈薄弱区

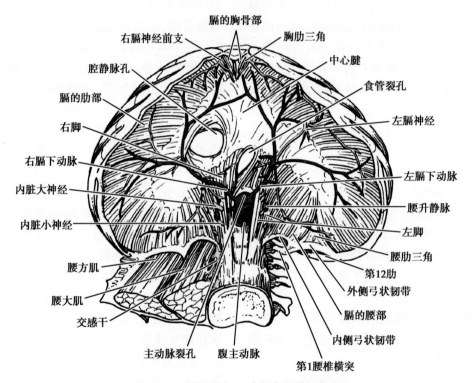

图 2-2-3 膈肌裂孔、血液供应及神经支配

三、胸膜腔和纵隔应用解剖

(一) 胸膜腔

1. 胸膜 胸膜是衬于胸壁内面、膈上面和肺表面的一层菲薄浆膜,分为脏胸膜和壁胸膜。脏胸膜紧贴于肺表面,并伸入叶间裂中,与肺实质连接紧密;壁胸膜覆盖于胸廓内面。根据衬贴部位不同,壁胸膜又可分为贴于胸廓内面的肋胸膜、覆于膈上的膈胸膜、贴于纵隔两侧面的纵隔胸膜和包被肺尖上方的胸膜顶。

肋胸膜与胸壁黏附牢固程度在不同部位因胸内筋膜疏松程度而异。在上部及后部胸膜外结缔组织较疏松,胸膜易于剥离;胸膜与肋软骨膜黏附紧密,故肋软骨处的胸膜不易剥脱;第7肋以下胸膜与胸壁黏附也较紧密,难以分离;但半岁以内婴儿,肋胸膜各部均较容易剥离。

2. 胸膜腔 胸膜脏层和壁层在肺门处相互移行成为左右两个密闭的呈负压的潜在腔隙。正常情况下胸膜腔内仅含有少许浆液,以减少呼吸时脏层与壁层间摩擦，并参与维持胸膜腔内负压状态；病理情况下，胸膜腔内可积聚空气、血液、脓液或乳糜液等。

壁胸膜各部分互相折返处的胸膜腔即使在深吸气时肺缘也不能伸入其内，这些腔隙称为胸膜隐窝，包括肋膈隐窝和肋纵隔隐窝。

3. 胸膜神经、血管 脏胸膜由肺丛神经分支支配，无明确痛觉，但存在范围较大反射区，对牵拉敏感，受刺激时可发生明显病理反射。其动脉供应主要来自支气管动脉和肺动脉，静脉与动脉伴行，左侧注入副半奇静脉，右侧注入奇静脉。壁胸膜支配神经：①壁层胸膜由脊神经支配；②肋胸膜由肋间神经支配；③纵隔胸膜由膈神经支配；④膈胸膜外周部由肋间神经支配，中央部分由膈神经支配；⑤胸膜顶由膈神经支配。壁胸膜对机械性刺激敏感，可产生定位准确的痛觉，且胸膜受刺激时，疼痛可沿肋间神经放射，故行胸腔穿刺或引流时应对壁胸膜进行麻醉。

4. 胸膜体表投影 指胸膜腔界线在体表投影（图2-2-4）。

（1）前界：为纵隔胸膜前缘与肋胸膜的反折线。上端起自胸膜顶，经胸锁关节后面斜向前下，两侧于胸骨角平面相互靠拢，近前正中线两侧平行下降，至第4肋软骨平面，左侧向外侧弯曲、斜跨第5肋软骨及第5肋间，约在左胸骨旁线、第6肋处移行为胸膜下界；右侧则继续垂直下行，至胸骨体与剑突连接部转向外，移行于胸膜下界。在第2胸肋关节平面以上，两侧胸膜反折线之间，在胸骨柄后方呈倒三角形区域为胸腺三角。

（2）下界：为膈胸膜与肋胸膜的反折线，两侧大致相同，左侧在第6肋软骨后方、右侧在第6胸肋关节后方与前界相续，斜向外下，在锁骨中线与第8肋相交，在腋中线与第10肋相交，在肩胛线与第11肋相交，终止于第12胸椎体后正中线旁。

（二）纵隔

纵隔是两侧纵隔胸膜间全部器官与组织的总称，前短后长、上窄下宽，前界为胸骨，后界为脊柱胸段，上界为胸廓上口，下界为膈，两侧界为纵隔胸膜。通常以胸骨角平面将纵隔分为上纵隔和下纵隔，下纵隔又以心包前后界分前纵隔、中纵隔、

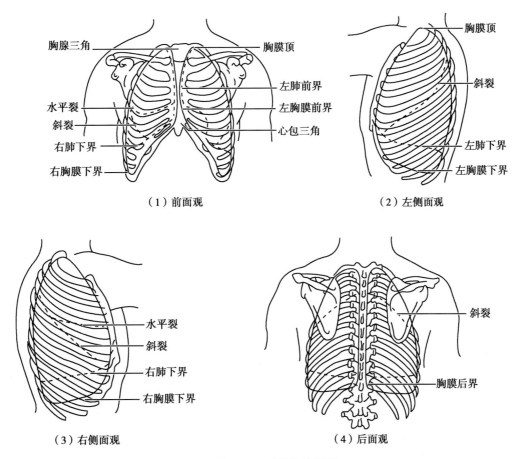

（1）前面观

（2）左侧面观

（3）右侧面观

（4）后面观

图2-2-4 胸膜体表投影

后纵隔。小儿纵隔较成人相对宽大,在胸腔内占据较大空间,对呼吸运动有一定限制。纵隔组织疏松而富有弹性,气胸或胸腔积液时可推动纵隔器官移位。

1. 上纵隔 在胸骨角平面以上,自前向后依次排列:胸腺、大静脉(左、右头臂静脉和上腔静脉)、膈神经和迷走神经、左喉返神经、大动脉(主动脉弓及其分支头臂干、左颈总动脉和左锁骨下动脉)、食管、气管、胸导管等(图2-2-5)。

(1)胸腺:位于胸骨柄与升主动脉之间的胸腺三角内,来源于第3对咽囊腹侧段,在中线融合而成,常为不对称左右两叶。出生时重10~20g,

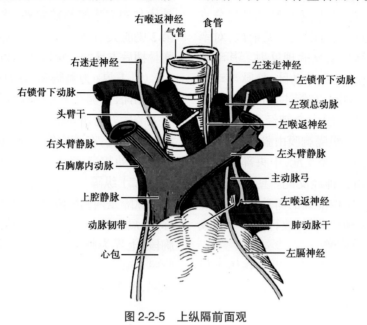

图 2-2-5 上纵隔前面观

右喉返神经
气管
食管
右迷走神经
左迷走神经
右锁骨下动脉
左锁骨下动脉
头臂干
左颈总动脉
右头臂静脉
左喉返神经
右胸廓内动脉
左头臂静脉
上腔静脉
主动脉弓
动脉韧带
左喉返神经
心包
肺动脉干
左膈神经

早期生长较快,2岁时相对体积最大,以后继续生长,在青春期重30~40g,此后腺体开始退化萎缩,渐被脂肪组织替代。

婴儿期胸腺质地柔软,色灰白,上端可达颈部,甚至达甲状腺平面;下方至心包的上部;前面为胸骨;两者之间部分隔以胸膜;后面上方为左头臂静脉,下方在升主动脉前。成年后胸腺退化萎缩呈黄色,一般限于胸骨柄后方,常借甲状腺胸腺韧带与甲状腺相连。胸腺肿大或有新生物时,可压迫气管、大血管甚至食管,而产生呼吸困难、发绀、吞咽困难等。

胸腺的血供主要来自胸廓内动脉分支,甲状腺下动脉、头臂干及肋间动脉等也常分出小支供应。伴行的胸腺静脉常在两叶后方汇合成1~2支后直接汇入左头臂静脉,尚有若干小静脉汇入胸廓内静脉及甲状腺下静脉。

胸腺由迷走神经、交感干及颈部脊神经分支支配。

胸腺为中枢免疫器官,在胚胎期和生后早期对细胞免疫功能的建立有重要作用。此外,还具有内分泌功能,可分泌胸腺素。

(2)左、右头臂静脉和上腔静脉:左、右头臂静脉各由该侧锁骨下静脉与颈内静脉在胸锁关节后方汇合而成。汇合处称为静脉角,胸导管及右淋巴管分别注入左、右静脉角。左头臂静脉较长而走行相对倾斜,由左胸锁关节后方斜向右下,过主动脉弓分支的前面,约在右第1胸肋关节后方与右头臂静脉汇合形成上腔静脉,左侧头臂静脉略高于胸骨上切迹,在气管切开术中存在潜在危险。右头臂静脉相对较短,垂直下行与左侧头臂静脉汇合。上腔静脉由左、右头臂静脉汇合形成后,依升主动脉右侧垂直下行,约在右第3胸肋关节下缘处注入右心房上部。上腔静脉下半部位于纤维性心包内,浆膜性心包从前外侧覆盖上腔静脉。

(3)主动脉弓及其分支:主动脉弓为主动脉位于胸骨角平面以上的一段,位于前方的胸骨和胸腺与后方气管和食管之间。于胸骨角后方续于升主动脉后,呈弓形弯向左后,其凸侧缘自右向左发出头臂干、颈总动脉和左锁骨下动脉,凹侧缘以动脉导管韧带与左肺动脉相连。动脉韧带为一连于主动脉弓下缘与肺动脉干分叉处稍左侧间的纤维结缔组织索,是胚胎时期动脉导管的遗迹。

(4)膈神经:是颈丛的主要分支,经锁骨下动静脉间进入胸腔。左膈神经与左心包膈血管伴行,在左颈总动脉与左锁骨下动脉之间越过主动脉弓和左肺根前方,沿心包下行至膈;右膈神经越过右锁骨下动脉前方,沿上腔静脉和心包右侧下行至膈。膈神经含大量的运动纤维和少量的感觉纤维,司膈的运动和中央部感觉。

2. **前纵隔** 位于胸骨体与心包前壁之间的狭窄间隙,有疏松结缔组织分布,内有纵隔前淋巴结、胸廓内动脉纵隔支及胸骨心包韧带等。

3. **中纵隔** 即心包和心脏所在,因本书未涉及心脏疾病,故其应用解剖从略。

4. **后纵隔** 位于心包后壁与脊柱胸部之间,其内的结缔组织可上经胸廓入口,下经主动脉裂孔和食管裂孔与颈部和腹腔相联系,因此,纵隔气肿可达颈部和腹膜后间隙。

(1)迷走神经:为第 10 对脑神经,主要含副交感神经纤维,司内脏运动,行程长,分布范围广。左、右迷走神经入胸后走行略有差异。左迷走神经走行于左颈总动脉和左锁骨下动脉之间,下行入胸,行经主动脉弓前方和左肺根后方,沿食管下

行,沿途分支组成左肺后丛及食管前丛,在食管下端穿膈食管裂孔进入腹腔,即迷走神经前干,经主动脉弓下缘时发出左喉返神经,后者绕主动脉弓下缘,于左气管食管沟内上升至喉部。右迷走神经在右锁骨下动静脉之间进入胸腔,沿气管右侧下行并行经右肺根后方,继而沿食管后方下行,发出分支组成右肺丛和食管后丛,在食管下端以迷走神经后干穿膈食管裂孔入腹,在右锁骨下动脉前方发出右喉返神经,绕该动脉上行至喉部。

(2)胸主动脉:在胸骨角平面延续于主动脉弓,沿胸椎左侧下行,继而逐渐行向前内,于第 12 胸椎前方穿膈主动脉裂孔入腹,续为腹主动脉。沿途发出 9 对肋间后动脉和 1 对肋下动脉分布于胸腹壁,还发出数支气管动脉和食管动脉。

(3)奇静脉、半奇静脉和副半奇静脉:右腰升静脉和右肋下静脉穿右膈脚内侧上行入胸汇成奇静脉;左腰升静脉和左肋下静脉穿左膈脚内侧上行入胸汇成半奇静脉;左侧上位数条肋间静脉汇合成副半奇静脉;半奇静脉和副半奇静脉均汇入奇静脉,继续上行呈弓形跨过右肺根上方注入上腔静脉(图 2-2-6)。奇静脉系统收纳大部分胸壁、

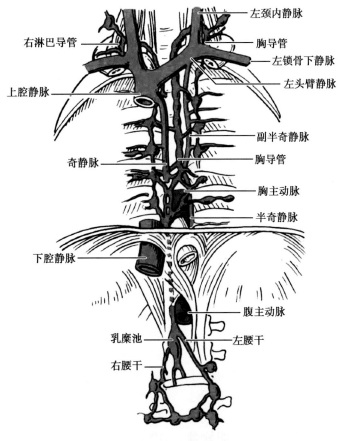

图 2-2-6 奇静脉及胸导管

食管、纵隔、心包和支气管等的静脉回流。

（4）胸交感干：包括 10~12 个胸部交感神经节（椎旁节），由节间支纵行连接而成，排列于脊柱胸段两侧。通常由上 5 对胸神经节发出心丛、肺丛和食管丛，支配胸内各脏器活动；下位各节发出内脏大神经、内脏小神经、内脏最小神经至腹腔，参与腹腔脏器活动支配。每一肋间神经内还有来自交感神经椎旁节的节后纤维，支配相应区域皮肤小血管、汗腺和立毛肌。

（5）胸导管：为全身最大淋巴管。胸导管的解剖结构千差万别，一般起于第 1 腰椎和第 12 胸椎前方的乳糜池，通过奇静脉和主动脉之间，经膈主动脉裂孔进入胸腔后纵隔，行于食管右后方，在胸主动脉与奇静脉之间上行，约于第 4 胸椎平面经主动脉弓后方转向左侧，沿食管左缘上行至第 7 颈椎处，注入左静脉角。胸导管收纳下半身和左侧上半身的淋巴回流，人体其余 1/4 淋巴液回流由右淋巴导管收纳后注入右静脉角。胸导管损伤伴纵隔胸膜破损可引起乳糜胸。胸导管的部分属支与右淋巴管的属支有广泛交通支，与奇静脉、肋间后静脉等也有交通，故结扎胸导管一般不会引起严重的淋巴淤滞。

（6）纵隔后淋巴管：沿食管和胸主动脉排列，收纳食管和胸主动脉的淋巴液，其输出管直接注入胸导管。

纵隔是循环系统主要器官所在部位，又有气管、食管和较多神经分布，此处手术要尽量减少对循环系统和肺功能的干扰。手术应选择暴露好、创伤小、便于采取应急措施的切口。随着微创外科技术的不断开展，胸腔镜手术已广泛应用于纵隔疾病。

四、气管和肺应用解剖

呼吸系统主要包括呼吸道和肺组织，主要功能是进行气体交换。通常将鼻、咽、喉称为上呼吸道；气管和各级支气管，以及肺内的分支组成下呼吸道。

（一）气管

气管由气管软骨、平滑肌和结缔组织构成，于环状软骨下缘（第 6 颈椎平面）延续于喉，下行进入胸腔，在胸骨角平面分为左、右主支气管。气管软骨由 16~20 个缺口向后的呈 C 形的透明软骨环组成，约占气管周径 2/3，各环之间以软骨环韧带相连，后壁由平滑肌和结缔组织构成的气管膜壁封闭，该膜壁由弹性纤维和被称为气管肌的平滑肌构成。通常以胸骨颈静脉切迹为界将气管分为颈段和胸段。气管胸段前方有胸骨柄、胸腺或胸腺遗迹、左头臂静脉、主动脉弓、头臂干及左颈总动脉；右侧为上腔静脉、右头臂静脉和奇静脉；后方与食管相邻，其后外的气管食管沟内有左喉返神经上行。

颈段气管血液供应一般来源于甲状腺下动脉；胸段血液供应主要来自支气管动脉和胸廓内动脉。静脉向上可汇入甲状腺下静脉，在胸内汇入奇静脉或半奇静脉。

（二）支气管

气管约在胸骨角平面分为左、右主支气管，分叉处称为气管叉。气管叉内面下缘略偏向左侧的半月状嵴称为气管嵴，是支气管镜检查的主要标志。气管叉前面与主动脉弓及右肺动脉干相邻。左主支气管经主动脉弓后下方，向左下走行，平第 6 胸椎体高度进入左肺门，其前方有左肺动脉，后方为食管、胸导管及胸主动脉；右主支气管经升主动脉和上腔静脉后方、奇静脉弓下方，向右下走行，约在第 5 胸椎体高度入肺门，其前方有升主动脉、右肺动脉和上腔静脉，后上方有奇静脉弓勾绕。左右支气管夹角 60°~80°，左主支气管细长而倾斜，与气管纵轴夹角为 40°~50°；右主支气管较为粗短而陡直，与气管纵轴夹角较小，为 25°~30°。因此，气管异物多坠入右主支气管。

支气管血液循环由支气管动脉供应，静脉一般汇入奇静脉、半奇静脉或肋间后静脉。

（三）肺

肺脏由实质组织和间质组织组成，实质包括支气管树和肺泡，间质包括结缔组织、血管、淋巴管和神经等。

1. **肺位置、外形和毗邻** 肺居胸腔内，纵隔两侧，各自被一完整的胸膜囊所包绕，表面光滑，呈圆锥形，上为肺尖，下为肺底（亦称为膈面），与肋骨相接处为肋面，朝向纵隔和脊柱的内侧面称为纵隔面，三面交界处为肺的前、后、下三缘。因膈顶右侧较高，心在纵隔内位置偏左，故右肺相对宽短，体积较大，左肺相对狭长。右肺通常由斜裂和水平裂将其分为上、中、下三叶，左肺则被斜裂分为上、下两叶。肺尖钝圆，经胸廓入口超越锁骨内 1/3 段向上方突至颈根部。右肺尖内侧与头臂静脉、气管和食管相邻，左肺尖内侧与左颈总动脉、左锁骨下动脉、气管和食管相邻。肺底即肺膈面有隔胸膜与膈顶相邻,右肺底间隔横膈与肝右叶上面相邻,左肺底间隔横膈与肝左叶上面、胃底和脾相邻。纵隔面前部与纵隔相邻,后部与胸椎相邻。两肺纵隔面中部的凹陷,有主支气管、肺动脉、肺静脉、支气管动脉、支气管静脉、淋巴管及神经出入,即为肺门,又称第一肺门(图 2-2-7,图 2-2-8)。出入肺门的结构被结缔组织包裹组成肺根。肺根内各管道系统经肺门入肺,各自分支,变异较大。但主要结构位置排列有一定规律,自前向后为肺上静脉、肺动脉、主支气管;自上而下,右肺根为上叶支气管、肺动脉、主支气管、肺上静脉和肺下静脉,左肺根为肺动脉、主支气管、肺上静脉和肺下静脉。肺根前方有膈神经,后方有迷走神经,下方有肺韧带。此外,右肺根前还与上腔

静脉相邻,后上方有奇静脉勾绕,左肺根后有胸主动脉,上方有主动脉弓跨过。肺前缘为纵隔面与肋面在前面相交形成薄而锐的缘。左肺前缘下方因心脏而成心切迹,肺后缘为纵隔面与肋面在后方交界,较钝圆。肋面与膈面相交的下缘较锐,纵隔面与膈面相交下缘较钝。

肺界体表投影:前界投影几乎与胸膜前界一致,仅左肺前界在第 4 胸肋关节处转向左,沿第 4 肋软骨下缘转至胸骨旁线,呈凸向外侧的弧形下行,至第 6 肋软骨中点处形成心切迹,续于肺下界。双侧肺下界大致相同,较胸膜下界的投影高出两个肋的距离,平静呼吸时下界投影在锁骨中线与第 6 肋相交,在腋中线与第 8 肋相交,在肩胛线与第 10 肋相交,在后方平第 10 胸椎棘突。肺下界随呼吸运动上下移动。

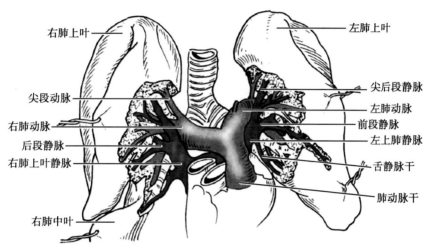

图 2-2-7　肺门结构(前面观)

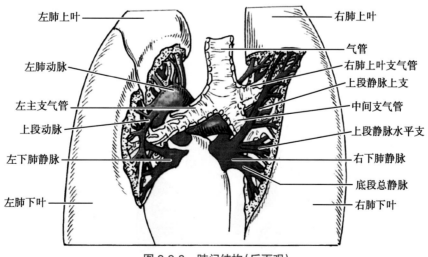

图 2-2-8　肺门结构(后面观)

2. 肺内支气管树与肺内血管 气管分叉形成左、右主支气管为一级分支,左主支气管在肺门处分出上、下叶支气管,右主支气管在肺门处分出上、中、下叶支气管,为二级分支,肺叶支气管、动脉、静脉进出肺叶处称为第2肺门,叶支气管在肺内再分出段支气管,即三级支气管,如此反复分支即形成支气管树(图2-2-9),从气管到肺泡共分23级。每一肺段支气管与相应肺血管分支及其所属肺组织共同构成一个肺段,呈底向肺表面、尖朝肺门的圆锥形(图2-2-10)。依据肺段支气管在肺内的分支情况,通常将右肺分为10段(上叶:尖段、前段、后段;中叶:外侧段、内侧段;下叶:上段、内侧基底段、前基底段、外侧基底段、后基底段);左肺分为8段(上叶:尖后段、前段、上舌段、下舌段;下叶:上段、前内基底段、外侧基底段、后基底段)。肺动脉起自肺动脉干,分支常与相应支气管

分支伴行,但形态变异较大,有时肺动脉段分支可跨段分布。右肺动脉较长,经升主动脉和上腔静脉后方入肺门分为三支;左肺动脉较短,跨过胸主动脉和左主支气管前方入肺门分为两支。肺静脉由肺泡周围毛细血管逐渐汇合而成,左右各两条,分支常位于肺段之间,静脉系统变异也较大。

肺动脉和肺静脉为肺功能血管,肺动脉将机体的静脉血输送至肺内,进行气体交换,充分氧合成动脉血,再经肺静脉回到左心房,供应全身氧耗需要。肺自身营养血管为支气管动静脉,两者间有吻合系统存在。正常状态下,部分静脉血经支气管壁,通过毛细血管吻合进入肺静脉回流。当肺动脉血运障碍,气体交换不良时,这些吻合支或支气管动脉扩张变粗,可起到代偿肺动脉的作用。

(四)气管、支气管和肺生理解剖特点

1. 气管、支气管生理解剖特点 半岁以内婴

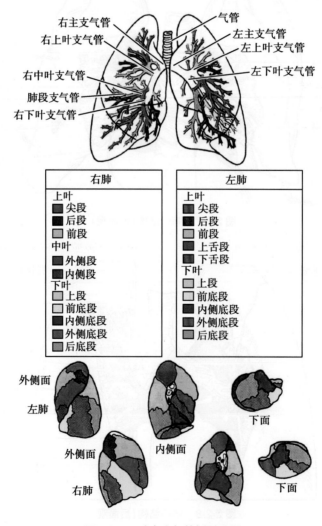

图 2-2-9 肺内支气管树及分段

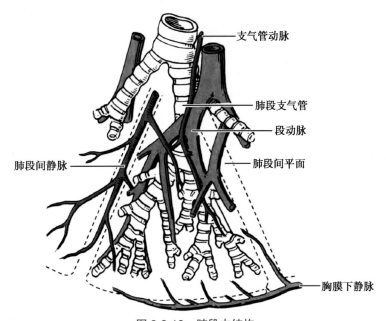

图 2-2-10　肺段内结构

支气管动脉

肺段支气管

段动脉

肺段间平面

肺段间静脉

胸膜下静脉

儿气管呈漏斗形,位置较成人高。新生儿气管上端约平第 3 颈椎,其下端分叉处为第 3 胸椎水平,以后逐渐下降,到 12 岁时降至第 4 胸椎水平。

右侧支气管较为粗短而垂直。婴幼儿气管和支气管腔较成人狭窄,软骨纤弱,缺乏弹力组织,支撑作用薄弱,细支气管缺乏软骨,呼气时受压易导致气体滞留,影响气体交换。黏膜柔软,血管丰富,含有丰富的黏液腺,黏膜纤毛运动差,不能很好地排除分泌物,黏膜水肿或分泌物可明显缩小气道内径,因此,小儿支气管容易发生感染,感染后也较容易引起呼吸困难。

2. **肺生理解剖特点**　胎儿和未曾呼吸过的新生儿肺内不含气,比重大。胎儿肺体积约占胸腔的 1/2,出生后肺的体积占胸腔的 2/3,生后前 3 个月肺生长最快。小儿肺容量小,肺内肺泡数量较少,结构发育不完善,弹力纤维发育差,肺间质血管丰富,婴幼儿肺呈淡红色。新生儿肺容积为 60~70ml,至学龄期增加约 7 倍。足月儿肺泡数量仅为成人的 8%,出生时肺泡数量约 200 万个,学龄期增至 400 万个,而成人肺泡约 3 亿个。2 岁以内小儿肺叶结构大多保留原始单房囊状态,学龄前肺叶结构接近成人,肺的发育在 7~12 岁时基本完成,肺重量增加约 20 倍,肺容积也由出生到成人增加约 20 倍。因此,儿童较成人气体交换单位少,肺泡小。儿童 2 岁以后肺泡间才出现 Kohn 孔,故婴儿无侧支通气。小儿肺气交换面积小,

气体弥散距离较大,加之肺泡易受黏液阻塞,故含血多而含气少,易发生肺不张(atelectasis);加之胸廓呼吸运动功能差、呼吸肌力薄弱、心脏相对体积大,不利于呼吸,而耗氧量却与成人相近,故小儿呼吸较浅快、呼吸频率快、潮气量和肺活量小,但通气量与成人近似。小儿活动后呼吸节律易改变,年龄越小,呼吸频率越快,婴儿为 30~40 次/min,2~3 岁为 25~30 次/min,4~7 岁为 20~25 次/min,以后逐渐接近成人水平。小儿呼吸储备能力差,肺部出现炎症后易发生呼吸衰竭。

小儿的肺界与成人大致相同,但婴幼儿叶间裂隙常不明显,肺叶难以分开。

五、食管应用解剖

(一) 位置和形态

食管是消化道最上部,为一前后呈扁平富有弹性的肌性管腔,上端于环状软骨水平(约平第 6 颈椎下缘)接漏斗状的口咽部,向下于第 11 胸椎左侧与贲门连接。

食管有三处生理性狭窄:①食管起始处,位于第 6 颈椎体下缘;②与左主支气管交叉处,约平第 4、5 胸椎体之间;③穿过膈的食管裂孔处,相当于第 10 胸椎水平。第一、三狭窄常呈闭合状态,以阻止空气进入和胃内容物反流;第二狭窄则是异物嵌顿、机械损伤的好发部位。

（二）分段和毗邻

根据食管行程,可将其分为颈、胸、腹3段:颈段由食管起始端至胸骨颈静脉切迹平面;胸段由胸骨颈静脉切迹至膈食管裂孔间;腹段由食管裂孔至贲门。但临床常以主动脉弓上缘和下肺静脉下缘为界将食管分为上、中、下3段。食管颈段位于椎前筋膜左前方,前方借结缔组织与气管后壁相贴,故颈部食管手术时应选择左侧切口。食管胸段位于上纵隔后部和后纵隔。在上纵隔内食管位于气管与脊柱之间稍偏左侧。在后纵隔内,前面有气管叉、左主支气管、左喉返神经和心包;后面为胸导管、奇静脉、胸主动脉等;左侧邻胸主动脉和主动脉弓;右侧有奇静脉上段。胸段食管两侧有迷走神经伴行,并发出分支形成食管前丛和食管后丛。腹段食管很短,位于肝左叶后缘的食管沟内,迷走神经入腹腔后下端汇合成迷走神经前干和迷走神经后干。

（三）食管结构

食管壁共有四层,即黏膜层、黏膜下层、肌层与纤维层。黏膜层有复层鳞状上皮、固有膜与黏膜肌;黏膜下层为疏松活动的弹性结缔组织,含有食管腺体;肌层由内环状肌与外纵行肌两种肌纤维组成;肌层内包括平滑肌与横纹肌,横纹肌在食管上端,平滑肌在食管中部以下;肌层之外裹有薄层结缔组织,形成食管的外膜,但不存在浆膜层。食管与胃之间的组织学连接称为齿状线(食管鳞状上皮与胃上皮的交界线),其边界不规则,头侧端为食管复层鳞状上皮,尾侧端为胃单层柱状上皮。食管存在两个括约肌,即食管上括约肌(亦称咽括约肌)和食管末端括约肌,为功能性括约肌,并无解剖括约肌存在,而是一段高压区,明显高于食管腔内压和胃内压,静息状态下处于关闭状态。

（四）血液供应、神经支配和淋巴

食管颈段血供主要来自甲状腺下动脉,胸上段血供来自上部肋间后动脉、支气管动脉食管支、甲状腺下动脉的食管支,胸下段血供来自胸主动脉发出食管动脉。腹段由胃左动脉食管支和膈下动脉的分支供应。食管静脉与动脉伴行,颈段汇入甲状腺下静脉;胸段静脉左侧汇入半奇静脉,右侧汇入奇静脉;腹段主要汇入胃左静脉。食管壁静脉丰富,黏膜下静脉丛与胃左静脉相连,静脉内无静脉瓣且周围缺少组织支持,故门静脉压力增高时,易发生食管静脉曲张。

食管受自主神经系统支配,主要有迷走神经和交感干分支。食管上段的副交感纤维主要来自喉返神经,支配食管的骨骼肌,交感纤维来自锁骨下动脉丛及上位交感干的直接分支,交感神经汇合迷走副交感神经支配食管的平滑肌和腺体,迷走神经下行后分支,与胸交感干分支形成内脏神经丛(肺丛和食管丛),食管中下段即受这些内脏神经丛支配,司黏膜感觉。食管壁内有 Meissner 黏膜下神经丛与 Auerbach 肌间神经丛。这些源于多极节细胞网的神经丛,彼此保持联系,并接受迷走神经的轴突。节细胞最大密度在食管下 1/3,这些神经丛节后纤维支配平滑肌细胞。来自于椎前神经节的节后交感神经纤维进入神经丛,没有突触分布到食管壁血管内的肌细胞。

食管上段的淋巴管沿食管两侧上行至气管旁淋巴结、颈深下淋巴结等,中段的淋巴管注入气管分叉淋巴结、支气管淋巴结和纵隔后淋巴结,下段的淋巴管主要向下引流至胃左淋巴结和腹腔淋巴结。胸段食管的部分淋巴管可直接注入胸导管。食管壁内有广泛连通的黏膜下淋巴管丛,食管黏膜内淋巴管与黏膜下层淋巴管形成一个复杂互联网络,其贯穿食管全长,数量上超过毛细血管,黏膜下淋巴管主要为纵行,其纵行淋巴管数量是横行的 6 倍,并断续穿过肌层,回流到局部淋巴结,部分患者可直接回流到胸导管,而纵隔淋巴管,可直接回流到胸导管或奇静脉。

（五）小儿食管特点

新生儿的食管通常在第 3~4 颈椎之间延续于口咽,以后逐渐下降,于青春期前接近成人水平,平第 6~7 颈椎。食管下端位置相对固定,平第 10~11 胸椎。食管长度随年龄而增长,新生儿约 8~10cm,1 岁时增加至 12cm,到 5 岁时长约 16cm,5~15 岁食管生长缓慢,15 岁时长约 19cm;成人男性食管长约 21~30cm,平均 24.9cm,成人女性食管长约 20~27cm,平均 23.3cm。平时食管前后壁几乎相贴,吞咽时可作不同程度的扩张。食管横径在婴儿时为 0.6~0.8cm,幼儿为 1cm,学龄儿童为 1.2~1.4cm;成人食管横径在环状软骨下缘和气管分叉部为 1.3cm,横膈裂孔处为 1.55cm,贲门部为 2.2cm。婴幼儿食管黏膜纤弱,缺乏腺体,弹力组织和肌组织发育不全,管壁弹性和强度差,如食管内通过硬物,易产生机械损伤。婴幼儿食管下段括约肌不成熟,控制能力差,易发生胃食管反流。

（李索林　张永婷）

第三节 胸部应用生理学和肺功能检测

呼吸系统的疾病占儿童所有疾病的首位,儿童经历自胎儿至青春期的年龄跨度以及身体迅速发育的过程,有着特有的生长发育规律。肺功能测定对于诊断呼吸系统疾病具有重要意义,在儿童呼吸系统疾病的临床和科研中占有重要地位,已成为肺部疾患及其他外科手术术前必要的检查之一。尤其是胸外科,它是患者能否耐受手术、术后能否顺利撤机的依据,关系到手术的成败。肺功能测定在外科围术期的应用主要包括手术适应证的选择、麻醉方式和手术方式的选择、围术期风险及手术后康复效果的评估。

肺功能检测(pulmonary function test)是指运用特定的手段和仪器对受检者的呼吸功能进行检测和评价,是描述呼吸功能的一种重要方法,涉及呼吸力学、流体力学和热力学等,理论上复杂,但经过一定的测试和计算后,能用比较简单的方式回答临床问题。6岁以上儿童能较好地配合肺功能检测,检测方式及报告解读主要参照成人;6岁以下儿童缺乏合适的检测方式,一直存在较多争议,但这部分儿童正处于肺发育的高峰及呼吸道疾病的高发期,准确的肺功能检查对疾病的治疗、预后,以及呼吸生理研究都有很大的意义。我国于2009年5月成立了中国儿童肺功能协作组。2014年肺功能协作组纳入中华医学会儿科呼吸学组。2015年12月"中国儿童肺功能网站"正式成立。

一、小儿呼吸系统生理特点

小儿呼吸系统的解剖生理特点与小儿时期易患呼吸道疾病密切相关。呼吸系统以环状软骨下缘为界,分为上、下呼吸道。

(一)解剖特点

1. **上呼吸道** 鼻腔短,位置低,无鼻毛,后鼻道窄,黏膜柔嫩,血管丰富易于感染。

2. **下呼吸道** 气管和支气管管腔狭小,软骨柔软,黏膜柔嫩而富有血管和淋巴组织,缺乏弹力组织而支撑作用差,黏液腺分泌不足而气道干燥,纤毛运动能力较差,消除能力弱,易于感染,而且一旦感染容易发生充血、水肿、分泌物增加,导致呼吸道阻塞。在呼气过程中随肺容量减少,在呼气末小气道发生不同程度的塌陷,使呼气阻力增大,流速受限。肺组织的弹力纤维发育差,支撑不力,因此维持小气道开放的力量较弱。在炎症情况下,由于痉挛、分泌物阻塞,气道管腔更狭窄。肺间质发育旺盛,肺泡数量较少,造成肺含血量丰富而含气量相对较少,易于感染,并引起间质炎症、肺气肿和肺不张(atelectasis)等。

(二)生理特点

1. 小儿呼吸频率快,年龄越小,频率越快。新生儿为40~44次/min,2~12个月岁为30次/min,1~3岁为24次/min,3~7岁为22次/min,7~14岁为20次/min,14~18岁为16~18次/min。婴儿呼吸中枢调节能力差,易出现节律不整。

2. 婴幼儿呼吸肌发育不全,呈腹式呼吸。随年龄增长,膈肌和腹腔脏器下降,肋骨由水平位转变为斜位,逐渐转化为胸腹式呼吸。

3. 小儿肺活量为50~70ml/kg。按单位体表面积计算,成人大于小儿3倍,说明其小儿潜在能力差。呼吸功能储备低,发生呼吸障碍时其代偿呼吸量一般不会超过2.5倍,而成人可达10倍,因此容易发生呼吸衰竭。年龄越小,潮气量越小,无效腔/潮气量大于成人。每分钟通气量按体表面积计算与成人接近,而气体弥散量按单位肺容积计算与成人接近。由于小儿气道管径细小,气道阻力偏大,高于成人,随着年龄增大气道管径逐渐增大,从而阻力慢慢减小。

(三)生理意义

肺的功能包括呼吸功能(气体交换)和非呼吸功能。非呼吸功能即指肺的生化代谢,肺脏对许多物质的生成、释放、激活和灭活等代谢有密切关系。肺的代谢功能也是呼吸生理的生化基础。正常呼吸功能包括肺通气、气体分布、血流灌注、通气血流比值与弥散呼吸功能。

肺的主要生理功能是吸入外界的氧气与排出血液中过剩的二氧化碳,在肺泡水平进行气体交换。气体交换的全过程分为外呼吸和内呼吸。呼吸生理主要探讨外呼吸,涉及多个环节,如肺容量、肺通气、气体分布、肺血流量、通气/血流比值、弥散、呼吸运动力学与呼吸运动调节。

在肺通气中气流的驱动力来自大气压与肺

泡压之间的差值。胸腔内为负压,是形成压力差的解剖基础,胸腔内一系列的压力变化形成了气流,随之发生相应的容量变化。在呼吸运动中存在上气道与气管支气管内气流的阻力为气道阻力(airway resistance),与呼吸运动的速度有关,速度越快阻力越大。气流的速度由呼吸收缩力、肺弹性回缩力和气道阻力决定。单位时间内肺脏吸入或呼出的气体量为肺通气。肺泡通气量由肺泡顺应性和气道阻力决定。顺应性为单位压力作用下,胸廓或肺容量的变化,是临床上用以反映肺或胸廓弹性的指标。肺泡局部顺应性改变影响肺泡接受的气量,气道阻力的变化影响接受气量的速率。

在呼吸状态下内径小于 2mm 的细支气管为小气道,包括全部细支气管与终末细支气管。小气道的口径直接受肺容量大小的影响。小气道总横断面积大,气道阻力小,仅占气道总阻力的 20%以下,气流速度慢,气流形成层流,有利于吸入气体的均匀分布。正常情况下右肺通气占总容积的55%,左肺占 45%。

二、小儿肺功能检查

小儿肺功能检测的内容与成人相同,包括动脉血气酸碱度及气体测定分析、通气功能测定、换气功能测定和呼吸力学测定(气道阻力和顺应性)等。其中通气功能测定包括肺容积测定、肺通气测定和小气道功能测定;换气功能测定包括肺弥散功能测定和通气 / 血流比值测定。但由于不同年龄儿童理解和配合能力不同,在测定技术上与成人有所不同,一些检测技术专为儿童设计。目前国内及国际上应用较为广泛的儿童肺功能检测方式,有常规通气法、潮气呼吸法、阻断法、体描法(大儿童,婴幼儿)、胸腹腔挤压法、弥散法、脉冲振荡法、气道反应性测定(激发试验、舒张实验)等。肺功能检测可根据儿童生长发育的阶段大致分为三个部分,但并不是绝对的。不同的检查方法各有优势,但不能同时涵盖所有方面,所以同一儿童可以进行几种方式的检测以获得最多的数据来协助评价(表 2-3-1)。肺功能参数与患儿身高、体质量、年龄、性别密切相关,尤其是身高。部分4~6 岁儿童可完成最大呼吸流速 - 容积曲线测定,少数<3 岁儿童可进行脉冲震荡肺功能检查。一般而言,5 岁以上儿童可完成与成人检查基本相

同的肺功能项目。如果患儿生长发育差,其肺功能将会低于同龄儿童。另外,运动与肺功能密切相关。

表 2-3-1　不同年龄段儿童肺功能检测技术及内容

年龄	检测技术	测定内容(参数)
学龄儿童(>6 岁)	肺量仪:最大呼气流速 - 容积曲线	容积、流速
	脉冲震荡肺功能(los)	气道阻力
	最大用力呼气峰流速仪(PEFR)	流速
	体描仪(body plethysmograph)	气道阻力和功能残气量
	氦 / 氮稀释法	功能残气量
学龄前儿童(3~6 岁)	肺量仪:最大呼气流速 - 容积曲线	容积、流速参数
	脉冲震荡肺功能(>3.5 岁)	气道阻力
婴幼儿(<3 岁)	潮气呼吸肺功能(TBFV)	容积、流速参数
	婴幼儿体描仪	气道阻力和功能残气量
	阻断法	气道阻力
	快速胸腹挤压法	流速

(一)呼吸功能检测

动脉血气分析及脉搏血氧饱和度监测是肺基本功能是否充足的证据,而被认为是呼吸功能的基本测试形式;在婴幼儿肺功能检测设备缺乏情况下,是判断呼吸功能状态的重要手段。但在合并严重疾病的情况下,心肺系统可以通过代偿使这些指标完全在正常范围,因此,需要其他更详细的补充测试方式。最常见的测试方式是呼吸力学检测,它能够提供肺容量和气道功能的信息,包括气体混合、肺血流量和经肺泡壁的弥散功能。气道的压力检测可以用来评估呼吸肌强度。

婴幼儿时期由于肾脏代偿功能尚未完全成熟,排酸能力较差,可通过过度通气来代偿;且由于肺泡组织弹性差,闭合容量相对较大,故婴幼儿二氧化碳分压($PaCO_2$)偏低。$PaCO_2$和氧分压(PaO_2)的变化可反映通气功能,单纯的 PaO_2 变化可反映换气功能,右向左分流的先天性心脏病、肺

炎患儿可能有 PaO_2 下降,严重感染的肺炎,可引起 $PaCO_2$ 上升。

(二)通气功能检测

肺通气功能检测又称肺量计法,是肺功能检查中最常用的一种方式。肺通气功能是单位时间随呼吸运动进出肺的气体容积,显示时间与肺容积的关系。肺通气是肺与外界环境之间的气体交换过程,从鼻腔到肺泡、肺泡到鼻腔的气体传送,需要克服阻力,肺泡与外界环境的压力差是肺通气的直接动力,呼吸机的舒张收缩运动是肺通气的原动力。肺量计一般分为两种:一种是容积型;另一种是流量型。前者也称为直接描记法;后者又称为间接描记法,其通过开放的管路可同步测定流量和容积(流量对时间的积分为容积)。因流量型体积小,操作简便,故为目前常用。

1. 主要参数及临床意义

(1)用力肺活量(forced vital capacity,FVC)是深吸气至肺总量(total lung capacity,TLC)后,以最大用力、最快速度所能呼出的全部气量,是肺容量测定的重要指标。时间肺活量是指用力呼气过程中,各呼气时间段内发生相应改变的容积,得到相应的时间 - 容积曲线(图 2-3-1)。第一秒用力呼气容积(FEV_1),是指最大吸气到 TLC 后,用力快速呼气,在第一秒钟内所呼出的最大气量。FEV_1 既是容量指标,也是流速指标,故对于肺容量的改变或是否存在阻塞性病变均具有重要的诊断价值。一秒率($FEV_1/FVC\%$)是用来判断气道阻塞的重要指标,但若同时存在限制性病变,其变化可能被掩盖。正常值一般在 80% 以上,年幼者可大于 90%。3 秒用力呼气容积(FEV_3)可呼出 98% 以上的气体。

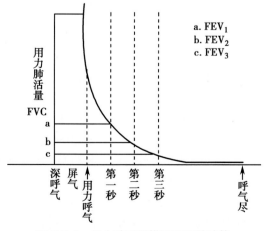

图 2-3-1 用力肺活量描记图及其计算

(2)最大通气量(maximal voluntary ventilation,MVV)是指用最快的速度、最大的力量快速呼吸,一般检测 12 秒或 15 秒,再乘以 5 或 4 后得到每分钟最大通气量。每分钟最大通气量用以了解肺组织的弹性、气道阻力、胸廓的弹性和呼吸肌的力量,是一项综合评价肺储备功能的可靠指标,是对手术前肺通气储备功能是否能够耐受胸部、腹部手术的重要评价指标。MVV 与 FEV_1 呈良好的线性相关性,故其可以相互换算,常用公式 $MVV(L/min) = FEV_1(L) \times 35$。在受试者最大用力呼气过程中,将其呼出的气体容积与其相应的呼气流速描绘成曲线,即可获得流速 - 容积曲线(图 2-3-2)。

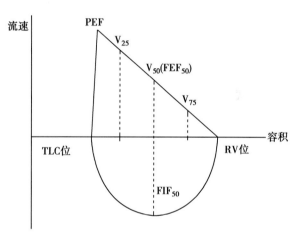

图 2-3-2 最大用力呼气流速 - 容量曲线及其主要参数

(3)呼气峰流速(peak expiration flow,PEF)是用力呼气时的最高流速,可反映大气道功能,包括气道的通畅性和呼吸肌力量,与 FEV_1 高度相关。最大呼气中段流量(maximum mid-expiratory flow,MMEF)是指用力呼出肺活量 25%~75% 的平均流量,是判断气道阻塞(尤其是小气道病变)的主要指标之一。将 FVC 曲线按容积分为 4 个等分,取 2/4 段的肺容积量与其所用的呼气时间两者之比值,即为 MMEF。用力呼气流速(forced expiratory flow,FEF),FEF_{25}、FEF_{50}、FEF_{75} 为呼出 25%、50%、75% 肺活量的呼气流速,FEF_{25} 反映呼气早期流速,FEF_{50}、FEF_{75} 反应呼气中后期流速,其临床意义与 MMEF 相似。

婴儿常用的检测指标包括 V_{max} FRC、FEV_1、FEV_{75} 和 FEV_{50}。

2. 通气功能障碍的类型

通常分为三类:阻塞性、限制性及混合型通气障碍。三种不同类型的通气功能障碍者中,最

具特异性的为 $FEV_1/FVC\%$ 的改变。$FEV_1/FVC\%$ 在儿童中是比较恒定的,预计值为 84%(79%~92%)。阻塞性通气功能障碍以 $FEV_1/FVC\%$ 下降为主,继之 FEV_1 明显减少,RV 增加,RV/TLC% 增高,TLC 增加。限制性通气功能障碍则肺的各组成部分容积均有减少,$FEV_1/FVC\%$ 增加。混合型通气功能障碍则肺活量减少的同时兼有阻塞性通气的改变。不同通气功能障碍肺功能的改变,见表 2-3-2。不同类型通气功能障碍的流量 - 容积曲线,见图 2-3-3。

表 2-3-2 通气障碍分型评定

项目	参数	阻塞型	限制型	混合型
通气功能	FVC	正常或↓	↓↓	↓
	FEV_1	↓↓	正常或↓	↓
	FEV_1/FVC	↓↓	正常或↓	↓
	MMEF	↓↓	↓或正常	↓
容积参数	VC	正常或↓	↓↓	↓
	FRC	↑↑	↓↓	不定
	TLC	正常或↑	↓↓	不定
	RV/TLC	↑	不定	不定

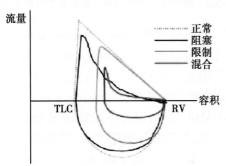

图 2-3-3 不同类型通气功能障碍的
流量 - 容积曲线图

以流量的实测值与预测值比值(实测值 / 预测值)作为判断肺功能障碍的标准时,比值 ≥65% 为正常,55%~64% 为轻度下降,45%~54% 为中度下降,≤44% 为重度下降。值得注意的是如果检测时患儿没有最大充分的呼气,会导致此值的变大,应注意避免。

一些肺功能仪上提供了评定通气功能障碍类型的简易示意图(图 2-3-4),但在一些疾病情况下或某些个体,尤其是儿童,如儿童哮喘发作时,

很多患儿出现 FEV_1 和 FVC 同时甚至同等程度下降,FEV_1/FVC 正常,故不能单纯根据图示或一些参数的改变定性通气功能障碍类型,必须结合患者临床具体情况(表 2-3-3),或测定患者肺总量(TLC),综合判断其通气功能障碍的类型。

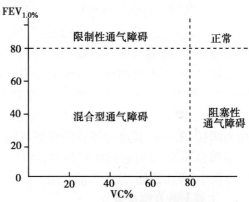

图 2-3-4 肺通气功能障碍判断的简易方法图

表 2-3-3 通气功能障碍的病理基础

类型	常见疾病
阻塞性: 气道阻塞或狭窄导致气流下降	气管与支气管疾患 气管肿瘤、狭窄 支气管哮喘 慢性阻塞性肺病 闭塞性细支气管炎
限制性: 肺容积受损引起肺容量减少,不伴气体流量的减少	肺间质疾病:间质性肺炎、肺纤维化、肺水肿 肺占位性病变或肺切除:肺肿瘤、肺囊肿、肺不张、大叶性 / 节段性肺炎 胸膜疾病:胸腔积液、血胸、气胸 胸壁疾病:漏斗胸、鸡胸、脊柱后侧凸 其他:肥胖、腹水、神经肌肉疾病

（三）容积检测

肺容积反映的是肺内气体量的多少,在呼吸周期中,其大小随胸廓的扩张、收缩及呼吸肌肉的运动而改变,其变化幅度主要与呼吸深度有关。肺容积是肺通气和换气功能的基础,容积的减少将导致患儿所需通气量的减少,影响呼吸功能。肺容积与身高、体质量、年龄、性别、体位、平时的运动情况等有关。肺容积主要包括 4 种基础肺容积(lung volume)及 4 种复合肺容量(图 2-3-5)。

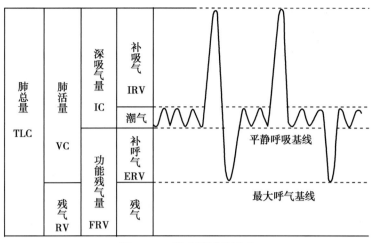

图 2-3-5　肺容积及其组成

1. **基础肺容积**

(1) 潮气容积(tidal volume, VT): 在平静呼吸时, 每次吸入或呼出的气量, 常称潮气量。一般为 6~8ml/kg, 影响 VT 的主要因素是呼吸肌(主要是膈肌)的功能。由于肺的通气功能储备非常大, 所以仅当通气功能明显受损或通气调节功能障碍时才会出现 VT 下降, 表现为浅快呼吸。

(2) 补吸气容积(inspiratory reserve volume, IRV): 在平静吸气后所能吸入的最大气量。

(3) 补呼气容积(expiratory reserve volume, ERV): 在平静呼气后能继续呼出的最大气量。

(4) 残气容积(residual volume, RV): 补呼气后, 肺内不能呼出的残留气量, 也称解剖残气容积。

以上四种为基础容积, 彼此互不重叠。

2. **复合肺容量**　由 2 个或 2 个以上的基础肺容积组成。

(1) 深吸气量(inspiratory capacity, IC): 指平静呼气后所能吸入的最大气量(VT+IRV)。

(2) 肺活量(vital capacity, VC): 指最大吸气后所能呼出的最大气量(IC+ERV 或 VT+IRV+ERV)。一般为 50~70ml/kg, 正常人 VC 平均值差异有 20%。若不讲求速度的称为慢肺活量(又称最大肺活量, VC_{max}), 而用力快速呼气所得的肺活量称之为用力肺活量(FVC)或时间肺活量, 正常情况下两者相等, 有阻塞性通气功能障碍时(尤其存在气体陷闭时)前者大于后者。

(3) 功能残气量(functional residual capacity, FRC): 指平静呼气后肺内所含气量(ERV+RV)。受体位影响大, 与体表面积、身高、体重和胸围相关, 尤其与身高呈线性相关。

(4) 肺总量(total lung capacity, TLC): 指深吸气后肺内所含有的总气量(肺活量 +RV)。

3. **测定方法**　根据是否能直接用肺量计检测到, 又分为直接测定的肺容积(VT、IRV、ERV、IC、VC) 和间接测定的肺容积(FRC、RV)。通过肺量计所测的肺总量不包括 FRC, 由此也不包含与之相关的 FRC 和 TLC。FRC 和 RV 需用体积描记法或气体稀释法进行测定。肺总量可由 VC+RV 或 IC+FRC 求得。肺总量和潮气量在健康人中个体差异不大。对不能配合肺功能检查的患者, 肺容积也可通过放射影像或肺核素检测来估算, 但在儿童中很少应用。

(1) 肺量计直接测定 VT、IRV、ERV、IC、VC: 受检者取立位, 挟鼻夹, 口含器与肺量计相连。肺活量测定方法可分为一次法和分次法两种: 深吸气后作最大呼气者为一次呼气肺活量(expiratory vital capacity); 深呼气后做最大吸气者为一次吸气肺活量(inspiratory vital capacity)。测定过程中要求受试者至少测定 3 次(一般最多不超过 8 次); 在可接受的操作中, FEV_1 和 FVC 最佳值两者间差异少于 0.2L。

(2) 功能残气量及残气容积只能采用间接方法进行测定: 常用体积描记法和密闭式氦稀释法测得。

1) 体积描记法: 体描仪包括压力型、容量型和流量型, 目前以流量 - 容积型多见。根据波尔定律, 当气体的温度和质量恒定时, 其压力和容积的乘积为一常数。当人体在密闭的体描仪箱内, 其胸腔内气压(肺泡压)和容积变化导致体描箱内压力和容积改变。可以通过以下公式计算肺容积,V(容积)=ΔVP(容积变化)/ΔP(压力变化)。计算出的容积需对设配无效腔进行校正,可计算出平静呼吸末胸腔肺容积,即功能残气量(FRC)和气道阻力(Raw),进一步计算间接获得 RV 和 TLC 等。

2)密闭式氦稀释法:原理为用一定容积的已知氦浓度的氦、空气混合气体与肺脏内的残气相平衡,按氦浓度的稀释度来计算残气量。受检者取卧位或坐位,在平静呼气末,与一定容积的已知氦浓度的氦、空气混合气进行重复呼吸 7 分钟。此时,肺内与肺量计中的氦浓度完全平衡。由氦浓度的下降值,按下列公式,计算出功能残气量与残气容积。

FRC=(He 初始读数 – 终末读数)×(筒容 + 仪器无效腔)/He 终末读数。

RV= FRC–ERV。

具体测定时,先测 FRC,因平静呼气基线比较稳定,所得结果较为准确,重复性好。重复两次取平均值,两次测定间隔 20 分钟,数值变异小于10%。所得的气量仍均须以体温、大气压和饱和 BTPS 进行校正。正常人的测定差异可在 ±5%范围内。小型化的仪器可以在婴儿中成功应用,经过严密改良的仪器对于小于 50ml 的肺容量仍可以精确测得。

(3)肺总量测定:可由肺活量 + 残气容积或由深吸气量 + 功能残气量求得。

4. 主要参数及临床意义 肺容积测定为最基本的肺功能测定内容。目前很少孤立地测定这些项目,通常和通气功能同时测定,以对患者肺功能状况作出全面评价。儿童一般采用肺活量、肺总量、功能残气量为临床常用项目,有着重要临床参考价值。实测值占预计值 80% 以上为正常,60%~79% 为轻度下降,40%~59% 为中度下降,39% 及以下为重度下降。肺容量测定对不同通气功能障碍的鉴别,见表 2-3-4。

表 2-3-4 肺容量测定对不同通气功能障碍的鉴别

肺容积测定内容	阻塞性	限制性	混合型
VC	N 或↓	↓↓	↓
FRC	↑↑	↓↓	不定
TLC	N 或↑	↓↓	不定
RV/TLC	↑	N 或↑	不定

(1)深吸气量:为肺活量的主要组成部分,约占肺活量的 2/3。可以反映肺及胸廓的顺应性和参与吸气的肌肉力量。

(2)补呼气容积:约占肺活量的 1/3,反映气道的通畅度和呼气肌力量。

(3)肺活量实测值与预计值相比,差值<20%者属于基本正常。很多肺部疾病可导致肺活量降低,如胸廓及肺扩张受限、肺组织损、气道阻塞。

(4)功能残气量与残气容积:容积增加见于胸廓和肺弹力减退或气道阻力增加,如支气管哮喘、肺气肿。临床上,常以残气 / 肺总量的比值作为考核指标。功能残气量减少,见于肺间质纤维化、肺切除后。

(5)肺总量:在健康人实测值与预计值相比的差异通常<20%。肺总量增加见于肺气肿、老年肺等非弹性降低情况下;减少见于限制性肺疾患,如弥漫性肺间质纤维化、肺占位性病变、肺组织受压、胸廓畸形等。

(四)通气效能检测

呼吸效能主要是指通气均一性的检测,即肺内的通气分布均匀性。

1. 一次呼吸法(氮稀释法) 一次深吸氧后做一次深呼气,测定呼出气中氮气的浓度改变。受检者取坐位,加鼻夹,含口片在平静呼气后与肺量计接通。一次吸入纯氧达 TLC 位,然后缓慢均匀呼气。记录呼气容积和氮气浓度改变。计算呼气 750ml 和 1 250ml 时氮气的浓度增加值,正常小于 1.5%。

2. 重复呼吸法(氮清洗率) 吸入纯氧 7 分钟,不断地将肺泡内的氮气排出体外,最后测定肺泡中氮气的浓度。受检者取坐位,加鼻夹,含口片,通过单向活瓣,平静呼吸纯氧 7 分钟,同时随呼吸测定呼出气的氮浓度。测得的氮浓度与呼吸次数相对照,在半对数纸上显示出指数衰减斜率。正常人为斜行直线。7 分钟末氮浓度>2.5%。无效腔气量、潮气量和呼吸频率也可以影响肺泡氮浓度。氮气浓度在肺内的浓度已知,可以计算 FRC=V(洗出气体容量,即呼出气体流量和氮气浓度)/(肺内氮气初始浓度 – 洗出结束时的浓度)。该方法主要用于小气道阻塞性疾病,而运用肺量计法或体描法不能发现或会低估小气道病变的严重程度。使用最多的指标为肺清除指数(lung clearance index,LCI),它的敏感性很高,LCI

越高,提示肺通气不均匀。存在小气道病变的一些早期肺部疾病患者虽然 FEV_1 正常,但 LCI 升高,故该方法能够在患儿没有或仅有轻微的临床症状的时候早期发现肺部疾病。最常见的是用于肺纤维化的早期诊断中。该方法适用于任何年龄段的儿童,不需要配合。LCI 不但能够早期发现肺通气不均一性,还能发现肺组织的结构改变导致的功能改变。

(五)弥散功能测定

1. 弥散量的测定　是以肺泡 - 毛细血管膜两侧某气体分压为 1mmHg 时,在单位时间内(1 分钟)所能通过的气体量(ml)。

2. 一次呼吸法　受检者取坐位,加鼻夹,含口片平静呼吸 3~5 分钟后,缓慢呼气至 RV 位后,用力吸入混合气体(含 0.3% CO、10% He 及 89.7% 空气)至 TLC 位,屏气 10 秒后,将气体快速呼出。收集潮气末的肺泡气体,分析其中一氧化碳(CO)和氦气(He)浓度,可以计算出两种气体的弥散量。

3. 弥散功能减退　是由于弥散面积减少而引起的,可见于肺水肿、肺切除、肺部感染、慢性肺阻性充血、气胸、脊柱侧弯等。也可由于肺泡毛细血管阻滞(肺泡膜增厚)所致,可见于肺间质纤维化、结节病等。其他如贫血、碳氧血红蛋白症也可以使得弥散功能下降。单纯弥散功能减退引起的缺氧并不多见。在弥散功能减退同时往往早已有通气血流比例失衡。

4. 弥散功能增加　见于红细胞增多症、左向右分流致肺动脉高压等。

三、肺功能测定在小儿外科围术期的应用

肺功能检测是临床胸、肺疾病及呼吸生理评估的重要内容,能够量化呼吸系统功能的缺陷和异常,有助于确定病程中肺功能异常的类型(如阻塞性或限制性),追踪病程中肺功能损害程度。肺功能检测对于早期检出肺、气道病变及预后,鉴别呼吸困难原因、病变部位,评估疾病严重程度及其预后,评定药物或其他治疗效果等均有重要意义。外科对肺功能测试的主要目的是识别和量化呼吸功能异常,协助临床诊断,评估胸、肺外科手术耐受力及指导对危重患儿的监护。围术期肺功能的检测有助于了解患儿术前状态,以及手术前、后肺

功能产生的变化。因此,肺功能检测是评估外科,尤其是心胸外科和腹部手术适应证的重要方法。肺功能的连续监测能显示患者呼吸功能在围术期的动态变化,术后对肺功能的检测有助于评估手术对呼吸系统的影响。肺功能检测可用于评估患儿能否耐受手术、耐受全麻、评估手术过程及围手术期内风险程度,用于预测手术后可能并发症的发生、手术后生命质量、术后康复等。

由于男性胸部在 20 岁之前可能会持续生长,因此,在儿童时期进行了胸部手术后,有必要延长对肺功能监测的时间,以评估手术的远期影响。呼吸功能检测的另一个重要价值就是可以为外科医师和麻醉医师提供任何肺功能对手术限制的潜在信息。总之,肺功能检查在呼吸系统疾病的诊断、严重度分级、预后评估、治疗方案选择等方面都十分重要,也越来越受到大家重视。

肺的功能包括呼吸、防御、代谢和免疫。呼吸功能的监测范围很广,能够提供的信息包括气体交换、肺和胸壁的力学性质、气道功能,以及这些信息的组合形式。很多呼吸功能的监测技术已经非常成熟,可以应用于任何年龄段的儿童。但仍有一些监测技术需多水平合作评估,且尚不能在小龄儿童中应用。目前在一些机构已经出现可针对婴儿肺功能的检测技术。不管是对住院患儿、门诊患儿还是在实验室的检测,一定要由有经验的人进行检测和评估,使用合适的预测指标并出具检测报告。此外,肺功能检测应结合临床和影像学检查结果,而不是孤立地看待检测结果。

因此,小儿外科围术期肺功能测定的应用范围包括:了解肺功能的基本状态,明确肺功能障碍的程度和类型;观察肺功能损害的可复性,疾病的预后,活动能力鉴定或手术前的准备;判断药物治疗的效果,进行呼吸生理研究。

(一)与手术有关的主要肺功能指标

1. 最大通气量(MVV)与静息通气量比值　可用于术前评估手术风险,该比值越大,说明肺功能储备越多,手术安全性就越大。单纯以 MVV 作为通气功能的指标评估手术风险也具有一定意义。一般情况下患者术前 MVV>70% 预计值,手术比较安全;MVV 为 69%~50% 者术后可能会出现肺功能不全;MVV 为 49%~30% 者手术风险比较高,应尽量避免手术;MVV<30% 者应禁忌手术。

2. **手术后的第一秒用力呼气容积(FEV$_1$)** 一般情况下,术后的 FEV$_1$ 也应大于预计值的 80%,如果小于 80% 则应避免肺叶切除术。

3. **峰流速** 与手术后咳痰、气道分泌物引流,以及是否易发生肺部感染有关。如果峰流速小于预计值的 80%,则术后感染的机会明显增多,围术期应注意预防性抗感染的治疗。

4. **动脉氧分压** 术前没有低氧血症或仅有轻度低氧血症则手术比较安全;术前伴有明显低氧血症,但通过低流量吸氧后得到明显改善,可以考虑手术;术前如果伴有难以改善的低氧血症,则会使手术风险明显增加。

(二)术前肺功能的评价

1. **手术后呼吸道并发症** 主要是术前肺部感染,咳嗽、排痰能力差,已有分泌物潴留,造成通气不畅。儿童术前应检查 VC,用力呼气容积,FEF 和最大自主通气量。FEF 显著减少,术后容易发生并发症。当 FEF 低于 50L/min 时,应该尽量避免行大手术,尤其是胸部或腹部手术。MVV 是评估能否耐受大手术的重要指标,如果 MVV<33% 预计值,手术后患儿清除呼吸道分泌物的能力会明显降低,围术期需要加强呼吸道护理,拍背和吸痰,必要时需要气管切开。FEV$_1$/FVC%<50% 时,手术后发生肺部并发症的风险显著增加。FEV$_1$/FVC% 对评估手术后发生呼吸功能衰竭的可能性具有重要意义。

2. **肺部手术风险的评估** 对于患有呼吸系统疾病的患儿,单纯剖胸手术就有很大风险。如果术前肺功能检查提示患儿不能耐受胸部以外的大手术,如腹部或盆腔手术,则也不宜进行胸部手术,否则手术后发生呼吸衰竭的概率明显增高,甚至有死亡风险。对于一般肺部疾病需要进行肺叶切除术、楔形切除术或一侧全肺切除时,应了解切除肺组织后对通气功能的影响,必要时或条件许可的情况下,可在术前通过支气管肺量计进行肺功能检查。

(三)肺功能检测的禁忌证

1. 气胸、肺大疱者。

2. 有明显心律失常等病史者。

3. 中耳炎鼓膜穿孔者。

4. 近 1 个月内有过咯血者。

5. 正在接受抗结核药物治疗或有活动性肺结核者。

6. 有呼吸道传染病者。

7. 近 1~3 个月接受过胸部、腹部或眼科手术者。

8. 癫痫发作需要药物治疗者。

9. 腹股沟疝、脐疝等疝环较松易嵌顿者。

10. 受试者不能配合肺功能测试者。

(舒 强)

第四节 胸部影像学

普胸疾病包括来自肺、纵隔、胸腔及胸壁的病变,临床工作中小儿胸部外科的影像学研究可以通过多种影像学检查方法进行,每种方法都有其特点,可以解决不同的临床问题。主要的影像学检查方法有胸部 X 线片、X 线消化道造影检查、超声(ultrasound,US)、计算机断层扫描(computed tomography,CT)和磁共振成像(magnetic resonance imaging,MRI)。根据不同的儿童胸部疾病,选择其中一种或几种检查方法进行诊断。X 线片是首选检查方法,超声是某些特殊疾病较好的检查方法,通常在已经进行过 X 线片的基础上进行,CT 和 MRI 是进一步的检查方法。其中,涉及射线的检查方法必须尽可能降低辐射剂量,需符合"尽可能低剂量且合理可行"的原则。这是因为儿童的器官对于射线更为敏感,且儿童有更长的生命周期,患与辐射相关疾病的风险更大。近年来,医学影像技术的快速发展,使其在儿童普胸疾病的定位、定性、疾病分期及预后判断中起到越来越重要的作用。既往的常规 CT 及 MRI 检查,仅能显示疾病的解剖征象,而近年新技术的发展主要集中于疾病的功能评估检测,在普胸疾病的诊断、治疗及预后评估中发挥了重要的作用。

一、胸部 X 线检查

胸部 X 线检查广泛适用于不同年龄段儿童。X 线平片价格相对低廉、易于实施,且 X 线辐射剂量相对较低。目前,传统的基于胶片的胸片已逐渐发展到数字化胸片摄影。数字化胸片的最大好处在于可以在摄片完成后调节影像的对比度,可以仔细观察感兴趣的细节,而且便于传输和存储,其局限性为病变显示有重叠,不能完整地、满意地显示病灶。

仰卧前后位或立位后前位投影是常规的胸部X线平片摄影方法,通常足以用于大部分常规疾病的诊断(图2-4-1)。检查时X射线束的瞄准范围应尽可能窄,仅包括感兴趣区,以避免暴露不需要成像的器官和系统。对于年龄大于3岁的儿童,尽可能拍摄胸部立位片,以便最大程度暴露肺野。胸片通常可用于评估肺组织的扩张程度、肺内有无病变、心脏的大小、纵隔形态以及导管、气管内插管和胸腔引流管的定位等(图2-4-2)。

部病变,如胸水、肺部病变、纵隔病变、横膈及胸壁病变等方面的应用报道。

超声检查在普胸疾病中最初用于胸腔积液的量化和评估。近年,它的使用已经扩展到胸壁软组织、纵隔病变、肺部病变及横膈等方面。该检查方法不使用电离辐射、经济便捷,但具有操作者依赖性,大多数情况下患儿不需要镇静,可用于复查,在儿童普胸疾病的诊断中价值较大,但是需要注意的是,超声检查必须在仔细评估胸部X线平片后进行。胸部平片的评估可指导患者选择最合适体位(如仰卧、俯卧及侧卧)进行检查。超声通常适用于肺炎,特别是合并胸腔积液(图2-4-3)、肺实变、先天性肺畸形、膈膜轮廓、纵隔(图2-4-4,图2-4-5)等疾病的检查。此外,超声引导下的胸腔穿刺术和活组织检查也是胸部疾病常用的检查技术。

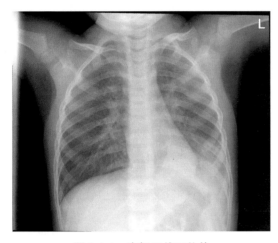

图2-4-1　胸部X线正位片
左下叶可见斑片状高密度影,左侧膈面及左侧肋膈角显示不清,诊断为左下叶肺炎合并少量胸腔积液

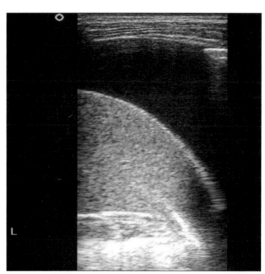

图2-4-3　胸部超声检查
显示胸腔积液

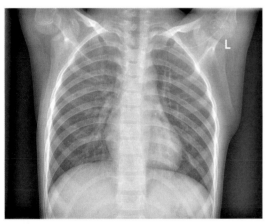

图2-4-2　仰卧位X线胸片
显示左侧腋下至右侧纵隔(上腔静脉)线状高密度的中心静脉导管

二、超声检查

目前超声对于肺部疾病的诊断较为局限,但近年来有较多关于超声在新生儿、婴幼儿、儿童胸

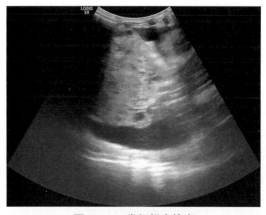

图2-4-4　常规超声检查
显示纵隔肿块

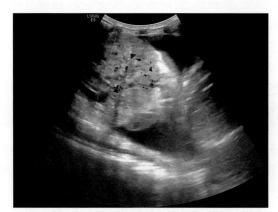

图 2-4-5　胸部彩色多普勒超声检查
显示纵隔肿块

三、造影检查

胃肠道造影主要应用于食管闭锁、食管气管瘘、膈疝等先天性发育异常的患儿。检查时需注意,婴幼儿造影剂慎用钡剂,主要采用水溶性碘对比剂进行检查增加安全性。造影前应做好胃肠道准备工作,新生儿、婴儿检查前禁食禁水3~4小时,其他年龄组儿童禁食禁水5~6小时。

如临床高度怀疑食管闭锁时,可进行食管造影。方法为经鼻或口插入鼻饲管,将导管上提至食管上端,注入1~2ml碘对比剂,可观察食管闭锁盲端的位置和形态,以及和气管的关系。多层螺旋CT及三维重组后处理技术可显示闭锁食管两侧盲端的情况(Ⅲ、Ⅳ及Ⅴ型),以及气管食管瘘的具体位置和形态,帮助判断食管闭锁的分型。同时,CT可精确测量闭锁食管近端与远端的距离(Ⅲ、Ⅳ及Ⅴ型),对治疗方案的确定有重要价值。

如怀疑胃肠道病变,常规X线摄片及胃肠道造影为首选的检查方法,CT检查可作为补充手段及鉴别诊断方法,特别是在膈疝等疾病的诊断中,冠状面及矢状面二维重组图像可显示膈肌缺损的大小、部位,同时可显示疝入胸腔内的脏器形态,以及患肺有无肺发育不良。当前,产前超声技术及胎儿MRI检查在婴儿最常见的先天性胸腹裂孔疝的诊断中发挥了越来越多的作用。MRI冠状位或矢状位 T_2WI 成像,不仅可以观察胸腹裂孔疝患儿胃、小肠、结肠疝入胸腔的情况,还可以评估肺容积,了解肺的发育情况,有助于判断患儿的预后。

四、CT检查

Hounsfield于1970年发明的CT从根本上改变了放射学。在儿童中,多层螺旋CT扫描方法的引入大大提高了CT检查的敏感性和特异性,这种检查技术能在更短的时间内采集更大的扫描体积,并且扫描更薄的切片。CT图像的多种后处理技术,如多平面重组(multiplanar reformation,MPR)(图2-4-6)、三维阴影表面显示(surface shaded display,SSD)、最大密度投影(maximal intensity projection,MIP)(图2-4-7)、容积重组(volume reformation,VR)(图2-4-8)、最小密度投影(minimum intensity projection,MinIP)(图2-4-9)和仿真支气管镜(图2-4-10)等是常见的后处理重组方式。后处理图像大大增加了轴向图像的价值,能从任意角度、任意方向观察疾病的特点及其与邻近组织器官的关系,在大多数病例中可以进行更为准确和可靠的诊断评估,并显著提高了疾病的诊断率,扩大了使用适应证。在儿科患者的胸部诊断中,广泛应用于气道、血管形态及结构,以及虚拟内镜的检查中。

CT检查的缺点是存在电离辐射,增加了放射暴露的危险,尤其是对正处于生长发育旺盛阶段的儿童。而临床工作中的多次CT随访复查也会致辐射剂量在体内不断累积,容易诱发其他疾病。近十年来,CT发展非常迅猛,从单层螺旋CT发展到256层宽探测器CT,机架旋转时间大幅度提升,开启了容积CT的扫描时代。目前的CT发展已经从单源CT发展到双源CT,从混合能量CT发展到能谱CT。当前高端CT的快速发展全面提升了CT的空间分辨力及时间分辨力,其迭代重建等后处理技术,能够大大降低扫描时的辐射剂量,同时提高影像质量。

然而,儿童胸部CT检查中,纵隔内脂肪的缺乏和儿童检查不合作所致的运动伪影常难以获得高质量的图像,从而使对正常结构和某些疾病的识别复杂化。年龄<3岁的受试者通常使用镇静剂,而年龄>5岁的受试者如能配合检查,则可以直接进行CT检查。对于胸部血管性或者肿瘤性病变,需要进行胸部CT增强扫描,需要在静脉注射造影剂后采集。造影剂通常使用非离子碘造影剂,剂量约2ml/kg。由于儿童患者血管直径相对较细,且不同年龄段的儿童血管直径变异性较大,造影剂的使用较成人复杂,注射时应确保造影剂

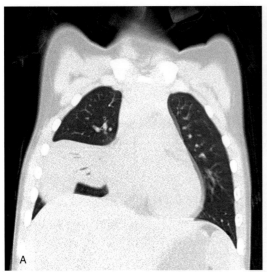
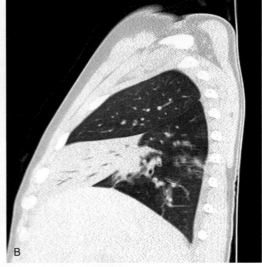
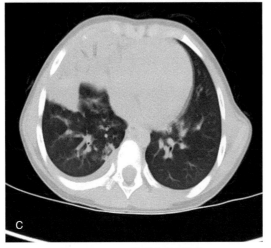

图 2-4-6 CT 检查多平面重组

A. 冠状位 MPR；B. 矢状位 MPR；C. 轴位肺窗，见右中叶大片实变影，内可见含气的支气管影，右下叶可见少许片絮状影，右侧后胸壁可见少许弧形水样密度影。诊断为右中叶、下叶肺炎伴右侧少量胸腔积液

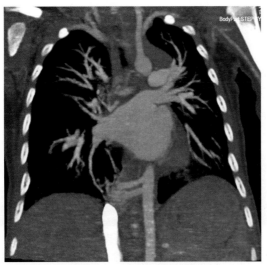

图 2-4-7 冠状面 MIP 图像

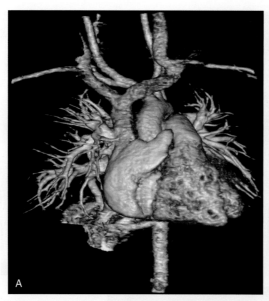
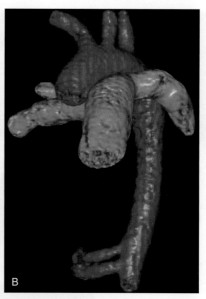

图 2-4-8　容积重组

A. VR 前面观；B. 仅显示主动脉及肺动脉 VR 前面观，右下隔离肺 CT 增强及大血管成像。主动脉及其
分支（标注红色），肺动脉及其分支（标注蓝色），右下叶病灶可见由来自降主动脉的两个粗大分支供血

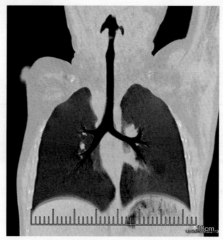

图 2-4-9　MinIP 显示主气管，左、右主支气管及其分支

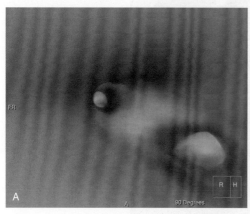
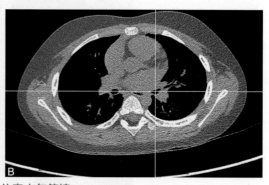

图 2-4-10　仿真支气管镜

A. 显示左下叶支气管及左上叶支气管；B. 显示仿真支气管镜的位置

的均匀分布。通常在注射后大约 20~30 秒进行
成像，如果患者年龄小于 2 岁，则在前 20 秒成像。

目前先进的 CT 扫描技术，可以采用"团注追踪"
或"小剂量测试"的方法评估最佳扫描时间，获得了较好的增强效果。在能配合的患者中,图像采集应在吸气阶段进行,如果患者不能配合,则在自由呼吸下采集图像。

胸部 CT 平扫常用于膈疝和囊性薄壁病变的研究,可为手术提供精确的解剖特征。如在先天性膈疝的研究中,CT 横断面图像结合冠状面、矢状面重组技术可以探知膈面不连续的具体部位及大小。儿童胸部囊性疾病,如先天性肺囊肿、纵隔和薄壁组织的囊肿(诸如支气管囊肿、重复畸形等)、先天性肺气道畸形和肺隔离症等,CT 横断面图像结合冠状面、矢状面重组技术,可观察病变的大小、囊壁厚度、有无合并实变等细节信息。

儿童纵隔病变、胸部结节和肿块性病变、肿瘤性病变是 CT 增强的适应证。CT 可以评估病变随着时间变化的增强特点,与邻近组织器官的关系,肿瘤的病变组织浸润程度,探知血管结构和气道,能够更好地为临床手术方式的制订及放射治疗提供帮助。此外,CT 血管造影(CT angiography,CTA)可以研究血管性病变(先天性和后天性),同时造影剂追踪技术能够正确同步获得动脉期和静脉期影像,更好地显示动脉期和静脉期病灶的强化特点。

五、MRI 检查

MRI 检查的优势在于没有电离辐射且软组织分辨力较高。多年来,MRI 作为研究肺实质的一种实验方法,由于呼吸和心搏产生的运动伪影,以及胸部气体的干扰,图像质量不高。然而,随着 MRI 软硬件的快速发展及应用,其在胸部的适应证已经得到了明显的扩展,目前已广泛应用于胸壁病变、纵隔病变及心脏大血管的检查。未来,MRI 可能取代 CT 在后续检查和诊断某些先天性肺畸形中得到更为广泛的应用,其无电离辐射的优点,更适合儿童患者。MRI 不仅能够提供影像学上的解剖信息,还可进行功能组织特征的评估,将会成为儿童普胸疾病未来最有前景的技术之一,在普胸疾病的影像学诊断、治疗及疗效预测等方面发挥重要作用。

纵隔肿块是儿童胸部 MRI 的主要研究领域。一般常规采用 T_1 和 T_2 TSE 序列来显示病灶的信号、形态及大小等影像学特点(图 2-4-11)。对于

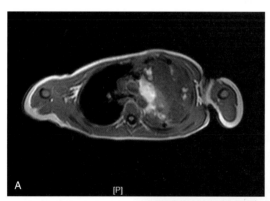
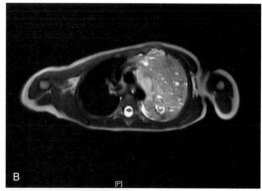
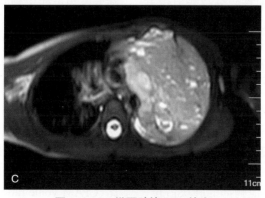

图 2-4-11 纵隔肿块 MRI 检查

A. 横断面 T_1WI 图像;B. T_2WI 图像;C. T_2WI 压脂图像,左侧纵隔混合型脉管性病变 MRI 成像,可见左侧纵隔巨大占位,T_1WI 为等稍低信号,内侧缘及外侧缘可见条片状高信号,T_2WI 及 T_2WI 压脂图像可见呈等高混杂信号

位于脊柱旁沟的后纵隔肿瘤,MRI 更具有其独特的优势,即可以观察椎管内的受累情况,脊髓有无累及、有无推压移位改变。

胎儿时期,由于肺组织含水量丰富,MRI 在产前疾病的诊断中发挥了重要作用。

小儿胸部外科疾病的影像学检查方式较多,可获得有关疾病的形态、大小、与邻近结构的关系等较为精准的影像信息,使疾病诊断的准确性不断提高。临床工作中,如何合理选择及应用各种影像学检查手段,为临床医生提供更多有价值的影像信息,为临床进一步治疗提供可靠的信息,还需要临床医生与儿科影像工作者的进一步沟通和合作。

(杨 明)

第五节　胸部出生缺陷产前诊断

一、胸部出生缺陷产前筛查

小儿胸部出生缺陷包括胎儿肺发育性疾病,以及胎儿呼吸系统相关性疾病如胸腔积液、胸部肿块占位、胎儿膈疝和食管闭锁等。

胎儿呼吸系统疾病的认识主要来源于过去的引产胎儿的肺部组织学和现代的超声、MRI 影像学,而随着产前广泛的影像学筛查和影像对囊性占位的特殊敏感性,越来越多的胎儿肺疾病得到诊断和认识。胎儿期肺的发育性疾病从肺的胚芽形成开始即可出现,但因胚胎早期的形态学表现并没有明确的特征,超声本身的分辨能力也有局限,所以通常要求在 18 周以后进行超声产前筛查。胎儿先天性肺气道畸形和隔离肺在肺的发育性疾病中占主导地位,其次大叶性肺气肿通常在产前易诊断为先天性肺气道畸形 III 型,后两者在产前超声的影像学特征基本无差异。支气管囊肿少见,产前超声或 MRI 多表现为一孤立囊性占位,且多位于肺门区域或肺的上部。

除上述肺发育性疾病外,胎儿呼吸系统相关的疾病还包括胸腔积液及其他胸部的肿块占位、胎儿膈疝和食管闭锁等,尽管胎儿膈疝和食管闭锁属于消化系统疾病,但其在胎儿期的产前诊断和出生后的治疗等都在胸部,如膈疝,因其直接

影响肺的发育,导致肺发育不良,所以必须在胎儿期就要考虑其对肺发育的影响。由于超声影像学的进步,产前胎儿肺超声检查都能常规发现上述肺疾病,但仍需要鉴别诊断。鉴别诊断包括胸部囊性占位和胸腔的恶性肿瘤,其中胸部囊性占位包括支气管囊肿、纵隔畸胎瘤、食管重复畸形、淋巴囊肿、神经源性肿瘤、胸腺囊肿和心包囊肿等。恶性肿瘤包括肺膜母细胞瘤、神经母细胞瘤等。

在胎儿呼吸系统疾病中,肺的发育直接影响胎儿的生长发育。肺发育异常的严重程度取决于胸腔占位或肿物等内容物对邻近正常胎肺、纵隔和心脏等的压迫程度和持续时间。在气管发育阶段出现的胸腔内肿块的增长会减少支气管分支数量,减少肺发育的实际胸腔容积。胸腔占位导致同侧的肺组织受压,纵隔和心脏被挤压向对侧,可能导致对侧的肺也同时受压,并且伴心脏回流受阻,最终导致肺的发育不良,严重者可出现胎儿水肿。

膈疝等减少胸腔空间的内容物由于能导致胸腔压力增加,也同样可出现肺发育不良。通常膈疝导致肺发育不良的预后更为严重,这也是膈疝救治的医学难点之一。

基于上述认识,现代胎儿医学已经意识到肺发育的程度是决定胎儿生命是否可以继续妊娠的关键因素之一。胎儿胸腔占位的不断增大,可导致胎儿水肿或出生时出现呼吸困难,而胎儿处于子宫内,尚无有效呼吸,其肺功能无法直接判断,所以静态的肺形态学改变可以作为判断肺功能的间接指标。近年,利用超声或 MRI 测量胎儿肺面积或体积,以及占位体积等,已经可以对胎儿的肺发育程度作出判断。理论上认为肺发育受限到某个程度就会出现胎儿水肿或出生时出现呼吸困难,而由于胎儿不同时期检查测得的数据是随孕周变化的,因此为抵消孕周影响,通常将其测得的值与相对恒定的胎儿头围做比较算出体积比。体积比成为一个判断胎儿出生后肺功能和胎儿水肿发生风险程度的客观指标。

(一)筛查客观指标

1. 胎儿胸腔占位的风险评估公式 肺瘤头比(CPAM value ratio,CVR)= 占位肿块体积(长 × 宽 × 高)× 0.523/ 胎儿头围,单位为厘米(cm),其风险值的截断值是 2.0,当 CVR ≥ 2.0 时,进入高风险,出现胎儿水肿的机会高达 40%,而当

CVR<2.0 时,胎儿可以接近 100% 的出生存活。

2. 超声胎儿膈疝的风险评估公式 肺头比(lung-head ratio,LHR)= 健侧的肺面积 / 头围,单位为毫米,其风险的截断值是 1.4,当 LHR ≥ 1.4 时,属于膈疝轻度,胎儿可以接近 100% 存活;当 1.0 ≤ LHR<1.4 时,属于膈疝中度,约 60%~70% 的存活率;当 LHR<1.0 时,属于重度,通常只有 10%~30% 的成活率。

近年来随着胎儿肺发育的功能评价认识,发现 O/E LHR 较 LHR 对肺发育的评估更准确(O 代表实际孕周测得的 LHR 值,E 代表正常孕周时的平均 LHR 值),当 O/E LHR ≥ 45% 时,属于膈疝轻度,当 25% ≤ O/E LHR<45% 时,属于膈疝中度,约有 60%~70% 存活率;当 O/E LHR<25% 时,属于重度。目前临床上多以后者作为测量评估肺发育的风险的准确指标。

(二)遗传学检查

对于继续妊娠的胎儿需要根据不同的病种考虑遗传学的检查问题,通常单纯因素的疾病少有遗传问题,但若是多发畸形,尤其是复杂性膈疝的遗传学异常高达 50%~70%,所以遗传检查主要针对多发畸形。继续妊娠的孕期管理也是胎儿医学的重要内容之一,超声和 MRI 检查是重要的监测手段,临床上常需要根据两者的结果决定下一步的方案。

(三)产前干预

对于所有肺发育不良可疑的胎儿可考虑内科药物治疗,可常规应用地塞米松促进胎肺成熟。地塞米松的用法:32 周后,地塞米松 6mg,每天 2 次,连续 2 天,或地塞米松 12mg,每天 1 次,连续 2 天。临床观察和动物实验都明确证明地塞米松的治疗是有效的,目前已经在产科作为促胎肺成熟的治疗手段。

胎儿呼吸系统疾病 95% 以上为良性过程,可以自然分娩出生,并在生后的新生儿或婴幼儿期诊治,约 90% 以上的肺发育性疾病需要生后手术。对于宫内是否需要终止妊娠,目前认为,除外有多发致死性畸形或合并有明确的染色体异常者,单纯胎儿肺发育性畸形是不需要终止妊娠的,所以临床上少有需要引产的案例。我国目前大多仍是因对胎儿疾病了解甚少或是因社会因素等而选择终止妊娠,因而需要小儿胸外科产科及肺内科医生对此有清醒的认识,主动参与到胎儿胸部疾病的多学科会诊联合诊治中。

二、胎儿肺发育性疾病

(一)先天性肺气道畸形

先天性肺囊性病变(congenital cystic lung malformations,CCLM)是肺内囊性疾病的统称,包括多种畸形,其中临床上较为常见的是先天性肺气道畸形(congenital pulmonary airway malformations,CPAM)、肺隔离症(pulmonary sequestration,PS)、先天性大叶性肺气肿(congenital lobar emphysema,CLE)、支气管闭锁(bronchial atresia,BA)及支气管源性囊肿(bronchogenic cysts,BC)等,有研究表明 CCLM 的发病率为 4.15/10 000 活产儿。随着产前超声筛查的普及,近年来 CCLM 发病率呈上升趋势,而产前发现 CPAM 的频率也呈现增加的趋势。CPAM 在男性中发病率稍高,且可累及任意肺叶,但以左侧或下叶为常见。

1. 超声表现 超声检查最早可在 18 周发现胎儿胸部的囊性肿块,平均为 25 周。当超声检查发现胎儿胸部的囊性回声肿块时,就需要考虑 CPAM 的诊断,但还需要包含下列四项基本要素:

(1)需要在四腔心平面测得肿块的体积大小、肿块的性质及分型。

(2)计算出 CVR 值,判断其风险,CVR ≥ 2.0 可确定为高风险,而 CVR<2.0,则可认为安全。

(3)确定 CPAM 病变的血管供应来自肺循环,静脉回流入肺静脉。

(4)确定肿块是否导致胎儿水肿的发生,注意胎儿胸腔、腹腔是否有积液,心脏和纵隔是否受压移位等。

孕 28 周后,约有 20%~30% 的病灶出现肿块缩小或消失,但这是一种假象,是因为胎儿胸腔肿块生长在孕 25 周达高峰,而从 28 周开始,胎儿的胸腔和正常的肺组织开始迅速发育,将肿块或瘤体挤压变小或消失,在超声影像上可以与邻近正常肺组织相同。而此时若肿块较大,或肿块质地较硬,则容易导致肺的发育受阻,出现胎儿水肿。

2. MRI 表现 在孕中晚期,胎儿超声检查胸部出现异常或肿块后,MRI 是常规检查手段。通常需要对胎儿的胸部作三个截面的扫描,即轴状位、冠状位和矢状位。可以明确见到在胎儿胸腔的某个部位肿块呈高信号,其位置、大小和毗邻关系均可在 MRI 呈现,可有效地辅助超声的诊断和鉴别诊断。并且在胎儿 28 周后肿块消失的病例中，MRI 检查可进一步明确判断肿块的变化。

3. 鉴别诊断 胎儿胸部肿块的鉴别诊断包括肺隔离症、大叶性肺气肿、先天性膈疝、支气管或肠源性囊肿等。CPAM Ⅲ型主要鉴别诊断的疾病是肺隔离症。与大多数 CPAM 病理不同的是，肺隔离症的供血来源于体循环。此外Ⅲ型 CPAM表现为高回声或强回声，常需要与肺的实质性肿块（如成神经细胞瘤）进行鉴别；同时需要与大叶性肺气肿作鉴别。Ⅰ型 CPAM 容易与先天性膈疝的胃泡疝入相混淆。需要动态观察嵌顿的胃排空情况来帮助鉴别两者。胎儿 MRI 检查有助于评估胎儿胸腔内肿块，以及鉴别是否为膈疝（图 2-5-1）。需要注意的是，CPAM 可以同时合并先天性膈疝的存在。此外，经常有将 Ⅰ 型囊腺瘤误诊为肺大疱，先天性的 CPAM 没有肺大疱的概念，所以不要与儿童继发性的肺大疱相混淆。支气管囊肿通常发生在单侧并靠近主支气管，和Ⅰ型 CPAM 较易混淆。

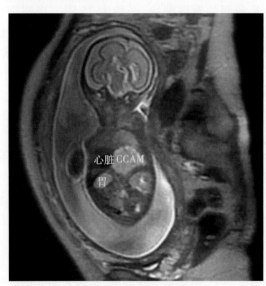

图 2-5-1 Ⅰ型 CPAM
注意与膈疝相鉴别

（二）肺隔离症

肺隔离症（PS）是指胚胎肺的发育中有一部分与支气管树缺乏明显交通的无功能肺组织，其血供完全或者主要是来自体循环。尽管过去认为是少见病，但随着产前超声的普及，已经越来越多的在临床中被筛查出，是在胎儿肺发育性疾病中仅次于 CPAM 的一种常见病。该病表现为多样性，是一种肺及血管畸形并存混杂的疾病。PS 的发生机制目前尚不十分清楚，多数学者支持 Pryce的牵引学说：即在胚胎发育 4 周开始，在原肠及肺

芽周围，有许多内脏毛细血管与背主动脉相连，当另外生长的肺芽组织与食管一起向尾端移行生长时，这些毛细血管就逐渐吸收消失。由于某种原因，与背主动脉相连之内脏毛细血管吸收不完全，发生血管残留时，就成为主动脉的异常分支血管，牵引某一部分胚胎肺组织，形成 PS。如该肺芽的发育出现在胸膜发育之前，就会被正常的肺组织先于覆盖，胸膜包裹瘤体，而形成叶内型的 PS。当肺芽发育落后于胸膜发育时，它将独立生长并被覆单独的胸膜，从而形成叶外型 PS。当肺芽发育落后于胸腔的发育时就有可能形成膈肌内或膈肌下 PS，形成远离正常胸腔的与肺或胃肠器官相关的隔离肺组织。

1. 超声表现 平均 22 周胎儿超声下可见一个实性的强回声团块，合并有明确清晰的体循环供血血管（图 2-5-2）。PS 的超声图像上强回声团块由扩张的细支气管和肺泡组织构成，同时有明确的肺间质包括肺血管，但无气管，且与正常的肺组织不相连。PS 同样也需要超声的风险评估标准，肺的瘤头比（CVR）也一样适用于 PS 的临床评判。CVR ≥ 2.0 是衡量是否高风险的指标，但较 CPAM 相对要安全得多。CPAM 的超声诊断四项基本要素也同样适用于 PS，但确定 PS 病变的血管供应是来自体循环，静脉回流入肺静脉。彩色多普勒超声图像可证实肿块的体循环血液供应，通常是在降主动脉或分支，分布在膈肌上下。偶尔临床上需要根据血管的超声影像学与 PS 和Ⅲ型 CPAM 作鉴别，但有一定的难度，需要认真分析。有时即使发现有异常的体循环血管供应胸腔肿块（这通常是确诊 PS 的诊断依据），但要区分叶内型和叶外型 PS 都是相当困难的。少数在产前确诊的叶外型 PS 多是因为超声回声是来源于膈肌内、膈肌下腹腔的肾脏上方的肿块，有明确的膈肌作为判断的标志。

在孕 28 周后，约有 20%~30% 的病灶出现肿块变小或消失，与 CPAM 一样，都是 28 周后，胎儿的胸腔和正常的肺组织开始快速发育，在超声影像上其声波反射组织可以与邻近正常肺组织相同，因此其超声影像上表现为变小或消失。而此时若肿块较大，或肿块质地较硬，就容易导致正常肺组织的发育受阻，出现胎儿水肿等。

除上述 PS 的超声影像特征外，常需要注意PS 的并发症，包括胸腔积液（图 2-5-3）、心包积液、腹腔积液、纵隔移位、胎儿水肿及羊水过多等。理

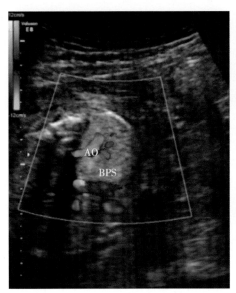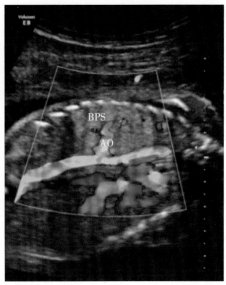

图 2-5-2 隔离肺
强回声团块合并明确的体循环供血

论上认为叶外型可能出现因其蒂部血管压迫扭转引起的静脉和淋巴回流阻断,继而导致体循环静脉回流障碍,造成胸腔积液及腹腔积液。其他导致胎儿水肿的可能原因是隔离的肺组织移位压迫作用于下腔静脉,导致静脉阻塞。羊水过多则是由于消化道或气道受阻,以及吞咽活动减少而导致。

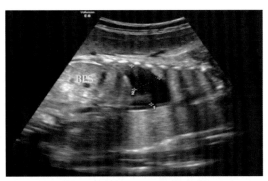

图 2-5-3 BPS 合并胸腔积液

2. MRI 表现 PS 在孕中晚期,胎儿超声检查胸部出现异常或肿块后,MRI 检查是常规检查手段。超快速胎儿磁共振通过检查滋养血管,及排除其他潜在的伴随畸形来帮助鉴别诊断。通常需要对胎儿的胸部作三个截面的扫描,即轴状位、冠状位和矢状位(图 2-5-4)。可以明确的见到在胎儿胸腔的某个部位肿块呈均质高信号,位置、大小和毗邻关系均可在 MRI 检查中呈现,可有效弥补超声诊断和鉴别诊断的不足,清楚显示供血。并且在胎儿 28 周后的肿块部分消失病例中,MRI检查可进一步明确判断肿块的变化。

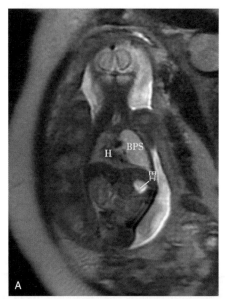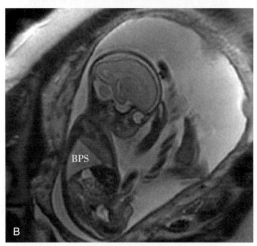

图 2-5-4 MRI 表现
BPS 在 MR 表现:正侧位

3. 鉴别诊断 产前 PS 的鉴别诊断包括胎儿胸部的所有占位和肿瘤,常见的有膈疝、CPAM、大叶性肺气肿、成神经细胞瘤及腹部肿块等。叶内型 PS 的鉴别诊断包括Ⅲ型 CPAM、纵隔或胸腔的畸胎瘤及先天性膈疝。Ⅰ型或Ⅱ型 CPAM 有典型的囊泡征,这样的超声表现和 BPS 有明显区别,然而Ⅲ型 CPAM 则为密集的高回声,很难和 PS 鉴别。两者主要的鉴别要点就是多普勒超声下是否有体循环滋养血管进入该肿块。纵隔肿瘤通常有更高的密度,从而产生肿块后方的声影,MRI 的检查具有很好的鉴别能力。通常囊肿的出现提示为 CPAM,而三角形病变多为 PS,尤其肿块位于胸腔下段时。对于混合型 CPAM 除了有主动脉和肺动脉同时供血外,若无明确的囊性结构时可能无法与 PS 鉴别。

膈肌下腹腔内叶外型 PS 需鉴别诊断的疾病是中胚叶肾瘤、成神经细胞瘤或神经母细胞瘤等。它可以表现有体循环供应与肾脏分离的上方回声团,既可以是囊性,也可以是实性,其诊断率显著高于后者,有可能被误认为是成神经细胞瘤或神经母细胞瘤,也可以是中胚叶肾瘤,而成神经细胞瘤和神经母细胞瘤通常源自肾上腺的囊性变,这些都是和 PS 不同的表现。同时需要注意是否有食管或重复胃伴有腹腔内 PS 的可能,其病灶表现也可为囊性结构。

(三)先天性大叶性肺气肿

胎儿先天性大叶性肺气肿(congenital lobar emphysema,CLE)是一种罕见的下呼吸道发育性疾病,其特点是肺组织的一叶或多叶的过度充气。通常在产前超声检查可以发现胎儿肺部的发育异常,与其他肺发育性疾病如 CPAM、PS 一样,归属于先天性肺囊肿性病变(CCLM),都有胎儿肺的回声增强,并可有明确的血流。在产前超声检查发病的排序上,依次是 CPAM、PS 和 CLE,据统计 CLE 占 CCLM 的 18%。CLE 被认为是肺组织内的液体聚集产生肺超声形态的改变,但产前要确诊 CLE 有一定的难度,临床上多以 CPAM 诊断最先发现。由于出生后可以较早出现呼吸道症状,表现为呼吸窘迫、纵隔移位和喘鸣等而得以诊断。25% 可在出生时得到确诊,50% 可在 1 个月内得到诊断。其发病率约为活婴的 1/20 000~1/30 000,而产前的发病率还不清楚。

CLE 的病理机制是在胚胎期肺结构的内胚层和中胚层的发育受到某种因素的影响,导致肺的小气道发育突然中断,肺组织呈小囊状发育。约 50% 的患者因为支气管形态未见异常而无法知道确切的病因,还有一半的可能发生机制是由于支气管软骨的发育不良,产生了球瓣作用,刺激气道内大量的黏膜组织增生和产生皱褶,引起支气管内的梗阻,同时由于心血管系统的外在压力和感染相关的气道内气体弥散异常,都可能是导致气体滞留在气肿的肺叶内产生大叶性肺气肿的原因。近年来由于超声产前检查的广泛应用,伴随着其他常见肺发育性疾病的早期诊断,CLE 在新生儿期诊断的概率有增多的趋势,但是因其发病率低和宫内诊断依据不足而存在相当的难度。此外,CLE 还有合并 CPAM 或 PS 等,在产前诊断时同样也容易混淆,需要临床上有充分认识。

1. 超声表现 CLE 早在妊娠 18 周就可以超声发现,通常发现的孕周在 24 周上下,CLE 超声检查的特征是胎儿肺部的强回声或高回声团块影,无囊或混合囊性结构,也无血流的异常。它可引起纵隔的移位、羊水过多和胎儿水肿,后者常预示有严重的呼吸窘迫或死亡风险。所以根据胎儿胸腔占位的病理生理,与 CPAM 一样,同样可以应用 CVR 计算其风险。当 CVR≤2.0 时,胎儿处于相对安全,可以正常出生;而当 CVR>2.0 时,胎儿出现水肿的概率增加,需要进行产前的综合评估。CLE 会有 14% 的合并心脏血管异常的风险,所以需要常规超声心动图检查。其他如肾、胃肠、骨骼肌肉和皮肤等合并异常也时有发生。

2. MRI 检查 在孕中晚期,胎儿 CLE 超声检查胸部出现异常或肿块后,MRI 检查同样可以作为常规检查手段。通常需要对胎儿的胸部作三个截面的扫描,即轴状位、冠状位和矢状位。可以明确见到在胎儿胸腔的上部肿块呈高信号,大小和毗邻关系均可在 MRI 呈现,可有效辅助超声的诊断和鉴别诊断。并且在胎儿孕后期肿块消失的病例中,可经 MRI 检查进一步明确判断肿块的变化。

3. 鉴别诊断 产前超声诊断需要与之鉴别的疾病,主要包括 CPAM、PS 和上呼吸道梗阻。PS 在多普勒超声下可见到明确的体循环供血血管。CPAM 主要是在Ⅲ型微囊型超声下也表现为强回声或高回声团块,常累及一个肺叶,也由肺动脉供血,可通过病灶的部位是否在肺上叶、膈肌反转等进行鉴别。而上呼吸道梗阻,可致双侧肺增大的回声伴有心脏受压,膈肌反转和气管、主支气管的扩张。在肺发育性疾病中,支气管树的梗阻是常见的病因。而在 CLE 常常在产前诊断为不同的疾病,原因是发病率较低。而当 CLE 合并 CPAM 或 PS 等时,产前鉴别诊断就变得相当困难,只有等生后的手术或病理才能最后确诊。

(四)肺发育不全

肺发育不全(pulmonary hypoplasia)是临床比较罕见的肺发育异常疾病,是指气管隆起以下无气道 / 血管组织及肺实质存在,可发生在双侧、一侧或一叶肺,并常伴有其他系统畸形。在概念上需注意与肺发育不良的区别。De Pozze 等人于 1673 年首次在尸检时发现。Munchmeyer 等人 1885 年首次临床诊断单侧肺发育不全。迄今为止,已有超过 200 例单侧肺发育不全和 14 例双侧肺发育不全的病例被报道。其发病率约为 1/15 000,男女发病率无差别,左、右两侧肺的发病率相似。

近年来产前诊断的发展迅速,产前作出诊断可使医师对其预后做出充分评估,给家属提供是否继续妊娠的建议。目前,产前诊断首选方法为超声检查,其次是 MRI 检查。

1. **超声检查**　诊断线索包括纵隔移位或心脏向患侧移位、患侧肺实质缺如或体积变小,和对侧肺组织增大或越过患侧肺头比(LHR)同样适合对其进行风险评估,风险截断值是 1.4,当 LHR ≥ 1.4 时,胎儿可以 100% 存活;LHR<1.4 时,就有一定的风险。而 O/E LHR 较 LHR 对肺发育的评估更准确,当 O/E LHR ≥ 45% 时,表明肺发育功能良好,当 25% ≤ O/E LHR<45% 时,表明肺有一定的发育基础,大部分都能成活;而当 O/E LHR<25% 时,属于重度,生存有较大的风险。超声多普勒寻找肺动脉的分支是否存在,或者肺静脉是否到达左心房,观察心血管的发育情况都是诊断的重要部分。

2. **MRI 检查**　有以下五个特点时,支持肺缺如诊断:①左肺或右肺缺如或肺组织强回声改变;②左主支气管或右主支气管缺如;③肺动脉缺如;④左肺或右肺呈均匀正常信号表现;⑤腹腔脏器在胸腔内。

目前 MRI 检查由于尚没有普及,常用的产前诊断仍然是超声检查,超声检查发现异常者再进一步行 MR 检查以得到更准确诊断,两种检查方法有效相结合使得肺缺如产前诊断更准确、可靠。

3. **鉴别诊断**　双侧肺发育不全一般不会与其他的情况混淆,但有与双侧膈疝鉴别的报道。单侧肺发育不全则需要与其他引起纵隔偏移的因素,如先天性膈疝、CPAM、隔离征及肺气肿相鉴别。

三、胎儿先天性膈疝

胎儿先天性膈疝(fetal congenital diaphragmatic hernia,FCDH)是由于胚胎在孕 8~12 周受外部环境因素导致膈肌先天性发育缺陷或发育不全导致腹腔内脏器经过膈肌缺损处或薄弱点进入胸腔的引起一系列病理生理改变,包括肺泡和肺血管的发育不良、肺顺应性的下降等较常见的严重的先天性疾病。由于左侧胸壁皱褶关闭较右侧晚,所以 FCDH 发生在左侧多于右侧,约占 85%,右侧约占 13%,左右双侧的仅占 2%,其中发生右侧 FCDH 的预后较差。临床上,根据膈疝发生的部位分为胸腹裂孔疝、胸骨后疝和食管裂孔疝,其中以胸腹裂孔疝最常见,约占 70%,食管裂孔疝约占 27%,胸骨后疝约占 2%~3%(图 2-5-5)。

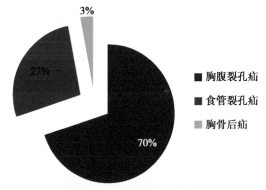

图 2-5-5　膈疝类型比例图

通常认为在孕第 9~10 周由于腹腔空间受限,中肠从腹腔外旋转进入腹腔,若此时胸腹裂孔受某些因素影响没有闭合或肌化,腹腔内脏就可通过隔膜后外侧的胸腹裂孔进入胸腔。若腹腔内脏发生在胸腹裂孔闭合前进入胸腔则形成没有疝囊膈疝,当胸腹膜已形成肌化时可出现疝囊。

(一)超声检查

超声检查是最先用于 FCDH 产前诊断的检测手段,也是目前最有效、常规的检测手段,与出生后的诊断符合率可达 90% 以上。首先明确是否有膈疝,并且明确膈疝的类型、位置及内容物,同时明确是否合并有其他先天性异常;其次,对明确为 FCDH 者进行严重程度评估,判断预后。

通常在孕 18~24 周超声可以显示胎儿膈肌，正常膈肌呈圆顶状突向胸腔的薄带状低回声结构，典型的 CDH 超声图像表现为正常胎儿左右肺环绕四腔心切面特征消失，胸腔内发生占位病变，最常见是左侧（如胃泡进入左侧胸腔，胸腔内可见囊性结构蠕动等）（图 2-5-6），无膈肌声像，心脏向对侧胸腔移位，左心房与降主动脉及脊柱分离征象，羊水过多及其他脏器畸形。右侧 CDH 通常都伴有肝脏疝入胸腔（图 2-5-7），胎儿肝脏的位置是评估胎儿预后的重要指标，也是确诊的独立指标之一，肝脏疝入胸腔提示预后较差。左侧 CDH 也可以伴有肝疝入，但其结果和预后较右侧预后明显不同，因为左侧通常都是部分肝疝入。FCDH 还可伴有肺隔离症、先天性肺气道畸形和畸胎瘤等，通常表现为 CDH 同时伴有强回声光团（图 2-5-8）。

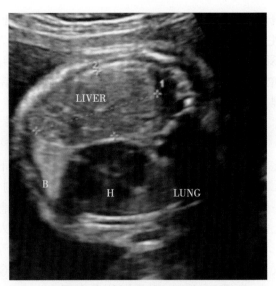

图 2-5-8 右侧膈疝合并隔离肺
可见肝脏疝入胸腔，同时可见高回声的团块。
H:心脏;B:隔离肺;LUNG:肺脏;LIVER:肝脏

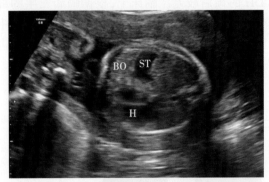

图 2-5-6 左侧膈疝（胃泡及肠管疝入胸腔）
H:心脏;ST:胃泡;BO:肠管

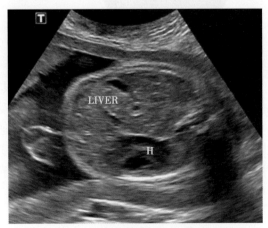

图 2-5-7 右侧膈疝（肝脏疝入胸腔）
LIVER:肝脏;H:心脏

通过产前超声波检查测量膈疝胎儿健侧肺面积，该数值除以胎儿头围即可得到胎儿肺头比（lung-to-head ratio，LHR），可用于评估胎儿肺发育情况。当 LHR<0.6 时，患儿存活率几乎为 0；LHR 为 0.6~1.4 时，存活率约为 60%;LHR>1.4 时，存活率可接近 100%。CDH 患儿存活率会随着 LHR 的增加而升高。由于不同孕周胎儿的 LHR 比值略有不同，有研究者提出采用不受孕周因素影响的预测指标进行评估，即 CDH 胎儿测量所得到的健侧肺 LHR 与该孕周正常胎儿LHR 的比值（O/E LHR），该值越大提示患儿生后存活率越高。目前，O/E LHR 是国际上普遍接受的评估 CDH 胎儿肺发育不良的指标之一。在左侧膈疝中，O/E LHR<15% 提示为极重度肺发育不良，胎儿死亡率接近 100%;O/E LHR 在 15%~25% 之间，提示为重度肺发育不良，胎儿存活率约为 15%;O/E LHR 在 26%~45% 之间，提示为中度肺发育不良，胎儿存活率为 30%~60%;O/E LHR>45%，提示为轻度肺发育不良，胎儿存活率>70%。在右侧膈疝中，当 O/E LHR 数值分别为>30%、30%~45% 和>45% 时，对应的患儿存活率分别约为 0、20% 和 70%。

（二）MRI 检查

1983 年，Smith 等最先将 MRI 应用于显示胎儿的宫内情况后，相比于超声，MRI 对于诊断 FCDH 有不可比拟的优势。首先，MRI 视野大，能较好地从矢状面、冠状面及横断面成像，且不受胎儿体位、孕妇肥胖等的影响，软组织分辨率高，矢状面和冠状面较清晰显示整个膈肌是否完整，能根据不同结构的不同特征性信号在同一平面区分胸腔和腹腔的结构,对于超声诊断困难的肝疝入或肠疝入的 CDH 胎儿,明显减少了漏诊或误诊率(图 2-5-9)。其次,近年来,随着高速和超高速 MRI 机的引进及技术的改进,大大缩短了扫描时间,减少了胎动及母体呼吸等造成伪影的干扰。

第三,相比于超声,MRI 能更准确地测量 CDH 胎儿 FLV,评估肺发育不良情况,并且不受测量时间及测量技术人员的影响。所以 MRI 检查是胎儿 CDH 的必要检查手段,对预测胎儿未来结局意义重大。

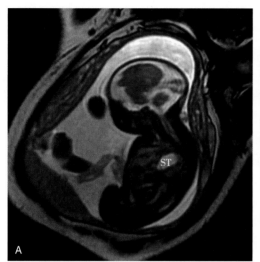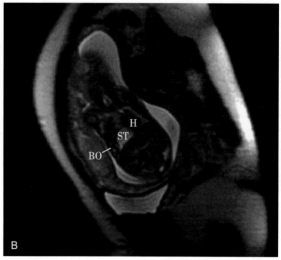

图 2-5-9 MRI 检查提示左侧膈疝

四、胎儿食管闭锁

胎儿食管闭锁(fetal esophageal atresia,FEA)最早由 Thomas Gibson 于 1697 年描述,是新生儿严重的消化道先天畸形之一,约有 31.6%~50% 食管闭锁患儿合并有其他器官系统的畸形,心血管系统是最常涉及的。

FEA 畸形大约出现在妊娠第 4 周。在妊娠初期,支气管和食管的皱褶为前肠腹侧形成的憩室。然后憩室拉长,内胚层细胞移入,从而形成组织脊从隆突开始向头侧发展,将前肠分隔成气管腔和食管腔。至妊娠第 26 天,气管和食管在喉部以下完全分离。脊外胚层细胞内生长异常是导致气管食管瘘的原因。有理论认为:在食管末端出现气管食管瘘的时候,气管末端快速生长拉长,使食管末端与气管末端相连。食管的背侧部被向前、向下牵拉,与气管融合,从而产生食管闭锁。所以,气管食管瘘是导致其合并食管闭锁的直接原因。相反,没有并发其他畸形、单纯的食管闭锁是血管异常导致的。

(一)产前检查

由于超声不能直接显示闭锁段食管,因此

FEA 的产前诊断是间接性的,而非直接征象。FEA 的主要超声表现是胃泡小或胃泡不显示,以及羊水过多。但据报道阳性率只有 67%,且主要以长段型为主。但是胃泡小或羊水过多不是特异征象,许多神经管异常(如无脑畸形、脑积水和脑室内出血)或神经肌肉综合征等所致的胎儿吞咽减少或不能吞咽羊水,均能促成羊水过多的发生,并且伴有气管食管瘘的胎儿胃泡不一定都缩小。因此宫内诊断食管闭锁及判断病变类型存在困难,假阳性率较高。

1. **胃泡小或不显示** 在妊娠 9 周时超声即可显示充满液体的胎胃。因对定义胎儿胃泡大小持不同观点,并且与孕周相关,现在多数学者倾向于使用定性的方法把胃泡分为存在、小或不显示,因此定义胃泡小具有主观性。伴有气管食管瘘的胎儿,因羊水可以通过瘘管到胃,胃便可充盈,部分食管闭锁胎儿显示正常大小胃泡。对于不伴有气管瘘的胎儿,大部分不能显示胃泡,但是由于胃的自身分泌作用,约 10% 可显示小胃泡(图 2-5-10)。

2. **羊水过多** 妊娠早期,羊水主要是母体血清经羊膜进入羊膜腔的透析液;妊娠中期,胎儿尿液成为羊水的主要来源,同时胎儿又通过吞咽羊水、皮肤吸收和羊膜吸收维持一定羊水量；晚期妊娠时，通过胎儿尿液排出和吞咽，以及胎肺的产生和吸收羊水使其达到动态平衡。在 18 周以后超声检出胃泡小或不显示并且伴有羊水过多时，诊断食管闭锁的敏感性为 42%（图 2-5-11）。

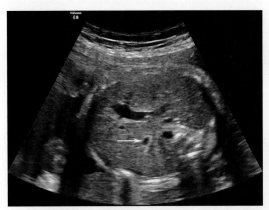

图 2-5-10　产前超声检查提示胃泡小

3. 闭锁以上盲袋状无回声　是超声诊断胎儿食管闭锁的相对直接征象，通常在 26 周以后可显示此种图像特征。胎儿吞咽时，羊水吞入闭锁部

位以上的食管内，食管扩张呈囊袋状（图 2-5-12A）；无吞咽动作时，囊袋状结构可变小直至消失（图 2-5-12B）。超声显示咽部下方、气管后方无回声区，上端与口咽部相通。胎儿此种囊性结构持续时间约为 3~60 秒。

4. 生长迟缓　食管闭锁胎儿中有约 40% 发生宫内生长迟缓，其主要原因是胎儿每天吞入的羊水可吸收 1.5~2.0g 蛋白质，食管闭锁的胎儿不能获得这部分营养，从而导致发育迟缓。

随着超声仪器分辨率的提高，获得胎儿正常食管声像图成为可能，但靠现有技术条件还不能产前早期、准确地诊断食管闭锁，联合 MRI 检查可为产前诊断提供更可靠的依据，尤其在 I 型食管闭锁的诊断上有较高的准确性（图 2-5-13）。

（二）鉴别诊断

胎儿彩超提示胃泡不显示以及羊水过多需要考虑 FEA。但是仍需要和先天性膈疝、胸部异常（如 CPAM 和胸腔积液）、神经管异常等鉴别，以上疾病均能导致胎儿吞咽减少或不能吞咽羊水，从而导致羊水过多的发生。FEA 多在妊娠 30 周

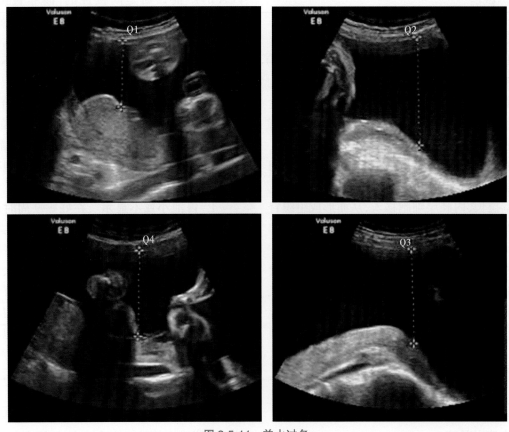

图 2-5-11　羊水过多

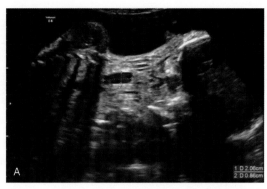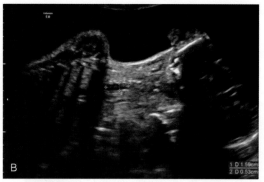

图 2-5-12　超声诊断胎儿食管闭锁

A. 胎儿颈部冠状切面上可见近段食管随胎儿吞咽动作而呈囊状扩张;B. 胎儿颈部冠状切面上可见近段
食管随胎儿吞咽动作而呈囊状缩小

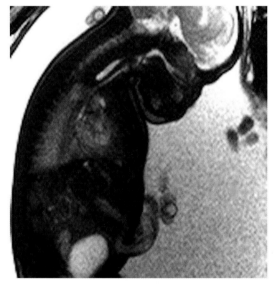

图 2-5-13　I 型食管闭锁的 MRI 表现

食管上端闭锁

后发生羊水过多,发生率与其类型有关。大多数 FEA 的病例在产前检查时不能观察到颈部随吞咽动作充盈、排空的囊袋状结构,一旦发现则有诊断意义。

五、胎儿胸腔积液

胸腔积液(pleural effusion)是指胸膜腔(为脏层与壁层胸膜间的潜在腔隙)内液体积聚过多。正常情况下,胸膜腔内含有微量润滑的液体,由胸腔尖顶区壁层胸膜产生,并在胸腔最基底区主要由横膈面和纵隔面上的淋巴管微孔重吸收,其产生和吸收处于动态平衡状态。任何影响液体产生加速或吸收减少的原因都将导致胸腔积液的发生。对于成人来说,胸腔积液按形成原因分为渗出性和漏出性两种,胸腔内的炎性渗出、胸膜毛细血管静水压、通透性增高,胶体渗透压降低,或是壁层胸膜淋巴引流障碍等均可导致胸腔积液的发生。但是胎儿胸腔积液发病机制与成人有明显的不同,分为原发性和继发性胸腔积液,临床上有时难以区分,对胎儿的损害程度也视病因、发生积液时所处孕周的早晚、积液容积及进展速度等而不同。

(一) 超声检查

胎儿胸腔积液可导致先天性肺发育受限、发育不良,严重者胎死宫内,造成围生儿死亡率升高。因此通过一些产前检查手段早期发现、早期诊断并确定胎儿胸腔积液原因,对于评估预后和早期干预治疗都是非常必要的。

产前诊断胎儿胸腔积液主要依靠超声检查,表现为胎儿胸腔内心肺之间片状无回声(图 2-5-14),大量胸腔积液时,肺相对较小,呈较高回声与纵隔相连,而其周围则为无回声的胸水所包绕,显示肺"浸泡"于胸水中。单侧大量胸腔积液可有占位效应,出现心脏及纵隔移位,肺脏常被压缩变小。同样可以通过计算肺头比(LHR)或 O/E LHR 进行肺发育的评估,尤其是对较重的胸腔积液,担心肺发育的功能影响时。单侧胸腔积液应警惕 21- 三体综合征可能,可以是染色体核型分析的指征。继发于胎儿水肿的胸腔积液,多为双侧性,双侧胸腔积液时表现为"蝙蝠翅膀"声像(图 2-5-15),也可常伴有其他畸形。

(二) MRI 检查

MRI 可清楚显示肺的容积、肺发育不良的程度及胸腔积液时肺与胸腔的比率,有利于临床医生对胎儿的预后作出判断评估(图 2-5-16)。另外,产前 MRI 对肺弛豫时间的分析评价及肺容积的测量,可提供更多关于正常与异常肺发育的信息,可以更好地预测出生后胎儿的结果。

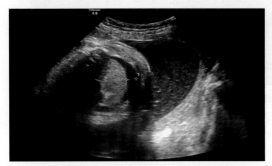

图 2-5-14 单侧胸腔积液

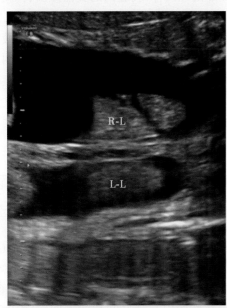

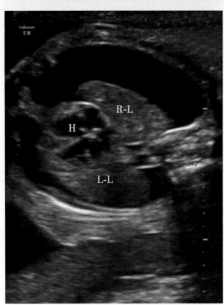

图 2-5-15 双侧胸腔积液

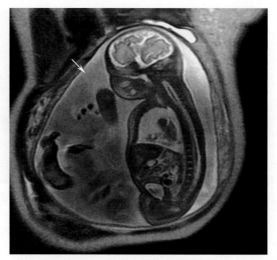

图 2-5-16 MRI 检查提示胸腔积液

(三)鉴别诊断

主要是鉴别原发性和继发性,可通过胸腔穿刺进行鉴别,若穿刺抽取的液体淋巴细胞超过80% 可诊断为乳糜胸;而继发性的胸腔积液需要考虑的诊断有各种胎儿胸腔占位,如 CPAM、肺隔离症、胎儿膈疝、先天性心脏病等。对于胎儿胸腔积液还可合并有羊水增多,其原理是胸腔积液导致羊水循环障碍所致。

(俞 钢 洪 淳)

第六节 胸外科手术麻醉

一、麻醉前病情评估和麻醉准备

麻醉前病情评估对小儿胸科手术的安全性和术后转归十分重要。完善的麻醉前评估可以了解患儿既往史、过敏史等一般情况,掌握疾病严重程度及对机体器官功能影响,指导麻醉方案和特殊措施(如单肺通气)的制订。同时观察患儿精神状况,对父母依赖性和对陌生环境的适应性等;与患儿和家长联络感情,取得信任,减少其术前的焦虑和恐惧。

(一)病史搜集

大多数小儿病史相对较成人简单,但先天性胸外科疾病可能与其他先天性畸形同时存在,幼儿很难叙述病史,须耐心向家属询问,以免遗漏重要资料。

1. **一般情况**　应详细了解患儿出生情况，如是否早产、出生时有无抢救和出生后的生长发育情况；是否经常感冒，注意其运动耐量，有无咳嗽、肺炎、发绀、呼吸困难等呼吸和循环系统病史，目前有无上呼吸道感染等；其他重要器官功能状况，有无合并症；有无过敏史。由于小儿恶性高热发病率较成人高，应询问家庭成员有无麻醉手术死亡史。

2. **疾病对机体的影响**　需详细了解胸外科疾病部位、大小及对周围重要器官如气管、心脏等的压迫和推移情况，创伤、胸壁畸形、肿瘤、胸膜疾病、纵隔疾病及肺部和气管疾病均可能不同程度地影响呼吸、循环功能；患儿习惯性体位及睡眠时是否出现呼吸道梗阻、鼾声和呼吸困难，对指导麻醉管理很有帮助；手术方式、手术时间及术中可能出现失血的程度等。

3. **情绪状况与合作程度**　利用术前访视了解不同年龄阶段患儿的认知水平和情绪状况，尽量取得患儿和家长的信任，解除患儿和家长的心理负担。

（二）麻醉前体检

包括一般情况，如身高、体重、体温、血压、脉率、呼吸频率，以及发病后饮食、二便情况等。体格检查应全面，但根据病史有所侧重，尤其注意有无流涕、鼻翼扇动、鼻腔阻塞、咽部红肿和扁桃体增大等上呼吸道感染体征；检查张口度、下颌发育和牙齿生长、有无松动；颈部活动和有无气管受压和推移。胸部检查应注意有无呼吸困难、双肺呼吸音是否对称、有无哮鸣音和湿啰音；心脏有无杂音，其部位和强度；腹部有无肠梗阻体征等。

（三）实验室检查

小儿胸科多为大型手术，术中体液或血液丢失量较大，手术时间相对较长。麻醉医师应了解术前血常规、凝血机制、肝肾功能和电解质检验结果，危重症患儿术前应做血气分析。

（四）特殊检查

胸部 X 线、CT 和磁共振检查，了解心脏大小、是否受压或移位，是否有胸腔积液，气管是否受压和狭窄，肺野是否清晰，胸部肿物性质和大小等；心电图、超声心动图等检查。术前酌情纤维支气管镜检查有助于了解气管和支气管管腔内的情况；肺功能检查对术中、术后风险评估有一定意义。

（五）病情综合评估及特殊问题的处理

择期胸部手术，外科医师和麻醉医师需共同考虑的问题是手术时间、手术治疗效果，患儿对麻醉和手术承受能力及危险性、合并症的发生率及降低麻醉和手术风险的措施等。在麻醉风险方面，下列特殊问题应当加以重视。

1. **上呼吸道感染**　为小儿常见疾病，呼吸道由于炎症反应易激惹，致围手术期憋气、喉痉挛、支气管痉挛等合并症明显增加。一般认为小儿单纯上呼吸道感染 2~4 周内，呼吸道的应激性较高，故建议胸部择期手术应在 2~4 周之后。但应权衡病情，因原发疾病经常感冒者，只能选择相对安全时机实施手术。亚急诊病例，麻醉手术风险较大者，要考虑准备是否充分，尽量不安排在晚间进行。

2. **肺炎**　肺部外科疾患或食管闭锁并气管食管瘘时，往往合并不同程度肺部感染，手术前应合理使用抗生素、支气管扩张剂和雾化理疗等措施，最大程度改善肺功能。

3. **哮喘**　小儿哮喘分 3 种情况：①有哮喘病史，一般无症状，不需要长期药物治疗；②有慢性哮喘，服用维持药物，但目前状况稳定；③症状明显，并且呈恶化趋势。前两种不需要特殊准备，第 3 种情况需延迟择期手术，待患儿改善后进行手术。手术前根据症状、体检、胸部 X 线及血气分析，将哮喘分为轻、中、重 3 种状态。轻度哮喘，术前 1~2 小时雾化吸入 β_2 受体激动剂；中度哮喘，术前 1 周开始雾化吸入 β_2 受体激动剂；重度哮喘，在 β_2 受体激动剂基础上，术前 3~5 天服用皮质激素。

4. **气道异常**　有些患儿合并有气道异常，如气管食管瘘、气道狭窄、肺不张（atelectasis）等，病因有先天性的，也有与原发病相关的。因此，术前需进行必要的影像学检查、支气管镜检查等，麻醉医师应尽可能详尽准确地掌握气道异常种类、位置、大小，以及对机体和手术的影响，制订合理的气道管理策略，保证围术期安全。

（六）麻醉前禁食

反流误吸为麻醉期间常见合并症之一，目前认为术前禁食，尤其是禁饮时间过长可影响患儿情绪，同时易导致脱水。婴幼儿和儿童饮食包括清饮料、母乳、牛奶和配方奶、淀粉类固体食物、脂肪类固体食物等。

1. **禁食、禁饮时间**

（1）清饮料：主要包括清水、营养丰富的高碳水化合物饮料、碳酸饮料、清茶及各种无渣果汁，麻醉前 2 小时可饮用,饮用的清饮料量应 ≤5ml/kg(患儿体重超过 80kg,总量需 ≤400ml)。

(2)母乳:母乳内含有脂肪酶、淀粉酶等成分,有助于婴幼儿的消化和吸收,麻醉前 4 小时可饮用。

(3)牛奶和配方奶:其中酪蛋白和饱和脂肪的含量较高,容易在胃内形成较大的乳块,不利于消化,其在胃内的排空时间明显长于母乳,麻醉前 6 小时可饮用。

(4)淀粉类固体食物:主要指面粉和谷类食物,如馒头、面包、面条、米饭等,麻醉前 6 小时可饮用。

(5)脂肪类固体食物:主要指动物脂肪、肉类和油炸类食物,麻醉前 8 小时可饮用。

2. 禁食注意事项

(1)规定的禁食时间仅适用于无胃肠道动力障碍的患儿。

(2)婴儿及新生儿因糖原储备少,禁食 2 小时后可在病房内静脉输注含糖液体,以防止发生低血糖和脱水。急诊手术在禁食时也应补充液体。

(3)患儿在术前 2 小时口服碳水化合物溶液可以防止脱水,提高循环稳定性,降低术后恶、心呕吐的发生,降低术后胰岛素抵抗的发生。

(4)术前需口服用药的患儿,允许在术前 1~2 小时将药片研碎后服下并饮入 0.25~0.5ml/kg 清水,但应注意缓控释制剂严禁研碎服用。

(5)急诊手术患儿,一律按饱胃患儿麻醉处理。

(6)有下列情况者有必要延长禁食时间

1)严重创伤患儿,进食时间至受伤时间不足 6 小时。

2)消化道梗阻患儿。

3)肥胖患儿。

4)困难气道患儿。

5)颅脑损伤、颅内高压、昏迷等中枢神经系统疾病患儿。

(7)消化道或其他对术前禁食有特殊或更高要求的择期手术患儿,应按专科医生要求实施。

(七)麻醉前用药

传统的小儿术前药包括镇静药和抗胆碱药,因多为肌注和起效时间不确切等原因已不常应用,现在国内大多数小儿术前用药选择在麻醉等候区,在护士或麻醉医师监护下使用,既保障安全,又利于母子分离。但胸部外科疾患若累及呼吸道或明显呼吸困难者,术前应禁用镇静剂。心脏疾病患儿用镇静药物要在良好监护下进行。常用药物选择:镇静剂(咪达唑仑、丙泊酚)、抗胆碱药(阿托品、戊乙奎醚),还可以选择吸入麻醉药,如七氟醚等。

二、麻醉诱导与维持

(一)诱导前准备

1. 仪器设备 必须准备好麻醉机、监护仪、吸引装置、气管插管和麻醉与急救药物。

2. 麻醉机 应仔细检查电源、气源,后者应包括氧气、笑气和空气,压力是否正常;呼吸回路完整,无漏气,呼吸活瓣是否正常工作;氧气流量表和氧气快充系统;麻醉挥发罐内麻醉剂的量;呼吸机及其报警系统是否正常。诱导前将呼吸机参数和报警限,按体重及病情要求设置。有自检功能的麻醉机必须通过自检方可使用。

3. 监护设备 基本监测包括氧合、通气、循环和体温。校正氧气浓度监测传感器,准备适合氧饱和度监测探头;呼气末 CO_2 监测在新生儿和婴儿应作为常规准备。CO_2 监测取样管应连接到呼吸回路上,条件允许应配备吸入麻醉剂和笑气浓度监测。准备适合的无创血压监测袖带和体温监测探头。合并心血管疾病等特殊病例需做有创血压和中心静脉压监测。

4. 插管用具 包括面罩、插管用具、气管导管和固定装置等。面罩大小合适,应覆盖鼻梁和下颌。过小压迫鼻腔通气道,过大可能压迫眼睛。插管用具包括喉镜、纤维支气管镜等,根据年龄和发育情况准备大小合适的镜片。口咽通气道应作为常规准备。小儿尽量选用不带套囊气管导管,新生儿用直径 3~3.5mm;小于 1 岁者用 3.5~4.0mm;1 岁者 4.0~4.5mm;大于 1 岁者按下列公式计算:4+ 年龄 /4,同时应准备相邻两个型号的导管。需单肺通气者可根据年龄选择支气管封堵器(endobronchial blocker tube,BBT)、双腔气管导管(double lumen endotracheal tube,DLT)、Univent 管球囊,以及选择较细的单腔气管导管行支气管插管。支气管封堵器现有 5F、7F 两种型号,分别可通过最细的气管导管型号为 3.5F、4.5F,基本可满足各年龄段小儿单肺通气需要。目前双腔气管导管最小为 26F,仅适合于 8~12 岁、体重 25~35kg 的儿童。Univent 支气管堵塞导管不带套囊型最小为内径 3.5mm,相当于内径 5.5~6.0mm 的正常气管导管,适用于 6~10 岁、体重 20~25kg 的儿童;带套囊型 Univent 支气管堵塞导管最小为内径 4.5mm,相当于内径 6.5~7.0mm 的正常气管导管,适用于 10~12 岁、体重 28~32kg 的儿童。单纯支气管球囊阻塞管适用于婴幼儿。小儿单纯肺通气导管大小选择,见表 2-6-1。

表 2-6-1 小儿单肺通气导管大小选择

年龄 (岁)	气管导管 (内径 mm)	BBT (F)	Univent (mm)	DLT (F)
0.5~1	3.5~4.0	5	–	–
1~2	4.0~4.5	5	–	–
2~4	4.5~5.0	5	–	–
4~6	5.0~5.5	5	–	–
6~8	5.5~6.0	5~7	3.5	–
8~10	6.0(带套囊型)	5~7	3.5	26
10~12	6.5(带套囊型)	7	4.5	26~28
12~14	6.5~7.0 (带套囊型)	7~9	4.5	32
14~16	7.0(带套囊型)	9	6.0	35
16~18	7.0~8.0 (带套囊型)	9	7.0	35

注:BBT:支气管封堵器;DLT:双腔管

5. **吸引装置** 检查吸引器,配备吸痰管。

6. **药物** 包括麻醉用药和急救用药。前者有镇静药,如咪唑安定、丙泊酚、依托咪酯;麻醉性镇痛药,如芬太尼、舒芬太尼和瑞芬太尼等;肌肉松弛剂,如琥珀酰碱、罗库溴胺(罗库溴铵)、阿曲库胺(阿曲库铵)和顺阿曲库胺(阿曲库铵)等。急救药物包括阿托品、麻黄素、肾上腺素和多巴胺、多巴酚丁胺等正性肌力药。

(二)麻醉诱导

麻醉诱导是患儿从清醒到意识消失的过程。基础麻醉药物目前以氯胺酮肌内注射和咪唑安定口服或静脉注射(若通道已建立)为主。胸科手术已有呼吸道阻塞或缺氧者,严禁在无任何监护抢救设施下行基础麻醉。

1. **吸入麻醉** 氯烷和七氟醚为理想麻醉诱导剂,可配合笑气使用,目前常用的七氟醚吸入诱导多采用浓度递增法和潮气量法。①浓度递增法:将面罩轻盖于口鼻上,氧流量 2L/min,再逐渐增加七氟醚浓度,每 3~5 次呼吸,增加浓度不超过 0.5%~1%,直到达到一定麻醉深度。②潮气量法:氧流量 6~8L/min,七氟醚开到最大浓度 8%。诱导期间患儿可出现挣扎、憋气、呼吸不规则等兴奋期表现。一旦睫毛反射消失,应将吸入麻醉药物浓度减少至七氟醚 2.0%~2.5%,以免麻醉过深致严重心血管抑制,甚至心搏停止。患儿意识消失后,建立必要的中心静脉穿刺通道,配合静脉麻醉和肌肉松弛剂进行气管插管。

2. **静脉诱导** 小儿胸外科手术的麻醉诱导首选静脉诱导,优点是作用快速,基本没有兴奋期,无喉痉挛风险。常用诱导药物:咪达唑仑 0.05~0.1mg/kg,丙泊酚 2~3mg/kg,芬太尼 2~3μg/kg。婴儿诱导时用氯胺酮 1~2mg/kg 可防止心动过缓。

(三)麻醉维持

临床常用全身麻醉,少数选用全身麻醉联合硬膜外麻醉或神经阻滞,全身麻醉多采用静脉麻醉复合吸入麻醉,也可采用全静脉麻醉方式。有学者认为最好选用异氟醚,因其对缺氧性肺血管收缩影响最小,但在小儿并无科学依据。笑气抑制缺氧性肺血管收缩十分明显,由于浓度高,易导致缺氧,尤以单肺通气为甚;还可能发生弥散,如主支气管阻塞,增加球囊内压力,故不主张在小儿胸科麻醉时使用笑气。阿片类药物以短效的瑞芬太尼为主,芬太尼和舒芬太尼可能因蓄积影响术后自主呼吸恢复,因此多选择单次静脉推注给药。采用全麻联合硬膜外麻醉,有利于术中和术后镇痛。硬膜外麻醉可选择 T_6~T_8 椎间隙穿刺置管,手术期间可单纯给予局部麻醉药:0.25% 罗哌卡因 0.5ml/kg。小婴儿可经骶裂孔穿刺放置硬膜外导管。其他局部麻醉方式如肋间神经阻滞、胸膜腔局部浸润麻醉等,均可与全身麻醉联合应用。

三、麻醉期间监测与管理

除常规监测 HR、BP、EKG、SpO_2、Vt 和气道阻力(平台压和峰压)外,呼气末二氧化碳分压能反映肺泡通气量,了解气管导管是否通畅。由于手术暴露面积大、热量蒸发和辐射可使体温明显降低,因此温度监测也十分重要。可通过升高环境温度,使用变温毯和输注液体加温等手段维持体温。直接动脉穿刺测压可准确而快速地反映血压变化,同时便于采集血气标本。合并先天性心脏病、全身情况差、体液失衡严重者,估计术中出血量较大和外周静脉过细不能满足需要时,多应用中心静脉穿刺置管。进行单肺通气时则需要进行纤维支气管镜检查,以及其他可视化操作等。

（一）气道管理

麻醉诱导前应估计患儿镇静后有无潜在面罩通气困难,是否需要清醒插管或气管切开开放气道。若选择全麻下插管,在诱导期间是否需要保留自主呼吸。

1. 快速诱导气管插管 适用于术前评估没有气管插管困难者,术前严格禁食禁饮,必要时术前放置胃管,充分吸尽胃内容物。采用静脉推注咪达唑仑 0.1~0.2mg/kg、丙泊酚 2~3mg/kg 等镇静药,以及肌松药、阿片类镇痛药,面罩加压通气后进行气管插管。

2. 气管插管 学龄儿童与成人气管插管无太大差别。婴幼儿具有特殊的解剖特征,如舌体较大致口腔空间很小;会厌较大,呈 V 形;喉结高,位于 $C_{3~4}$ 水平。小婴儿主张用直接镜片暴露声门。气管插管的深度与年龄相关,新生儿 9cm,1 岁者 11cm,2 岁者 12cm,以后根据公式:12+ 年龄 /2 计算。婴幼儿可先将气管导管插入一侧支气管,边退边听双侧呼吸音,双侧呼吸音对称时,再退 1~2cm 固定,也可进行纤维支气管镜检查定位。婴幼儿气管导管不带套囊,应在插管完成后仔细检查通气效果,气道压大小以及是否漏气,不合适的气管导管应该及时更换。气管插管必须牢靠固定,以免滑脱。

3. 困难气道 对气管受压或肿瘤侵入气管已有明显呼吸道梗阻的患儿,使用镇静药必须十分小心,用药后呼吸道周围的颏舌肌、喉周围肌群松弛,易出现导致上呼吸道梗阻加重或气管塌陷不能通气和难于插管的危急情况。必要时局麻下清醒插管,但由于小儿不合作,清醒插管可能引起挣扎、呼吸道创伤、喉痉挛,甚至呼吸心搏骤停,故在分次少量给予丙泊酚或者小剂量吸入七氟醚轻度镇静基础上,辅以咽喉部表面麻醉明显减少插管并发症。对下颌发育差、喉结高、口腔解剖异常等预计插管困难者,需要尽量保留自主呼吸进行插管。

可预见的困难气道管理需要专门设备,这类患儿气道管理难度很大,术前应行直接喉镜检查,为麻醉方案的制订提供依据。尽管有可视喉镜或可视光棒等设备,但纤支镜气管插管仍然是金标

准。因此,麻醉医师必须具备儿科纤支镜使用的技能和知识。

气管插管困难时,要做好既不能通气又不能插管的准备。最好利用环甲膜穿刺插管包套件行环甲膜穿刺,置入引导丝,经皮做小切口,沿引导丝插入扩张器和通气导管。经过培训的麻醉医师可以在 40 秒内完成上述操作。无上述环甲膜穿刺插管包套件,可立即插入 14~16 号静脉穿刺针,经 3.5 气管导管接头连接穿刺针和呼吸回路,也可直接高频通气。但静脉穿刺针过细、过软,容易打折或移动,造成气压伤、CO_2 潴留,也不能清理分泌物,只能暂时使用,应考虑紧急行气管切开。

（二）单肺通气与肺隔离

下列情况需采用单肺通气:①防止血液或脓性分泌物进入主气道和健侧肺;②支气管胸膜瘘时,只对健侧肺通气;③肺泡蛋白沉积行单侧肺灌洗;④便于手术野暴露,尤其适用于胸腔镜手术。

目前常用的麻醉通气方法包括单腔支气管插管法、支气管封堵器置入法、双腔管插管法。

1. 单腔支气管插管法 是指应用单腔气管导管插入一侧主支气管内进行通气。此方法技术简单,在常规或紧急的情况下都可应用,如气道出血或对侧张力性气胸。Golianu 等认为大于 2 岁的儿童建议使用带套囊的单腔管,选择比常规号码小 1 号到半号的导管,原因一是套囊增加了导管的外径,二是支气管内径比气管要小。带套囊的导管可以防止术侧肺通气,并且可以防止污染健侧肺。应用单腔管实施单肺通气如不能提供很好的密封,特别是应用小号无套囊导管,可能影响手术肺的萎陷;不能保护健侧肺而造成健侧肺被污染;患侧肺不能吸引分泌物;术中需要双肺单肺通气转换时,实施困难。

2. 支气管封堵器置入法 起初常用封堵器多为肺动脉导管或 Fogarty 取栓导管。由于此导管较软,不宜固定,易产生移位,且不容易复位,因此限制了其使用。现已有成型的封堵器如 Ardnt 阻塞器、Cook 阻塞器、坦帕封堵器及专用接头应用于小儿。实施封堵时可以边机械通气边实施封堵,从而降低了安放封堵器时低氧血症的发生,并且手术期间也可以通过纤支镜放置和定位,提高了放置的灵活性。在安放封堵器时大多选择单腔管,也有选择喉罩安放。借助纤支镜,支气管封堵器放置成功率较高,适用于各年龄段小儿,在实际应用中根据不同的年龄选择不同型号的封堵器,

支气管封堵器置入法是目前小儿单肺通气比较常用的方法。

3. 双腔管插管法 双腔管是实施单肺通气的经典气管导管,优点是易于安插,容易快速隔离肺。对于小儿而言由于双腔管外径较大,限制了应用。双腔管型号有限,最小型号的 Rusch 双腔管为 26 号,可应用于 8 岁以上儿童。28 号和 32 号 Mallinckrodt 双腔管适合 10 岁以上儿童。

四、麻醉后管理和术后镇痛

(一)术后机械通气

术后苏醒迅速、自主呼吸好的患儿在一般情况允许的前提下,可以在术后较短时间内拔出气管导管。部分患儿因为病情较重(如恶病质、肺功能损害)、手术因素(如先心病手术、手术创伤大、术后需镇静制动预防吻合口撕裂)或麻醉因素(如苏醒延迟),须转入重症监护室行呼吸机辅助通气。

通气模式较常用是间歇性指令通气,即在保留自主呼吸的同时,间歇性行机械通气辅助。可根据病情恢复情况、清醒程度、呼吸频率、肺活量和血气分析结果等,决定是否脱机。

(二)术后镇痛

良好的镇痛可促进患儿深呼吸、咳嗽和尽早活动,减少肺部并发症,加速术后康复。术后镇痛方法较多,包括静脉自控镇痛或硬膜外局麻药阻滞,肋间神经阻滞和胸腔注射局麻药。静脉自控镇痛临床操作简单,应用广泛,药物多选择阿片类复合非甾体药物、止吐药等。

硬膜外镇痛较经静脉镇痛肺不张和肺部感染发生率明显降低,但小儿尤其是婴幼儿胸部硬膜外穿刺可能较成人困难,有人通过骶管裂孔放置硬膜外导管,联合应用阿片类药物和低浓度局部麻醉药,可使局部麻醉药物浓度降低,减少运动神经阻滞,减少阿片类药物剂量,减轻呼吸抑制,而镇痛效果增强和时间延长。临床可分别采用吗啡、芬太尼和氢吗啡酮与丁哌卡因联合应用。氢吗啡酮产生瘙痒和尿潴留较吗啡轻,临床应用较广。

肋间神经阻滞可采用单次局部麻醉药物注射或肋间留置导管。前者每次维持时间最多6~8小时,需反复注射才能维持效果,在实际操作中有一定困难,有可能并发气胸和出血。术后肋间留置导管镇痛更可取,可将其连接患者自控镇痛(patient contronlled analgesia,PCA)。最近 Luketich 比较肋间留置导管和硬膜外留置导管 PCA 镇痛效果相似,前者额外追加镇痛药更多,且尿潴留的发生率更高。

术后由手术医师在脏壁层胸膜间留置导管,注射局部麻醉药物可缓解疼痛,但效果可能不及硬膜外镇痛作用,且因一次注射的局部麻醉药物较多,有中毒危险。

五、常见胸外科手术的特殊麻醉管理

(一)胸腔镜肺切除术

此类手术一般需实施单肺通气,具体方法根据患儿年龄、病情轻重、有无其他气道畸形,以及操作者的熟练程度进行选择。术前应全面了解病史并作出病情评估,重点是病变部位、呼吸系统受累情况,以及是否合并其他气道异常,制订个体化麻醉方案,包括药物选择、诱导方式、单肺通气方式等,准备必要的插管工具,如支气管封堵器、儿童纤维支气管镜等。病情较轻者可采用快速诱导插管,纤支镜定位气管导管深度和指导支气管封堵器的放置,心肺功能较差者需选择对循环影响较小的药物,并准备好合适的血管活性药。

(二)气管食管瘘结扎和食管端端吻合术

先天性食管闭锁是小儿胸外科常见的急症手术,此类患儿特点是新生儿,甚至早产儿,且多合并新生儿肺炎、先天性心脏病等,病情较重,部分患儿术前已行气管插管机械通气。对于此类患儿首先应明确属于哪一型畸形,诱导方式可选用轻度镇静保留自主呼吸,这样可减少气体经瘘口进入消化道。然后在纤支镜指导下明确气管食管瘘位置、大小以指导气管插管深度,多数瘘口位于隆突水平以上,气管导管头端以瘘口至隆突之间为最理想。确定好气管导管位置再给予顺序诱导,根据手术方式(开胸手术、胸腔镜手术)和患儿病情决定是否实施单肺通气。由于新生儿气管较细,单肺通气可采用支气管插管法和支气管封堵器法,具体选择根据瘘口位置、气管管径及操作者熟练程度等,目的是尽量避免瘘口的气体分流和术侧肺对通气侧肺的污染。术中加强气道管理,及时吸引避免堵塞,密切关注生命体征,调整通气参数,单肺通气实施难度大应及时恢复双肺通气。

（三）先天性膈疝手术

病情允许的前提下，术前应尽量纠正呼吸循环功能和内环境，为减轻肺部受压，常规放置胃管。病情危重者面罩通气或正压通气可能使胃肠道胀气而加重心肺受压，尽量不采用。

本病新生儿期多主张全身麻醉保留自主呼吸或清醒插管，前者能有效避免面罩正压通气增加胃胀气，呼吸困难和缺氧，但有反流误吸危险。清醒插管在一定程度上避免胃胀气，降低反流误吸。但新生儿清醒插管，放置喉镜和插管的伤害性刺激可引起喉痉挛、心动过缓、颅内压增高。诱导方式可选用轻度镇静保留自主呼吸，咽喉部表面麻醉，在喉镜暴露下插入气管导管较为安全。根据手术方式（开胸手术、胸腔镜手术）和患儿病情决定是否实施单肺通气。常用低潮气量和高呼吸频率维持通气。100%纯氧吸入可能导致早产婴儿晶体后纤维组织形成引起失明，不应维持过高血氧分压。若麻醉过程中氧饱和度不能维持，抬高头胸部可能有一定帮助，应仔细观察胸廓起伏和双侧呼吸音。因肺发育不良易合并气胸，表现为突发氧饱和度降低，气道阻力变化和低血压，也可能发生在膈疝对侧。有主张术前预防性安置胸腔引流管。术后多需机械通气支持，时间长短取决于术前全身状况，膈肌缺损大小，肺发育不良程度和合并先天畸形。

（四）纵隔肿瘤切除术

儿童纵隔肿瘤与成人具有很多相似之处，绝大多数肿瘤所在纵隔内的位置仍与其发生部位相同。与成人不同，由于儿童气道相对较小较软，容易受压，较大肿瘤可导致危及生命的气道压迫。此类手术的麻醉实施之前应明确病变位置、大小、对气道有无压迫及压迫程度，结合患儿一般情况，主要是呼吸系统和心脏功能，制订合理的麻醉方案和气道管理方案。术前的 CT 重建、MRI 等影像学检查有助于了解气道压迫和心脏大血管移位情况，怀疑肿瘤侵袭气道时可行纤支镜检查明确诊断。病情较轻患儿无明确症状者可选择快速诱导，如有端坐呼吸、呼吸困难、喘息等表现则提示风险较高，此时应调整体位确认这些症状是否与体位有关。此类患儿应加强监测，建立有创动脉测压、中心静脉置管保障术中安全，同时应选择保留自主呼吸的气管插管方式，调整至最佳体位，浅麻醉下观察气道通畅情况，合并使用局部麻醉技术可减少静脉和吸入麻醉药用量，气管插管后应根据生命体征决定是否加深麻醉。气管导管最好选择加强型气管导管，防止被肿瘤压迫而影响通气，同时需准备多个相邻型号的气管导管。

（胡卫东 张马忠）

第七节 胸外科开胸径路及手术器械

一、胸外科开胸径路

本书所述小儿胸科手术开胸路径，均指传统开放胸科手术开胸路径。近年来，微创腔镜技术、机器人手术发展很快，另外有专门章节描述，这里也不重复涉及。

（一）胸骨正中切口

1. **适应证** 适用于前纵隔肿瘤切除术、胸腺摘除术、心包大部切除术、心内直视及大血管手术等。

2. **体位** 仰卧位、肩胸部垫高（图 2-7-1）。

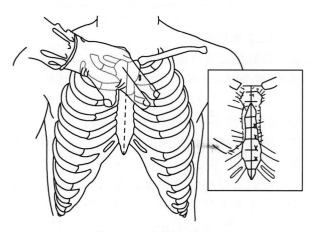

图 2-7-1 胸骨正中切口
取仰卧位，双肩垫圆枕，以最大限度显露出胸骨上切迹

3. **麻醉** 气管内插管及静脉复合麻醉。

4. **手术步骤** 切口自胸骨上切迹上方 1~2cm（根据实际需要，考虑美容要求，尽可能皮肤位置偏低切开），向下至剑突下 1~2cm 作纵行皮肤切口。切开皮肤、皮下组织，电刀正中切开胸骨骨膜。提起剑突，分离膈肌附着处，深入手指或以长弯血管钳钝性分离，贯通胸骨后间隙。用胸骨剪或电锯纵形劈开胸骨，断面以骨蜡止血。置开胸器拉开胸骨，显露前纵隔。根据手术要求，可推开两侧胸膜,剥离或切除部分胸腺。心脏手术,应纵行剪开心包,并固定在创缘上。术毕,用医用钢丝或合成线经胸骨穿孔或绕胸骨左右缘3~4针缝合胸骨固定。间断缝合骨膜、皮下组织及皮肤。

5. 特点 切开和缝合速度快、痛苦小、出血少,对呼吸和循环功能影响小。但有切口长、创伤大、影响美观,以及并发切口感染后难以处理等缺点。目前根据手术需要和手术者习惯,可采用经胸骨上切迹下更短的微创切口。

6. 注意事项 ①术后常规在胸骨下置引流管并与水封瓶连接,引流管于原切口下方另作切口引出,以免污染敷料,引起感染。如术中胸膜损伤,可作胸腔置管引流。②儿童固定胸骨有两种:4岁及以上应选用粗细适度的钢丝经胸骨穿孔或绕胸骨左右缘一般4针缝合固定;婴幼儿用可吸收合成线缝合4针拉拢胸骨固定;③钢丝固定需适度地拧紧,防止胸骨因对位不好或胸骨愈合不良导致继发性鸡胸或漏斗胸。

(二)后外侧切口

1. 适应证 适用于肺、食管、膈肌、大血管手术,突出于胸腔内纵隔肿瘤切除术或胸膜外胸廓成形术等。

2. 体位 取健侧90°卧位,腋下垫以软枕,上肢前伸,置于特制的双层托臂架,髋部固定于手术台。患侧大腿稍弯曲,两膝间及腰下各垫一软枕,以利于加宽肋间隙(图2-7-2)。

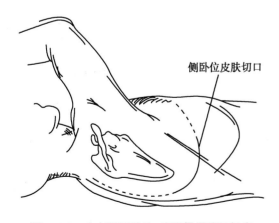

图2-7-2 患者取侧卧位,肩胛骨界线已标出

3. 麻醉 气管内插管,静脉复合麻醉。

4. 手术步骤 切口起自肋骨和肋软骨交界处,向后上绕经肩胛骨下角下方1~2cm处,止于胸椎棘突与肩胛骨内缘之间。依次切开皮肤及皮下组织。于听诊三角处,切开深筋膜,可用电刀向前游离并部分切开背阔肌及前锯肌,向后绕肩脚

骨下角游离并部分切开斜方肌和菱形肌。经肋间隙进入胸腔,儿童一般不经肋骨床入路进胸手术。经肋间隙进胸(在哪个肋间进胸依手术需要而定),在肋间隙中线用电刀将肋间肌切开,用剪刀将胸膜剪小口,待肺组织塌陷后,将胸膜剪开。肋骨牵开器衬以纱垫,逐步撑开肋间,显露胸腔。术毕,于腋后线和腋中线之间第7肋或第8肋间置引流管。粗可吸收线缝合肋间切口,可置肋骨合拢器合拢肋骨打结。切口中央最后一针可暂留,待麻醉师气管内吸痰、张肺后再结扎。逐层对拢,间断缝合肌层、皮下组织及皮肤。

5. 特点 此入路对后纵隔的显露比较方便,对胸膜粘连处理也较容易,被视为标准切口。但因需切断部分肌肉,创伤较大,疼痛时间长,恢复相对较慢,上肢功能恢复慢。因此目前多在尽量不切断胸肌情况下经后外侧切口进入胸腔的方法。

6. 注意事项 小儿胸廓弹性较好,一般采用经肋间隙进入胸腔方法。放置胸腔自动拉钩扩大切口时,应缓慢扩张,以免发生肋骨骨折。如切口暴露欠佳,可更换肋间隙进入。

小儿肋间肌较少,关闭胸腔时用可吸收线通过切口上、下肋骨绕肋结扎固定。此法不仅能严密地封闭胸腔,还可在缝线吸收后解除对肋间神经的可能压迫。

缝合胸壁切口前,应仔细检查切缘有无出血,如有需止血,必要时予以结扎,尤其在切口前端、后端出血点最易被忽略,应特别注意。

(三)前外侧切口

1. 适应证 适用于前纵隔肿瘤手术,肺上/中叶切除术,心脏、大血管手术。

2. 体位 仰卧位,术侧肩背部垫高30~45°,切口侧上肢上举固定于麻醉支架上(图2-7-3)。

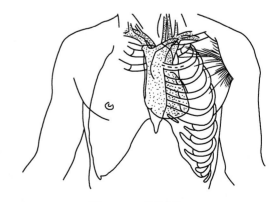

图2-7-3 前外侧切口
取仰卧位,术侧抬高,根据手术的目的,患者的体位和切口长度可适当调整

3. 麻醉 气管内插管,及静脉复合麻醉。

4. 手术步骤 切口一般沿第4或第5肋间(根据需要,可上下变动)由胸骨侧缘向后上达腋中线。切断部分胸大肌和前锯肌,暴露肋骨和肋间隙。沿肋间中央切开肋间肌,剪开胸膜,显露胸腔。术毕置引流管后(与后外侧切口相同),用可吸收线绕上、下肋骨缝合2~3针。依次缝合。

5. 特点 切开胸壁肌群较少,伤口疼痛和胸壁运动受限较轻。切口相对不易发生感染,愈合后较为隐蔽。不影响胸部美观。

6. 注意事项 切口靠近胸骨时,避免损伤胸廓内血管。一旦发生出血,将手指自胸内向前壁压迫,看清出血点,缝扎止血。

在进行某些肿瘤或心脏手术时,为了扩大切口,可不切断肋软骨,而切断近胸肋间平面的胸骨,并将两侧胸廓内血管结扎切断。

(四)双侧前胸切口

1. 适应证 适用于双肺移植、心包剥脱术、体外循环手术及前纵隔巨大肿瘤切除术。

2. 体位 仰卧位,双上肢外展固定。肩背部垫薄枕(图2-7-4)。

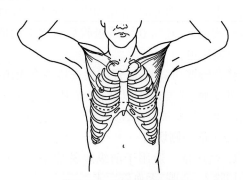

图2-7-4 双侧前胸切口

3. 麻醉 气管内插管及静脉复合麻醉。

4. 手术步骤 在双侧腋前线之间,沿第4肋间隙作横越胸骨切口。切开胸大肌及胸小肌,自第4肋间隙切开肋间肌进入胸膜腔。在胸骨缘左、右侧显露胸廓内血管,钳夹、切断并结扎,电锯横断胸骨。用开胸器撑开切口,显露前纵隔。术毕双侧胸膜腔均置闭式引流,用钢丝缝合胸骨,两侧切口用可吸收线绕上、下肋骨缝合,逐层缝合胸肌、皮下与皮肤。

5. 特点 可充分暴露手术野,便于操作,能同时处理双侧病变,如双侧肺大疱(pulmonary bulla)、双肺移植等。但组织创伤较大,术后对心肺功能影响较大。小儿一般不采用此类切口。

6. 注意事项 锯开胸骨前要妥善处理双侧胸廓内血管。术后将胸骨断端对合平整。术后加强心肺功能监护。

(五)腋下切口

1. 适应证 适用于边缘性肺病变切除或单纯性肺段、肺叶切除,胸膜腔疾病及后纵隔良性肿瘤的切除,动脉导管结扎术等。

2. 体位 侧卧位,术侧上肢屈曲上举,固定(图2-7-5)。

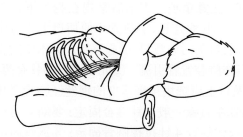

图2-7-5 经腋下切口
垂直切口和斜行切口如图所示

3. 麻醉 气管内插管及静脉复合麻醉。

4. 手术步骤 在腋中、后线之间,取弓背向后的浅弧形切口,上端起自腋后线第3肋,下端止于腋中线第6肋。切开皮肤、皮下组织,在背阔肌前缘切开浅筋膜,钝性游离背阔肌深面,充分暴露前锯肌。沿前锯肌肌纤维方向切开肌筋膜,钝性分离肌纤维至肩胛骨外缘,暴露拟定进胸的相应肋间隙,切断肋间肌进入胸腔。开胸器边撑边切断肋间肌,再用开胸器,前后方向撑开固有胸壁外组织,即可暴露胸腔术野。进入胸腔肋间隙的选择:上叶肺切除,取第4肋间隙;全肺切除,取第4或第5肋间隙;下叶肺切除,取第5肋间隙。脓胸应根据脓腔位置,取其中点相应肋间隙进入。关闭胸腔时,取前、中、后3点,用双头可吸收线丝绕上、下肋骨缝合3针,关闭胸腔,逐层缝合固有胸壁外层组织。

5. 特点 切口短,不切断固有胸壁外肌肉层,不影响患侧上肢功能;进、关胸时间短,利于胸部急症外科的抢救;术后创口疼痛轻;机体恢复快;切口隐蔽,不影响美观。但由于该切口需要左右、上下两个撑开器,手术野相对较深。

6. 注意事项 切口可应用于绝大部分肺切除术,但对于肺功能差、胸膜腔完全闭锁粘连、肿瘤浸润累及胸壁者,仍主张选择后外侧经胸切口。

关闭胸腔时必须将肋间隙严密闭合,以免漏气、皮下气肿或切口感染。

（六）胸腹联合切口

1. **适应证** 适用于下胸部、上腹部手术,如胸腹联合伤手术等。

2. **体位** 向健侧 45° 卧位,术侧上肢上抬,固定于麻醉架上(图 2-7-6)。

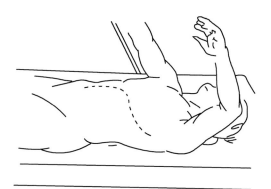

图 2-7-6 胸腹联合切口
经肋弓下缘沿至腹部,根据手术目的选择旁正中切口

3. **麻醉** 气管内插管、静脉复合麻醉。

4. **手术步骤** 从腋后线开始,沿第 8 或第 9 肋间隙向前下方达肋弓,向腹部延长至上腹部近正中线。切开前锯肌、腹外斜肌腱膜、腹直肌鞘,经肋间进入胸腔。剪断肋弓,切开腹横肌和腹膜进入腹腔。切开膈肌,以开胸器撑开肋间。缝合切口:间断缝合膈肌,胸腔置闭式引流管,缝合肋间切口。连续缝合腹膜,丝线或合成线缝合肋弓,逐层缝合胸壁及腹壁口。

5. **特点** 对胸腹交界区及腹膜后区显露较好,也可联合颈部切口行贲门食管切除、胃食管吻合术。但因切开肋弓有很多缺点:肋弓愈合慢,易发生肋软骨炎长期不愈;肋软骨摩擦疼痛,持续时间长;疼痛影响肺通气功能,导致肺部并发症,如肺不张(atelectasis)等。

6. **注意事项** 切开膈肌时不要损伤脾脏或肝脏。膈肌切开时要注意止血,宜边切开、边缝扎止血。严密缝合膈肌,以免术后出现膈疝等并发症。

二、胸外科常见手术器械

本书所述小儿胸科专用手术器械均指传统开放胸科手术专用手术器械,主要是一些常见而基本的手术器械,具体不同种类手术时,可以根据具体情况打包消毒处理。常见手术器械及作用:

1. **精细持针器** 夹持细小缝针,缝合组织用(图 2-7-7)。

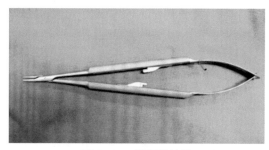

图 2-7-7 精细持针器

2. **钢丝持针器** 钳夹钢丝用(图 2-7-8)。

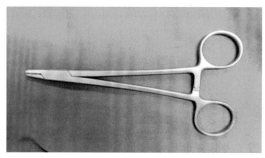

图 2-7-8 钢丝持针器

3. **可可钳(cocoa forceps)** 又称库克钳或有齿止血钳,钳夹肌肉及坚韧组织用,防滑脱(图 2-7-9)。

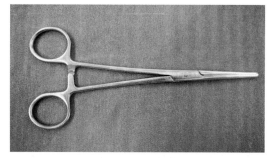

图 2-7-9 可可钳

4. **主动脉拉钩** 又叫双头拉钩或甲状腺拉钩,显露主动脉用(图 2-7-10)。

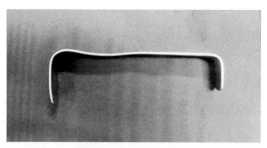

图 2-7-10 主动脉拉钩

5. **罗马拉钩** 又叫引线器,穿套缝线用(图 2-7-11)。

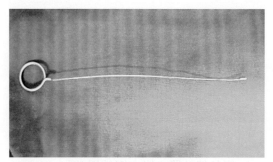

图 2-7-11 罗马拉钩

6. **神经拉钩** 手术分离,牵拉神经用(图 2-7-12)。

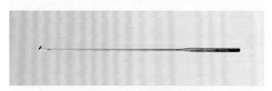

图 2-7-12 神经拉钩

7. **静脉拉钩** 牵拉静脉或显露小切口用(图 2-7-13)。

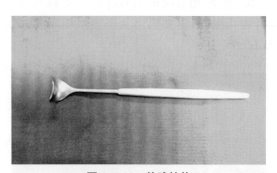

图 2-7-13 静脉拉钩

8. **心室拉钩** 又叫双头拉钩或心内拉钩,显露小切口及牵拉心室组织或瓣膜腱索用(图 2-7-14)。

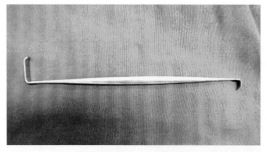

图 2-7-14 心室拉钩

9. **室缺拉钩** 显露心室缺口用(图 2-7-15)。

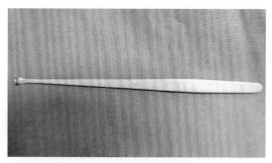

图 2-7-15 室缺拉钩

10. **胸骨牵开器** 又叫胸骨撑开器,撑开胸骨,显露纵隔用(图 2-7-16)。

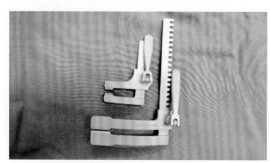

图 2-7-16 胸骨牵开器

11. **胸腔吸引器(头)** 抽吸血液、冲洗液等液体用(图 2-7-17)。

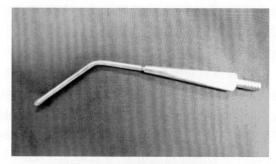

图 2-7-17 胸腔吸引器(头)

12. **心内镊** 又叫无损伤血管镊,夹持内脏器官、组织及大血管用,心脏手术时夹持血管、瓣膜、无损伤针用(图 2-7-18)。

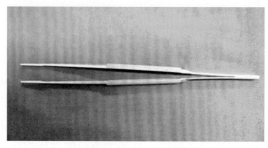

图 2-7-18 心内镊

13. 心内剪　又叫心脏手术剪,胸科手术时切开、剪除心包及血管组织用(图 2-7-19)。

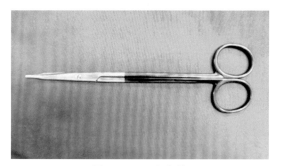

图 2-7-19　心内剪

14. 组织剪　又叫梅氏剪,用于剪切较厚的组织(图 2-7-20)。

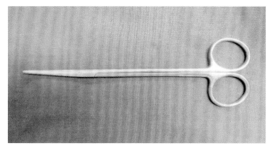

图 2-7-20　组织剪

15. 钢丝剪　剪切钢丝用(图 2-7-21)。

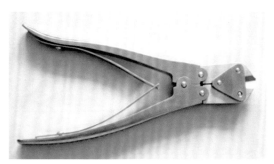

图 2-7-21　钢丝剪

16. 胸骨剪　劈开胸骨用(图 2-7-22)。

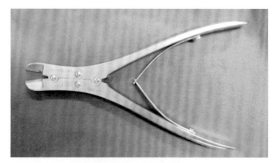

图 2-7-22　胸骨剪

17. 胸腔组织钳　又叫胸腔鼠齿钳,用于夹持组织、皮瓣、协助剥离时提夹组织,以及保护切口和固定作用(图 2-7-23)。

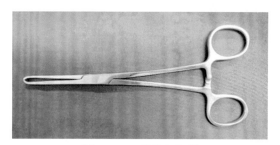

图 2-7-23　胸腔组织钳

18. 有齿海绵钳　夹持纱布做术前手术野皮肤消毒(图 2-7-24)。

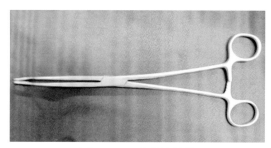

图 2-7-24　有齿海绵钳

19. 测量钳　测量血管(主动脉、肺动脉等)粗细用(图 2-7-25)。

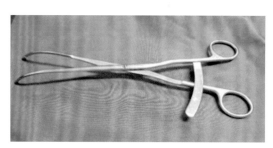

图 2-7-25　测量钳

20. 无损伤腔静脉钳　钳夹腔静脉和心耳组织用(图 2-7-26)。

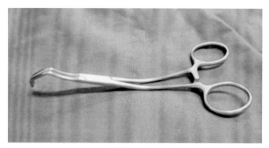

图 2-7-26　无损伤腔静脉钳

21. 直角钳 分离深部组织及钳夹止血用（图 2-7-27）。

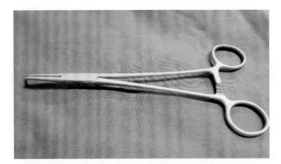

图 2-7-27 直角钳

22. 解剖钳 又叫肾蒂钳，分离钳夹组织用（图 2-7-28）。

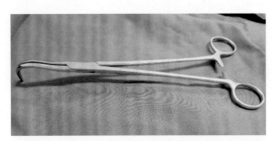

图 2-7-28 解剖钳

23. 心耳钳 钳夹部分血管和心耳用（图 2-7-29）。

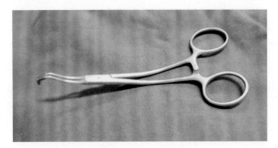

图 2-7-29 心耳钳

24. 无损伤阻断钳 钳夹阻断大血管用（图 2-7-30）。

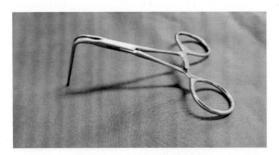

图 2-7-30 无损伤阻断钳

25. 主动脉阻断钳 钳夹阻断大动脉用（图 2-7-31）。

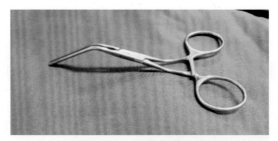

图 2-7-31 主动脉阻断钳

26. 胸骨锤 心脏手术时敲击胸骨刀用。

27. 刮勺 又叫骨刮或双头骨刮匙，供刮出骨组织或肉芽组织用（图 2-7-32）。

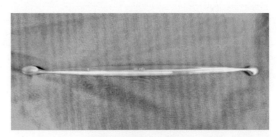

图 2-7-32 刮勺

28. 咬骨钳 用于咬除修整骨组织、硬的病变组织（图 2-7-33）。

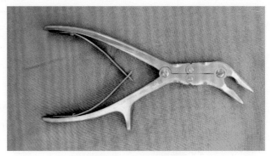

图 2-7-33 咬骨钳

29. 引导器 又叫导引器，引导钢板进入胸腔塌陷位置，帮助矫正胸骨形状（图 2-7-34）。

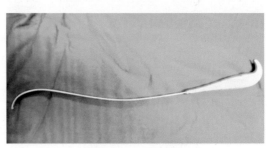

图 2-7-34 引导器

30. 钢板折弯器　折弯胸壁矫正钢板用（图 2-7-35）。

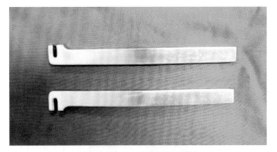

图 2-7-35　钢板折弯器

31. 翻 转 器　翻转胸壁矫正钢板用（图 2-7-36）。

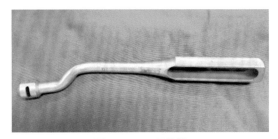

图 2-7-36　翻转器

32. 三眼折弯器　折弯胸壁矫正钢板用（图 2-7-37）。

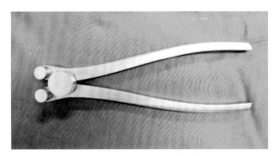

图 2-7-37　三眼折弯器

33. 尖嘴钳　切断牵引针或钢丝用的器械。

34. 肋骨剥离子　供肋骨手术必要时剥离组织用（图 2-7-38）。

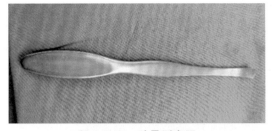

图 2-7-38　肋骨剥离子

35. 弯蚊氏止血钳　协助手术中穿刺用（图 2-7-39）。

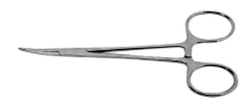

图 2-7-39　弯蚊氏止血钳

现代技术发展很快，手术器械也会发生相应的变化，各个医院在临床实际应用中，还有自己各自独特的器械，推陈出新，才能促进学科更快发展。

（刘文英　文　平）

第八节　胸腔镜及机器人手术技术

一、胸腔镜手术技术

（一）概况

尽管胸腔镜的历史可以追溯到 20 世纪初，但限于技术和设备条件，以及小儿本身解剖生理方面的原因，直至 1976 年，美国的 Rodgers 才首次将这种传统的胸腔镜技术用于小儿胸外科。随着光学、电子技术及工业制造技术的进步，腔镜系统不断更新。同时外科手术技术的改进与提高使得胸腔镜手术成为目前胸外科手术首选，也是主要的手术方式。胸腔镜手术具有创伤小、痛苦轻、恢复快、住院期短、疗效可靠、符合美观等特点；腔镜下手术具有放大效果，能够更精细准确操作，尤其对于颈胸和胸腹交界部位，传统开胸手术显露困难，而胸腔镜更易到达手术部位，显得更具有优越性。在小儿开始开展胸腔镜，大多数是小儿外科医师从成人胸外科学习而来。在成人胸外科经历了电视辅助胸腔镜手术（video assisted thoracic surgery, VATS）向全胸腔镜的过渡，而小儿胸外科医师大多数是直接开展全胸腔镜手术。随着腔镜技术的广泛普及与应用，腔镜规范化培训，越来越多的年轻医生从腔镜技术培训开始，直接开展腔镜手术成为新的趋势。进行必要的开胸手术培训,对于应对中转开胸手术和应急处理有着十分重要意义。

(二)适应证与禁忌证

1. **适应证** 到目前为止几乎所有胸外科手术都可以通过胸腔镜进行手术,包括食管、纵隔、膈肌、肺、支气管,以及胸膜腔、胸壁等各个部位的先天性畸形和肿瘤诊治。

2. **禁忌证** 巨大实性肿瘤,不能置入戳卡和手术器械,没有操作空间;生命体征不稳定,呼吸衰竭,以及其他不能耐受单肺通气或二氧化碳人工气胸等情况。

(三)合并症

1. **低血氧、低血压、高碳酸血症** 见于长时间二氧化碳人工气胸,单侧肺通气时发生。可以通过限制人工气胸压力,限制在 $4\sim6cmH_2O$,术中间断单侧肺通气;术中密切观察监测血压、血氧、二氧化碳浓度;发生后及时排气减压,对症处理。

2. **置入戳卡损伤** 置入戳卡时有可能损伤肋间血管、肺等,尤其是有肺胸膜感染史时特别注意。置入戳卡顺序应以上胸部及估计没有胸膜粘连部位为首选,其他戳卡在胸腔镜观察下置入。置入下部胸壁戳卡时,应仔细确定肋间,注意置入方向,避免损伤膈肌及腹腔组织器官。

3. **术中出血和漏气** 通常在叶间裂不清楚或胸腔粘连的情况下发生,有时变异的血管没有充分考虑或辨认不清也可能引起出血。清晰分离解剖血管,不反复夹持碾戳同一部位组织,可避免出血。漏气多出现在不规则肺叶或肺段切除时,细小支气管分支没有扎闭,或囊肿切除不全时发生。

4. **使用器械副损伤** 电刀电凝、超声刀操作不当,贴近邻近组织造成灼伤,术中注意保证留有足够距离空间,避免非直视下操作,避免发生器械副损伤。

5. **恶性肿瘤切口种植** 既往有报道取出肿瘤标本时,肿瘤组织残留与戳卡口处,肿瘤种植;术前用足够大标本袋,取出过程中避免标本袋破裂,肿瘤组织溢出。

(四)术前准备

1. **患儿** 常规全面的病史采集及查体,结合影像、检验及其他检查尽量明确诊断,完善术前必要的各项检查,以利于更好的制订手术方案及应急预案。

2. **沟通** 充分告知家长腔镜手术的必要性、优点及不足,可能发生的并发症,以及中转开胸手术作为替代治疗方法的可能,签署知情同意书。

(五)基本手术器械

1. **全套腔镜系统**(图 2-8-1)

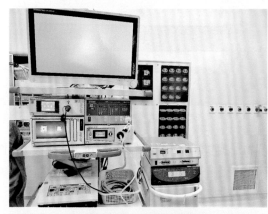

图 2-8-1 腔镜系统

(1)胸腔镜:有 0 和 30° 两种型号,以 30° 最常用。

(2)气腹机:可调压力、流速、记录二氧化碳流量和累计用气量。通常使用压力 $<8cmH_2O$,在单肺通气条件下,甚至可以不用充气;有时为了驱散电刀或超声刀产生的烟雾,保持 $4cmH_2O$ 压力。

(3)光源:可调冷光源。多为卤素灯泡或氙灯泡光源。

(4)摄像系统:高清摄像头,多芯片和 3D 成像。

(5)存储系统:记录存储影像资料,可以外接存储设备(光盘刻录、U 盘、移动硬盘等)。

2. **手术操作器械**

(1)戳卡:3mm、5mm、10mm、12mm 不等,可多次重复使用或一次性使用。小儿以 5mm 最常用,新生儿 3mm 常用,10mm、12mm 和 15mm 用于取标本、大号 Hemolock,以及配合内镜吻合切割器时应用。

(2)抓钳:有齿或无齿,用于抓持组织。

(3)分离钳:弯钳和不同角度的直角钳,分离血管、气管。

(4)持针器:直型或弯型,根据术中习惯选用。

(5)标本袋:直径 5mm 或 10mm,容积 60ml 或 80ml(图 2-8-2)。

(6)电钩:直径 3mm 或 5mm,尖端呈直角或弧形。

(7)超声刀

(8)Ligasure:低高两档能量选择,可以闭合

5~7mm 以内的血管。

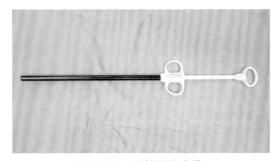

图 2-8-2 腔镜用标本袋

（9）Hemolock 及可吸收夹：夹钳直径 5mm 或 10mm，夹长 8mm 或 12mm（图 2-8-3）。

（10）切割吻合器：产品主要由套管、抵钉座、切割刀、钉仓组件、固定手柄、击发手柄、吻合器钉、调节外壳等部件组成，有多种型号（图 2-8-4）。目前产品占用空间较多。新的适合婴幼儿全腔镜手术的切割吻合器即将面世。

由于有时胸腔镜手术需要中转开胸，一般开胸手术器械，也需常规备用。

（六）基本操作

1. 体位与入路 一般采用健侧侧卧位。

2. 基本操作

（1）分离：锐性分离一般用剪刀或电钩电切等，分离无血管组织区域或膜状粘连；钝性分离可以用分离钳、电钩或超声刀等分离有疏松组织间

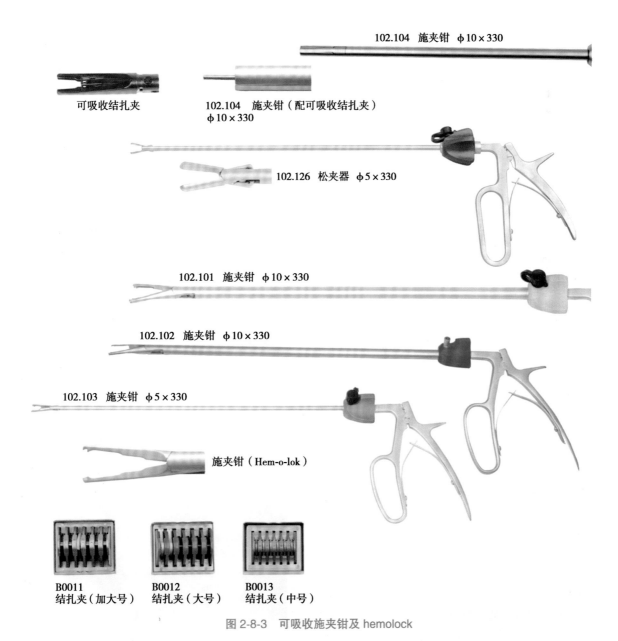

图 2-8-3 可吸收施夹钳及 hemolock

隙的部位,分离血管和支气管等。

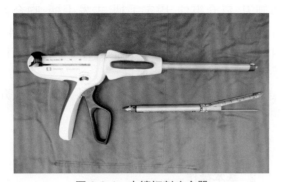

图 2-8-4 内镜切割吻合器

(2) 切开:以电钩的电切或电凝和超声刀为主。

(3) 止血:压迫止血用纱布压迫渗血表面数分钟后大多数可以完全止血;紧急情况下压迫出血血管止血;细小血管(<1~2mm)可以电凝止血;2~5mm 血管可以超声刀止血;5mm 左右可以用 Ligasure 止血。

(4) 结扎:主要是血管、支气管、食管瘘的结扎。包括线结扎和使用闭合器。线结扎一般在胸腔内用分离钳或持针器,线长度在 8~10cm 较为合适。也有胸腔外打结器械推入结扎。可选用不同大小的 Hemolock 夹,用于不同粗细的血管、支气管或瘘管的闭合。

(5) 缝合:依据不同组织和缝合目的选用缝针、缝线。可以经戳卡送进缝合针线,也可以经胸壁穿刺引入缝合针线。切割吻合器具有切开止血缝合的多重功能,小儿多用于肺楔形切除、肺段切除及肺大疱切除等,也可用于肺叶切除,根据实际需求选用不同长度钉夹,由于小儿胸腔可操作空间小,使用受到限制,现有产品在全腔镜下多用于 4 岁以上患者,4 岁以下采用扩大戳卡孔切口,腔镜辅助下操作。新的适合婴幼儿的切割吻合器已经就要面世。

(6) 标本取出:选用与标本大小适宜的取物袋,避免取物袋破裂。

(7) 关闭戳卡孔:取物用的 10~12mm 戳卡孔可以在腔镜直视下,经其上下肋间缝合关闭戳孔。其余戳卡孔,缝合胸壁肌层、皮下、皮肤。

(8) 胸腔闭式引流:腔镜直视下将引流管内端置入后侧肋膈角处,记录长度,固定。

(七) 常见应用

1. 胸腔镜在食管疾病的应用

(1) 食管闭锁合并气管食管瘘:食管闭锁合

并气管食管瘘可以选择应用胸腔镜手术治疗,不合并严重生命体征不稳定、呼吸衰竭的患儿,非极低出生体重儿,均为胸腔镜治疗食管闭锁的适应证。

手术方法以 Ⅲ 型食管闭锁为例。患儿左侧卧位(术前除外右位主动脉弓),前倾 30°~45°,右上肢固定于头部(图 2-8-5),右肩胛下角第 4 肋间约 5mm 小切口,放 5mm 戳卡,导入 CO_2 气体,压力维持在 4~6mmHg,置入观察镜,再于腋中线第 3 及第 6 肋间置入 3mm 戳卡,建立操作通道(图 2-8-6)。游离奇静脉,一般不离断,于其下方寻到远端食管,游离远端食管至气管瘘位置(图 2-8-7),并使用 Hemolock 夹夹闭或不可吸收线缝闭后(图 2-8-8),剪断瘘管(图 2-8-9)。近端食管,探查寻找到近端食管后,游离充分(图 2-8-10)。近端扩张,可尽量游离,远端细小,尽量少游离以避免血运障碍。剪断远端食管,近端食管盲端去顶剪开,5-0PDS 线间断缝合后壁 4~6 针后放置胃管。再间断缝合前壁 4~6 针(图 2-8-11)。于第 6 肋间戳卡孔位置放置胸腔引流管。术毕。术后注意保持颈部屈曲位,避免食管被过度牵拉而影响吻合口生长。

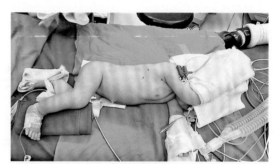

图 2-8-5 食管闭锁体位

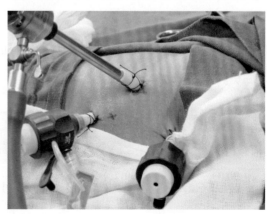

图 2-8-6 戳卡位置

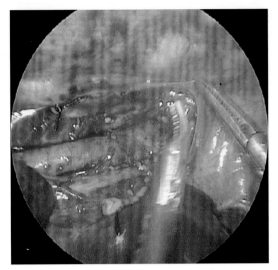

图 2-8-7 游离食管瘘

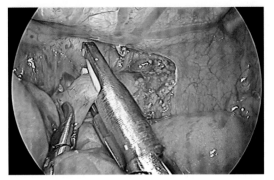

图 2-8-10 游离食管近端

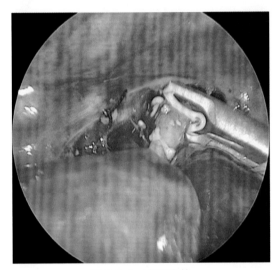

图 2-8-8 夹闭瘘管

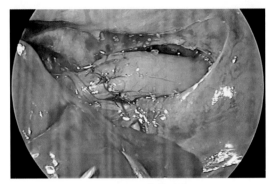

图 2-8-11 食管吻合

（2）食管囊肿：根据囊肿位置，选择体位和戳卡位置的具体肋间，尤其是位于胸廓入口处的囊肿，胸腔镜手术比开胸手术具有更多的优势，腔镜手术比开放能够更易达到手术部位，显露更清晰，易于操作。绝大多数囊肿位于肌层内向食管腔外膨出，与食管不相通；囊肿最突出部分肌层最薄，作为手术开始切开分离的部位（图 2-8-12）；囊肿肌层与食管肌层共壁，以电钩或超声刀分离（图 2-8-13，图 2-8-14），有时慢性炎症造成层次不清，可以在囊肿黏膜下层剥离；囊肿完整分离困难可以先切除大部分，敞开囊肿，将残留基底囊肿内壁刮除或烧灼。囊肿切除涉及食管全层或分离进入食管腔内的，可以在切除囊肿后修补食管。

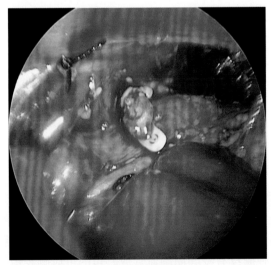

图 2-8-9 剪断瘘管

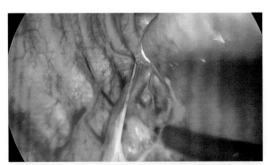

图 2-8-12 食管囊肿分离

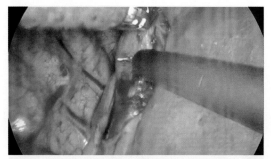

图 2-8-13　食管囊肿肌层外分离

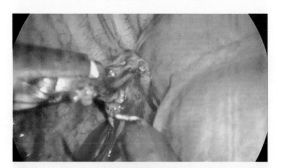

图 2-8-14　食管囊肿基底外分离

2. 胸腔镜在纵隔肿瘤的应用　纵隔神经源性肿瘤多位于后纵隔,部分经椎间孔进入椎管内。患儿健侧卧位,根据肿瘤上下部位,选择适宜的戳卡位置,一般偏后利于显露和操作。从外侧边界比较清楚部位开始电钩或超声刀分离切开胸膜(图 2-8-15),识别肿瘤边界;自边缘基底部向脊椎侧逐渐分离,分离切断供应肿瘤血管(图 2-8-16),最后切除邻近椎间孔部位(图 2-8-17),在分离基底近脊椎时注意有无进入肿瘤的血管,进行夹闭或结扎,完全切除肿瘤(图 2-8-18)。在胸廓入口处、颈胸交界处的肿瘤手术时,应特别注意识别保护锁骨下血管及其分支,避免损伤胸导管及膈神经。

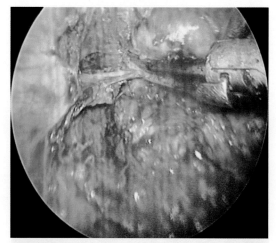

图 2-8-16　分离离断肿瘤血管

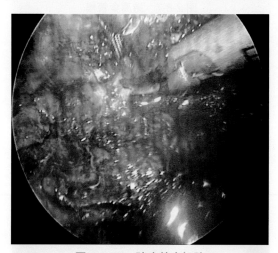

图 2-8-17　肿瘤基底切除

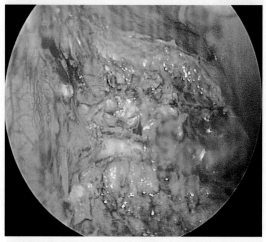

图 2-8-18　纵隔肿瘤切除完毕

前纵隔肿瘤切除可以健侧卧位或患侧抬高平卧位。前纵隔肿瘤以胸腺瘤和畸胎瘤最常见,胸腺肿瘤没有浸润周围血管或心包的可以胸腔镜手术切除。胸腺肿瘤多为分叶状,分叶间疏松组织内有供应肿瘤血管,应及时结扎夹闭(图 2-8-19)。

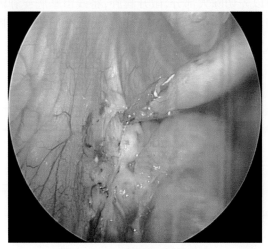

图 2-8-15　纵隔神经源性肿瘤

巨大肿瘤可以分别分叶切除。前纵隔畸胎瘤多为囊实混合性（图 2-8-20），膈神经常常穿行肿瘤内，为避免膈神经损伤，可以在肿瘤外或边缘首先识别膈神经给予分离、保护（图 2-8-21）。巨大以囊性为主的畸胎瘤可以穿刺或切开囊肿部分，引流出囊内液体，提供更大手术操作空间。

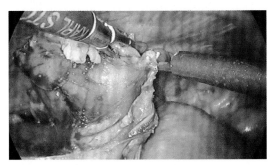

图 2-8-19　胸腺瘤切除

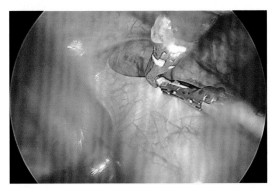

图 2-8-20　畸胎瘤切除

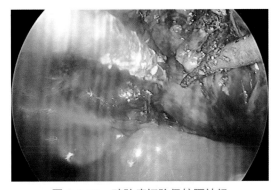

图 2-8-21　畸胎瘤切除保护膈神经

3. 胸腔镜在肺疾病的应用　先天性肺气道畸形、隔离肺、肺大疱等胸腔镜下肺切除术，包括肺叶切除、肺段切除及不规则病损切除。

（1）体位健侧卧位，肩下垫高，健侧手抱头或固定于头架下。

（2）麻醉单肺通气。

（3）手术多采用三孔法，戳卡位置根据病变部位和操作者习惯选择。气胸压力多为 4~8cmH$_2$O。

①肺叶切除：依次分离动脉（图 2-8-22，图 2-8-23），静脉和支气管（图 2-8-24），Hemolock 夹结扎近端，远端超声刀横断，遇到粗大气管，可以选择腔镜切割吻合器处理支气管。叶间裂不清晰者，最后处理分开肺裂，可以用超声刀分离，也可以用吻合器横断，如果遇到创面漏气，可以于腔镜下可吸收线缝合加固。②肺不规则病损切除：电刀沿边缘标记脏层胸膜，由外向内依次分离血管和气管，处理方法同肺叶切除。③婴幼儿肺大疱（图 2-8-25），可以完整剥离切除，完整切除后，创面连续缝合（图 2-8-26）；肺大疱一般距离肺门较远，发病者多为年长儿，可以用吻合器直接切除（图 2-8-27）。

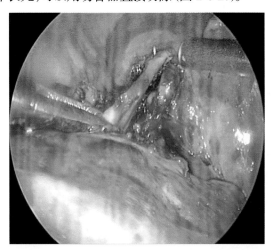

图 2-8-22　分离肺动脉

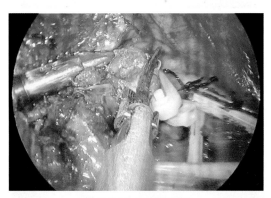

图 2-8-23　夹闭血管

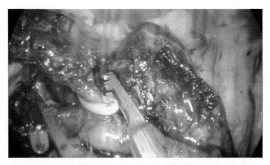

图 2-8-24　处理支气管

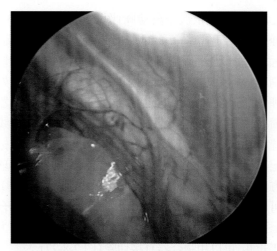

图 2-8-25 肺大疱

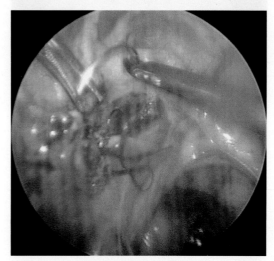

图 2-8-26 缝合创面

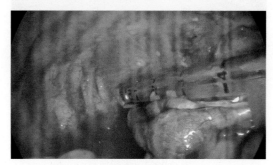

图 2-8-27 切割吻合器切除肺大疱

4. 胸腔镜在膈肌疾病的应用 膈疝和膈膨升是最常见的小儿胸外科疾病,胸腔镜膈肌修补与折叠术是首选的手术方法。食管裂孔疝大多经腹腔镜进行修补及胃底折叠。

(1)体位:健侧卧位,健侧上肢固定于头部,勿上头架,小婴儿的手术,操作者位于床头端操作,镜头指向患儿尾部,显示屏置于床尾端,这样能够有较大手术操作空间。年长儿可以选择侧部而接近手术操作部位。

(2)手术选择三孔或四孔操作,戳卡多选择腋前线、腋后线、肩胛线的第 4 肋间、第 3 肋间、第 5 肋间,操作困难时可加腋中线第 7 肋间戳卡辅助。气胸压力多为 4~10cmH$_2$O。首先还纳疝内容物至腹腔,可于疝囊顶部取活检(非常规),间断缝合第一层(图 2-8-28),由张力小到张力大处缝合,多为由两侧向中间缝合,此法缝合同时消灭疝囊无效腔。近胸壁处的膈肌外侧缺损处,胸腔内直接缝合困难,可采用横跨肋骨悬吊膈肌缝合法,即在膈肌缺损体表投影处进针,穿肋间肌进入胸腔,穿过膈肌边缘肌肉组织,跨越肋骨后由肋间肌穿出,稍扩大皮肤进针处切口,将尾线经皮下从进针处切口引出,在皮下打结固定。第二层褥式缝合或8 字缝合加固(图 2-8-29),如果遇到缺损较大或膈肌极为薄弱者,可采用生物补片缝合,经戳孔导入补片,间断缝合补片与膈肌边缘即可(图 2-8-30)。

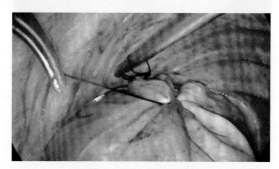

图 2-8-28 膈肌折叠

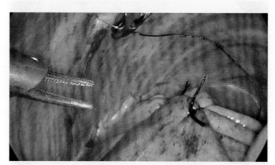

图 2-8-29 第二层加固

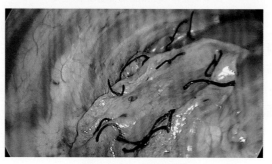

图 2-8-30 膈疝补片

5. 胸腔镜在胸壁畸形的应用　漏斗胸和鸡胸已经普遍实施胸腔镜辅助下 NUSS 手术。漏斗胸最小在 4 岁以后进行，年龄大于 12 岁者手术矫形效果不佳且术后疼痛明显。

经胸骨最低点测量两侧腋前线与腋中线之间的距离选用矫形钢板长度，弯曲矫形钢板至与胸壁相适宜弧度。在放置钢板的对应胸壁肋间水平，腋前线前方做切口 2cm，切开皮肤皮下，胸壁肌层直至肋骨，右侧切开置入胸腔镜观察，找到胸骨最低点，对侧同样置入胸腔镜，直视下引导器在胸骨后，从右向左，分离做隧道从左侧观察到胸骨后引导器穿过胸骨后纵隔间隙，再从胸壁引出，过程中注意有无出血，避免心包损伤。引导器经胸引管连接矫形钢板，将矫形钢板经隧道从右侧引出，翻转矫形钢板，左侧用固定垫片，缝合固定于肋骨骨膜。排空胸腔气体，关闭伤口。

二、达芬奇手术技术

（一）概述

在现代医学史上，影响外科手术发展的三个重要因素是医生在手术中和手术后对于患者失血、疼痛及感染的控制能力，输血术、麻醉术和抗生素药物的使用有效地降低了外科手术对患者的生命威胁。如今外科技术发展的趋势是减小手术对患者的创伤，减少失血和手术对正常组织的非必要伤害，而进一步减少外科手术创伤的有效手段是采用微创外科技术。

微创外科是一种现代外科技术，手术操作时医生在患者体表手术切口直径仅为 0.5~1.2cm，医生手持细长的手术器械通过体表小孔进入患者体内对器官和组织进行操作，电视内镜的出现促进了微创外科技术的进一步发展。由于医生在进行微创外科手术时需要对手术器械进行长距离或反向驱动，因此操作技术有较高要求。目前可用的手术器械比较简单，使微创外科手术的适用范围受到一定限制，微创外科技术大多用于病情诊断和一般简单手术操作。

现如今，机器人技术已经成熟地应用于工业领域，人们尝试将机器人的一些优点应用于外科领域，例如机器人可遥控操作、运动精确、可完成复杂动作等，以外科操作为目的的外科机器人由此诞生。目前机器人手术日趋成熟，在泌尿、胃肠道、肝胆胰、胸心外科、妇科、小儿外科等各个学科得到广泛应用。下面将就外科手术机器人系统发展过程、达芬奇机器人系统及其在小儿胸外科的应用进行介绍。

（二）外科手术机器人系统发展过程

1985 年，一台 Puma560 型工业机器人在美国加州放射医学中心被改进应用于脑外科取样实验，从此开启了机器人技术在外科领域的应用，1999 年这台机器人技术获得了美国 FDA 的临床应用许可证。1989 年，美国加州大学成功地应用机器人进行了狗骨科置换手术实验。1991 年，Robodoc 应用于膝关节外科置换手术，临床实践证明，相对于传统手术它拥有更好的磨削及钻孔精度。目前 Robodoc 在全世界完成了 24 000 多例手术，2008 年获得了美国 FDA 许可证。

1994 年，研发了内镜光学定位外科机器人系统 -AESOP，用来减轻传统微创外科手术中持镜医生的繁重工作。它结合 Henries 语音驱动系统，通过医生的语音，命令控制微创外科手术中内镜镜头的位置。AESOP 系统在 1994 年获得了 FDA 的认证，是第一个 FDA 批准进入医疗市场的外科机器人系统。这个系统最重要的历史价值是为当前进入临床使用的外科机器人提供了可行性基础。1997 年，Computer Motion 公司在伊索系统的基础上，研发了宙斯（Zeus）机器人系统。

达芬奇（da Vinci）机器人最初的样机诞生于斯坦福大学。1987 年，斯坦福研究院（Stanford Research Institute，SRI）的 Phil Green 博士与 John Bowersox 外科医生一起发明了"远程手术系统"，医生可以通过这台机器远程对战场上的士兵进行手术。这吸引了美国国防部高级计划研究院（DARPA）的注意，并得到 DARPA 进一步资助研发。1995 年 Intuitive Surgical 公司成立，从 SRI 获得了远程手术机器人的技术授权，在后续的 3 年中研发了 3 代机器人样机，进行了动物和人体试验，最终推出达芬奇手术系统，开启了达芬奇手术系统的商业化进程。1999 年达芬奇系统获得欧洲 CE 市场认证，1 年之后被 FDA 批准在普通外科手术中应用，成为当时全球第一个机器人腹腔镜手术系统。2001 年 FDA 准许达芬奇手术系统应用于胸腔手术和根治性前列腺切除术。

2003 年两家公司同意合并，从此以后，Zeus 系统开始逐步被功能更加完善的达芬奇系统替代。2006 年 da Vinci S 系统发布，通过人机工程学设计把术前调整时间减少了一倍，大大提升了患者端机器人的操作体验,患者端操作手更小,更轻,更容易制造和维护,运动空间变得更大。2009年发布 da Vinci Si,重点改进了医生操作平台和图像车,使医生操作台更加符合人机工程学,提供了更高清的 3D 显示器,并将主操作手的走线全部改为内部,简化了使用界面。同时还首次设置了双医生控制台方案,采用"交换控制"的方案允许医生共同控制机器人的器械,这样可以更方便医生培训以及协作手术。2014 年,第四代外科手术机器人 da Vinci Xi 问世。最新型号 Xi 比上一代 Si 改进之处主要在于:经过大幅改进的驱动结构使得机械臂移动范围更灵活精准,可覆盖更广的手术部位;数字内镜更加轻巧,使用激光定位并可自动计算机械臂的最佳手术姿态,画面成像更清晰,3D 立体感更准确,并且 da Vinci Xi 上所配置的内镜还可以拆卸附件到操作器械上,使外科医生的手术区域更大并且手术灵活性更高。2018年 da Vinci single site system(单臂手术机器人)发布,机器人微创手术进入单孔时代。除 da Vinci外,目前世界各地的各种学术和行业组织还至少有 20 种不同的机器人手术系统原型正在开发。

(三) 达芬奇外科手术机器人介绍

目前世界上最先进且临床应用最广泛的手术平台是达芬奇(da Vinci)手术机器人。da Vinci 手术机器人系统由三个部分组成,即:外科医生控制台、床旁机械臂系统、成像系统。

1. 外科医生控制台(surgeon console) 是外科手术机器人的控制中心(图 2-8-31)。主刀医生坐在控制台中,位于手术室无菌区之外,使用双手(通过操作两个主控制器)及脚(通过脚踏板)来控制器械和一个三维高清内镜。正如在立体目镜中看到的那样,手术器械尖端与外科医生的双手同步运动。这种设计最大程度还原了开放式手术中医生的眼睛与器械、手与器械同步运动的情形,有助于医生手眼协调达到最佳程度。这就意味着,在微创情况下实施手术时,外科手术机器人能够使外科医生像在开放式手术中一样灵巧。此外,控制系统中运动比例缩放功能使医生手部的自然颤抖或无意的移动减小到最小程度,从而进一步提高手术操作精确度。主刀医生还可以从外科医生控制台中选择将视图从全屏模式切换到一种多图像模式(TilePro TM 显示),该模式能够显示出手术部位三维图像的同时,一并显示出由其他设备提供的最多两个附加图像,例如患者心电监护

信息及术中超声影像。

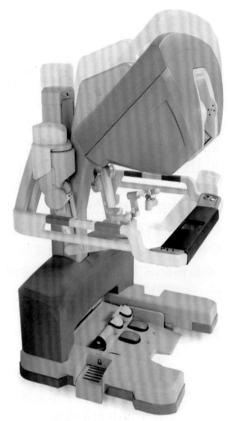

图 2-8-31 外科医生控制台

2. 床旁机械臂系统(patient cart) 是外科手术机器人的操作部件(图 2-8-32),其主要功能是为器械臂和摄像臂提供支撑。助手医生在无菌区内的床旁机械臂系统旁工作,负责更换器械和内镜,协助主刀医生完成手术。为了确保患者安全,助手医生比主刀医生对于床旁机械臂系统的运动具有更高优先控制权。

3. 成像系统(video cart) 内装有外科手术机器人的核心处理器以及图像处理设备(图 2-8-33),在手术过程中位于无菌区外,可由巡回护士操作,并可放置各类辅助手术设备。外科手术机器人的内镜为高分辨率三维(3D)镜头,对手术视野具有 10~15 倍的放大倍数,能为主刀医生带来患者体腔内三维立体高清影像,使主刀医生较普通腔镜手术更能把握操作距离,更能辨认解剖结构,提升手术精确度。

4. EndoWrist® 器械 是为手术机器人专门研发的手术操作器械,其特有的"转腕功能"能够使机器人的"手"具有极高的灵巧性,具有七个自由度(人手为五个),比人手活动范围更大,使外科手术超越了人手的极限(图 2-8-34)。EndoWrist

器械能够支持在任何外科手术台上的缝合、解剖及组织处置等手术操作。该器械属于多用途器械,有 8mm 和 5mm 两种直径规格。目前,单孔 EndoWrist 器械已经进入临床应用(尚未进入中国大陆)。

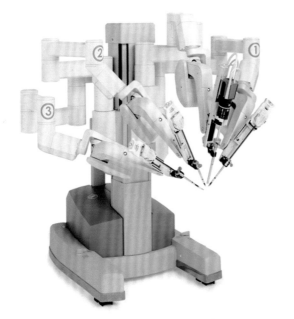

图 2-8-32　床旁机械臂系统

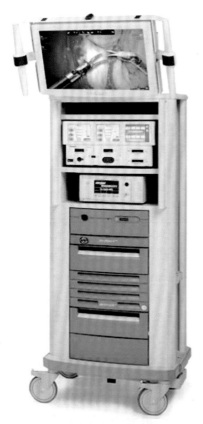

图 2-8-33　成像系统

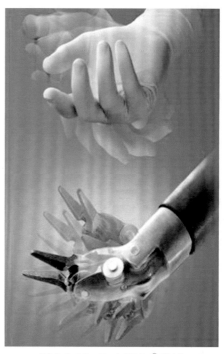

图 2-8-34　EndoWrist® 器械

(四)达芬奇机器人手术系统在小儿普胸外科的开展情况

2000 年美国 FDA 批准达芬奇机器人手术系统在普通外科手术中应用,其后逐渐扩展到妇产科、泌尿外科、心脏外科等专科。胸外科应用许可于 2001 年 3 月 5 日被美国 FDA 批准。

2002 年法国医生 Le Bret E 首次报道机器人手术系统(Zeus 系统)治疗 28 例小儿动脉导管未闭患儿,最低体重是 2.3kg,疗效与腹腔镜手术相似,但手术时间明显长于腹腔镜手术;2007 年美国医生 Baird CW 应用 da Vinci 机器人手术系统成功治疗了 1 例 14 岁的房间隔缺损患儿,这是最早将 da Vinci 机器人用于小儿心外科及体外循环手术的报道。

小儿普胸外科疾病的机器人手术的报道不多。2008 年,作为小儿外科机器人手术的先驱,Iowa 儿童医院的 Meehan 教授报道了 da Vinci 机器人手术系统治疗 5 例小儿纵隔肿物,最小年龄为 2 岁。2009 年 Meehan 教授团队的 Slater BJ 报道了 8 例先天性膈疝的 da Vinci 机器人手术,经验是小儿胸腔容量有限,体重小于 2.5kg 的患儿推荐经腹腔入路。2013 年英国 Cundy TP 总结了过去 10 年小儿外科机器人手术的开展情况,分析 137 篇文献中的 2 393 例手术,普胸手术 77 例,占比为 3.2%,其中前三的病例是肺叶切除 18 例,胸腺切除术 14 例,良性纵隔肿瘤 9 例。2015 年法国医生 Quentin Ballouhey 针对小儿普胸外科的机器人手术做了一篇总结报道，该组病例共 11 例，3 例为新生儿，最低体重 3kg，3 例食管闭锁患儿 2 例中转。该中心的实践表明，不像既往报道机器人 Trocar 之间距离至少 8cm，对于 Si 系统，5~6cm 是可以完成手术的。新生儿胸腔体积太小，器械手展开困难，且 8mm 的 Trocar 很难进入并穿过新生儿的肋间隙。

在国内，2006 年由中国人民解放军总医院首先引入达芬奇机器人手术系统，主要应用于成人心外科、泌尿外科、普外科、肝胆外科手术及胸外科。2013 年香港大学玛丽医院黄格元团队报道了 20 例小儿外科达芬奇机器人手术的经验，其中包括 2 例食管部分切除术。2015 年 5 月华中科技大学同济医学院附属协和医院引进 da Vinci Si 系统，汤绍涛团队开展了小儿普外和普胸多种手术（包括纵隔肿瘤、肺叶切除、膈膨升、膈疝等），开启了中国大陆小儿机器人普胸外科手术的新纪元。2019 年 1 月，在武汉举办了中国首届小儿外科机器人手术学术会议，介绍了国内外开展现状，包括小儿普外、泌外、普胸等，为小儿机器人手术的进一步普及奠定了基础。

（五）达芬奇机器人手术系统的优劣势

1. 达芬奇机器人手术系统的优势

（1）高清、三维视觉：传统开放手术注重的是暴露与视野，而达芬奇机器人不同于开放手术从外到内的鸟瞰视觉，它是如同钻进患者的腹腔或胸腔内利用放大镜从多角度仔细侦察病变区域，并能轻松越过和达到开放手术很难看清的视角。普通腔镜放大倍数为 4~8 倍，而达芬奇机器人可放大 10~15 倍，更加清晰，形成视觉 - 触觉反馈。达芬奇机器人的视野和视角由手术者自己掌控，画面自然、清晰、稳定，会使你感觉离患儿的病灶更近、更深、更贴切。三维与二维视觉的主要不同在更精细操作的空间定位上，视觉上的突破将会提升医生对手术操作的自信与掌控力。

（2）精细、灵活的手术：即手上的技术和艺术，外科医师在手术危急时刻最相信的是自己的手感。外科技术不断发展的今天，开放外科中的手技与手感仍然是外科精髓中的主要传承方式。现代外科四大基本技能包括"切开、止血、缝合、打结"，当我们看到机械手在镜下的精细、灵活操作时（如缝合、打结），我们就已经感到用腔镜解决疑难、高危手术的时机已经来临！越大越难的手术采用微创技术更显其优势，患儿病情越重，手术创伤需要越小，这就是我们面对的临床前沿。未来机器人手术会成为众多疑难、复杂或再次手术患儿选择的常规外科技术。

（3）全新的外科模式：机器人腔镜外科完全改变了传统外科医师的上台手术模式，形成一种实时、透明、开放的交流模式。术者与患儿之间是比普通腔镜技术更稳定、清晰、灵巧的机器人手术系统，术者与术者之间可以从容地进行阅读、讨论、交流与换位，并通过网络系统实时救助远程患儿，自然形成默契的团队配合和多学科融合新诊疗模式。未来达芬奇机器人手术系统将植入患儿病情的各种分析资料，并记忆医生操作成功或失败动作，自动报警和纠错，这些定会令人耳目一新。

2. 达芬奇机器人手术系统的劣势

（1）操作过程中的问题 - 触觉反馈：手术医生坐在控制台前，通过使用控制手柄来操控手术器械和立体腔镜，工作机械手臂可以完成手术操作，没有触觉反馈。外科医生只有通过学习积累，增强视觉辨认、增加视觉反馈来弥补。

（2）机器臂的安装及调整：机器人系统手术过程中，首先要进行机械臂的安装，这个过程消耗了一部分手术时间。在手术中也会有相应的调整，可能会反复拆卸、安装机械臂。比如：从脐部放置摄像孔，从右上腹观察改为左下腹观察，就要重新拆卸、安装机械臂。这个过程不仅耗时，而且容易出现机械性故障而影响手术。

（3）操作空间的限制问题：机械臂的碰撞会影响手术进程，有时甚至无法完成而改变手术方式。因此，推荐每个套管位置距离 8cm 以上，机器人机械臂必须放置 5~6cm 以上的深度。不难理解，机器人手术在年龄越小的患者，套管机械臂之间冲突的风险变得越大。Yeung 等认为没有办法在小于 $64cm^3$ 的空间内完成机器人手术。Finkelstein 的研究表明：机器人手术患儿两髂前上棘距离 >13cm，剑突耻骨距离 >15cm，会明显减少机械臂的碰撞次数，确保手术顺利完成，降低机械故障的发生率。因为给予气体后套管之间的距离会相应增长，所以达芬奇外科系统套管之间最小 5~6cm 的距离是可以接受的。但是新生儿胸外科仍然具有挑战性，受到很大限制，原因是肋骨的固定位置、胸壁弹性较腹壁差。体重 3kg 以下小儿的肋间隙，很难插入 8mm 的 Trocar，需要特别设计和安置 Trocar 的位置。

（4）高额费用：机器人手术的一个明显缺点是机器人的初始购买高成本和持续的维护费用。机器人技术开展的初期不可避免地存在技术专利化、费用昂贵的问题，但相信随着技术的普及，手术费用会逐渐降低，进而从高端化逐渐走向平民化。所有的改进与更新都是从患者及外科医师的需求出发，从而实现患者利益的最大化。

（六）机器人手术展望

鉴于目前手术机器人的上述劣势，未来机器人的改进必定包括操作器械微型化、单臂多孔操作器械、柔性器械等；不远的将来，人工智能、5G技术及大数据的综合使用，将使手术机器人增加人机交互功能、学习功能，其优势将进一步发挥，使广大患儿受益。

（李　龙　汤绍涛）

第九节　胸外科内镜技术

早在 1806 年，Ozzie 用铜管在烛光照明下观察人体的内腔为内镜检查的开端。内镜的照明光源是影响其发展的主要因素。直到爱迪生发明电灯以后，内镜的照明系统才有了突破性进展。Nitze 于 1879 年先后发明了以电灯为光源的膀胱镜、食管镜和胃镜。1881 年以后即有应用 Nitze 发明的内镜成功诊断食管癌、胃癌，以及食管内异物取出的报道。

但因气管及喉部的高度敏感性，气管支气管内镜检查术明显迟于其他的内镜检查。直到 1828 年 Green 发现喉部能耐受异物并开始经气道内插管。19 世纪末，Kirstein 和 Killian 应用 Odwver 发明的扩张管进行气管插管并取出气管内的异物，开创了气管硬质内镜检查的历史。1897 年，Killian 首先报道用直径 8mm 的食管镜从气管内取出骨性异物。20 世纪 70 年代光导纤维内镜的发明解决了硬质内镜的不足。

一、食　管　镜

（一）概述

作为唯一能直接显示食管黏膜的食管镜广泛应用于临床诊断与治疗。1906 年，美国 Chevalier Jackson 设计出著名的 Jackson 式内镜和各种内镜钳，完善了食管镜检查技术。1962 年，Hirschowitz 制造了软管纤维食管镜，广泛应用于临床。近 20 年来，内镜超声通过可视化的食管镜与高频超声相结合，使临床医生可以在术前分析食管壁的结构，甚至可以精准引导细针经消化道穿刺对食管周围组织进行穿刺检查或治疗。随着器械和技术的进步，目前食管镜在儿科已得到普遍重视和应用。

（二）食管镜分类

食管镜分为硬管食管镜、纤维食管镜、电子食管镜和超声食管镜等。

1. **硬管食管镜**　分为传统型和新型两种，新型硬管食管镜与传统硬管食管镜的主要区别：①由合金材料制成，重量轻，操作时手感灵敏，管壁薄（0.25mm）、管腔宽视野大；②应用冷光源、光导玻璃纤维照明，一般食管镜仍采用远端照明，但光导玻璃纤维光亮度强、视野清晰、景象更真实；③可插入潜窥镜行更细致观察。

2. **纤维食管镜**　优点：①镜身细软可弯曲，减少检查不适感；②照明度强；③创伤性小而安全；④头部可屈曲，基本消除了观察盲区；⑤能接照相机、录像机或摄影机等设备。缺点：价格较贵，容易损坏，维修复杂，钳取的组织标本较小。因此，目前纤维食管镜尚不能完全取代金属食管镜，如扩张食管、经食管镜放入探子、较大异物取出或取较大的组织标本时仍需使用金属食管镜。

3. **电子食管镜**　是一种新的食管疾病诊治工具，在纤维食管镜远端加装 CCD 取代内镜光导纤维，使内镜下图像变为电子信号，显示于监视屏，图像清晰提高了疾病诊治准确和安全性；电脑储存图像，有利于病变随访、对比和资料积累。

4. **超声食管镜**（endoscopic ultrasound, EUS）　是可视化食管镜与超声的结合，可用来检查食管黏膜下病变。通过可视化内镜，超声探头可通过狭窄的食管，对传统超声探头无法观察的部位进行超声检查。

（三）食管镜检查的术前准备

检查者应具备丰富的临床经验，熟练的内镜检查技术，在紧急情况下急救处理的能力。要熟悉小儿消化道的生理、解剖，对年长儿进行说服教育，以便解除顾虑，争取合作。除术前检查所用内镜各部件外，进内镜时要轻而快，观察病变准确，尽量缩短操作时间。

无论是否需要活检的内镜检查一般都不需要

使用抗生素。但合并复杂青紫型先天性心脏病或感染性心内膜炎患儿，术前需抗感染治疗。

消化道检查取仰卧位或左侧卧位。仰卧位时，患儿下颌略向上，尽量使颈部放松；左侧卧位时，头部可轻轻前屈，以减少进镜时阻力。注意观察患儿术中的反应，随时吸出小婴儿口腔内的分泌物，避免分泌物误入呼吸道。年长儿应告知分泌物不能吞咽。如行内镜下活检或其他治疗，应待创面完全止血后再结束操作。

（四）适应证和禁忌证

1. 适应证

（1）食管镜诊断的适应证

1）活动性、持续性或复发性上消化道出血。

2）吞咽困难；吞咽疼痛；持续拒绝进食。

3）非持续性胸痛。

4）怀疑有腐蚀性物质摄入史者，但急性期禁做检查，需在损伤后 24~48 小时后进行。

5）不明原因的持续性呕吐。

6）吞食异物。

（2）食管镜治疗的适应证

1）取异物。

2）食管狭窄的扩张。

3）食管静脉曲张硬化剂治疗。

4）食管静脉曲张结扎。

5）食管支架置入。

6）食管壁注射、经食管穿刺手术。

2. 禁忌证　严重心肺疾患，无法耐受内镜检查；张口困难；怀疑有休克或消化道穿孔等危重患者；消化道急性炎症，尤其是腐蚀性炎症损伤后 24~48 小时内的患者等应避免胃镜检查；合并气管食管瘘，检查可能加重损伤者；咽部疾病或食管入口处狭窄，内镜无法通过者；明显胸主动脉瘤患者；高度脊柱畸形者；严重出血倾向者。

（五）临床应用食管镜的常见食管疾病

1. 食管异物（foreign bodies of the esophagus）　大部分误食异物的病例发生在 6 个月至 3 岁的婴幼儿。大部分异物可自然排出体外，有 10%~20% 的患儿需要内镜取出异物，不到 1% 的患儿需要外科手术介入。虽然误食异物的死亡率不高，但仍有死亡病例的报道，且本病发病率较高，值得临床关注。

大多数误食异物的患儿无明显临床症状，如出现症状可能与异物停留的位置有关。通常异物会停留在生理性狭窄的区域。年长儿会诉颈部或下胸部异物黏附感，通常提示食管上段及下段受异物刺激。任何年龄的患儿都有可能出现食欲不振、流口水或呼吸道症状（包括喘息、喘鸣或窒息）。食管异物嵌顿提示食管自身病变可能，既往食管手术及食管先天性畸形也增加了食管嵌顿发生率。长期异物残留可导致体重减轻或反复吸入性肺炎，并可造成食管黏膜损伤致狭窄或侵蚀食管壁，与气管或其他邻近结构形成瘘管。尖锐的物体可能会刺穿食管，导致颈部肿胀、捻发感、纵隔气肿、大血管损伤等。通过仔细询问病史及体格检查，大多数患儿可以做出诊断。影像学检查可以初步判断异物的位置。

对于无症状的钝性异物可以观察 12~24 小时，如果不能明确排出体外时间，建议立即行纤维内镜检查，同时可通过纤维内镜观察异物周围消化道损伤及病变，以采取相应治疗。在进行取异物手术前应充分准备取异物的器械，包括鼠齿钳、鳄齿钳、息肉圈套器和取物网等。

当出现以下情况时需急诊手术干预：吞食尖锐的物体，长度大于 5cm；吞入多个磁石进入食管或胃内；吞入纽扣电池进入食管或胃内；合并气道损伤；食管梗阻，患者无法吞咽分泌物。

硬币和纽扣电池是最常见的食管异物，多数硬币可自行排出体外。而吞食纽扣电池者则需急诊手术，因除了直接压迫坏死外，平坦的食管壁与电池的两极接触会产生电流，导致食管液化坏死和穿孔。此外残留的电池也会泄漏腐蚀性物质（电池中含有重金属，如汞、银和锂，以及强氢氧根的钠或钾等）损伤食管。

小儿误食磁石是另一种非常危险的急症。因两个或两个以上的磁石相互吸引会导致食管和胃穿孔，肠管压力性坏死，肠瘘、肠穿孔，严重胸腔、腹腔感染等。如疑似食入磁石需尽快完成术前评估，及时行内镜或外科手术治疗。

对于尖锐的异物在取出过程中应使用异物网兜，防止在取出过程中造成食管的二次损伤。此外一些被误吞的玩具中含有大量的铅，为避免铅中毒应尽快取出异物，同时应用质子泵抑制剂加速铅的溶解、排出。

2. 腐蚀性食管炎（corrosive esophagitis）　碱性异物可对食管黏膜造成严重损害，其程度取决于碱性物质的种类、数量、浓度，以及黏膜与腐蚀剂接触的时间。摄入碱性物质会导致食管壁液化，碱性物质渗入食管壁。而酸性物质会导致食管壁的凝固性坏死,从而限制酸性物质渗入食管壁。最常见的症状是吞咽困难、流口水、拒绝进食、胸骨后疼痛、腹痛和呕吐。腐蚀性食管损伤分为4个级别:Ⅰ级:水肿和红斑;Ⅱ级:线状溃疡、坏死白斑;Ⅲ级:环形损伤,部分病例出现跨壁性损伤,内镜可看到黏膜脱落;Ⅳ级:穿孔。Ⅰ级损伤约占68%~80%。Ⅱ、Ⅲ级腐蚀性食管炎可能导致远期食管狭窄。约有80%患者在损伤后2个月出现食管狭窄所引起的梗阻症状。Ⅳ级病变患者由于系统并发症预后较差。对于并发食管穿孔、大量气胸、纵隔气肿者需急诊手术。有文献报道在腐蚀性食管炎后16~42年,有2%~30%的患者会罹患食管癌。摄入碱性异物者禁用催吐剂及液体稀释,因为呕吐会使碱性胃内容物与食管黏膜接触造成额外的损伤。此类患者可以放置鼻饲管,用于在愈合阶段的营养支持,如果预期会出现狭窄,还可以放置支架以保持食管开放。目前对糖皮质激素的治疗存在争议,通常仅限于有呼吸道严重症状的患者,糖皮质激素不能阻止食管狭窄的发展。

3. 胃食管反流　正常小儿可出现生理性的胃食管反流,但并不出现临床症状,称之为生理性胃食管反流。当反流合并发育不良、呕血、贫血等症状则称为胃食管反流病。患儿呈现类似斜颈样的"公鸡头样"的姿势,同时伴杵状指、蛋白丢失性肠病和贫血即Sandifer综合征。胃食管反流的并发症包括食管狭窄、巴雷特食管、声音嘶哑、血管炎。

内镜检查可以通过直接观察食管黏膜,并取活组织检查,以确定是否存在食管炎及其严重程度,也可以观察到食管狭窄或巴雷特食管等并发症。特别需要注意的是内镜下正常的食管不能排除胃食管反流的存在,黏膜活检可提高诊断的敏感性。

4. 食管静脉曲张(esophageal varices,EV)　通常门静脉、肝静脉压力梯度大于12mmHg就会出现食管静脉曲张。文献报道有超过50%的肝硬化患儿都会出现食管静脉曲张。内镜是食管静脉曲张诊断的"金标准",根据其大小和形态可分为四级:

F0:未见食管静脉曲张。

F1:小而直的食管静脉曲张。

F2:食管轻度肿大,迂曲静脉曲张不超过1/3管径。

F3:食管静脉曲张大,呈螺旋状,超过1/3管径。

当曲张的静脉破裂出血时,需紧急内镜治疗。内镜可以通过注射硬化剂或镜下静脉结扎有效控制出血。然而在治疗中需注意避免穿孔及食管狭窄等并发症的发生。

5. 食管狭窄(esophageal stenosis)　儿童食管狭窄可能由先天性异常、摄入腐蚀性物质或异物、复杂性反流性食管炎(reflux esophagitis),以及食管手术所引起。内镜可确定狭窄的范围和程度。

狭窄程度的判断:

(1)狭窄指数 =(1- 狭窄段食管直径)/ 远端正常食管直径。扩张后以狭窄指数下降 0.1 作为扩张有效的指征。

(2)stooler 分级:Ⅰ级,能进软食,狭窄口直径13mm 以上的内镜顺利通过;Ⅱ级,能进半流质,狭窄口直径在 8~13mm 者,为轻度狭窄;Ⅲ级,能进流质饮食,狭窄口直径 3~8mm,为中度狭窄;Ⅳ级,进食流质困难,狭窄口直径小于 3mm,为重度狭窄。其中Ⅲ级、Ⅳ级患儿经扩张后狭窄分级下降两级为扩张有效指征。

可以使用球囊或 savar-gilliard 探条进行扩张,内镜下扩张优点:①可观察到是否存在胃食管反流及食管炎,采取相关治疗;②避免在食管憩室内盲目扩张而导致扩张失败或食管破裂;③局部渗血创面可喷洒冷生理盐水或 1:20 稀释的肾上腺素止血治疗;④及时观察到难以控制的活动性出血,提供手术指征。缺点:内镜下扩张可能会造成食管、胃损伤,诱发心律失常等并发症;食管穿孔是最严重的并发症,对于误食碱性异物造成的食管狭窄进行扩张,穿孔的风险更高。

二、气 管 镜

(一)概述

气管镜作为目前普遍应用的一项重要的检查技术,经历了近 200 年的发展历史。临床主要有两大类型:硬直金属支气管镜和软质可曲性支气管镜(简称纤维支气管镜)。对气管、支气管、肺及其他胸腔疾病,支气管镜作用尤为突出。

随着科技发展,新型、微型小儿硬质支气管镜检查也广泛应用于临床,成为小儿气管、支气管和肺部疾病极有价值诊断和治疗方法,小儿硬质支气管镜检查,已从异物取出演变为多种功能。我国于 20 世纪 70 年代初期开展纤维支气管镜检查治疗技术,现已能在基层医院开展得到普及应用。与纤维支气管镜相应的配套装置也不断得以完善和发展,对治疗支气管、肺及纵隔疾病提供了有力的支持,纤维支气管镜能提高气管、支气管、肺部病变诊断正确率,是内镜划时代的进步。纤维支气管镜与硬质支气管镜相比,具有镜体较软、可视范围扩大、患者痛苦少、适应证广、操作简单、并发症少等优点,已成为临床不可缺少的诊断工具。

(二)术前准备

根据儿童的年龄和治疗的疾病选择硬质支气管镜或软质纤维支气管镜。软质的纤维支气管镜常用于动态评估气道,单肺通气,以及获取微生物样本。而硬质支气管镜常用于诊断和外科手术。由于支气管镜可能会刺激交感神经,导致心动过速、心律失常、全身性和颅内高血压,以及儿茶酚胺酶升高等,建议采用全身和局部麻醉避免其发生。

(三)适应证与禁忌证

1. 适应证

(1)支气管镜诊断适应证

1)肺部占位病变的定性诊断:胸部影像学检查对肺部肿块的大小、形态、部位多能够做出明确诊断,但对肿块的定性诊断较为困难。

2)咳嗽:慢性咳嗽基础上出现咳嗽性质的变化及咳嗽频率的改变、咳嗽症状加重、常规治疗无效,则需要进行纤维支气管镜检查,以明确引起咳嗽的原因。

3)咯血:肺部肿瘤是咯血的主要原因,其次为支气管炎、肺脓肿、肺结核、支气管扩张。

4)支气管腔内阻塞性病变:对肺不张(atelectasis)、阻塞性肺炎、局限性肺气肿的病因诊断,纤维支气管镜检查是最好的诊断手段。任何引起支气管腔内阻塞的原因均可导致阻塞性肺部病变。

5)双肺弥漫性病变:经纤维支气管镜毛刷肺泡灌洗细胞学微生物学及酶学检查,对部分弥漫性病变能够明确诊断,但对肺间质性纤维化病因诊断的价值有限。

6)肺部感染的病原学诊断。

7)其他:如不明原因的喉返神经或膈神经麻痹者的病因诊断及气管食管瘘的诊断。

(2)支气管镜治疗适应证

1)支气管肺癌。

2)肺内感染性疾病。

3)支气管狭窄性疾病。

4)咯血。

5)取异物。

6)辅助气管插管。

7)其他:经纤维支气管镜冲洗治疗肺泡蛋白沉积症(pulmonary alveolar proteinosis,PAP),用纤维支气管镜代胸腔镜治疗部分胸膜疾病、支气管胸膜瘘等。

8)特殊应用:①长时间气管插管后声门下肉芽肿(伪膜)形成:通过纤支镜去除,行电灼等防止气道狭窄;②支气管镜检查可确定食管闭锁的类型:瘘口的存在、特征和大小,与食管盲端的解剖关系;③其他需要纤支镜辅助诊断的疾病,如喉气管的疾病、淋巴管瘤、喉软骨发育不良、气管软化症、血管环合并气管狭窄、肺动脉吊带合并气管狭窄、纵隔占位压迫气管致气管狭窄、气管外科手术中的配合等。

2. 禁忌证

(1)肺功能严重损害,$PaO_2 < 50mmHg$;或上呼吸道急性炎症者。

(2)严重心功能不全和心律失常;不稳定性心绞痛或近期的心肌梗死。

(3)一般情况差,多脏器功能不全,体质虚弱不能耐受检查者。

(4)主动脉瘤有破裂危险者或严重高血压,血压高于 160/100mmHg。

(5)麻醉药物过敏,无法用其他药物替代者。

(6)精神极度紧张或精神异常不能配合检查者。

(7)活动性肺结核。

(8)严重的出血倾向、凝血机制障碍者。

(四)内镜操作技术

(1)纤维支气管镜插入途径:可以通过鼻腔、口腔或气管插管、气管切口途径,经提供呼吸辅助的特殊口罩引入。内镜医师应缓慢、平稳地推进镜头,识别解剖标志,避免损伤。通过旋转和弯曲内镜以保持中心视野经鼻腔插入。

经鼻腔插入临床上最常用,操作简便且容易插入,不影响患者的咳痰,痛苦较少,同时可对鼻咽腔进行全面的检查,另一优点是能避免纤维支气管镜被咬损的危险。

经口腔插入可以不受鼻腔狭窄的影响，能插入较粗管径的支气管镜，便于反复插入，能有效地吸引支气管腔内黏稠分泌物或血液。但是经口腔插入时对咽部刺激较大，易引起恶心及舌翻动，纤维支气管镜不易固定，甚至插入困难，另外，经口腔插入时，分泌物无法咳出，且出现咬口器松脱的情况时，可能造成插入部咬损，造成纤维支气管镜严重损伤，甚至报废。

经气管套管或气管切口插入主要用于危重患者的抢救治疗，是 ICU 或手术室已插管患者的首选方式。经气管套管插入气管镜时，应注意套管内径与纤维支气管镜外径的比例，操作时动作迅速，应在心电监护下进行。

(2)注意事项：①如麻醉不充分出现喉痉挛，应立即给氧，必要时退出镜管；②纤维支气管镜内光导纤维易折断损坏，用时应精心爱护，用后要注意保养；③事先备好摄像、录像设备，如遇有诊断价值改变时，可立即记录。

（五）内镜操作的并发症

包括鼻、唇、舌、声带、牙齿或气管支气管树损伤、出血，以及气胸和纵隔气肿等。可能与气道闭塞、过度吸引和肺不张、喉痉挛、支气管痉挛或创伤后水肿有关。长时间的缺氧可导致心动过缓，需要立即停止操作，加压给氧。术后并发声门下水肿，可使用肾上腺素（1∶1 000 稀释 0.25ml/kg）雾化加地塞米松（0.2~0.5mg/kg）静脉推注。

随着器械及技术的进步，内镜技术已经广泛应用于小儿胸外科。食管镜不仅用于疾病的诊断，而且广泛应用于临床治疗，同时还应用于传统外科手术的术中配合。内镜辅助下的覆膜支架、内镜下使用钛夹等的应用，开创了一个新的手术方式，可用于治疗食管胸膜瘘、胃穿孔等疾病。通过气管镜技术辅助临床工作，如肺动脉吊带患者在体外循环下狭窄气管成形时应用气管镜为外科手术示踪、气管吻合术后气管狭窄球囊扩张、支气管胸膜瘘放置覆膜支架等，明显提高了手术成功率；同时，在围术期开展气管镜技术的及时、快速应用大大降低了呼吸道相关并发症所带来的严重后果，将明显降低围术期并发症。这些新的诊治方式开展减小了手术创伤打击，减轻了社会、患者经济负担。因而，小儿食管镜及气管镜技术已逐渐成为小儿胸外科医生必须要掌握的常规技术。

（莫绪明　王智琪）

第十节　普胸疾病合并先天性心脏病的处理原则

儿童食管、肺、纵隔、膈肌疾病很少合并先天性心脏病（简称先心病），因为普胸手术与心脏手术路径并无相互影响，因此出现以上合并症情况原则上先处理病情较为严重的先心病，如果先心病暂时不需治疗或可以长期随访，则可根据病情需要择期处理食管、肺、纵隔、膈肌疾病。

儿童胸壁畸形如漏斗胸、鸡胸、扁平胸、胸骨裂等，对循环、呼吸功能有不同程度的影响，且因胸廓畸形而导致体形异常，造成患儿精神、心理负担，均应积极手术治疗。胸壁畸形合并先天性心脏病的患儿，应根据先天性心脏病的类型及胸壁畸形的严重程度，合理选择手术时机和手术方式，同期手术或分期手术均可选择。

儿童普胸疾病合并先天性心脏病需根据疾病的严重程度、手术时间的把握、手术路径的选择，以及两种疾病之间的相互关联制订个性化的治疗策略。

一、漏斗胸合并先天性心脏病的处理原则

漏斗胸（pectus excavatum，PE）合并先天性心脏病较为少见，国内外报道的回顾性研究显示，漏斗胸合并先心病的患者仅占同期收治先心病的 0.17%~0.83%，常见先心病有室间隔缺损、房间隔缺损、二尖瓣脱垂和马方综合征等。这类患者由于内陷的胸骨下压右心室，减少了心室的充盈量和心脏的搏出量，心肺功能会受到更加严重的影响。如果患者的漏斗胸和先心病都需要进行手术纠治，那么手术时机和方法的把握对外科医生而言，无疑是个难题。

（一）手术分期

过去曾有学者建议采用分期手术，其依据是可以缩短单次手术时间和减少手术创伤。对同期手术的顾虑主要在于：①体外循环肝素化增加出血的危险；②同期手术对胸骨稳定性的影响可能对围术期心肺功能恢复产生影响；③同期手术不能保证安全有效的矫治。漏斗胸合并复杂先心病如果没有一期完成手术，术后漏斗胸二期手术矫

正将面临非常复杂的情况,纵隔内心脏和胸骨的紧密粘连,使得二次手术的操作非常危险;而且胸骨缝合后,凹陷胸骨对心脏持续的压迫会引起或加重循环的不稳定;还有因为胸骨下段压迫造成的心室舒张末容积减少,会使得患者对正性肌力药物治疗及补充前负荷容量支持治疗收效甚微。国外文献曾报道过1例严重的漏斗胸患者在施行心脏手术后,关胸后很快因为急性心功能不全而施行了紧急手术矫正漏斗胸。一期手术治疗先心病,二期手术矫正漏斗胸可能会增加患者总体风险。

近年来,国内外很多中心报道了同期手术治疗漏斗胸合并先心病的成功经验,其可解除漏斗胸对心肺的压迫,有利于呼吸、循环功能的恢复。同期手术并不增加手术的并发症,远期随访胸廓外观满意。Hasegawa等曾对过去三十年的同期手术进行研究,发现同期手术术后可增加右心室舒张末期容积指数和右心室每搏容积指数,有效改善右心功能;Kowalewski等研究也指出,同期矫治漏斗胸及心脏畸形可显著提高患儿术后心功能,故大部分国内外学者支持同期手术。随着对该疾病的深入认识和外科技术的发展,同期正中切口体外循环手术治疗先心病合并改良Nuss手术矫治漏斗胸已逐渐成为一种趋势,并取得了良好的效果。虽然漏斗胸合并先心病的病例并不多见,但是根据目前的资料显示同期手术治疗漏斗胸合并先心病是安全有效的。

(二)诊断及手术指征

临床通常使用漏斗胸凹陷指数(funnel index, FI)或CT检查Haller指数来判断漏斗胸的严重程度,若FI>0.2或Haller指数>3.25为中度以上漏斗胸,即有手术矫形的指征。对于漏斗胸合并先心病的患儿,手术指征可以适当放宽,如果漏斗畸形有不断加重的趋势,视觉上有较为明显的胸骨凹陷,且家属有强烈的意愿矫治漏斗胸畸形,可以考虑同期手术治疗。

(三)手术时机

漏斗胸和大部分先心病手术都属于择期手术,所以手术时机的把握需兼顾两种疾病的严重程度。随着体外循环手术技术的提高,先心病的手术基本不受年龄限制。NUSS等认为漏斗胸的最佳手术年龄在6~12岁,国内的学者通常将手术年龄控制在4岁以上。漏斗胸合并单纯的室间隔缺损、房间隔缺损,一般需在学龄前手术治疗,所

以在心脏手术无禁忌的情况下,4~6岁是同期行漏斗胸NUSS术和先心病手术的最佳时机。也有学者认为3岁以上即可施行漏斗胸NUSS手术,可获满意的手术效果且没有发现限制胸廓发育的现象。3岁及以下中重度漏斗胸合并先心病的患儿也有选择在心脏手术同期选择胸骨抬举术矫正漏斗胸畸形。

(四)手术方式的选择

先心病的手术,除了传统的开胸体外循环下心脏直视修补术外,一部分简单的先心病,如房间隔缺损和室间隔缺损等可以通过心导管介入或经胸微创封堵治疗。术式的选择需综合考虑患儿的病情、家属的意愿及手术者的经验。如果患儿先心病符合微创封堵的适应证,优先考虑双微创技术。如果必须体外循环下修补心脏缺损的,可以胸骨正中劈开建立体外循环下修补心脏+Nuss术矫治漏斗胸。由于施行Nuss术放置钢板前胸骨已完全劈开,钢板通过胸骨后是直视操作,这在很大程度上避免了胸廓内动脉及心脏等周围组织的损伤,即使出现意外损伤,也可及时发现并处置。

(五)并发症及预防

除普通NUSS手术并发症外,漏斗胸与先心病同期手术需特别注意的并发症主要有胸骨延期愈合和出血。胸骨延期愈合可能与下列因素相关:①漏斗胸患儿胸骨切口局部结构、压力改变,组织薄弱,血供受到影响;②术后心包纵隔渗出过多、引流不畅导致心包积液,胸骨及切口生长环境的湿度长期过高从而影响愈合,且有利于细菌增殖,增加感染机会。因此术后通畅心包引流,加强利尿,预防感染,适当支持治疗有利于胸骨切口的愈合。由于体外循环手术需要全身肝素化,术后需严密止血,在确保无活动性出血的前提下施行Nuss手术,避免再次开胸止血。为避免拆除钢板时,心脏损伤导致出血,可在心脏手术完成后植入人造心包避免粘连。

(六)随访

根据各中心的随访资料,漏斗胸合并先天性心脏病同期手术的病例与单纯先心病相比较,先心病矫治的手术时间、体外循环时间、术后并发症发生率,以及术后住院时间均无明显差异。远期随访胸骨稳定性好,胸壁矫形的外观也是满意的。钢板的取出也没有特殊困难,并无严重并发症发生。

(七)总结

漏斗胸合并先天性心脏病同期手术是安全有

效的,可以取得满意的近期及远期疗效。漏斗胸矫治首选 Nuss 术,先心病术式可以根据患儿病情选择微创封堵手术或体外循环心内直视手术。

二、胸骨裂合并先天性心脏病的处理原则

胸骨裂(sternoschisis)病例约 30% 伴发心脏畸形,而 Cantrell 五联症必然伴有心脏畸形,其中室间隔缺损为 100%、房间隔缺损为 53%、肺动脉瓣狭窄为 33%、法洛四联症为 20% 及左心室憩室为 20%,这给外科治疗带来很大的挑战,在实施胸骨缝合或胸壁重建时,必须保证足够的纵隔及胸廓直径,这样才能避免因为心脏受压而产生的心功能减退。目前提倡同期矫治胸骨裂和心脏畸形,简单的先心病术后发生心功能不全的可能性低,采用同期手术更有利于患儿的恢复。但如果心内畸形复杂或患儿年龄小,术后可能发生心功能不全和心肌水肿,从而不能耐受随后的胸骨整形和关胸术,这样的情况下,二期手术是更为安全的选择。Padalino 等报道了 1 例胸骨上裂合并大型室间隔缺损、主动脉瓣二叶畸形、主动脉缩窄和动脉导管未闭的患儿,在实施心脏畸形矫治后延期 2 周完成胸骨重建。国内学者也提出了在合并复杂先心病的 Cantrell 五联症实施二期手术修补胸骨裂的可行性(图 2-10-1,图 2-10-2)。对于存在严重心脏畸形的 Cantrell 五联症患儿,过早手术干预并不能减少死亡率和病残率,早期我们应在除外心功能不全和血流动力学不稳的前提下,关注患儿的营养状况及可能的感染,应根据心脏畸形的严重程度选择适当的时机进行手术干预。

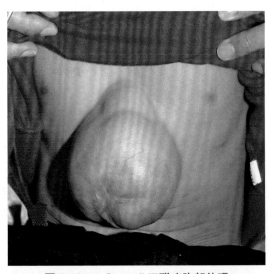

图 2-10-1　Cantrell 五联症胸部外观

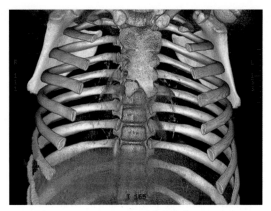

图 2-10-2　Cantrell 五联症胸部 CT 重建

胸骨裂合并先天性心脏病手术时机的把握和手术方法的选择与患儿年龄、胸骨裂的范围,以及心脏畸形的严重程度密切相关。胸骨裂有多种病理解剖类型,先心病类型及临床表现差异更大,应根据患者的不同情况制订个体化的手术策略,以达到满意的治疗效果。

三、弯刀综合征合并隔离肺的处理原则

弯刀综合征(scimitar syndrome)是一种少见的先天性心血管畸形,是全部或部分右肺静脉异位引流至下腔静脉而导致的病症。在胸片上,这根静脉呈现出稍弯曲的外形,就像一把有弧度的土耳其弯刀,故称弯刀综合征。约 70% 的弯刀综合征患者伴有心内畸形,其中最常见的是房间隔缺损。心外畸形可伴发右肺发育不良、异常体动脉侧支供应右肺、胸骨畸形、马蹄肺、肾发育不全等,一组资料发现同侧肺隔离症的发病率占 43%。

肺隔离症(pulmonary sequestration,PS)是一种先天性肺发育异常的疾病,有正常的局部性支气管分布,但有异常的肺组织不与气管支气管相同。隔离肺的供应血管变异较多。

(一)诊断

弯刀综合征合并隔离肺患儿的临床症状主要和异位肺静脉造成的左向右分流量、肺动脉高压的程度、肺实质病变及伴发的心内畸形有关。临床表现有两种:

1. **成人型**　仅有劳累性呼吸困难和反复呼吸道感染等轻度症状。

2. **婴儿型**　在出生后不久就出现发育停滞、发绀、呼吸窘迫和充血性心力衰竭,并伴有严重的肺动脉高压。胸片显示心影右移,右肺发育小,以

及异常的静脉影。超声心动图可以明确诊断、鉴别心内畸形并显示异常肺静脉的位置。心导管及造影检查能够鉴别出来自降主动脉,穿过横膈向右下肺叶供血的异常体动脉。

（二）手术治疗

弯刀综合征的手术方案主要包括以下几种:

1. 心内修补

(1)直接将右肺静脉口与左心房吻合或做右心房内隧道与左心房连接。

(2)将右肺静脉干切断与右心房侧壁吻合,扩大房间隔缺损,用心内补片将异常右肺静脉隔入左心房。

(3)同时矫正心内畸形。

2. 肺侧支血管手术 结扎起源于降主动脉到右肺的侧支血管或异常增粗的支气管动脉。

3. 导管介入治疗 对于肺侧支动脉,采用经皮导管作血管内栓塞。对肺静脉狭窄采用腔内球囊扩张。

4. 肺切除 伴有隔离肺或肺严重发育不全的行肺叶或全肺切除。

伴肺隔离症和肺严重发育不全的病例,可选择全肺或肺叶切除术,其操作简单但却严重损害了患儿的呼吸功能,有学者认为肺切除后会导致脊柱侧弯并产生慢性呼吸功能不全,主张对其持慎重态度,除非肺有不可逆损害。有学者推荐分期手术,即婴儿期切除隔离肺,待患儿长大后再做异位肺静脉矫正;也有采用先结扎异常侧支动脉并矫正异位肺静脉,以后再做隔离肺或感染肺叶切除的。以上两种分期治疗的方法都有一定的效果。

弯刀综合征合并肺隔离症的治疗结果主要取决于术前肺动脉高压程度、伴发心脏畸形的严重程度,以及肺发育情况。症状较轻的年长患儿,有良好的预后,而发绀、发育停滞和严重肺动脉高压的患儿存在较高的死亡率。

总之,弯刀综合征合并肺隔离症使病情更为复杂,通过心导管技术栓塞异常体肺侧支血管可以改善心功能衰竭、肺充血等临床表现,甚至可延缓患儿行外科矫治的手术时间。是否行肺切除手术需持慎重态度,同期手术或是分期手术需根据患儿病情严重程度、病变范围及手术年龄制订个体化治疗策略,以达到满意的治疗效果。

四、食管闭锁及气管食管瘘合并先天性心脏病的处理原则

（一）概述

先天性食管闭锁及气管食管瘘是一种严重的先天性畸形,发病率约为 1/(3 000~4 000),常伴有其他畸形,从而增加了治疗的复杂性。目前,小儿外科对食管闭锁的治愈率已经超过 90%,但是对于低体重早产儿以及合并严重心脏畸形和其他先天性畸形的患儿,治疗预后仍有待提高。

（二）合并畸形

大量研究表明,50%~70% 的食管闭锁患儿至少合并一种其他先天性畸形。Ⅰ 型食管闭锁合并畸形率最高,而Ⅲ型合并畸形率最低。在合并畸形中,复杂心脏缺陷合并食管闭锁导致的死亡最多。文献报道食管闭锁患儿合并发生心脏畸形的比率是 27%,心脏畸形中最常见的是室间隔缺损和房间隔缺损,其他常见的有法洛四联症和动脉导管未闭等。食管闭锁合并先天性心脏病患儿 1 年的生存率是 67%,而无先天性心脏病患儿的 1 年生存率为 95%。

食管闭锁很多是早产低体重未成熟儿,其生存能力极弱,对手术耐受性差,是导致患儿死亡的主要原因。Spitz 总结食管闭锁患儿的随访结果,认为体重和是否伴有严重先天性心脏病是影响患儿预后的主要因素(表 2-10-1)。

表 2-10-1　Spitz 风险分级

分级	内容	存活率（%）
Ⅰ	出生体重>1 500g,不伴有严重先天性心脏病	97%
Ⅱ	出生体重<1 500g,或伴有严重先天性心脏病	59%
Ⅲ	出生体重<1 500g,伴有严重先天性心脏病	22%

（三）手术原则

食管闭锁患儿在手术前需行超声心动图检查明确是否存在心脏畸形,以及判断主动脉弓的位置。食管端端吻合术是唯一的治疗方法,可以选择常规的开放手术及胸腔镜微创手术治疗。右位主动脉弓会增加手术操作难度及吻合口漏的概率。

食管闭锁合并先心病应根据食管闭锁的类型

及病情的严重程度,结合心脏畸形的危重程度制订手术方案。如果先心病是常见的间隔类缺损、流出道狭窄等,不需要急诊手术处理或可以通过药物控制的,可先进行食管吻合手术,而后择期处理心脏问题。如果合并先心病是较为少见的肺动脉闭锁、大动脉转位等危及患儿生命的严重畸形,必须立即着手处理合并心脏畸形,在患儿一般情况允许的前提下,可以同期做食管端端吻合术。患儿心脏术后一般情况不佳或考虑全身肝素化后凝血机制异常,以及体外循环术后组织水肿影响食管手术的,可以选择呼吸机支持数日一般情况改善、组织水肿消退后行食管吻合手术。早产儿合并肺发育不成熟,需要呼吸机辅助呼吸,食管气管瘘的存在可能导致腹胀及横膈抬高,此时急诊离断或结扎瘘管尤为关键,如果患儿情况足够稳定,可以一期缝合食管。

儿童普胸疾病合并先天性心脏病较为少见,因此临床上通常将以上两类疾病分开讨论处理。当出现以上两类疾病合并存在时,需综合评价两种疾病的危重程度及相互影响,选择合理的治疗方案。麻醉技术及手术能力的提高尤其是多学科团队的共同努力,使得严重普胸疾病合并危重先心病存在同期手术治疗的可能性。如果普胸疾病及先心病其中一个是重症,则优先处理重症疾病,另一个轻症疾病随访或二期治疗,尤其是两种疾病手术路径不同的。如果普胸疾病和先心病均是择期手术,可根据手术路径的选择以及术者的经验选择同期或是分期手术,比如胸壁畸形合并先心病通常是在先心病手术治疗的同期行胸壁矫形,而先天性肺气道发育畸形合并先心病通常采取分期手术。儿童普胸疾病合并先天性心脏病需根据疾病的严重程度、手术时间的把握、手术路径的选择,以及两种疾病之间的相互关联制订个性化的治疗策略。

(贾 兵 陶麒麟)

第十一节 胸外科感染的处理原则

一、胸外科感染的类型

胸外科感染按解剖结构划分可划分为胸壁组织感染、肺及胸膜感染、纵隔感染。

二、胸外科感染的治疗原则

胸外科感染的治疗主要根据细菌的类型和药敏性决定效果,有的感染治疗相对容易,有些则很困难,总的治疗原则:

1. **抗感染治疗** 及时、合理的细菌培养会给抗生素的选择、应用提供正确的参考依据。

2. **引流** 对于胸壁脓肿、胸腔积液、脓胸等,及时的穿刺引流或持续胸腔闭式引流是非常必要的,可以改善治疗,加速康复。

3. **微创手术** 对于病史较长的脓液、脓苔清除、引流,肺囊肿、肺囊腺瘤病灶的切除,胸腔镜微创技术的应用,都具有快捷、微创、彻底的优势,是发展的方向,值得推广。

4. **手术治疗** 对于复杂的胸廓内感染,如需要胸壁剥脱等,还是需要开胸手术。

5. **特殊感染** 特异性感染如结核等需要到专科医疗机构,应用针对性药物治疗,必要时外科干预。

6. **支持治疗** 全身营养支持治疗、辅助理疗、运动锻炼等。

7. 现代加速康复外科的理念、多学科合作措施等同样适用于胸部外科感染的治疗。

胸外科感染由于其发病部位与心肺关系密切,如不及时有效治疗可能会引起严重后果,或因迁延不愈形成慢性病灶,造成持续损害,必须引起高度重视。

三、胸壁组织感染

胸壁组织感染包括胸前瘘管、软组织包块,以及骨性胸壁感染(胸骨骨髓炎)等。

胸前瘘管以小儿鳃裂瘘管并感染多见,如患儿感染较重伴脓肿形成首先需行脓肿切开引流或抗感染治疗,待感染控制良好后,或于患儿胸前瘘管感染前及早手术切除,可取得良好疗效。

胸前软组织包块多见于金黄色葡萄球菌感染形成的疖肿,需行彻底清创引流后给予抗炎对症治疗,患儿可痊愈。

原发性胸骨骨髓炎少见,金黄色葡萄球菌是导致原发性胸骨骨髓炎和继发性胸骨骨髓炎最常见的微生物,结核导致的结核性胸骨骨髓炎更是少见。胸骨骨髓炎表现为局部疼痛、压痛、发红和肿胀。手术彻底清创是治疗胸骨骨髓炎的重要方法,同时针对病原菌需给予相应的抗生素治疗。

四、肺及胸膜感染

肺及胸膜感染最常见为化脓性胸膜炎,其次还有肺囊腺瘤合并感染、肺脓疡、肺结核、支气管扩张,以及纵隔术后合并感染等,不常见的还有肺孢子虫病、肺囊虫病等。

首先要进行积极的抗感染治疗,如小儿脓胸多是复杂性肺炎未得到控制累及胸膜发展而来,应根据细菌培养和药敏试验选择有效的抗生素,进行早期、正规、足疗程治疗,这是控制感染进一步进展的关键;两性霉素 B 对于治疗肺孢子菌病有较好的效果;而肺结核的治疗则需要由专科医生协助评估病情后按个体差异给予不同的抗结核治疗方案,结核性胸膜炎目前采用综合治疗,即联合抗结核治疗加激素,可以提高疗效,减少耐药,同时激素能降低细胞通透性,减少炎性反应和渗出,且有抗纤维增生作用,可减少胸膜粘连,故主张早期使用。积极的抗感染治疗应伴随于整个治疗过程中。

其次是外科治疗,应根据不同患儿的病情,结合实验室检查及影像学检查,选择合适的外科治疗时机。如脓胸治疗成功的关键是有效排除胸腔积脓和消灭胸膜残腔,引流方式包括胸腔穿刺、胸腔闭式引流及经胸腔镜清创术等,及时有效的引流可以减少后期胸腔纤维分隔形成及局部肺不张发生的概率。如脓胸进一步进展,粘连分隔广泛形成,或形成包裹性积液,引流效果不佳者,可以考虑手术治疗。电视辅助胸腔镜手术(video assisted thoracic surgery,VATS)是近年来治疗小儿脓胸的重要手段,采用胸腔镜手术可及早减轻患儿全身感染中毒症状;而且早期手术由于纤维板比较疏松,易于剥离,术中出血少,肺复张效果较好,一般选择发病 2 周左右手术为宜。但并非所有脓胸都能经胸腔镜手术治愈,部分慢性脓胸因严重胸膜粘连导致胸膜腔闭塞者,需开胸手术。保守治疗无效或脓肿破溃纤维粘连的肺脓疡患儿,必要时应选择肺叶切除术。先天性支气管扩张顽固的重症感染威胁着小儿的生命,晚期手术会增加难度和危险,所以早期手术应视为最佳选择,手术必须切除全部有病变的肺组织。

五、纵隔感染

纵隔感染是一种严重且有潜在生命危险的疾病,引起纵隔感染的病因包括器械操作、异物、穿通伤等损伤所致食管穿孔、食管吻合口的渗漏,气管支气管穿孔,以及源于肺实质胸膜、胸壁、脊椎、大血管或颈部的感染。

纵隔感染的治疗需要纠正诱发因素和积极地支持治疗,当纵隔感染与脓胸、膈下脓肿或颈部脓肿相通时,应对脓胸行胸腔闭式引流或脓肿的经皮引流,伴以适当的抗生素治疗。在手术引流的同时,彻底清除坏死和感染组织。若肋软骨被感染,则需切除肋软骨。对源于口部下行的纵隔炎,应对颈部进行引流和清创,使感染局限于上纵隔。但是,当感染波及范围很广时,有必要经胸清创和引流。

(李爱武)

第十二节 胸外科体外膜氧合的应用

体外膜氧合(extracorporeal membrane oxygenation,ECMO)是利用人工心肺设备将严重缺氧和/或二氧化碳蓄积的静脉血引出体外,进行复氧和清除二氧化碳后回输到动脉或静脉的技术,主要用于严重心肺衰竭的体外生命支持。世界首例 ECMO 救治新生儿胎粪吸入呼吸衰竭幸存者已经 50 岁。1989 年,体外生命支持机构(Extracorporeal Life Support Organization,ELSO)成立,近 30 年来,该组织陆续出版了体外生命支持指南、参考书和技术操作手册,并建立了 ECMO 病例登记数据库,促进了 ECMO 技术完善和推广。我国 ECMO 历史约十余年,能常规开展小儿 ECMO 的儿童医院已逐渐增多,据 2018 年中国体外生命支持(Chinese Extracorporeal Life Support,ChECLS)年报统计,新生儿及小儿 ECMO 累计数量分别为 89 例和 380 例,分别占全年 ECMO 开展总人群的 2.3% 和 9.7%,以心脏术后辅助为主,存活率为 0~57%。但近几年手术数量明显增加,存活率明显提高。

一、ECMO 转流模式

小儿 ECMO 主要转流模式为静脉-动脉（VA-ECMO）和静脉-静脉（VV-ECMO）（图 2-12-1）。VA-ECMO 可直接支持心肺功能，主要用于循环衰竭患儿，适用于心和/或肺衰竭患儿，通常选择右颈总动脉和右颈内静脉或股动静脉插管。VV-ECMO 直接支持肺功能，适用于呼吸衰竭患儿，当出现低血压、循环衰时，需转为 VA-ECMO。VV-ECMO 优点是不必结扎右颈总动脉、保持搏动血流和避免左心室顿抑。

ECMO 适应证与禁忌证

任何危及生命的急性、原发疾病可逆的心肺衰竭，经最大限度常规救治无效者都应考虑 ECMO 辅助。

1. ECMO 呼吸支持指征与时机 评估患者肺疾患是否可逆时，需参考机械通气参数和持续时间。高参数机械通气 10 天以上的肺疾患，不可逆风险显著增加。ECMO 指征的把握还取决于各家医疗中心自身医疗条件及经验，参考指征如下：

（1）氧合指数（oxygenation index，OI）>35~60，超过 0.5~6 小时。

$OI = $ 平均气道压（MAP）$\times FiO_2 \times 100/PaO_2$（新生儿，导管后）。

（2）$PaO_2/FiO_2 < 50mmHg$，或 $AaDO_2 > 605~620mmHg$，超过 4~12 小时。

$AaDO_2$（海平面时测得值）$=(Patm-47-PaCO_2-PaO_2)/FiO_2$。

（3）高碳酸血症，顽固呼吸性酸中毒，pH<7.15。

（4）伴有代谢性酸中毒，pH<7.25 超过 2 小时或伴持续性低血压。

（5）呼吸衰竭持续恶化，肺动脉高压（pulmonary hypertension）导致右心衰竭，需要持续大剂量正性肌力药物维持心功能，如 $PaO_2 < 40mmHg$，伴乳酸>5mmol/L，中心混合静脉氧饱和度（SvO_2）<60%。

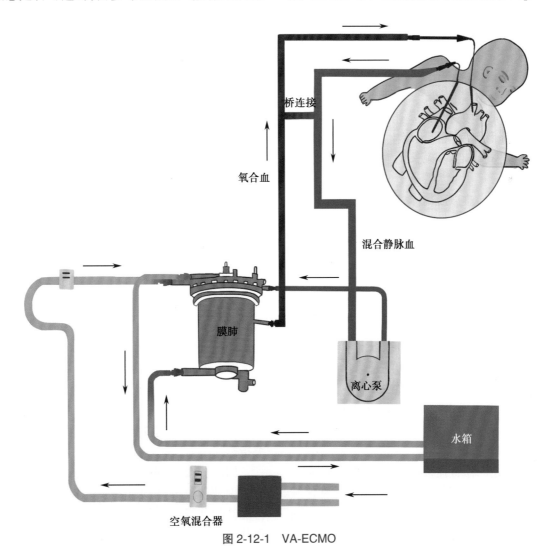

图 2-12-1 VA-ECMO

（6）持续气漏综合征。

（7）机械通气时间 12 小时至 7 天，预计死亡率 >70%。

（8）除以上肺损伤指标外，还出现低血压、循环不稳定或脏器灌注不足。

2. ECMO 循环支持指征与时机 急性危及生命，潜在可逆的循环失代偿，经最大限度药物（包括扩血管、缩血管、正性肌力、抗心律失常）治疗和心脏起搏 2~3 小时无改善者，或病情迅速恶化者，应考虑 ECMO 辅助，参考指征如下：

（1）急性心功能衰竭：心脏指数（CI）<2L/(min·1.73m^2) 和 / 或左室射血分数（EF）<40%，心肌短轴收缩率（FS）<26%。

（2）持续性组织低灌注：乳酸（Lac）>5mmol/L，持续 2~3 小时以上；Lac 上升速率 0.75mmol/L/h 以上；持续性代谢性酸中毒，pH<7.25，SvO$_2$<60%。

（3）持续性低血压，低于同龄动脉压 2 个标准差，如新生儿 <40mmHg，婴幼儿 <60mmHg，儿童 <70mmHg。

（4）两种以上大剂量血管活性药支持 2~3 小时仍效果不佳，如肾上腺素 >0.4μg/(kg·min)，多巴胺 >10μg/(kg·min)，异丙肾上腺素 >0.5μg/(kg·min) 等。

（5）恶性心律失常，如室速、室颤等；Ⅲ度传导阻滞反复阿斯发作，异丙肾上腺素及起搏器治疗无明显改善者；心脏骤停、心肺复苏 15 分钟无效者。

（6）心脏术后难以脱离体外循环。

（7）终末期心脏病过渡至心脏移植或长期心室辅助装置。

3. 绝对禁忌证

（1）致死性出生缺陷（如 13- 三体综合征、18- 三体综合征等）。

（2）严重不可逆脑损伤。

（3）难以控制的大出血及Ⅲ级以上颅内出血。

（4）多脏器不可逆的器官功能衰竭。

（5）合并严重不能治愈的恶性肿瘤。

（6）早产儿或低出生体重（小于 30 周孕龄或体重 1kg）。

4. 相对禁忌证

（1）不可逆的器官损害（除非考虑器官移植）。

（2）体重 <1.6kg；胎龄 <34 周。低体重常伴颅内出血高风险和高死亡率。

（3）100% 吸入氧浓度机械通气 >14 天。

（4）颅内出血。

二、ECMO 期间日常管理

ECMO 目的是提供组织合适氧供，等待心肺功能恢复，最大限度避免脏器继发损伤。小儿 ECMO 日常管理总体原则与成人基本相同。

（一）重要生命体征监测

包括血气、心电图、动脉压、中心静脉压、混合静脉血氧饱和度等监测贯穿于整个 ECMO 支持过程。通过调节气、血流量及血管活性药物等，维持有效组织灌注，使生命体征及血气等指标达到目标管理要求。必要时可行脑氧饱和度监测，维持脑氧饱和度 ≥60%。如 VV-ECMO、HCT40% 以上、脑氧饱和度仍低于 55%，应及时转为 VA-ECMO。

（二）循环管理

严重心肺衰竭患者 ECMO 之前通常使用大剂量血管活性药等，ECMO 启动后可减量到安全剂量范围或撤离，不可为维持血压而长时间、大剂量使用强烈缩血管药如去甲肾上腺素等，易引发脏器损伤。若心功能极差应逐渐减停正性肌力药物，骤停或减量速度过快易导致心室被动扩张，不利于远期恢复，必要时需实施左心引流减压。

（三）呼吸管理

ECMO 建立后将机械通气模式设定为肺脏"休息"状态，但需防止肺泡萎陷。通常通气设置：PIP 15~22cmH$_2$O，PEEP 5~15cmH$_2$O，频率 15~20 次 /min，吸气时间 0.5 秒，FiO$_2$ 0.4。不必过早恢复肺容量，选择合适 PEEP 避免肺泡塌陷及影响血流动力学，尤其心衰患者。

（四）抗凝管理

建立 ECMO 后 2~3 小时，无明显出血，启用肝素 5~10U/(kg·h)，如大于 30U/(kg·h) 仍达不到目标 ACT 值（180~200 秒），需要补充 AT-Ⅲ 或新鲜冰冻血浆，保持 AT-Ⅲ 活性 70% 以上或正常范围。维持 APTT 在正常值的 1.5~2 倍，约 45~60 秒，血小板计数不低于 50×10^9/L，纤维蛋白原正常或接近正常。必要时监测抗 Xa、血栓弹力图等出凝血相关指标。

（五）液体管理

因液体复苏、低心排、尿量减少、炎症反应及再灌注损伤导致毛细血管渗漏等，心肺衰竭患者往往处于液体超负荷状态，此时需补充足够容量以保证有效流量满足组织灌注,纠正酸中毒,待休克纠正后再逐步开始限液治疗。通常 ECMO 运行 3 天后逐渐进入"强利尿"状态,加上限液,水肿逐渐减退。限液计划按日生理需求量的 60%~80% 计算,再根据出入量、胸片、肺渗出情况等调整。

(六)原发疾病治疗

导致心肺衰竭的原发疾病多种多样,有效 ECMO 辅助可快速纠正缺氧、酸中毒、低灌注,待病情趋于稳定,需专科会诊制订原发疾病的治疗方案。

三、ECMO 在小儿胸科疾病领域应用

ECMO 在小儿胸科疾病领域应用包括先天性膈疝(congenital diaphragmatic hernia,CDH)、肺部手术、肺移植(lung transplantation)等。

(一)ECMO 在 CDH 围术期应用

根据 ELSO 统计,至 2015 年 6 月底共累计 ECMO 辅助治疗 CDH 7 419 例,平均存活率为 51%,条件优越的医院 CDH 的存活率达到 80%。针对 CDH 的术前呼吸机支持策略、哪些患者能从 ECMO 技术中获益,及手术时机等问题尚未完全定论。随着新生儿重症监护技术进步及对 CDH 引发肺动脉高压机制的深入理解,对常规治疗失败的重症 CDH,ECMO 可帮助其度过整个围术期呼吸衰竭和肺动脉高压风险,且可在 ECMO 支持下行手术修补。由于我国整体 ECMO 技术发展起步晚,地区间相差甚远,对于 ECMO 治疗 CDH 的指征、时机及管理都亟待提高。最常采用的指征是"传统治疗失败",即酸中毒和休克(pH<7.15 持续 2 小时和 / 或低血压);PaO$_2$<35~60mmHg 持续 2~12 小时;急性恶化;Aa-DO$_2$>610mmHg 持续 8 小时;OI>40,持续 0.5~6 小时。符合这些条件者,按临床以往经验判断死亡概率高达 80%。ECMO 的排除标准:体重低于 1.6kg,无合适口径插管;胎龄低于 34 周,易发生颅内出血;已存在 Ⅲ 度以上颅内出血;合并其他致死畸形等。

ECMO 插管一般采用右侧颈内静脉和颈总动脉(VA-ECMO)或双腔颈内静脉(VV-ECMO)。出血是 ECMO 期间主要并发症。另外,胃肠积气、容量不足、纵隔受压等原因常致 ECMO 运行中静脉回流不足。CDH 预后主要取决于先天性肺泡和肺血管发育程度,如果 ECMO 辅助超过 21 天仍没有改善迹象,建议停止 ECMO 治疗。死亡原因主要为肺发育不良、颅内出血、败血症(sepsis)。存活患者中约 1/5~2/3 出现不同程度神经发育不良,CDH 较其他需要 ECMO 辅助的新生儿更容易发生神经损伤。远期并发症,包括慢性肺疾病、神经发育迟缓、胃食管反流及营养不良等。

(二)ECMO 在肺部手术中的应用

目前尚处于起步阶段,主要用于术中肺功能的维持,如累及大气管、隆突的肿瘤及气管阻塞等疾病,在气管插管困难时,利用 ECMO 进行呼吸和循环辅助,减少术中麻醉风险和并发症发生,保证气管吻合视野开阔,操作从容,利于手术顺利进行,减少术后肺水肿,甚至心衰、心律失常等发生,促进术后良好恢复。

(三)ECMO 在肺移植中的应用

近年来,随着肺移植技术进步、免疫抑制药物发展和围术期管理经验积累,人们又重新认识到 ECMO 在肺移植中的应用价值。大约有 1% 的患者需要应用 ECMO 过渡肺移植手术,4%~5% 的患者需 ECMO 辅助下行肺移植手术。尽管目前对术前肺移植应用 ECMO 尚无结论性意见,不少研究显示 ECMO 对术后第 1、3 和 5 年的生存率改善可能有帮助。

1. **肺移植术前** 在等待供体时出现肺功能恶化需要 ECMO 作为桥梁,过渡的时间不宜过长,相对安全时限为 4~6 周,患者心肺功能得到充分治疗和恢复后撤离,如果不能脱离 ECMO,可直接行肺移植。应用 ECMO 可帮助患者脱离呼吸机,患者可正常饮食,下床活动,进行必要的康复训练,并为随后肺移植做充分准备。

2. **肺移植术中** 应用 ECMO 可避免术中呼吸循环异常风险,减少肝素性出血及术后原发性移植物失功能等发生。ECMO 损伤小,输血量少,外周血管插管,操作相对简单,特别是在序贯式双肺移植过程中,ECMO 可明显减轻移植肺的缺血再灌注损伤,并维持血流动力学稳定。

3. **肺移植术后** 发生严重原发性移植物失功能是 ECMO 的适应证,研究表明一旦发生,术后 48 小时内放置 ECMO 为最佳时间,否则预后不良。ECMO 可避免或减少高气道压、高氧浓度对移植肺损伤。通常需要 2~6 天的 ECMO 支持度过艰难时刻。

ECMO 是一项有创高风险的高级生命支持技术,可明显提高严重心肺衰竭患者的存活率。由

于国内 ECMO 技术在儿科领域开展比较晚,涉及学科知识较多,需要多学科团队协作完成,对该技术把握、适应证和时机的选择,并发症的防范等仍面临较大挑战,尤其在小儿肺移植领域,更是缺乏国内经验。

(林茹 舒强)

第十三节 胸外科围术期处理及加速康复

一、胸外科围术期处理

(一)手术时机的选择

合理选择手术的时机和适应证,进行充分术前准备和精细术后管理是小儿胸科手术围术期的重要部分。小儿胸科手术时机的选择,主要考虑该疾病的性质以及对患儿的影响,一般分为急诊手术、限期手术和择期手术。

1. **急诊手术** 对患儿生命构成直接威胁的疾病需急诊手术处理。常见疾病有:新生儿膈疝合并消化道梗阻、出血、穿孔等;新生儿食管闭锁伴呼吸衰竭;严重胸外伤合并失血性休克等。休克或生命体征不平稳的患儿,应在抗休克治疗或心肺复苏的同时进行手术,以尽快去除原发病,拯救患儿生命。

2. **限期手术** 限期手术指该疾病虽然不会立刻危及患儿生命,但是延迟手术会对机体造成难以恢复的伤害。如食管裂孔疝,膈疝、膈膨升、胸部肿瘤等。此类手术应在必要的术前准备的基础上,尽快实施。

3. **择期手术** 择期手术可以允许外科医生有充足的术前准备时间,选择合适的时机实施手术。常见疾病有漏斗胸、鸡胸、脓胸等。此类手术前应考虑以下情况:疾病自愈性、非手术治疗的效果、对生长发育的影响、对患儿心理的影响、疾病发展的速度,以及有无恶变的可能。

(二)术前准备

1. **心理准备** 医务护理人员需主动关心和接近患儿,使其主动配合治疗。尤其是年长儿,应避免刺激语言,注重心理疏导,手术前夜应保证患儿获得充分休息。

2. **术前检查** 手术前应对患儿进行全面的检查评估。常规检验包括血常规、尿常规、大便常规、血型、传染病四项、凝血功能、生化等;心电图、胸片,必要时需行 CT、MRI 和超声检查。术前存在贫血者,应在贫血改善后再行手术。发热患儿非急诊手术可暂缓进行。

3. **术前给药** 维生素的缺乏可造成患儿抵抗力下降,术后恢复延迟。因此,术前一定时间内给予足量的维生素是必要的。例如维生素 C 缺乏可影响术后切口的愈合,易发生切口裂开。维生素 K 不足易出血,新生儿因暂时性凝血酶原过低而有出血倾向,故术前应常规给予维生素 K。为了预防术后感染,术前 30 分钟可静脉给予抗生素。若手术时间过长,术中可加用一次。

4. **术前胃肠道准备** 术前禁食、禁饮。研究发现,儿童在麻醉诱导 2~3 小时前不受限制饮用清流质(水、苹果汁),其胃残余容积或 pH 与标准禁食相比并无差别。婴幼儿代谢率高易脱水,改良的禁食指南可降低麻醉诱导期间低血容量的发生(表 2-13-1)。手术前一晚可改为半流质或流质饮食。膈疝并发胃肠道梗阻时,可经鼻或口下胃管,持续胃肠减压。

表 2-13-1 儿童禁食指南

类型	禁食时间(h)
清流质*	2
母乳	4
婴儿配方奶	6
固体(脂肪或油炸)食物	8

*包含不含汁的清水、清茶或不含牛奶的咖啡

5. **备血** 术前应常规做好备血准备。特殊患儿如血友病、血小板减少等,术前需备好凝血因子、血小板等。

6. **皮肤准备** 手术前日应洗澡或擦洗,保持手术区清洁。除大龄儿童外,一般不需要剃毛。

7. **保暖和吸氧** 新生儿,特别是早产儿在手术转运过程中必须注意保暖,但应注意严防烫伤。重症患儿需吸氧。

8. **特殊的术前准备**

(1)维持水及电解质平衡:急重症患儿多有不同程度的脱水及电解质代谢紊乱,应及时纠正,待一般情况好转后再进行手术。急诊手术患儿,在

手术同时纠正水和电解质紊乱。

（2）纠治休克：纠治休克前应根据患儿的临床症状和辅助检验检查判断休克的类型，采取迅速有效的综合措施。补充血容量是治疗休克最重要的措施。补充的液体包括晶体液和胶体液。补液时应监测中心静脉压，如血压虽已正常，但中心静脉压仍低于正常，仍需继续补液治疗；中心静脉压正常，血压仍不升高，应调整或给予血管活性药。四肢湿冷伴有皮肤花斑，应选用扩血管药物；皮肤暖而低血压者，应给予升压药，如多巴胺、肾上腺素等。血容量补足后可同时应用皮质激素及抗生素。

（3）发热的处理：患儿由于疾病本身或抵抗力低下，围手术期间常出现发热。应激状态下易导致体温持续上升，引起高热惊厥。因此，患儿体温在 38.5℃ 以上应采取降温处理。如高热因感染引起，可给予足量抗生素抗感染治疗；脱水患儿应补液，同时结合物理降温。

（三）术后常见并发症及其治疗

1. 术后常规治疗　普通患儿或简单手术后的患儿全麻术后可在麻醉苏醒室监护，待患儿麻醉清醒后转回病房。危重患儿或复杂手术后患儿可术后直接转入重症监护室，在监护室进行撤机及后续治疗。全麻术后患儿，尤其是较大年龄的儿童，易发生呕吐，应注意清理口腔内分泌物，防止误吸和窒息发生。病情允许情况下，一般撤机后 6 小时开始经口进食。婴儿可先试喂糖水，儿童先饮水，逐步恢复正常饮食。新生儿食管闭锁和膈疝术后早期可经胃管或十二指肠营养管进行微泵泵奶，逐步增加奶量，直至达到目标热卡要求。长期不能进食者或估计禁食时间超过 4 天者，可给予全肠外营养（parenteral nutrition，PN）或部分肠外营养。长期全肠外营养的患儿应定期检查肝功能。术后热卡应至少达到 60kcal/（kg·d），其中蛋白质不少于 1g/（kg·d）。

一般麻醉清醒前采取平卧位，头偏一侧。胸科手术术后取斜坡卧位有利于呼吸和胸腔引流。病情允许下应尽早鼓励患儿早期下床活动，促进胃肠功能恢复。术后留置的引流管均应妥善固定，保持通畅，防止脱落和扭曲受压，记录出量及其性质。一般术后 3~5 天拔管，特殊情况下，要根据病情和引流量决定是否拔管。

术后抗生素的使用应严格。对明确感染患儿，可使用足量广谱抗生素，以后根据细菌培养及药敏试验结果选用合适的抗生素。预防性给药一般在手术前 0.5~2 小时给予，如手术时间过长，术中可追加一次抗生素药量。长期使用抗生素治疗，可引起伪膜性肠炎或真菌感染等并发症。因此，一般一种抗生素不宜连续使用过长，可采用联合使用或交替使用。

手术切口应保持清洁干燥，用无菌纱布覆盖，一旦敷料被污染，应及时更换。术后切口疼痛引起患儿哭闹，影响睡眠，也不利于切口愈合，可给予适当的止痛镇静治疗。小儿手术切口愈合开始早，但完成愈合的过程较成人晚，营养不良的患儿切口愈合更晚，同时还要兼顾切口的张力、大小和部位，不宜过早拆线。一般切口可于术后 1 周拆线。营养不良患儿可延迟拆线或间隔拆线。减张缝合于术后 2 周拆线。如切口愈合良好，术后 2 周可洗澡。

2. 术后常见并发症及其治疗

（1）肺炎：是小儿呼吸道感染时术后无法撤离呼吸机和死亡的主要原因。主要临床表现：发热、咳嗽、气促、精神不振、食欲减退、呕吐、腹泻。体征可出现呼吸增快，并可见鼻翼扇动和三凹征。重症患儿可有口周发绀，肺部可闻及较固定的中、细湿啰音。新生儿和早产儿术后易发生吸入性肺炎，且临床表现不典型，如果出现鼻翼扇动、口周发绀、口吐白沫应考虑肺炎诊断，给予抗感染、吸氧等治疗。术后加强对患儿的呼吸道护理，如及时清除口咽部分泌物、刺激患儿咳嗽咳痰、经常翻身拍背，以及保暖等。

（2）肺不张：小儿肺不张以右侧多见，与气管、支气管解剖有关。胸科术后肺不张主要和感染有关。支气管黏膜因炎症肿胀或因脓性分泌物造成完全梗阻，使气体不能进出，远端肺内气体被完全吸收，造成肺不张，以右肺中叶、下叶常见。体征上可见一侧胸部呼吸活动减弱，气管向患侧移位，叩诊实音。常规治疗应在抗感染的同时加强呼吸道管理，刺激患儿咳嗽咳痰，年龄较大患儿可鼓励做张肺运动，如吹气球。有条件的单位可将支气管镜检查作为主要手段或首选措施，支气管镜下吸引或取出痰栓、脓痂等内生性异物，较单纯药物疗法效果更显著。

（3）肺水肿：小儿术后引起肺水肿的常见原因包括小儿心功能不全、肾功能不全、输血输液过多或速度过快等。主要表现为发绀、呼吸困难、咳粉红色泡沫痰、两肺细湿啰音等。处理上应控制液体量和输液速度,加以利尿等处理。

(4)术后高热、惊厥:术后高热多见于术前、术中高热,以及脱水和酸中毒的患儿,对高热应积极处理。引起惊厥的原因包括高热、麻醉造成的脑缺氧、术中输入葡萄糖过多引起的脑水肿、低血糖、低钙、尿毒性惊厥等。处理上应给予镇静止痉,同时积极找出造成惊厥的原因。

(5)术后腹胀:原因:①低钾血症;②重症感染引起的肠麻痹;③膈疝术中损伤肠管;④患儿哭闹,吞咽大量空气。治疗原则是针对引起腹胀的原因进行预防和治疗:①术前及麻醉开始时保持患儿安静,勿使哭闹而吞入大量气体;②手术操作轻柔,减少肠管暴露和损伤;③胃肠减压;④及时纠正水、电解质紊乱;⑤加强抗感染;⑥肛管排气或用高渗盐水(5%NaCl)50~100ml灌肠,以增加肠蠕动。在治疗腹胀过程中,应严密观察病情变化,随时摄腹部X线片。

(6)切口感染和裂开:术后切口感染包括皮肤、皮下组织和胸骨的感染,表现为局部组织红、肿、热、痛。切口裂开是小儿外科手术后严重的并发症,年龄越小,切口裂开率越高。病因:①术前严重营养不良、低蛋白血症(hypoproteinemia);②进胸操作粗糙,切口对合不良,皮下组织缝合不紧密,皮下积血;③围术期无菌操作不规范,敷料更换不及时。术后3~4天体温突然升高,应检查切口。处理策略:①严密止血,提高关胸缝合技术,减少缝合无效腔;②局部感染处定时换药,有波动感者及时清创引流;③继续应用原有常规预防性抗生素,若局部感染加重,则经验性选择抗生素或依据涂片结果更换抗生素;④积极营养支持,纠正低蛋白血症。

(7)乳糜胸:常见于左侧进胸手术损伤胸导管或侧支,处理胸腔时引起淋巴管瘘,或胸腺断面未结扎致淋巴液渗出。患儿术后未进食含脂肪饮食前,胸水成淡黄色血浆样,进食后胸水呈乳白色且不凝固,如术后胸腔引流较多,应做乳糜试验加以鉴别。乳糜性胸腔积液会出现肺受压症状,如气促、轻度发绀,患侧呼吸音低。因大量体液丢失,出现营养不良、消瘦、食欲减退和低蛋白血症。处理上应首先考虑保守治疗。保守治疗措施:①控制饮食,休息、禁食可使乳糜液量减少。引流量多的患儿应禁食数日,应用静脉营养。引流量少的患儿可采用低脂高蛋白饮食。②持续胸腔引流。③胸腔内注射红霉素或碘化滑石粉、高渗葡萄糖

溶液促进胸膜粘连。此方法会引起患儿剧烈胸痛,注射前需镇痛。④手术:结扎胸导管或胸腹腔分流。

(8)其他胸腔积液:胸腔积液多见于术后早期,可因胸腔引流不畅引起,也可因患儿营养不良、低蛋白血症引起。胸片和超声可明确诊断。目前主要的外科治疗手段包括胸腔穿刺和胸腔闭式引流,同时辅以输注血浆、白蛋白、少浆血细胞、电解质液,以补充淋巴细胞和血浆白蛋白,纠正电解质紊乱。

(9)术后休克:原因包括术后血容量不足、术后出血、感染、低氧血症等。应根据休克的原因进行处理,给予输血、补液、吸氧及其他抗休克措施。如果术后胸腔引流每小时超过总血容量的10%,连续2~3小时无减少趋势,应高度怀疑活动性出血,积极进行开胸探查。

(四)术后重症监测手段

1. 循环系统监测

(1)动脉血压监测:通过动脉穿刺插管将测压管和传感器连接,在监护仪上显示相应的波形和数字。此方法可连续监测患儿的收缩压、舒张压、平均动脉压和波形。患儿病情稳定后可改为无创袖带测压。

(2)中心静脉压(central venous pressure,CVP)监测:一般经皮穿刺颈内静脉或股静脉建立中心静脉通道,监测中心静脉压及给药。中心静脉压部分反映右心室前负荷状态和有效循环血容量。正常值5~12cmH$_2$O。

(3)动脉血乳酸水平:乳酸水平可作为体循环灌注减少的指标,但乳酸水平的增高仅表明患儿之前存在循环功能障碍,并不一定反映当前的氧合和氧利用情况,因此动态观察术后乳酸水平更有意义,如果乳酸水平持续升高提示预后极差。

(4)近红外光谱仪:可持续测定脑组织氧饱和度,用于评估脑氧输送和消耗之间的平衡。

(5)心脏超声:可对心脏功能进行无创评估,包括心室壁局部活动和心室尤其是左心室泵功能的评估。临床上如超声窗差、血流动力学稳定、多种正性肌力药物的应用等,均可影响多普勒超声的心功能检查。

2. 肺功能监测

(1)动脉血气分析

1)动脉血氧分压(PaO$_2$):是溶解状态的氧所产生的压力,是反映血氧水平的灵敏指标,与

年龄、体位和吸入氧浓度有关,可反映肺部病变程度,也可作为呼吸衰竭的诊断依据之一。正常情况下,出生1周新生儿PaO_2为50~80mmHg,婴幼儿为70~90mmHg,年长儿为80~100mmHg。通气/血流比例失调、肺泡通气不足和弥散功能障碍、发热、寒战、抽搐等都可引起PaO_2下降。

2)动脉血氧饱和度(SaO_2):是指单位血液中血红蛋白实际结合氧量与血红蛋白氧含量的比值。正常值为95~98%。

3)脉搏血氧饱和度(SpO_2):无创脉搏血氧饱和度仪可连续监测SpO_2和脉搏容积图。已广泛应用于临床监测。影响因素包括末梢灌注情况、皮肤角化层的厚度、异常增高的碳氧血红蛋白、正铁血红蛋白和高胆红素血症等。

(2)肺呼吸力学监测:包括潮气量、分钟通气量、无效腔量、气道压、气道阻力等,用于评估使用呼吸机患儿的肺功能。

(3)肾功能监护术后监测:肾功能主要从尿量、血液、尿生化、尿常规指标进行。术后尿量少于$1ml/(kg \cdot h)$为少尿。术后尿量大于$2ml/(kg \cdot h)$,存在难以纠正的电解质紊乱,提示肾小管重吸收功能障碍性肾功能不全。血尿素氮(BUN)和血清肌酸酐(SCr)的测定是监测肾功能的主要指标。急性肾损伤定义为48小时内SCr上升$26.5\mu mol/L$(0.3mg/dl)或较原先水平增高50%,尿量减少,$<0.5ml/(kg \cdot h)$,持续6小时以上(排除梗阻性原因和脱水状态)。治疗上应早期干预,必要时进行腹膜透析或血液透析。

(4)神经系统功能监护:根据患儿的意识状态、神经反射、瞳孔大小及对光反射、对外界刺激的反应综合评价患儿神经系统功能。Glasgow评分广泛应用于临床,可客观评价患儿昏迷程度。床旁脑电图可动态监测脑功能状态。经颅超声也可作为无创颅内压监测手段间接监测颅内压。

二、加速康复在小儿胸科疾病中的应用

加速康复外科(enhanced recovery after surgery,ERAS)是指在围术期采用一系列经循证医学证据证实有效的优化处理措施,来减轻或缓解患者的心理和生理创伤应激,进而促进患者术后的加速康复,改善预后。这一理念由丹麦外科教授Kehlet于1997年首次提出并应用于临床,经过多

年的探索,ERAS在各国的实施中均有了显著的成果和丰富的经验。尤其是在成人外科相关领域,如普外科、骨科、胸外科及泌尿外科等外科领域,在临床上取得了良好收益。不同国家及机构针对不同疾病也不断推出ERAS方案,但无一例外地把儿童等特殊人群除外,而这一类人群往往面临更为复杂的围手术期应激,传统围术期处理带来的应激损害也更为严重。因此,对患儿来说,优化围术期处理措施显得更为重要和迫切,而目前在成人择期手术中已取得的成功经验不可能全部照搬应用至儿童,而儿童应如何实施ERAS,急切需要去探索和规范。目前加速康复外科在小儿胸科疾病中的应用已日渐普及。

1. 术前措施

(1)术前宣教:由于患儿认知水平及自理能力有限,加之入院后所处环境的改变,各种检查、医疗操作的影响,往往会使患儿产生陌生感和恐惧感,导致对治疗措施产生对抗情绪,产生应激反应。在小儿实施ERAS,很大程度上需要依靠父母/监护者的大力支持及配合,这与成人ERAS有较大区别。成人外科手术强调"以患者为中心",而小儿外科手术则强调"以家庭为中心",因此充分的术前宣教尤为重要。个体化的宣教是ERAS成功与否的独立预后因素。

术前宣教包括护理人员到病房对患儿进行探望,了解患儿的一般情况及病情,并带领患儿及家属熟悉病区环境,和患儿建立良好的沟通交流关系,减轻患儿的紧张情绪。临床医生首先要向家长详细介绍患儿病情相关知识及治疗措施,缓解患儿家长的紧张焦虑情绪;其次,还应向家长介绍具体诊疗计划,尤其是与常规治疗不同的方面,争取家长最大的理解和配合。此外,在术前宣教的过程中,还需要告知家长实施ERAS可能会增加家长照顾患儿的负担以及询问患儿家长预期的住院时间,以避免因实施ERAS缩短住院时间给患儿及家长一种仓促出院的心理感受。

(2)营养不良的筛查与治疗:是术前评估的重要内容,在促进加速康复方面具有重要意义,营养不良是术后并发症的独立预后因素。欧洲营养与代谢协会建议采用以下指标判断患者是否存在重度营养风险:①6个月内体重下降10%~15%或更高;②患者进食量低于推荐摄入量的60%,持续>10天;③体重指数$<18.5kg/m^2$;④清蛋白$<30g/L$(无肝、肾功能不全)。术前营养支持的

方式优先选择经口营养或肠内营养,根据患者个体情况设定每日营养目标。

(3)缩短术前禁饮食时间:传统方法术前6小时禁食,可有效地避免患儿术中发生反流引起的误吸。但是长时间禁饮食必然引起患儿饥饿口渴,出现焦虑、哭闹、脱水、低血糖及胰岛素抵抗等情况,增加术中及术后补液量,加重应激反应。Smith等人认为术前固体食物禁食6小时,禁食母乳4小时,禁饮2小时,并且术前2小时口服富含碳水化合物的液体是安全的。缩短术前禁饮食时间,术前低血糖的发生率及饥饿、口渴、焦虑的程度显著降低,而且还具有减少术后胰岛素抵抗、缓解分解代谢的作用。但小儿麻醉医师仍顾虑术前2小时口服液体造成胃潴留引起术中反流出现严重后果,要求术前长时间禁食,给ERAS的实施带来较大阻力。这就要求进行大规模的临床研究来证明术前口服适量糖类不出现胃内残留,增加安全的证据。

(4)肠道准备:ERAS不主张常规行术前肠道准备。胸外科的手术由于多不涉及消化道操作,故对排便正常的患者不另行肠道准备。便秘患者可于术前1~2天给予开塞露助排大便一次,避免术后腹胀。或仅在有严重便秘的患者中术前1天口服肠道缓泻剂或肠道抗生素。有研究发现采用聚乙二醇电解质散剂进行肠道准备具有安全、高效、方便等优点。

(5)胃肠减压及导尿:过去认为术前放置胃肠减压管可减少麻醉后误吸,并能缓解腹胀,有助于术后胃肠功能的恢复。术前常规留置尿管可便于观察尿量,以便评价补液量。而临床发现留置胃肠减压管及尿管对患儿的不良刺激增加,加重应激反应。同时研究表明,胃肠减压管并不能显著降低吻合口瘘、肺部和切口并发症的发生率,并且可能延长术后麻痹性肠梗阻的时间,导致住院日增长,住院费用增加。术前留置导尿管,加长了尿管放置时间,增加尿路感染的机会。因此,不应常规放置胃管及尿管。需要留置胃管及尿管时也应在手术室麻醉状态下进行。

2. 术中措施

(1)抗生素的使用:切口性质是预防性应用抗菌药物的重要依据。清洁手术(Ⅰ类切口)通常不需要预防性应用抗菌药物,仅在下列情况时可考虑预防用药:①手术范围大、时间长、污染机会多等;②手术涉及重要器官,如颅脑手术、心脏手术等;③异物植入如人工心脏瓣膜植入、永久性心脏起搏器留置、人工关节置换等;④存在感染高危因素如高龄、糖尿病、免疫功能低下(尤其是接受器官移植者)、营养不良等。小儿胸科手术如先天性肺囊性病变主要涉及肺、气管;食管闭锁涉及食管、气管;漏斗胸需要钢板的置入等,这些疾病往往需要预防性使用抗生素。此外,若手术时间超过3小时或超过所用药物半衰期的2倍以上,或出血量超过25ml/kg时,术中应及时补充单次剂量抗菌药物。

(2)麻醉方案的选择:由于麻醉过程中使用阿片类药物会导致术后苏醒时间过长,术后恶心、呕吐及肠麻痹的发生率升高,因此ERAS中全身麻醉+硬膜外阻滞或蛛网膜下腔阻滞的复合麻醉就成为儿童麻醉的主要方式。复合麻醉除了可减少阿片类药物带来的不良反应外,还可以减轻术后疼痛。胸段硬膜外阻滞可以保护肺功能,减轻心血管负荷,阻断交感神经,降低术后应激反应。但儿童使用中胸段硬膜外麻醉的风险较成人大。多数儿童麻醉医师选择使用基础麻醉结合骶管阻滞麻醉,具有创伤小、效果确切、术后苏醒快、安全性高等优点。然而从穿刺风险及节约麻醉时间等方面考虑,小儿麻醉医师更愿意选择气管插管全身麻醉。这些麻醉方法与成人外科显著不同,彼此之间的优势也有待更多证据证明。

(3)体温管理:由于儿童特别是婴幼儿,体温调节系统发育不完全,加之大量输入低温液体、环境温度过低以及麻醉药物对体温调节的影响和血管扩张作用等,都可能导致低体温的发生,因此术中监测体温,可采用预加温、提高手术室室温、使用液体加温装置、加温毯、暖风机等措施维持患儿术中中心体温>36℃。

(4)液体管理:传统的手术过程中,麻醉师往往通过大量补液来维持正常血压,避免因血容量不足引起的低灌注引起器官功能障碍。然而过多的补液会加重心脏前负荷,增加肺和肠道组织间质的水肿,不利于患儿术后的恢复。ERAS推荐术中限制性输液,对于因麻醉引起的血管扩张而导致的低血压首先使用缩血管药物进行升压治疗而不是大量补液。在体重、脉搏、血压、中心静脉压、血电解质、尿量、尿比重、血气、血氧饱和度等监测数据的基础上,动态观察心脏前负荷状态或氧供水平,从而实现对补液速度、量和质的把控。

(5)微创手术的选择:由于儿童对术后引起的

疼痛耐受程度低,同时心理、生理容易产生应激,因此手术创伤往往是影响患儿术后恢复的重要因素之一。由于腔镜手术具有创伤小、出血少、恢复快、并发症少、术后疼痛轻,以及明显缩短住院时间等优点,腔镜技术得到了快速的发展。目前,儿童胸部外科手术基本都可以采用微创手术,如先天性肺气道畸形疾病、食管闭锁、纵隔肿瘤等。即使对于部分需要采用开胸手术的患儿,也应尽量应用小切口来减少手术创伤。

(6)引流管的放置:传统小儿胸部外科手术如先天性肺气道畸形、膈膨升、膈疝手术后,认为常规放置引流管有利于观察术后有无活动性出血、积液,有无发生吻合口瘘等情况,并能及时引流出积液,减少体腔感染的发生。然而 ERAS 强调术后早期活动及术后有效止痛,放置引流管不仅限制了患儿术后早期活动,而且增加患儿术后疼痛,并可导致引流部位出血、感染、引流管脱出或断裂、侵蚀邻近器官、伤口愈合不佳等并发症。因此对于术中仔细探查后无明显渗出的患儿,可以考虑尽量不放置胸腔引流管,对于不放引流而术后又出现胸腔积液的情况,可以通过超声引导下穿刺引流而达到很好的治疗效果。

3. 术后措施

(1)镇痛:疼痛是患者术后主要的应激因素之一,可导致患者术后早期下床活动或出院时间延迟,阻碍术后康复,影响生活质量。因此,疼痛治疗是 ERAS 非常重要的环节。胸部伤口疼痛和体位影响,可限制患儿深呼吸和咳嗽,导致气道分泌物难以排出,易发生肺部感染;术后的剧烈哭闹还会影响创口愈合;还可导致术后早期下床活动延迟;这些均可阻碍患儿术后的康复,影响术后生活质量。ERAS 推荐预防性镇痛和多模式镇痛。预防性镇痛是通过对患者术前、术中和术后全程的疼痛管理,达到预防中枢和外周敏化的效果,从而减少急性疼痛向慢性疼痛的转化。多模式镇痛是联合应用各种方法或药物,从而达到减少阿片类药物的用量及其不良反应的目的。常见的多模式镇痛有非甾体抗炎药联合硬膜外镇痛、术后局部麻醉联合静脉镇痛等。在无明显禁忌证情况下,可采用选择性 COX-2 抑制剂、非选择性非甾体抗炎药或对乙酰氨基酚作为基础用药。但对患儿进行围手术期镇痛治疗是一项复杂且精细的工作,需要根据患儿具体情况,制订个体化的镇痛方案,加强用药期间的监测,需要医护人员和家长的密切合作,确保安全有效。

(2)术后营养方式:传统手术观点认为由于麻醉等因素,术后需肛门排气排便、胃肠减压管拔除后方可进食。由于 ERAS 流程中,手术创伤小、麻醉副作用小,以及良好的镇痛,术后胃肠道功能恢复时间大大缩短,因此 ERAS 强调术后尽早进食,无须等到胃肠道排气才开始。此外,有研究表明,如食管闭锁矫治术的患儿,早期进食可降低吻合口瘘的发生率。

(3)早期活动:ERAS 理念认为,在术后有效镇痛的基础上,早期活动有利于促进机体的合成代谢,促进胃肠功能的恢复,减少血液淤滞、静脉血栓形成、肺部并发症和因长期卧床导致的压疮、肌肉萎缩等的发生,加快患儿恢复,缩短住院时间。

(4)出院标准及随访:缩短患者住院时间及早期出院,并非 ERAS 的终极目的。因此,应在患者康复的基础上,详实制订患者的出院标准并遵照执行。基本标准:①无须液体治疗,恢复固体饮食;②经口服镇痛药物可良好止痛;③伤口愈合佳,无感染迹象;④器官功能状态良好;⑤自由活动。针对 ERAS 患者应加强出院后的随访和监测,通过电话或门诊指导患者对切口及引流管的护理,对可能的并发症应有所预料和警惕,建立"绿色通道",随时满足患者因并发症而再次入院的需求。

小儿与成人相比,具有更加复杂的外科应激,传统围手术期管理措施所引起的机体应激损害往往更加严重,因此,优化围手术期管理措施显得更加重要和迫切。一些 ERAS 项目在患儿中的实施还具有较大的困难和风险。因此需要积极开展相关循证医学研究,从已经形成一整套诊疗规范的手术病种如先天性肺气道畸形的治疗开始,探索减轻儿童围手术期应激的方法,提出我国小儿外科加速康复外科的诊疗共识或指南,促进小儿外科围手术期管理水平的提高。

(莫绪明　束亚琴)

参考文献

[1] 李正. 先天畸形学. 北京:人民卫生出版社,2000.

[2] 成令忠. 组织胚胎学. 上海:上海科学技术文献出版社,2003.

[3] 高英茂. 组织学与胚胎学. 北京:人民卫生出版社,2010.

[4] 江泽熙. 小儿胸部外科学. 武汉:湖北科学技术出版

社, 2008.

[5] 张皓, 邬宇芬, 黄剑峰, 等. 儿童肺功能检测及评估专家共识. 临床儿科杂志, 2014, 32 (02): 104.

[6] 中华医学会儿科学分会呼吸学组肺功能协作组, 《中华实用儿科临床杂志》编辑委员会. 儿童肺功能系列指南 (一): 概述. 中华实用儿科临床杂志, 2016, 31 (9): 653.

[7] 钟玉敏, 欧阳荣珍. 儿童胸部病变的影像诊断进展. 国际医学放射学杂志, 2018, 41 (05): 501.

[8] 彭芸. 先天性肺部疾病的影像学表现和认识. 中华实用儿科临床杂志, 2016, 31 (16): 1218.

[9] 夏波, 俞钢, 洪淳, 等. 重度原发性胸腔积液胎儿的宫内治疗及临床结局分析. 中华妇产科杂志, 2018, 53 (8): 522.

[10] 丁碧兰. 实用儿科手术器械的识别与保养. 海口: 南方出版社, 2011.

[11] 何丽. 手术器械识别与优化组配. 北京: 人民军医出版社, 2014.

[12] 黄格元, 蓝传亮, 刘雪来, 等. 达芬奇机器人在小儿外科手术中的应用 (附 20 例报告). 中国微创外科杂志, 2013, 13 (1): 4.

[13] 杨振, 黄格元. 机器人在小儿外科手术中的应用及争议. 临床小儿外科杂志, 2016, 15 (4): 317.

[14] 王勇, 汤绍涛. 达芬奇手术机器人辅助胸腔镜手术治疗小儿纵隔肿瘤 1 例. 临床小儿外科杂志, 2017, 16 (5): 518-520.

[15] 李益农. 消化内镜学. 北京: 科学出版社, 2004.

[16] 龚四堂, 区文玑, 潘瑞芳, 等. 儿童食管炎内镜检查和临床分析. 中国实用儿科杂志, 2003, (09): 543.

[17] 施巩宁, 马红冰, 周伯俊, 等. 婴幼儿食管瘢痕狭窄的外科治疗. 中华小儿外科杂志, 2003, (01): 19.

[18] 江沁波, 刘玺诚, 江载芳. 儿童气管支气管异物临床诊治探讨. 中国实用儿科杂志, 2004, (12): 734.

[19] 刘长庭. 纤维支气管镜诊断治疗学. 北京: 北京大学医学出版社, 2003.

[20] 曾骐, 张娜, 陈诚豪, 等. 漏斗胸的分型和微创 Nuss 手术. 中华外科杂志, 2008, 46 (15): 1160.

[21] 石卓, 李建华, 徐玮泽, 等. 微创技术同期治疗漏斗胸合并先天性心脏病. 中华胸心血管外科杂志, 2011, 27 (11): 654.

[22] 李辉. 胸外科学. 北京: 北京大学医学出版社, 2010.

[23] 吴晔明. 小儿外科学. 北京: 北京大学医学出版社, 2009.

[24] 许琼, 李晖, 张华年, 等. 院内感染真菌性肺炎患儿抗菌药物使用情况分析. 中国医院药学杂志, 2007, 27 (1): 80.

[25] 苗劲柏, 李辉. 体外膜肺氧合在普胸外科手术中的应用. 中华胸部外科电子杂志, 2015, 2 (3): 152.

[26] 毛文君, 陈静瑜. 体外膜肺氧合在肺移植前支持过渡中的应用. 器官移植, 2011, 02 (4): 209-236.

[27] 中华医学会外科学分会, 中华医学会麻醉学分会. 加速康复外科中国专家共识暨路径管理指南 (2018). 中华麻醉学杂志, 2018, 38 (1): 8.

[28] 江志伟, 黎介寿. 加速康复外科的现状与展望. 浙江医学, 2016, 38 (1): 9-25.

[29] Dakshesh H. Parikh DCGC. Pediatric Thoracic Surgery. Springer-Verlag London Limited, 2009.

[30] Thomas W. Shields CERJ. General Thoracic Surgery. Seventh Edition ed. Lippincott Williams & Wilkins, 2009.

[31] Giovanni R FFGG. Anatomy of the thoraax. Mario L. Pediatric Thoracic Surgery. Italy: Springer, 2013.

[32] Lima M. Pediatric Thoracic Surgery. London: Springer, 2013.

[33] Cetindag IB, Olson W, Hazelrigg SR. Acute and chronic reduction of pulmonary function after lung surgery. Thoracic Surgery Clinics, 2004, 14 (3): 317.

[34] Eigen H, Bieler H, Grant D, et al. Spirometric pulmonary function in healthy preschool children. Am J Respir Crit Care Med, 2001, 163 (3 Pt 1): 619.

[35] Merkus Pjfm DJS. Respiratory function measurements in infants and children. Eur Respir Mon, 2005, (31): 166.

[36] Brian D, Coley D, Gregory Bates ENF. Caffey's pediatric diagnostic imaging. 12th ed. Philadelphia: Mosby Elsevier, 2013.

[37] Goo HW. State-of-the-art pediatric chest imaging. PEDIATRIC RADIOLOGY, 2013, 43 (3): 261.

[38] Li X, Samei E, Segars WP, et al. Patient-specific radiation dose and cancer risk for pediatric chest CT. Radiology, 2011, 259 (3): 862.

[39] Ciet P, Tiddens HA, Wielopolski PA, et al. Magnetic resonance imaging in children: common problems and possible solutions for lung and airways imaging. Pediatric Radiology, 2015, 45 (13): 1901.

[40] Chandrasekharan PK, Rawat M, Madappa R, et al. Congenital Diaphragmatic hernia-a review. Matern Health Neonatol Perinatol, 2017, 3: 6.

[41] Dorfman AL, Fazel R, Einstein AJ, et al. Use of medical imaging procedures with ionizing radiation in children: a population-based study. Arch Pediatr Adolesc Med, 2011, 165 (5): 458.

[42] Iorio G, Capasso M, De Luca G, et al. Lung ultrasound in the diagnosis of pneumonia in children: proposal for a new diagnostic algorithm. PeerJ, 2015, 3: e1374.

[43] Basile V, Di Mauro A, Scalini E, et al. Lung ultrasound: a useful tool in diagnosis and management of bronchiolitis. BMC Pediatrics, 2015, 15: 63.

[44] Young C, Xie C, Owens CM. Paediatric multi-detector row chest CT: what you really need to know. Insights

Imaging, 2012, 3 (3): 229.

［45］ Cohen MD. ALARA, image gently and CT-induced cancer. PEDIATRIC RADIOLOGY, 2015, 45 (4): 465.

［46］ Alejo L, Corredoira E, Sanchez-Munoz F, et al. Radiation dose optimisation for conventional imaging in infants and newborns using automatic dose management software: an application of the new 2013/59 EURATOM directive. Br J Radiol, 2018, 91 (1086): 20180022.

［47］ Dorfman AL, Fazel R, Einstein AJ, et al. Use of medical imaging procedures with ionizing radiation in children: a population-based study. Arch Pediatr Adolesc Med, 2011, 165 (5): 458.

［48］ Ciet P, Tiddens HA, Wielopolski PA, et al. Magnetic resonance imaging in children: common problems and possible solutions for lung and airways imaging. PEDIATRIC RADIOLOGY, 2015, 45 (13): 1901.

［49］ Guimaraes MD, Hochhegger B, Santos MK, et al. Magnetic resonance imaging of the chest in the evaluation of cancer patients: state of the art. Radiol Bras, 2015, 48 (1): 33.

［50］ Bhargava R, Hahn G, Hirsch W, et al. Contrast-enhanced magnetic resonance imaging in pediatric patients: review and recommendations for current practice. Magn Reson Insights, 2013, 6: 95.

［51］ Smith RP, Illanes S, Denbow ML, et al. Outcome of fetal pleural effusions treated by thoracoamniotic shunting. Ultrasound Obstet Gynecol, 2005, 26 (1): 63.

［52］ Brizot ML, Schultz R, Patroni LT, et al. Trisomy 10: ultrasound features and natural history after first trimester diagnosis. Prenat Diagn, 2001, 21 (8): 672.

［53］ Gratacos E, van Schoubroeck D, Carreras E, et al. Transient hydropic signs in the donor fetus after fetoscopic laser coagulation in severe twin-twin transfusion syndrome: incidence and clinical relevance. Ultrasound Obstet Gynecol, 2002, 19 (5): 449.

［54］ Keller TM, Rake A, Michel SC, et al. MR assessment of fetal lung development using lung volumes and signal intensities. EUROPEAN RADIOLOGY, 2004, 14 (6): 984.

［55］ Mahieu-Caputo D, Sonigo P, Dommergues M, et al. Fetal lung volume measurement by magnetic resonance imaging in congenital diaphragmatic hernia. BJOG, 2001, 108 (8): 863.

［56］ Osada H, Kaku K, Masuda K, et al. Quantitative and qualitative evaluations of fetal lung with MR imaging. Radiology, 2004, 231 (3): 887.

［57］ Tanemura M, Nishikawa N, Kojima K, et al. A case of successful fetal therapy for congenital chylothorax by intrapleural injection of OK-432. Ultrasound Obstet Gynecol, 2001, 18 (4): 371.

［58］ Klam S, Bigras JL, Hudon L. Predicting outcome in primary fetal hydrothorax. Fetal Diagnosis And Therapy, 2005, 20 (5): 366.

［59］ Burfeind WJ. Invited commentary. Annals Of Thoracic Surgery, 2010, 89 (2): 359.

［60］ Pawar DK, Marraro GA. One lung ventilation in infants and children: experience with Marraro double lumen tube. Paediatr Anaesth, 2005, 15 (3): 204.

［61］ Mirzabeigi E, Johnson C, Ternian A. One-lung anesthesia update. Semin Cardiothorac Vasc Anesth, 2005, 9 (3): 213.

［62］ Bird GT, Hall M, Nel L, et al. Effectiveness of Arndt endobronchial blockers in pediatric scoliosis surgery: a case series. Paediatr Anaesth, 2007, 17 (3): 289.

［63］ Luketich JD, Land SR, Sullivan EA, et al. Thoracic epidural versus intercostal nerve catheter plus patient-controlled analgesia: a randomized study. Annals of Thoracic Surgery, 2005, 79 (6): 1845-1849.

［64］ Picard E, Joseph L, Goldberg S, et al. Predictive factors of morbidity in childhood parapneumonic effusion-associated pneumonia: a retrospective study. Pediatric Infectious Disease Journal, 2010, 29 (9): 840.

［65］ Stricker PA, Gurnaney HG, Litman RS. Anesthetic management of children with an anterior mediastinal mass. Journal of Clinical Anesthesia, 2010, 22 (3): 159.

［66］ Vitiello V, Lee SL, Cundy TP, et al. Emerging robotic platforms for minimally invasive surgery. IEEE Rev Biomed Eng, 2013, 6: 111.

［67］ Alqahtani A, Albassam A, Zamakhshary M, et al. Robot-assisted pediatric surgery: how far can we go ? World Journal Of Surgery, 2010, 34 (5): 975.

［68］ Thakre AA, Bailly Y, Sun LW, et al. Is smaller workspace a limitation for robot performance in laparoscopy ? J Urol, 2008, 179 (3): 1138-1142.

［69］ Finkelstein JB, Levy AC, Silva MV, et al. How to decide which infant can have robotic surgery ? Just do the math. Journal of Pediatric Urology, 2015, 11 (4): 170.

［70］ Meehan JJ. Robotic surgery in small children: is there room for this ? J Laparoendosc Adv Surg Tech A, 2009, 19 (5): 707.

［71］ van Haasteren G, Levine S, Hayes W. Pediatric robotic surgery: early assessment. Pediatrics, 2009, 124 (6): 1642.

［72］ Meehan JJ, Sandler A. Pediatric robotic surgery: A single-institutional review of the first 100 consecutive cases. Surgical Endoscopy And Other Interventional Techniques, 2008, 22 (1): 177.

[73] Meehan JJ, Phearman L, Sandler A. Robotic pulmonary resections in children: series report and introduction of a new robotic instrument. J Laparoendosc Adv Surg Tech A, 2008, 18 (2): 293.

[74] Meehan JJ, Sandler AD. Robotic resection of mediastinal masses in children. J Laparoendosc Adv Surg Tech A, 2008, 18 (1): 114.

[75] Hartwich J, Tyagi S, Margaron F, et al. Robot-assisted thoracoscopic thymectomy for treating myasthenia gravis in children. J Laparoendosc Adv Surg Tech A, 2012, 22 (9): 925.

[76] Obasi PC, Hebra A, Varela JC. Excision of esophageal duplication cysts with robotic-assisted thoracoscopic surgery. JSLS, 2011, 15 (2): 244.

[77] Asaf BB, Kumar A, Vijay CL. Robotic excision of paraesophageal bronchogenic cyst in a 9-year-old child. J Indian Assoc Pediatr Surg, 2015, 20 (4): 191.

[78] Ballouhey Q, Villemagne T, Cros J, et al. Assessment of paediatric thoracic robotic surgery. Interact Cardiovasc Thorac Surg, 2015, 20 (3): 300.

[79] Egberts JH, Moller T, Becker T. Robotic-Assisted Sleeve Lobectomy Using the Four-Arm Technique in the DaVinci Si (R) and Xi (R) Systems. Thorac Cardiovasc Surg, 2018.

[80] Mazzon G, Sridhar A, Busuttil G, et al. Learning Curves for Robotic Surgery: a Review of the Recent Literature. Current Urology Reports, 2017, 18 (11): 89.

[81] Panait L, Shetty S, Shewokis PA, et al. Do laparoscopic skills transfer to robotic surgery? Journal of Surgical Research, 2014, 187 (1): 53.

[82] Takazawa S, Ishimaru T, Harada K, et al. Evaluation of Surgical Devices Using an Artificial Pediatric Thoracic Model: A Comparison Between Robot-Assisted Thoracoscopic Suturing Versus Conventional Video-Assisted Thoracoscopic Suturing. J Laparoendosc Adv Surg Tech A, 2018, 28 (5): 622.

[83] Parikh DHCDCG. Pediatric Thoracic Surgery. Springer-Verlag London Limited, 2009.

[84] M. L. Pediatric Thoracic Surgery. Springer-Verlag Italia, 2013.

[85] Adams S, Jobson M, Sangnawakij P, et al. Does thoracoscopy have advantages over open surgery for asymptomatic congenital lung malformations? An analysis of 1626 resections. Journal of Pediatric Surgery, 2017, 52 (2): 247.

[86] Bagrodia N, Cassel S, Liao J, et al. Segmental resection for the treatment of congenital pulmonary malformations. Journal of Pediatric Surgery, 2014, 49 (6): 905.

[87] Cho MJ, Kim DY, Kim SC, et al. Embolization versus surgical resection of pulmonary sequestration: clinical experiences with a thoracoscopic approach. Journal of Pediatric Surgery, 2012, 47 (12): 2228.

[88] Fascetti-Leon F, Gobbi D, Pavia SV, et al. Sparing-lung surgery for the treatment of congenital lung malformations. Journal of Pediatric Surgery, 2013, 48 (7): 1476.

[89] Fraga JC, Rothenberg S, Kiely E, et al. Video-assisted thoracic surgery resection for pediatric mediastinal neurogenic tumors. Journal of Pediatric Surgery, 2012, 47 (7): 1349.

[90] Gomes FC, Kuhn P, Lacreuse I, et al. Congenital diaphragmatic hernia: an evaluation of risk factors for failure of thoracoscopic primary repair in neonates. Journal of Pediatric Surgery, 2013, 48 (3): 488.

[91] Ferreira CGKPLI. Factors for failure of thoracoscopic primary repair in neonates. Journal of Pediatric Surgery, 2017 (52): 1800.

[92] Jackson HT, Kane TD. Advances in minimally invasive surgery in pediatric patients. Adv Pediatr, 2014, 61 (1): 149.

[93] Jelin EB, O'Hare EM, Jancelewicz T, et al. Optimal timing for elective resection of asymptomatic congenital pulmonary airway malformations. Journal of Pediatric Surgery, 2018, 53 (5): 1001.

[94] Karpelowsky J. Paediatric thoracoscopic surgery. Paediatric Respiratory Reviews, 2012, 13 (4): 244-250.

[95] Kulaylat AN, Engbrecht BW, Hollenbeak CS, et al. Comparing 30-day outcomes between thoracoscopic and open approaches for resection of pediatric congenital lung malformations: Evidence from NSQIP. Journal of Pediatric Surgery, 2015, 50 (10): 1716.

[96] Laje P, Pearson EG, Simpao AF, et al. The first 100 infant thoracoscopic lobectomies: Observations through the learning curve and comparison to open lobectomy. Journal of Pediatric Surgery, 2015, 50 (11): 1811.

[97] Mattioli G, Pio L, Disma NM, et al. Congenital Lung Malformations: Shifting from Open to Thoracoscopic Surgery. Pediatrics and Neonatology, 2016, 57 (6): 463.

[98] Pierro A. Hypercapnia and acidosis during the thoracoscopic repair of oesophageal atresia and congenital diaphragmatic hernia. Journal of Pediatric Surgery, 2015, 50 (2): 247.

[99] Rothenberg SS. Thoracoscopic pulmonary surgery. Seminars in Pediatric Surgery, 2007, 16 (4): 231.

[100] Style CC, Cass DL, Verla MA, et al. Early vs late resection of asymptomatic congenital lung malfor-

mations. Journal of Pediatric Surgery, 2019, 54 (1): 70.

［101］ Wagenaar AE, Tashiro J, Satahoo SS, et al. Resection of pediatric lung malformations: National trends in resource utilization & amp; outcomes. Journal of Pediatric Surgery, 2016, 51 (9): 1414.

［102］ Asge Standards Of Practice Committee. Gan Si Ra-Jan E A D. Role of EUS. Gastrointestinal Endoscopy, 2007, 66: 425.

［103］ Shivakumar AM, Naik AS, Prashanth KB, et al. Foreign body in upper digestive tract. Indian Journal of Pediatrics, 2004, 71 (8): 689.

［104］ Lee BI, Choi H, Choi KY, et al. Retrieval of a retained capsule endoscope by double-balloon enteroscopy. Gastrointestinal Endoscopy, 2005, 62 (3): 463.

［105］ Gun F, Abbasoglu L, Celik A, et al. Early and late term management in caustic ingestion in children: a 16-year experience. Acta Chirurgica Belgica, 2007, 107 (1): 49.

［106］ Betalli P, Falchetti D, Giuliani S, et al. Caustic ingestion in children: is endoscopy always indicated ? The results of an Italian multicenter observational study. Gastrointestinal Endoscopy, 2008, 68 (3): 434.

［107］ Sherman PM, Hassall E, Fagundes-Neto U, et al. A global, evidence-based consensus on the definition of gastroesophageal reflux disease in the pediatric population. American Journal of Gastroenterology, 2009, 104 (5): 1278-1296.

［108］ Lee BI, Choi H, Choi KY, et al. Retrieval of a retained capsule endoscope by double-balloon enteroscopy. Gastrointestinal Endoscopy, 2005, 62 (3): 463.

［109］ Llompart A, Reyes J, Ginard D, et al. Endoscopic management of foreign bodies in the esophagus. Results of a retrospective series of 501 cases. Gastroenterol Hepatol, 2002, 25 (7): 448.

［110］ Orenstein SR. Management of supraesophageal complications of gastroesophageal reflux disease in infants and children. American Journal of Medicine, 2000, 108 Suppl 4a: 139S.

［111］ Lakhdar-Idrissi M, Khabbache K, Hida M. Esophageal endoscopic dilations. J Pediatr Gastroenterol Nutr, 2012, 54 (6): 744.

［112］ Raitio A, Cresner R, Smith R, et al. Fluoroscopic balloon dilatation for anastomotic strictures in patients with esophageal atresia: A fifteen-year single centre UK experience. Journal of Pediatric Surgery, 2016, 51 (9): 1426.

［113］ Yeming W, Somme S, Chenren S, et al. Balloon catheter dilatation in children with congenital and acquired esophageal anomalies. Journal Of Pediatric Surgery, 2002, 37 (3): 398.

［114］ Committee ASOPGSIR. Role of EUS. Gastrointestinal Endoscopy, 2007, 6 (66): 425.

［115］ Cote CJ, Wilson S. Guidelines for monitoring and management of pediatric patients during and after sedation for diagnostic and therapeutic procedures: an update. Pediatrics, 2006, 118 (6): 2587.

［116］ Wilson W, Taubert KA, Gewitz M, et al. Prevention of infective endocarditis: guidelines from the American Heart Association: a guideline from the American Heart Association Rheumatic Fever, Endocarditis, and Kawasaki Disease Committee, Council on Cardiovascular Disease in the Young, and the Council on Clinical Cardiology, Council on Cardiovascular Surgery and Anesthesia, and the Quality of Care and Outcomes Research Interdisciplinary Working Group. Circulation, 2007, 116 (15): 1736.

［117］ Lee KK, Anderson MA, Baron TH, et al. Modifications in endoscopic practice for pediatric patients. Gastrointestinal Endoscopy, 2008, 67 (1): 1.

［118］ Gun F, Abbasoglu L, Celik A, et al. Early and late term management in caustic ingestion in children: a 16-year experience. Acta Chirurgica Belgica, 2007, 107 (1): 49.

［119］ Roberts STR. Continuing education in anaesthesia. Critical Care Pain, 2005 (5): 441.

［120］ Hall SC. The difficult pediatric airway-recognition, evaluation, and management. Can J Anaesth, 2001, 48 (1): 22.

［121］ Frova G, Guarino A, Petrini F, et al. Recommendations for airway control and difficult airway management in paediatric patients. Minerva Anestesiologica, 2006, 72 (9): 723.

［122］ Frei FJ, Awengen DF, Rutishauser M, et al. The airway endoscopy mask: useful device for fibreoptic evaluation and intubation of the paediatric airway. Paediatr Anaesth, 1995, 5 (5): 319.

［123］ Marin T, Moore J. Understanding near-infrared spectroscopy. Adv Neonatal Care, 2011, 11 (6): 382.

［124］ Benjamin B. Anesthesia for pediatric airway endoscopy. Otolaryngol Clin North Am, 2000, 33 (1): 29.

［125］ Gentili A, Lima M, de Rose R, et al. Thoracoscopy in children: anaesthesiological implications and case reports. Minerva Anestesiologica, 2007, 73 (3): 161.

［126］ Meier JD, Sulman CG, Almond PS, et al. Endoscopic management of recurrent congenital tracheoesophageal fistula: a review of techniques and results. Int J Pediatr Otorhinolaryngol, 2007, 71 (5): 691.

［127］ Baroncini-Cornea S, Fae M, Gargiulo G, et al. Tracheal agenesis: management of the first 10 months of life. Paediatr Anaesth, 2004, 14 (9): 774.

［128］ Hasegawa T, Yamaguchi M, Ohshima Y, et al.

Simultaneous repair of pectus excavatum and congenital heart disease over the past 30 years. Eur J Cardio-thorac Surg, 2002, 22 (6): 874.

[129] Kowalewski J, Brocki M, Dryjanski T, et al. Pectus excavatum: increase of right ventricular systolic, diastolic, and stroke volumes after surgical repair. J Thorac Cardiovasc Surg, 1999, 118 (1): 87-92.

[130] Wang J, Wang Q, Pan Z. Simultaneous repair of congenital heart defects and pectus excavatum in young children. Pediatric Surgery International, 2018, 34 (3): 269.

[131] Yamani M, Lavrand F, Thambo JB, et al. Upper Sternal Cleft With a Complex Congenital Heart Defect: Repair in a Single Stage. Annals of Thoracic Surgery, 2016, 101 (2): 760.

[132] Padalino MA, Zanon GF, Migneco F, et al. Surgical repair of incomplete cleft sternum and cardiac anomalies in early infancy. Annals of Thoracic SurgerY, 2006, 81 (6): 2291.

[133] Najm HK, Williams WG, Coles JG, et al. Scimitar syndrome: twenty years'experience and results of repair. J Thorac Cardiovasc Surg, 1996, 112 (5): 1161-1168.

[134] Odenthal C, Sarikwal A. Anomalous unilateral single pulmonary vein versus scimitar syndrome: Comparison of two paediatric cases and a review of the literature. J Med Imaging Radiat Oncol, 2012, 56 (3): 247.

[135] Brink J, Yong MS, D'Udekem Y, et al. Surgery for scimitar syndrome: the Melbourne experience. Interact Cardiovasc Thorac Surg, 2015, 20 (1): 31.

[136] Gupta SS. Management of empyema-Role of a surgeon. Indian Assoc Pediatr Surg, 2005 (10): 142.

[137] Castro AV, Nascimento-Carvalho CM, Ney-Oliveria F, et al. Additional markers to refine the World Health Organization algorithm for diagnosis of pneumonia. Indian Pediatrics, 2005, 42 (8): 773.

[138] Ozel SK, Kazez A, Kilic M, et al. Conservative treatment of postpneumonic thoracic empyema in children. Surgery Today, 2004, 34 (12): 1002.

[139] Chitkara RK, Krishna G. Parasitic pulmonary eosinophilia. Semin Respir Crit Care Med, 2006, 27 (2): 171.

[140] Stamatis G, Greschuchna D, Freitag L. Indications for surgery and results of 207 thoracotomies in children with diseases of the lung, pleura and mediastinum. Langenbecks Arch Chir Suppl II Verh Dtsch Ges Chir, 1990.

[141] Aboud FC, Verghese AC. Evarts Ambrose Graham, empyema, and the dawn of clinical understanding of negative intrapleural pressure. Clinical Infectious Diseases, 2002, 34 (2): 198.

[142] Crafoord J, Olin C. Clarence Crafoord--one of the great pioneer surgeons of the century. Lakartidningen, 1999, 96 (21): 2627-2634.

[143] Gibson CL. THEODORE TUFFIER 1857-1929. Annals of Surgery, 1930, 91 (4): 636.

[144] Naef AP. The mid-century revolution in thoracic and cardiovascular surgery: part 2: Prelude to 20th century cardio-thoracic surgery. Interact Cardiovasc Thorac Surg, 2003, 2 (4): 431.

[145] Kassner EG, Kauffman SL, Yoon JJ, et al. Pulmonary candidiasis in infants: clinical, radiologic, and pathologic features. AJR Am J Roentgenol, 1981, 137 (4): 707.

[146] Soubani AO, Chandrasekar PH. The clinical spectrum of pulmonary aspergillosis. Chest, 2002, 121 (6): 1988.

[147] Arsura EL, Kilgore WB. Miliary coccidioidomycosis in the immunocompetent. Chest, 2000, 117 (2): 404.

[148] Rachid H, Alaoui YA, Loudadssi F, et al. Amoebic infections of the lung and pleura. Revue Des Maladies Respiratoires, 2005, 22 (6 Pt 1): 1035.

[149] Lyche KD, Jensen WA. Pleuropulmonary amebiasis. Semin Respir Infect, 1997, 12 (2): 106.

[150] Mukerjee CM, Thompson JE. Pulmonary ascariasis. Med J Aust, 1979, 2 (2): 99.

[151] Rexroth G, Keller C. Chronic course of eosinophilic pneumonia in infection with ascaris lumbricoides. Pneumologie, 1995, 49 (2): 77.

[152] Arene FO, Ibanga E, Asor JE. Epidemiology of paragonimiasis in Cross River basin, Nigeria: prevalence and intensity of infection due to Paragonimus uterobilateralis in Yakurr local government area. Public Health, 1998, 112 (2): 119.

[153] Durieu J, Wallaert B, Tonnel AB. Chronic eosinophilic pneumonia or Carrington's disease. Revue Des Maladies Respiratoires, 1993, 10 (6): 499.

[154] Mallick MS. Tracheobronchial foreign body aspiration in children: A continuing diagnostic challenge. Afr J Paediatr Surg, 2014, 11 (3): 225.

[155] Parikh D, Samuel M. Congenital cystic lung lesions: is surgical resection essential ? Pediatr Pulmonol, 2005, 40 (6): 533.

[156] Bassam A, Rabeeah A, Nassar S, et al. Congenital cystic disease of the lung in infants and children (experience with 57 cases). European Journal of Pediatric Surgery, 1999, 9 (6): 364.

[157] Lejeune C, Deschildre A, Thumerelle C, et al. Pneumothorax revealing cystic adenomatoid malformation of the lung in a 13 year old child. Arch Pediatr, 1999, 6 (8): 863.

［158］ Aziz D, Langer JC, Tuuha SE, et al. Perinatally diagnosed asymptomatic congenital cystic adenomatoid malformation: to resect or not？ Journal of Pediatric Surgery, 2004, 39 (3): 329-329.

［159］ Davenport M, Warne SA, Cacciaguerra S, et al. Current outcome of antenally diagnosed cystic lung disease. Journal of Pediatric Surgery, 2004, 39 (4): 549.

［160］ Albanese CT, Sydorak RM, Tsao K, et al. Thoracoscopic lobectomy for prenatally diagnosed lung lesions. Journal of Pediatric Surgery, 2003, 38 (4): 553.

［161］ Rothenberg SS. Thoracoscopic lung resection in children. Journal of Pediatric Surgery, 2000, 35 (2): 271-274.

［162］ Roggin KK, Breuer CK, Carr SR, et al. The unpredictable character of congenital cystic lung lesions. Journal of Pediatric Surgery, 2000, 35 (5): 801.

［163］ Parikh D, Samuel M. Congenital cystic lung lesions: is surgical resection essential？ Pediatr Pulmonol, 2005, 40 (6): 533.

［164］ Sundararajan L, Parikh DH. Evolving experience with video-assisted thoracic surgery in congenital cystic lung lesions in a British pediatric center. Journal of Pediatric Surgery, 2007, 42 (7): 1243.

［165］ Papagiannopoulos K, Hughes S, Nicholson AG, et al. Cystic lung lesions in the pediatric and adult population: surgical experience at the Brompton Hospital. Annals of Thoracic Surgery, 2002, 73 (5): 1594.

［166］ Conlan AA, Moyes DG, Schutz J, et al. Pulmonary resection in the prone position for suppurative lung disease in children. J Thorac Cardiovasc Surg, 1986, 92 (5): 890.

［167］ Ayed AK, Rowayeh A. Lung resection in children for infectious pulmonary diseases. Pediatric Surgery International, 2005, 21 (8): 604.

［168］ Cowles RA, Lelli JJ, Takayasu J, et al. Lung resection in infants and children with pulmonary infections refractory to medical therapy. Journal of Pediatric Surgery, 2002, 37 (4): 643.

［169］ Bryan RT, Noor S, Quraishi S, et al. Primary sternal osteomyelitis in infants: a report of two cases. Journal of Pediatric Orthopaedics-Part B, 1999, 8 (2): 125.

［170］ Upadhyaya M, Keil A, Thonell S, et al. Primary sternal osteomyelitis: a case series and review of the literature. Journal of Pediatric Surgery, 2005, 40 (10): 1623.

［171］ Khan SA, Varshney MK, Hasan AS, et al. Tuberculosis of the sternum: a clinical study. J Bone Joint Surg Br, 2007, 89 (6): 817.

［172］ Mchoney M, Hammond P. Role of ECMO in congenital diaphragmatic hernia. Arch Dis Child Fetal Neonatal Ed, 2018, 103 (2): F178.

［173］ Rinieri P, Peillon C, Bessou JP, et al. National review of use of extracorporeal membrane oxygenation as respiratory support in thoracic surgery excluding lung transplantation. Eur J Cardiothorac Surg, 2015, 47 (1): 87.

［174］ Losty PD. Congenital diaphragmatic hernia: where and what is the evidence？ Seminars in Pediatric Surgery, 2014, 23 (5): 278.

［175］ Rove KO, Edney JC, Brockel MA. Enhanced recovery after surgery in children: Promising, evidence-based multidisciplinary care. Paediatr Anaesth, 2018, 28 (6): 482.

［175］ Howard F, Brown KL, Garside V, et al. Fast-track paediatric cardiac surgery: the feasibility and benefits of a protocol for uncomplicated cases. Eur J Cardiothorac Surg, 2010, 37 (1): 193.

［177］ Reismann M, Arar M, Hofmann A, et al. Feasibility of fast-track elements in pediatric surgery. European Journal of Pediatric Surgery, 2012, 22 (1): 40.

［178］ Vrecenak JD, Mattei P. Fast-track management is safe and effective after bowel resection in children with Crohn's disease. Journal of Pediatric Surgery, 2014, 49 (1): 99-102.

［179］ Reismann M, Arar M, Hofmann A, et al. Feasibility of fast-track elements in pediatric surgery. European Journal of Pediatric Surgery, 2012, 22 (1): 40.

［180］ Rothenberg SS. Experience with thoracoscopic lobectomy in infants and children. Journal of Pediatric Surgery, 2003, 38 (1): 102.

［181］ Boelens PG, Heesakkers FF, Luyer MD, et al. Reduction of postoperative ileus by early enteral nutrition in patients undergoing major rectal surgery: prospective, randomized, controlled trial. Annals of Surgery, 2014, 259 (4): 649.

［182］ Carli F, Clemente A. Regional anesthesia and enhanced recovery after surgery. Minerva Anestesiologica, 2014, 80 (11): 1228.

第三章　胸　部　创　伤

第一节　胸外伤概论

胸外伤（thoracic injury）是指在外界暴力因素作用下，胸壁和／或胸腔各组织、器官的完整性受到破坏，并且继发相关的功能障碍。肋骨、胸骨和胸椎构成了骨性胸廓的完整性，对胸内脏器起着支撑保护的作用，并且也参与呼吸（运动）功能。如果骨性胸廓受损，则继发受损的胸腔内脏器，如心或肺组织就可能出现器官功能障碍，甚至衰竭，产生严重甚至致命危险。一般骨性胸廓损伤的程度及范围与创伤时的外力大小及方向有密切关系。

一、病因及分类

导致胸外伤的常见病因有车祸伤、火器伤、锐钝器伤、挤压伤、摔伤等。近年来，随着社会的发展、生活方式与习惯的改变，人们户外活动的时间与方式也增加，受伤的环境、概率也相应增多，尤其交通事故导致的车祸伤增加明显，需要警惕。

1. **根据损伤暴力的性质**　分为钝性伤和穿透伤。

2. **根据损伤是否造成胸膜腔与外界沟通**　分为闭合性损伤和开放性损伤。

3. **根据伤道分布情况**　分为切线伤、盲管伤和贯通伤。

4. **根据受伤的组织和器官**　分为皮肤软组织损伤，肋骨、胸壁、脊柱损伤，心脏、大血管损伤，肺、支气管损伤，食管、膈肌损伤等。

5. **其他**　如胸腹联合伤、复合伤等。

二、诊断及处理

根据胸部损伤的类型与程度的不同，可表现出各种不同的症状体征。如呼吸道症状体征（气管、支气管、肺组织损伤，出现气胸、血气胸，或者胸腔内损伤、出血导致的呼吸道受压迫的症状体征；胸壁肌肉、骨骼组织损伤，从而影响呼吸动度导致的呼吸困难等），损伤后产生的疼痛、出血等。紧急处理包括院前急救与院内处理两大部分内容。

（一）院前急救

主要包括进入医院之前的一切急救处理措施，即所谓的基本生命支持、严重胸部损伤的紧急处理。

基本生命支持的原则：

1. 尽量保持呼吸通畅并人工辅助给氧、创面止血、补充血容量。

2. 保护脊柱，骨折适当的外固定；现场尽快镇痛。

3. 妥善转运。

4. 对于明显威胁到生命的严重胸外伤（包括累及胸部的复合损伤），需在现场立即施行挽救生命的特殊急救处理，如张力性气胸需要尽快穿刺减压，开放性气胸需要迅速包扎和封闭伤口，有条件时可争取安置胸腔穿刺针或行胸腔闭式引流。

5. 有呼吸困难者，尽量争取予以人工辅助呼吸。

（二）院内处理

1. 如果生命体征平稳，则可争取完善相关检查，同时积极对症支持治疗，准备手术。

2. 生命体征不稳定者,则不应该要求必须完全完善相关检查再外科手术,而应该根据危急情况,在进行必要检查的同时,当机立断地积极进行急诊开胸探查手术。

3. 有下列情况存在时,应紧急开胸探查:胸膜腔内有进行性出血、心脏大血管损伤、严重肺裂伤或气管、支气管损伤、食管破裂、胸腹联合伤、胸壁大块缺损、胸内存留较大的异物等。不能因为检查没有完成而延迟手术,这样可能失去抢救的时机。当然,这也是巨大的挑战,要求负责诊治的临床医生具备相当的知识、技术,积累了足够的经验,也需要具有足够的勇气。

三、治 疗

(一) 肋骨骨折

直接暴力或间接暴力作用于胸壁可以造成肋骨骨折,其约占全部胸部外伤的 60% 以上。单处肋骨骨折患儿多有明显局部疼痛,在咳嗽或深呼吸时加重,疼痛可随体位变化。体检局部皮肤可无明显异常,或者仅有轻度的皮下组织淤血肿胀,但骨折处则有明确压痛,胸廓挤压试验阳性,并可有骨擦音。如果系多根多处肋骨骨折,称为连枷胸(flail chest),则可产生胸壁软化,形成反常呼吸运动,症状比较明显。严重的连枷胸多合并肺挫伤(pulmonary contusion),可导致气短、发绀和呼吸困难,是胸部外伤的死亡原因之一。辅助检查胸部 X 线可发现肋骨骨折(图 3-1-1),并能显示胸内脏器有无损伤及并发症(如气胸、肺挫伤、纵隔增宽等)。需要注意损伤肋骨有无明显断端错位或移位征象。

治疗原则:

1. 镇痛,保持呼吸道通畅,防止并发症。

2. 单处的稳定型肋骨骨折,没有断端错位或移位,则一般不需要整复及固定,治疗主要是止痛为主。但如果虽然仅是单处(单根)的肋骨骨折,但是有断端错位或移位,则现场需要适当固定(或整复),以免在此后的转运或者活动过程中断端的错位或移位加重,并因此造成新的继发性严重损伤。

3. 多根多处肋骨骨折,则要以消除反常呼吸运动为主,可选用加压包扎法、牵引固定法、手术固定法等固定胸廓,同样是为了避免症状加重或者转运、搬动等过程中导致继发性损伤。多根多

处肋骨骨折并有错位者,待出血稳定后,可手术切开,用肋骨固定器固定。

4. 开放性肋骨骨折,则需要急诊行清创术,断端固定、胸膜破裂者则可安置胸腔闭式引流管,合理应用抗生素。

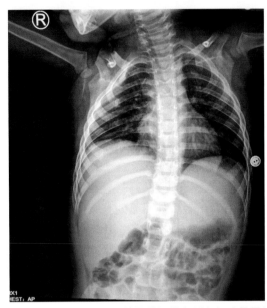

图 3-1-1　3 岁儿童双侧锁骨骨折伴右侧多根肋骨骨折

(二) 气胸

一般分为闭合性气胸、开放性气胸和张力性气胸。

1. **闭合性气胸**　闭合性气胸的胸内压力仍然低于大气压,胸膜腔内气量决定患侧肺萎缩的程度。胸腔内积气,伤侧肺萎陷使呼吸面积减少,肺表面破口逐渐缩闭,不随呼吸开放,气胸趋于稳定。体检发现患侧胸廓饱满,呼吸活动减弱,气管向健侧偏移,听诊呼吸音降低,叩诊鼓音。胸部 X 线检查可显示不同程度的肺萎陷和胸膜腔积气,伴有胸腔积液时可见液平面(图 3-1-2)。治疗中如果气胸时间较长且积气量少,一般无须特殊处理,胸腔内的少量积气一般可在 1~2 周内自行吸收。但是,对中量或大量气胸,则可能需进行胸膜腔穿刺术排气,或行闭式胸腔引流术,以排除胸膜腔积气,促使肺尽快膨胀。

2. **开放性气胸**(open pneumothorax)　外界空气随呼吸经胸壁缺损处自由进入胸膜腔。呼吸困难程度与胸壁缺损的大小密切相关。呼、吸气时,两侧胸膜腔由于压力不均衡,可出现周期性变化,使纵隔在吸气时移向健侧,呼气时移向伤侧,称为纵隔扑动。纵隔扑动和移位会影响腔静

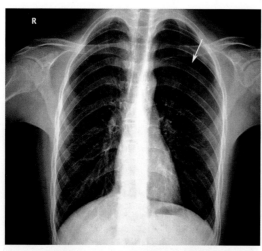

图 3-1-2 16 岁,男,左侧气胸
白色箭头所指处为肺的压缩边缘

脉回心血流,引起循环障碍,导致严重后果。临床表现主要为患者出现明显的呼吸困难、鼻翼扇动、口唇发绀、颈静脉怒张。伤侧胸壁可见伴有气体进出胸腔发出吸吮样声音的伤口,称为胸部吸吮伤口。气管向健侧移位,伤侧胸部叩诊鼓音,呼吸音消失,严重者伴有休克。胸部 X 线检查可见伤侧胸腔大量积气,肺萎陷,纵隔移向健侧。急救的关键要点是要尽快将开放性气胸转变为闭合性气胸,并迅速转送到医院继续处理。入院后积极进一步治疗,维持呼吸循环的稳定,纠正休克,对开放性伤口,行清创缝合,安置胸腔闭式引流(管),如果怀疑胸腔内有仍然存在的活动性出血,则需要急诊行剖胸探查术。

3. 张力性气胸(tension pneumothorax) 是指肺、气管、支气管损伤处形成活瓣,气体随每次吸气进入胸膜腔并不断积累增多,导致胸膜腔压力高于大气压,因此又称为高压性气胸。伤(患)侧胸腔内压力增高,患侧肺严重萎陷,纵隔向健侧移位,健侧肺受压,导致腔静脉回流障碍。高胸内压下气体经支气管、气管周围疏松结缔组织或壁层胸膜裂伤处,进入纵隔或胸壁软组织,形成纵隔气肿或面、颈、胸部的皮下气肿。患者表现出严重的呼吸困难、烦躁、意识障碍、大汗淋漓、发绀。查体气管向健侧移位、颈静脉怒张、皮下积气等。患侧表现为胸廓饱满、呼吸音弱或消失,叩诊鼓音。辅助检查胸部 X 线片显示伤侧肺完全萎陷、纵隔移位,胸腔内积气并有纵隔和皮下气肿征象。这是胸部外伤中最危险的类型之一,需要积极紧急处理。院前急救包括穿刺胸膜腔减压,有条件是可现场安置胸腔闭式引流管。对此种病例,如积极

处理后仍然肺复张困难,症状不缓解,甚或加重,则需要紧急行胸腔探查处理。

(三)血(气)胸

胸膜腔内积血称为血胸,可与气胸同时存在,因此又有称血气胸。据资料,有不同程度的血(气)胸者,约占全部胸部损伤患者的 70%。当胸部损伤时,可发生胸部各组织或器官的出血,如果出血量大,超过肺、心包和膈肌运动所起的去纤维蛋白作用时,则胸膜导致腔积血。血(气)胸的临床表现与出血量、速度和个人体质有关。一般而言,成人血胸量 ≤ 0.5L 为少量血胸,0.5~1.0L 为中量,>1.0L 为大量。但是在儿童,尤其是低年龄儿童,则不能以上述计算,相对成年人更少量的出血,即可产生更严重的症状和危害,而且年龄越小、情况越危险。大量出血有低血容量休克征象,患者呼吸急促、面色苍白、脉搏细速、肋间隙饱满、气管向健侧移位,伤侧叩诊浊音和呼吸音减低,胸膜腔穿刺抽出不凝固的血可明确诊断。有下列征象时提示有进行性血胸的可能:①持续脉搏加快、血压降低,或虽经补充血容量血压仍不稳定;②闭式胸腔引流量每小时超过 200ml,持续 3 小时;③血红蛋白量、红细胞计数和红细胞比容进行性降低,引流胸腔积血的血红蛋白量和红细胞计数与周围血相接近。治疗包括安置胸腔闭式引流管,排出积血,促肺复张,进行性血胸则要行急诊胸腔探查。

(四)气管、支气管以及肺组织损伤

外界各种暴力因素均可致气管、支气管及肺组织的完整性破坏。患者可表现出咳嗽、咯血、呼吸困难、纵隔和皮下气肿、张力性气胸或张力性血气胸等一系列症状和体征,如果合并邻近组织器官损伤时,可同时出现相应症状。气管、支气管损伤中如发生断裂是一种严重的事件,可发生急性张力性气胸而导致严重后果,可致立即死亡。治疗气管、支气管断裂损伤要求现场急诊行气管插管,以保持呼吸道通畅,并尽量尽快暂时封闭漏口,稳定生命体征。气管、支气管损伤也要尽量保持呼吸道通畅,纠正休克和缓解张力性气胸。保持呼吸道通畅是首要目标。对于主支气管内层断裂但外膜尚完整者,此时往往伤侧肺不张,可待病情稳定 2 周后行手术切开,根据损伤情况,行气管支气管袖状吻合。

(五)心脏损伤

心脏损伤分为钝性伤和穿透伤。钝性伤多由

胸前区撞击、减速、挤压、高处坠落、冲击等暴力所致。穿透伤多由锐器、刃器或火器所致。钝性心脏损伤轻者可无明显表现,也可伴有胸痛、胸闷、心悸、气促,严重者可出现心绞痛等。治疗主要为卧床休息、吸氧、镇痛、严密监护等。如果钝性损伤导致室间隔穿孔,没有心衰者,可以等待病情稳定后修补,如有急性心力衰竭,则需要急诊体外循环手术。而穿透性心脏损伤是非常危险紧急的致命严重损伤,其病理生理及临床表现取决于心包、心脏损伤程度和心包引流情况,一般需要立即行急诊剖胸探查术。

(六)胸腹联合伤

胸腹联合伤(combined thoracoabdominal injury,CTI)是指暴力导致胸部及腹部脏器损伤,同时伴有膈肌破裂,是严重创伤的一个标志,往往还伴有其他部位的损伤,小儿发生这种创伤很少。致伤因素包括钝性创伤和穿透性创伤。交通事故和高处坠落常引起钝性创伤,而枪伤和锐器伤常引起穿透性创伤。钝性暴力作用于下胸部和上腹部时,腹腔压力骤然增高导致膈肌破裂,同时造成胸腔和腹腔脏器损伤。由于右侧膈肌下有肝脏,可缓冲部分压力,右侧膈肌破裂远少于左侧。钝性损伤作用于胸部时,可引起肋骨骨折、血气胸、连枷胸、肺挫伤、气管损伤、大血管破裂、心脏挫伤等。腹腔脏器损伤包括胃、横结肠、脾脏、肝脏、网膜等。腹腔脏器经过膈肌裂孔疝入胸腔形成创伤性膈疝,使肺受压萎陷,纵隔移位,严重者可导致呼吸循环障碍。穿透性损伤多为刀、枪伤,易同时伤及胸腹部与膈肌,伤道的深度及方向直接决定了胸腹部受累脏器及损伤程度。只要伤道在上腹部和胸部第 4 肋平面以下都有可能造成膈肌破裂。

膈肌破裂导致胸、腹腔相通,膈肌运动功能丧失,吸气时胸内负压增加,腹腔脏器经膈肌裂口被吸入伤侧胸腔内,导致纵隔受压同时影响肺的舒张,造成呼吸、循环功能紊乱,血氧饱和度下降。患儿可表现为胸痛、胸廓不对称、伤侧胸廓肋间隙增宽、呼吸音减弱及胸部闻及肠鸣音。严重者可出现呼吸困难、发绀、心动过速、脉搏细速、低血压或休克。

胸部外伤有腹部症状、体征者或腹部外伤后出现胸部症状、体征者,均应考虑胸腹联合伤的存在。如合并颅脑外伤、多处骨折,则症状、体征相互掩盖,更易导致误诊、漏诊。胸腹腔穿刺操作简便、安全、准确率高,若见有胃肠液、胆汁抽出即可确诊。辅助检查如胸部 X 线是最重要的诊断手段,可确定血胸、气胸、纵隔气肿、肺萎陷和胸腔有胃肠影。CT 检查对血气胸、肋骨骨折和肺挫伤诊断更为确切,可确定膈肌破裂的位置,及腹腔脏器疝入胸腔组织的性质。CT 三维重建显示膈肌及相邻脏器、结构,对膈肌破口的显示率近 100%。超声检查可见膈肌连续性中断,显示膈肌上方肿块和小肠黏膜皱褶以及肠蠕动,并可判明疝入胸内的肝和脾。腔镜对胸腹联合伤的诊断性能优于影像学检查,同时可以进行治疗。

严重胸腹联合伤患儿早期死亡的主要原因是大出血、心搏骤停。早期处理必须开放气道以保证通气,迅速止血,恢复组织灌流。面罩吸氧或气管插管呼吸机支持正压通气,减少肺泡萎陷和肺间质水肿。使氧更多地输送到组织细胞。持续监测生命体征和动脉氧饱和度。开放两条大静脉通道,放置鼻胃管以避免胃的扩张,减少腹腔压力。迅速扩容,以补充胶体液和血液为主,不要过多输入晶体液,避免加重肺水肿。在积极进行抗休克治疗的同时,纠正胸腔的病理生理紊乱,封闭开放性胸部伤口,张力性气胸或血胸的胸腔闭式引流等。

胸腹联合伤均需手术修复破裂的膈肌,同时处理胸腔或腹腔损伤的脏器。手术入路和处理顺序很重要。凡进行性血胸、疑心脏大血管损伤、张力性气胸、气管或支气管断裂、胸腔闭式引流量进行增加、肺压缩无改善者,而腹部体征相对较轻者,应考虑优先开胸探查。相反,腹腔内出血严重、可疑肝、脾、大血管损伤、腹腔内空腔脏破裂、腹膜炎体征明显而胸部体征相对较轻者,应优先剖腹探查。多数患者可先在伤侧放置胸腔闭式引流后首选剖腹探查切口。术中必须把对膈肌的探查列为常规,尤其是肝膈面的钝性挫伤常因位置隐蔽、暴露困难而遗漏。腔镜手术已经被用来修复胸、腹腔损伤,但大量出血、血流动力学不稳、大血管损伤、多脏器损伤为其禁忌证,应优先采用开放手术处理。

(刘文英 崔传玉)

第二节 闭合性胸外伤

闭合性胸部外伤是指外伤后胸膜壁层完整,

未造成胸膜腔与外界沟通的胸部外伤。外伤可直接造成胸壁外伤引起软组织伤、骨性胸廓骨折及胸内脏器结构的直接挤压伤，同时也可因惯性的影响，造成胸内脏器结构的碰撞、挤压、扭转而引起多发脏器结构损伤。胸部外伤占儿童外伤的0.2%~7%，因儿童胸壁顺应性良好，胸廓受挤压时可发生明显变形而不至于发生骨折。因此，即使未发现明确的体表损伤迹象，仍不能排除存在胸内脏器的损伤。同时预示着，如果合并胸廓骨折，致伤作用力常较为严重。

多数情况下胸部外伤会对患者的呼吸运动和肺通气造成影响，上气道损伤导致呼吸道梗阻的情况少见，但一旦发生，常可危及生命。因此，儿童疑似胸部外伤者，应首先检查呼吸道及呼吸运动状况，确保呼吸道通畅，才能继续开展下一步诊疗措施。

胸部 X 线平片是首要也是最常用的检查，在确保血流动力学稳定的情况下，应进行胸部 CT 检查以获得更为详细的病情资料。

一、胸壁外伤

儿童胸壁顺应性良好，胸骨和肋骨骨折少见。肋骨骨折常合并肺挫伤，甚至肺挫裂伤或血/气胸。一项研究中统计，胸部外伤患儿中 3.2% 发生肋骨骨折，常见于第 4~7 肋，且多发性肋骨骨折常合并多系统损伤。大龄儿童胸部外伤常发生于交通事故，而3 岁以下幼儿可能是虐童事件的受害者。

"连枷胸"罕见发生于儿童，是指多发性肋骨骨折时受累胸壁吸气时内陷，呼气时膨出，发生反常运动，可导致呼吸功能严重损害。常合并严重的肺挫伤、胸壁出血，可因肺裂伤或肺泡破裂导致气胸，甚至引起纵隔摆动。

（一）诊断

1. 体格检查

（1）视诊：胸壁常有瘀青或擦伤，发生"连枷胸"时可见胸壁随呼吸反常运动。

（2）触诊：胸壁压痛，胸骨或肋骨骨折者可触及骨擦感，呼吸动度降低，并可有皮下气肿。

（3）叩诊：因血/气胸程度不同，可呈浊音或过清音。

（4）听诊：患侧呼吸音降低，并可能存在湿性啰音。

2. 辅助检查 肋骨骨折在伤后最初的 X 线

影像中可能并不明显。定期复查胸部 X 线平片，可能发现气胸、血胸或纵隔增宽。临床上如果怀疑胸壁损伤，应在伤后 24~48 小时复查胸部 X 线平片，以便及时发现肺损伤的进展。条件允许，所有病例均需要进行胸部 CT 检查，有助于准确评估肺实质损伤。动、静脉血气分析可用于评估肺实质损伤的严重程度及其对肺泡通气的影响。超声心动图及心电图检查可协助排除心脏损伤。

（二）治疗

保持呼吸道通畅、吸氧，单纯性肋骨骨折常不需要其他特殊治疗，因"连枷胸"造成呼吸困难者应进行胸壁固定及采取呼吸辅助措施。

伤后疼痛导致胸壁僵直可加重呼吸功能损害，应进行镇痛治疗，如果血气分析提示肺通气/氧合功能受损，甚至需要进行呼吸机辅助呼吸。

如果患儿能够配合，可进行胸部理疗，以防止肺不张（atelectasis）的发生。必须进行心电监护及监测血氧饱和度。肺挫伤可能于伤后 24~72 小时才表现出明显症状，所以，监护措施应该持续到72 小时后，患儿病情稳定后方可撤离，且每 1~2天复查胸部 X 线平片或 CT 检查。

多根肋骨骨折并发生错位，或发生"连枷胸"者，可以用肋骨固定器固定。

（三）并发症

常合并肺挫伤、血/气胸，甚至张力性气胸。胸骨骨折可能损伤纵隔或胸腔脏器，包括发生心脏挫伤、诱发心律失常等，需要尽早手术治疗。

二、肺 挫 伤

儿童胸部外伤中肺挫伤最为常见。肺挫伤发生时肺间质出血、受累肺泡萎陷。外伤早期可能无明显临床表现，对于有明确外伤史，且伴有胸痛或存在胸壁压痛、瘀青或擦伤体征的患儿，应给予高度关注，必要时应住院观察。肺挫伤患儿的症状及影像学表现常于伤后 24~72 小时内进展加重。病理机制是肺泡间隔水肿、肺泡内出血增加，肺的正常结构及功能受损。并且可造成相邻正常肺组织肺不张或实变、通气/血流比例失调及肺氧合功能受损，甚至导致呼吸窘迫。血气分析提示低氧血症及二氧化碳潴留。

（一）诊断

1. 体格检查

（1）视诊：胸壁瘀青或擦伤，可有呼吸窘迫，经皮血氧饱和度降低。

（2）触诊：胸壁压痛，呼吸动度降低。

（3）叩诊：因血/气胸程度不同，可呈浊音或过清音。

（4）听诊：患侧呼吸音降低，并可能存在湿性啰音。

需要注意的是，伤后早期可能并没有明显的阳性体征。

2. **辅助检查** 伤后早期的胸部X线平片检查可能正常，或可见斑片状不透亮影，并可伴有胸腔积液。动态监测动脉血气分析可提示低氧血症，其与呼吸窘迫的严重程度具有良好相关性。鉴于儿童胸外伤的特点，根据伤后48~72小时复查的胸部X线平片或胸部CT检查才可以最终诊断，胸部CT检查敏感性更高，尤其是对于早期临床表现不明显者，这类患儿伤后早期的胸部X线平片检查常为阴性（图3-2-1A），而CT检查提示明显渗出性病变。CT检查（图3-2-1B、图3-2-1C）提示肺组织模糊影位于胸膜下，不同于肺炎等其他原因引起的肺部渗出性病变。

（二）治疗

给予吸氧、支持治疗及密切监护，充分镇痛、定时吸痰及胸部理疗。病情可继续进展加重，应持续监测血氧饱和度并定期复查胸部X线检查。重症病例可能需要呼吸机辅助呼吸并给予呼气末正压通气，常需要较高的通气压力，应避免肺气压伤及肺实质气肿。如果需要可尽早应用高频振荡通气（high-frequency oscillatory ventilation，HFOV）及喷射通气，这种通气策略可避免造成气道压过高且能保证足够的气体交换，从而避免肺气压伤，改善肺氧合能力。

为改善氧合功能及降低患侧肺气道压力，严重的单侧肺挫伤可进行单肺通气。极少情况下，严重肺挫伤后发生急性呼吸窘迫综合征（acute respiratory distress syndrome，ARDS），甚至需要应用体外膜氧合（ECMO）进行治疗。

（三）并发症

1. **气胸或血胸** 是最常见的并发症。

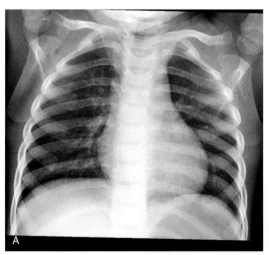
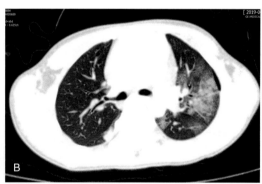
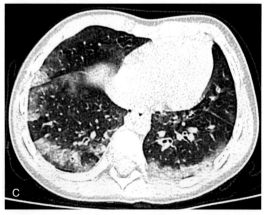

图 3-2-1 肺挫伤

A. X线平片检查影像改变不明显；B. CT检查提示明显渗出性病变；C. CT检查提示肺组织模糊影位于胸膜下

2. **创伤性假性囊肿**(traumatic pseudocyst)　受累肺组织充气或气液积聚,周围肺组织萎陷,易感染,胸部 X 线检查提示肺实质空洞样改变可诊断,胸部 CT 检查有助于及时准确诊断。有别于其他类型的囊性病变及肺空洞性病变,假性囊肿的大小、形状及性质在伤后可发生变化(图 3-2-2)。有胸部外伤病史,影像学检查提示肺实质空洞样改变,应怀疑肺挫伤或裂伤。但若病变在复查不减小,则不排除为其他类型的病变。

得益于早期诊断和及时有效的抗感染治疗,如今病变感染率已明显降低。经过 3~4 个月的恢复一般无明显的远期并发症。

3. **呼吸窘迫综合征**　肺出血诱发的炎症反应可导致 ARDS。

三、肺 裂 伤

肺裂伤(lung laceration)常发生在胸部穿透性损伤时,但闭合性外伤时也会发生,肋骨骨折后锐利的骨折端可伤及肺组织,事故发生时突然的变速运动同样可造成肺裂伤。肺裂伤不可避免的合并肺挫伤,且常并发血胸。

由于致伤机制不同,肺裂伤分为如下几种类型:

1. 肺内裂伤,外力使胸廓受到挤压并引起肺组织裂伤,肺实质裂伤可达到脏层胸膜,导致气胸。

2. 肺组织被挤压向椎体造成裂伤。

3. 肋骨骨折端直接刺伤。

(一) 诊断

1. **体格检查**

(1)视诊:胸壁瘀青或擦伤,可有呼吸窘迫,经皮血氧饱和度降低。

(2)触诊:压痛,呼吸动度降低。

(3)叩诊:过清音或浊音。

(4)听诊:患侧或双侧呼吸音降低。

需要注意的是,跟肺挫伤相同,伤后早期可能并没有明显的阳性体征。

2. **辅助检查**　伤后早期的胸部 X 线平片检查可能正常,或可见斑片状模糊影,也可能发现血胸或血气胸的影像表现。如果是仰卧位的 X 线

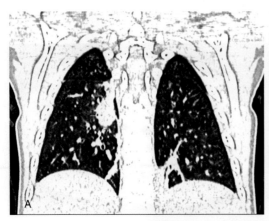
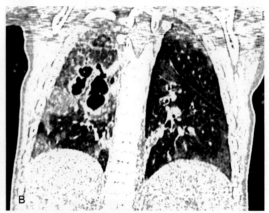
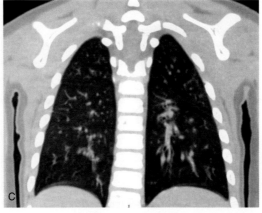

图 3-2-2　假性囊肿
A. 假性囊肿伤后即刻 CT 检查;B. 伤后 1 个月;C. 伤后 4 个月

检查,可能表现为整个肺野密度增加。尽早行胸部 CT 检查更有助于早期诊断。

(二) 治疗

需要在 ICU 密切监护,给予吸氧,必要时给予呼吸机辅助呼吸。充分镇痛及胸部理疗以避免肺不张。大部分患儿可经保守治疗治愈,少数因难以控制出血需要手术干预。

血胸及血气胸需要进行胸腔引流术。创伤性假性囊肿原则上保守治疗,如果继发感染、难以控制出血或者裂伤累及脏层胸膜则需要进行手术治疗。创伤性假性囊肿通常于伤后 3 个月消失。活动性出血、顽固性气胸、凝固性血胸或气栓均需要进行开胸手术治疗。

(三) 并发症

1. **肺挫伤及血 / 气胸** 是最常见的并发症。
2. **创伤性假性囊肿** 也是常见并发症。
3. **气栓** 是肺裂伤的致命并发症,呼吸机辅助呼吸正压通气增加气栓发生的风险。

四、肺血肿

肺血肿(pulmonary hematoma)指伤后肺实质的血肿,区别于肺挫伤及肺裂伤,外伤后即刻出现,伤后 24~72 小时内持续进展。对呼吸功能常无明显影响,几周后血肿消失。

(一) 诊断

1. 体格检查

(1)视诊:胸壁瘀青或擦伤,可无明确的体表损伤。

(2)触诊、叩诊:常正常。

(3)听诊:患侧肺野呼吸音可轻度降低,或可正常。

2. 辅助检查 胸部 X 线平片检查可能提示肺野明显的斑片状阴影,伤后 2~3 天内演变成边界清晰的结节状影像,可能有气 / 液平。如果伤后数天才进行 X 线检查,影像学表现可能类似肺脓肿,需要予以鉴别。

(二) 治疗

小的肺血肿或弥散性的肺血肿可以保守治疗,一般几周后血肿消失。但如果血肿较大,且进行性增大者就要手术干预。

(三) 并发症

肺血肿存在感染风险,且可继发肺脓肿而需要长时间抗感染治疗。

五、闭合性气胸

闭合性胸部外伤时,当脏层胸膜的完整性受损,空气从肺部进入胸膜腔就形成气胸(图 3-2-3)。闭合性气胸可分为单纯性气胸和张力性气胸。单纯性气胸是由于吸气时胸腔呈负压,可造成胸腔内气体积聚,导致患侧肺萎陷而影响肺通气功能。少量气胸,临床症状及体征不明显,常可以自行吸收;如果胸膜受损严重,患侧肺完全不张,可出现明显的呼吸困难,需要紧急行胸腔引流术治疗。张力性气胸可危及生命,需要及时诊断并治疗。气体在胸腔大量积聚并迅速增加可导致张力性气胸(图 3-2-4),胸腔积气造成患侧胸腔内压力明显增加,患侧肺萎陷,不仅如此,还造成纵隔移位偏向健侧,从而使得健侧肺也受压,进而导致静脉回流受阻,心排量降低。这类患儿血流动力学不稳定,随时可能发生心搏骤停。因此,应迅速做出判断并及时治疗。气胸是胸部外伤最常见的并发症。

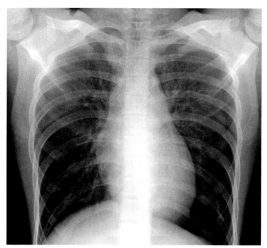

图 3-2-3 左侧气胸

(一) 诊断

单纯性气胸临床表现较轻,而张力性气胸危害严重,为了争取时间,诊断常仅能依靠临床表现。如果患儿氧合情况迅速恶化,或当进行辅助呼吸时血流动力学变得不稳定,应高度怀疑张力性气胸。

1. 体格检查

(1)视诊:胸壁瘀青、擦伤,可有气促、呼吸困难;张力性气胸可伴有经皮血氧饱和度降低,可能有发绀及意识障碍。

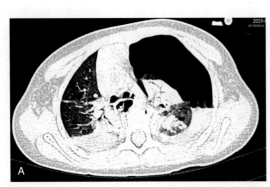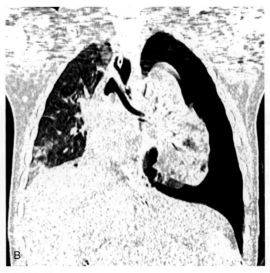

图 3-2-4 张力性气胸

A. CT 轴位；B. CT 冠状位

（2）触诊：胸壁压痛及皮下气肿，胸廓呼吸动度降低；张力性气胸时气管偏向健侧。

（3）叩诊：可呈过清音。

（4）听诊：呼吸音降低；张力性气胸时患侧呼吸音消失，健侧呼吸音降低。心动过速。

2. 辅助检查 胸部 X 线平片是最常用的检查，可见肺外周游离气体影及肺萎缩。可发现并发的肋骨、胸骨骨折或血胸。胸部 CT 检查可以更明确提示肺外伤的范围，但应在病情稳定的情况下进行。如前述，张力性气胸应及时凭临床表现做出判断并及时治疗。但如果进行胸部 X 线检查，影像学上可发现患侧肺完全萎陷而无法看清肺叶边界，纵隔偏移向对侧，对侧肺受压可出现肺野密度增加的影像学表现。

（二）治疗

保持呼吸道通畅，给予吸氧、胸部理疗及镇痛。镇痛不仅可以缓解疼痛，还可以减轻伤后胸壁僵直对通气的影响。

对于大量气胸或有明显呼吸困难表现的患儿，需要进行胸腔穿刺或胸腔引流术并给予呼吸支持措施，且需要在 ICU 密切监护治疗。

如果需要进行胸腔引流术，应在转运前进行，因转运过程中可能发生病情加重。尤其是飞机转运时空气压力的变化可能加重气胸，甚至造成张力性气胸。

张力性气胸应立即进行引流术，为争取抢救时间，并不要求全麻及在手术室进行，可用细针进行胸腔穿刺，或在患侧锁骨中线第 2 肋间放置胸腔引流管，引流气体以降低患侧胸腔内压力。必须将患儿转入 ICU 监护，给予吸氧、密切监护，必要时给予辅助呼吸。常规给予镇痛、胸部理疗。

（三）并发症

气胸可能合并血胸，少量气胸可进展发生大量气胸甚至张力性气胸。张力性气胸可伴有心律失常、心搏呼吸骤停，甚至死亡。

六、气管支气管损伤

钝性胸部创伤后气管支气管损伤是儿童胸部外伤早期死亡的原因之一，且有逐年增加的趋势，要想成功治疗必须早期诊断并立即手术。由于儿童胸廓弹性好、相对体表面积大、气管直径小，导致创伤后主支气管断裂的临床表现、诊断、处理都和成人有较大的差别，儿童临床表现不典型，误诊率高，合并伤较少。早期迅速做出诊断，及时合理的手术治疗，可降低死亡率、减少并发症、提高治愈率。

引起气管支气管损伤的可能机制：胸部创伤后如重压及前后撞击，可使前后径变小，使肺向左右牵引，导致气管裂伤；创伤使胸部瞬间受压，患儿屏气，声门紧闭，气管支气管内压骤然升高，超过了气管支气管弹性而破裂；外伤使人体和肺突然减速，在支气管固定点上出现较大的剪切力。暴力将气管及主支气管在隆突部猛撞于脊柱上而裂断，爆破点常在隆突上下 2.5cm 内。有学者建议根据其损伤部位，分为 Ⅰ 型（损伤的支气管开放于胸膜腔内)和Ⅱ型(断端不与胸膜腔相连)。

(一)诊断

1. 临床表现　患儿早期大部分有气胸症状,部分有咯血、张力性气胸,颜面、颈胸、腹部广泛皮下气肿,少数合并有锁骨和肋骨骨折。经胸腔闭式引流,有持续气泡产生,负压吸引引流管时呼吸困难可加重。吸氧、吸痰及胸腔闭式引流后呼吸困难无明显缓解。

2. 体格检查

(1)视诊:胸壁瘀青、擦伤,气促、呼吸困难,经皮血氧饱和度降低,可有发绀及意识障碍。

(2)触诊:胸壁压痛及皮下气肿,胸廓呼吸动度降低;肋间隙可变窄,胸廓塌陷。

(3)叩诊:可呈浊音、甚至实音。

(4)听诊:呼吸音降低,甚至患侧呼吸音消失。

3. 辅助检查　早期胸片显示有气胸,肺压缩和纵隔气肿,进一步可显示患侧胸廓塌陷,肋间隙变窄,肺野一片密度增高影等肺不张表现,有典型"肺下垂症"(支气管断裂失去支撑作用使肺萎陷下垂),主支气管断裂常合并有伤侧气胸;CT三维重建检查可显示支气管中断现象;目前大部分儿童专科医院将纤维支气管镜检查作为最直接确诊依据,以便术前拟定手术方案,对伤侧主支气管断裂状态不清者不可盲目手术探查,这样会导致术中可能找不到断裂部位。尽量避免做碘油造影,在紧急情况下支气管造影几乎没有价值。

(二)治疗

治疗主要包括迅速而细致地判断并发伤,保持呼吸道通畅和行胸膜腔闭式引流;即边诊断边治疗的原则。早期治疗原则为一经确诊及时作一期修补或支气管断端吻合。术前必须先放置胸腔闭式引流,并且保证引流通畅,以避免麻醉加压辅助呼吸致破裂处漏气造成或加重张力性气胸。早期未确诊的主支气管完全或不完全断裂,后由于断裂处肉芽组织生长,使支气管管腔狭窄或成为盲管状,易导致反复发作的肺炎和肺不张。外伤性主支气管断裂应尽量避免全肺切除,即使是延误诊断患儿,一旦确诊,应根据情况及早行支气管断端吻合术。手术要点:找到支气管破裂部位,支气管断面充分清创,断面修整予以可吸收缝线简短吻合,吻合口胸膜覆盖,有肺裂伤者同期修补。若支气管裂伤较大无法直接修补,可行支气管袖状切除术;在有些情况下撕裂可能十分广泛而不能完全修补,此时只能行肺切除。

手术后要积极清除气管支气管分泌物,选用有效抗生素预防感染,保持胸腔闭式引流管通畅。外伤性气管支气管断裂的预后取决于损伤的位置、程度,以及早期诊治正确与否。远侧支气管断裂可能会出现支气管狭窄、支气管胸膜漏或感染等并发症而影响预后。

术后鼓励患儿咳痰,必要时用纤维支气管镜吸痰,以便保持气道通畅,应用抗生素控制感染,使用糖皮质激素以减轻肉芽瘢痕形成。

七、血　胸

外伤导致胸腔出血即为血胸,出血可能是肺或心脏挫伤导致的缓慢渗血,甚至是心脏或大血管损伤导致的严重出血,或是肋骨骨折断端渗血、肺门或肋间血管损伤或其他类型胸壁损伤。值得注意的是,即使出血达到血容量的40%,如果出血分布在两侧胸腔,临床上也很难确认出血部位。大量快速出血导致血胸常危及生命,必须及时明确诊断并治疗。

(一)诊断

1. 体格检查

(1)视诊:气促、明显呼吸困难,伴有经皮血氧饱和度降低,可有不同程度的意识改变。

(2)触诊:外周毛细血管充盈时间延长,胸壁活动度降低;大量血胸可造成气管向对侧移位。

(3)叩诊:呈浊音。

(4)听诊:呼吸音降低,甚至消失,心动过速。

如果病情不稳定,应先进行胸腔引流。在血胸彻底引流前,应先建立静脉通路,并进行交叉配血以备输血用。

2. 辅助检查　胸部X线检查和CT检查是最常用的检查,由于外伤,多仰卧位进行,胸腔积血平铺分布在整个肺野平面,胸片表现为整个肺野的密度增高。CT有时可查明出血原因。怀疑大血管损伤者,可行动脉造影检查。

(二)治疗

保持呼吸道通畅、吸氧,建立静脉通路并快速补液。选择相对粗的引流管,引流积血以降低胸腔内压力。引流积血使得胸腔内压力降低,可造成继续出血而导致血流动力学不稳定,必须进行密切监护。可以夹闭引流管使胸腔内压力回升,从而减缓继续出血的速度。积血充分引流后几小时至数日后,肺膨胀充满胸腔达到空间填塞的效果,出血多可控制,不需要进一步干预。

急性大量出血难以维持血流动力学稳定者,需要进行紧急开胸探查;慢性持续活动性出血病例,即使血流动力学稳定,也有开胸探查的手术指征。原则上,应该在手术室进行手术,但病情危急时,可能需要在急诊室进行手术,由外科医生根据病情、手术物料准备及转运的可行性等做出决定。

（三）并发症

1. **低血容量性休克**　为主要并发症,可导致肾衰、严重酸中毒、心律失常,甚至心肌缺血损伤。

2. **凝固性血胸**　如果出血在胸腔内凝固则难以引流,完全吸收可能需要几周甚至数月。由于凝血块占位效应,可影响呼吸功能,且可继发感染形成脓胸。

八、创伤性窒息

创伤性窒息(traumatic apnea)指胸部及上腹部受到暴力挤压时,急剧增加的胸腔压力导致头面部、颈部及躯干上半部静脉回流受阻,导致血液及组织液渗出到皮下组织。表现为结膜下出血及躯体上半部分其他部位的皮下出血点、发绀、面部水肿、肺部及中枢神经系统不同程度的病变。常合并肺及肝的挫伤,少数情况下伴有心脏损伤。创伤性窒息少见,但可危及生命。

（一）诊断

1. **体格检查**

(1)视诊:眼球突出、面部水肿,上半身青紫,结膜下、颈部、面部及上胸部皮下出血点。

(2)触诊:脉搏减弱,可能双侧强弱不同,胸壁血肿,上肢、胸壁及头面部感觉障碍。

(3)叩诊:可无异常。

(4)听诊:双肺呼吸音降低,由于肺水肿可有捻发音,可闻及血管杂音。

2. **辅助检查**　胸部 X 线平片及 CT 检查可以评估肺实质及血管损伤,动脉造影检查可全面了解血管损伤。

（二）治疗

外伤本身及伤后组织水肿,都可导致气道压迫,必须保持呼吸道通畅,给予吸氧,必要时给予辅助呼吸。常规置放鼻胃管,充分镇痛及胸部理疗,将头部抬高 30° 有利于静脉回流并减轻颅内水肿。注意观察是否并发隐匿的合并伤。尽管住院治疗者几乎可以痊愈,但仍有少数病例因严重

出血及低血容量性休克院前即发生死亡。

（三）并发症

由于头面部及颈部静脉压力急剧升高,可能出现视觉障碍、意识障碍、癫痫发作及鼻出血。

九、膈肌破裂

儿童膈肌损伤罕见,但在下胸部及腹部受到严重钝性损伤的时候,确有发生且诊断并不困难。诊断、治疗及相关并发症处理相见胸腹联合伤一节。

十、食管损伤

上腹部钝性损伤可引起胃内压急剧升高,胃内容物进入食管,导致食管下段撕裂。如果有上腹部外伤史,应排除食管损伤的可能。

（一）诊断

1. **体格检查**

(1)视诊:患儿表情痛苦、气促,可能有上腹部瘀青或擦伤,穿透性损伤患儿可能会合并皮下气肿。

(2)触诊:呼吸动度降低,可能上腹部压痛,腹段食管破裂可有腹膜炎的表现,如腹肌紧张、肌卫。

(3)听诊:单侧或双侧呼吸音降低,可有心动过速。

2. **辅助检查**　胸部 X 线平片检查可发现纵隔气肿、气胸、胸腔积液或皮下气肿。口服水溶性造影剂进行胸部 CT 检查可明确诊断,可明确破裂的位置及破口大小。胸腔引流有助于诊断,有些食管损伤患儿可通过胸腔引流管引流出胃液。

（二）治疗

常可进行保守治疗,给予充分镇痛、密切监护,必要时及时手术。通过 X 线检查引导放置鼻胃管,进行胸部理疗并及时吸引口鼻腔分泌物。对存在明显气胸及胸腔积液的患儿进行胸腔引流术。给予静脉用广谱抗生素防止感染。常发生胃食管反流,应给予抑酸药物治疗。如果食管破口大或保守治疗无效,需要进行手术治疗。

手术方式取决于手术时机及食管破裂的程度。发现及时者,尽量一期手术直接缝合修补裂口;对于延误诊断的病例或胸腔、纵隔被胃内容物污染的病例应延期缝合,此类病例应将食管近端

置于胸膜外,以避免继续污染胸腔及纵隔,并抗感染治疗,行胃造瘘术以进行肠内营养,直到最终手术修复。无论何种手术入路,都需进行纵隔引流,防治感染。

(三)并发症

食管损伤可伴有气胸、血胸等,口腔分泌物和/或胃内容物可导致脓胸或纵隔炎,均可能发展成败血症(sepsis)而导致生命危险,因此,应尽早应用广谱抗生素防治感染。食管修复重建常难以避免出现食管狭窄,应进行密切随访。

闭合性胸部外伤的治疗应先确保呼吸通畅、保证有效的肺通气及氧合,紧急处理可能存在的张力性气胸及大面积"连枷胸"。除了常规给予吸氧、密切监护、镇痛及胸部理疗外,多数闭合性胸部外伤病例只需要胸腔闭式引流和支持治疗,仅少数患者需要开胸手术。闭合性胸部外伤的病理改变可以是单一的,而临床上更多见的是几种病理改变同时并存,在诊断、治疗中必须做全面分析、考虑。儿童胸部创伤多为多发创伤的一部分,仍需要排除有无其他部位合并损伤,尤其是心脏、大血管的损伤。诊治工作的开展可能是涉及多个外科亚专业、麻醉及重症监护等的多学科协作。

(刘 威 王元祥)

第三节 开放性胸外伤

开放性胸外伤是指创伤造成胸壁穿透,胸膜损伤而导致的胸膜腔与外界相通。现有学者认为胸部可以细分为胸壁、胸腔、纵隔及其内部脏器,因此"胸部开放性损伤"也应分为"胸壁开放性损伤""胸腔开放性损伤"和"纵隔开放性损伤"。

开放性胸部外伤(open chest trauma)常见的致病原因为火器伤和锐器伤。战时多为火器伤,平时多为车祸、坠落、挤压、打击等原因致伤。胸部损伤在儿童中并不常见,小儿开放性胸部外伤发生率占小儿胸部严重外伤的10%~12%,病死率为25%。一旦发生胸部开放性外伤者必须进行充分彻底的检查,以排除头部、腹部和脊柱的伴随损伤,这些伴随的损伤通常会导致死亡率明显上升。

一、分 类

方式较多,尚不统一,现试分类如下(图3-3-1)。

(一)火器伤

胸部火器伤(chest firearm injury)是指以火药或爆炸为动力发射的投射物(如弹片、弹珠、玻璃、碎石等)所致的胸部损伤。主要致伤原理分为投射物的直接损伤作用和瞬时空腔效应。

1. 直接损伤作用 投射物击穿组织后,沿其运动轨迹前进,可直接击穿或撕裂胸壁结构及胸内脏器组织,并释放大量热能造成组织破坏,形成原发伤道或残留伤道。如果投射物动能大,可形成贯通伤。如动能小,未穿通人体以前已将能量耗尽,可存留于体内形成盲管伤。如果仅损伤胸壁组织,称胸壁伤。若沿胸壁体表擦过,则形成胸

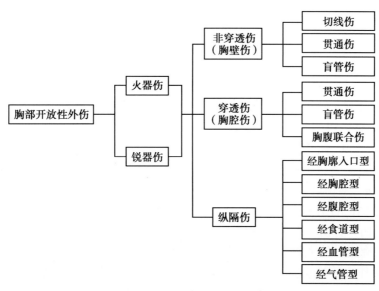

图 3-3-1 开放性胸外伤分类

壁切线伤或擦伤。

2. 瞬间空腔效应 高速运动的投射物进入组织,具有很大冲击力,压缩伤道周围组织,使其形成一个比原发创道或投射物直径大数倍至几十倍的瞬时空腔。瞬时空腔形成后造成伤道内负压,将伤道入口与出口处的污物吸入创道内造成污染。

因此火器伤无论是贯通伤还是盲管伤,其伤口都是污染的。有研究指出,由于肺是一种有高度弹性的组织,可吸收投射物的部分动能,不形成瞬间空腔或形成瞬间空腔很小。但肺内压可急剧增加,导致肺泡破裂,形成大泡,肺微血管破裂,引起肺挫伤和出血,严重者可引起肺撕裂伤。心脏大血管由于含有血液,压缩性小,传播快、衰减慢,遭受损伤更大。与成人比较,小儿胸内大血管弹性较好,肺顺应性好,发生损伤概率较成人低。另外,遭高速投射物射击后,被击中的肋骨碎片可呈圆锥形放射状散布,还可造成胸壁及肺组织的继发性损伤。即使在胸膜完整的胸壁切线伤中,由于胸壁组织密度高,也能将冲击力传递给肺组织造成肺挫伤,有时甚至很严重。如对这些情况缺乏认识而被忽略,治疗未能及时跟上,可造成患者死亡。

(二)锐器伤

胸部锐器伤(thoracic sharp injury)平时较战时多见。包括由刀、剑、竹竿、木棍、钢筋,以及其他尖利物的切、砍、刺伤胸部所致的创伤。锐器伤亦有非穿透伤和穿透伤之别,后者常造成肋间血管、肺脏、气管、食管、心脏大血管的严重损伤,伤情直接与锐器的形状、大小、暴力程度、受伤的解剖部位等有关。如果是锐器锋利(如刀刃),创缘较整齐,周围组织损伤程度较轻。若为木桩、钢管等粗糙物体撞入胸部,可造成胸壁缺损,甚至可将衣物及体表污物带入伤口及胸腔内,易并发感染。胸部锐器伤的受伤部位对于临床诊断与治疗具有重要的指导意义。根据伤口的体表位置,创道方向及锐器进入体表的长度,有可能提示出损伤的脏器。

1. 上胸部锐器伤 当伤口位于上胸部,其周围及颈部出现皮下气肿、合并有少量血胸,提示有肺、气管或食管损伤。若伤后迅速出现休克或大量血胸,应想到胸廓入口的大血管损伤。疑有食管损伤,应用碘油作食管造影,可进一步明确诊断。

2. 中胸部锐器伤 如果伤口位于心前区,伴有休克或急性心脏压塞,提示可能伤及心脏大血管;假如伤口靠近肺门,有可能损伤肺门大血管;此类伤员多数死于现场。如果伴有中至大量血胸,而出血速度相对较慢应想到损伤肋间血管及胸廓内动脉出血。如仅为气胸或少量血气胸,出血多来源于肺,因为肺循环压力低,出血多能自行停止。

3. 下胸部锐器伤 要注意胸腹联合伤,损伤位于左侧,有可能伤及膈肌、脾脏、胃及结肠;右侧则要考虑到右侧膈肌和肝脏的损伤。若致伤物穿透胸壁,伴腹腔出血或腹膜炎征象需考虑这类损伤,有时需要手术探查才能确诊。

(三)贯通伤

无论是火器伤还是锐器伤,伤道既有入口又有出口,称为胸部贯通伤(thoracic penetrating injury)。有以下三种情况:

1. 出口与入口等大 投射物的能量大,正位穿过组织,可在胸壁上形成同等大小的入口与出口。但应注意,当穿透组织较厚、伤道较长,投射物的能量大部消耗在伤道内时,其出、入口都较小,而伤道内组织损伤却很严重。此种伤口多有鲜血流出,虽无骨折,但局部肿胀明显。

2. 出口大于入口 投射物在胸腔组织内受阻失去稳定性,扩大了与组织接触面,伤道内压力较高时冲出体外,皮肤撕裂造成较大出口。

3. 出口小于入口 远距离击中的投射物,撞击速度快,冲击力大,破坏了入口皮肤回缩力,穿出时未引起出口皮肤撕裂。故出口较入口小。

需要指出的是胸部贯通伤的入口与出口常不在同一平面。入口或出口一个可以在胸部,而另一伤口却在腹部或身体其他部位。肺内贯通伤只要远离肺门,对肺的挫伤反较胸壁切线伤轻。

(四)盲管伤

胸部盲管伤(blind duct injury of chest)是由于投射物动能小,在未穿出身体以前已将能量耗尽,投射物存留于体内,造成只有入口而无出口的创伤。也可以是锐器伤未贯通胸部造成的损伤。由于投射物全部能量都消耗在组织内,破坏性很大。或者弹片或弹头碰到硬质组织骨骼,弹道发生偏斜或反弹,有时伤道复杂,伤情轻重不一,可伤及多个器官。不易判断,容易漏诊,需仔细检查。

异物存留是盲管伤的特点,约占火器伤的52.2%。胸部异物对组织的影响,取决于异物的形状、大小和存留在体内的部位。位于肺内、心脏、气管、食管内、主动脉及其分支、腔静脉旁的异物，可能会严重影响脏器的功能，穿通心脏大血管或食管，带来严重后果，甚至威胁生命，应尽可能予以去除。

（五）纵隔伤

纵隔内结构或器官之间的间隙狭窄，纵隔气肿或纵隔血肿一旦发生，便可顺着其间薄弱的疏松结缔组织间隙蔓延。纵隔内的组织、结构、器官经伤道暴露于体外（胸膜腔可以对外开放，也可以保持完整）应考虑诊断纵隔开放性损伤。鱼刺刺穿食管、心导管戳破心脏、气管插管所致的气管瘘等疾病皆可视为纵隔开放性损伤的一种，可用纵隔开放性损伤的理念去治疗。由于纵隔位置较深，前后有胸骨和胸椎的保护，故单纯的纵隔开放性损伤罕见，且常常合并发生于胸腔开放性损伤、胸腹联合穿透伤之后。根据对外开放的方式，纵隔开放性损伤大致分为经胸廓入口型、经胸腔型、经腹腔型、经气道型及经食管型。鉴于受伤部位的特殊性，每一种均需要予以高度警惕。

二、诊断要点

（一）病史

所有开放性胸部外伤都有明确的胸部外伤病史或气道、食管、血管手术史。

（二）症状

不同程度的胸痛，气促，呼吸困难，发绀。伴有肺、气道损伤者会有呛咳、血性泡沫痰。伴有纵隔大血管或肺门血管损伤者会出现失血性休克表现。伴有食管损伤者会有纵隔、胸腔感染表现，小儿会表现为流涎增多、气促、营养不良等。伴有腹腔脏器损伤者会有腹痛、腹胀等腹膜炎表现。合并脊神经损伤者，可有截瘫表现。

（三）体格检查

1. **视诊** 由火器或锐器等外力打击造成的损伤于胸部可见不同程度的创面，局部可有出血、肿胀、畸形、反常呼吸、异物残留和皮肤软组织缺损等表现。对于胸壁切线伤经伤口探查无胸膜受损。对于贯通伤、盲管伤则可经伤口探及胸膜腔或胸腔内脏器受损，伴随呼吸可有气、血溢出，可有伤口吸吮声。对于合并血、气胸者，可有患侧胸廓饱满。合并心包积液者可及颈静脉怒张。对贯通伤患儿需结合病史寻找入口和出口，需注意

多数贯通伤的入口和出口不在同一平面，甚至有的病患出现入口或出口一个在胸部，而另一伤口却在腹部或身体其他部位。对于经腹腔、气管、食管、血管造成的纵隔损伤者胸部体表可能没有损伤。

2. **触诊** 合并肋骨骨折者直接压痛、间接压痛明显，可及骨擦音、骨擦感。伤侧呼吸动度降低，合并气胸者可有皮下气肿，语颤减弱。合并腹部损伤时可有腹膜炎体征。

3. **叩诊** 气胸为主者叩诊可呈过清音，血胸为主者叩诊可呈浊音，当合并心包积液时心浊音界增大。

4. **听诊** 患侧呼吸音正常或降低。伴有肺挫伤者可及啰音。

（四）辅助检查

胸片、血气分析是首要检查，伤后胸片可见肺组织斑片状模糊影，也可能发现血胸或血气胸的影像表现，当发现心影明显增大时应警惕心脏、大血管损伤。若病情允许CT检查更有助于诊断胸腔或纵隔内脏器损伤情况及肋骨骨折情况。胸腔、腹部、心脏超声能排除相应器官的损伤。对疑有食管损伤的患儿可给予消化道造影明确诊断。对疑有气道损伤者，CT气道重建或行纤维支气管镜明确诊断。

需要特别注意的是，开放性胸部外伤者多病情危重，就诊时已出现休克等严重威胁生命的情况，切不可盲目等待检查而耽误了抢救时机。

三、治疗原则

开放性胸部外伤病情轻重不一，轻者仅需清创缝合。严重者常伴有呼吸、循环功能紊乱，危及生命，需紧急抢救治疗。因此，在确定治疗方案前对病情做出准确判断至关重要。

单纯胸壁切线伤，无大面积组织缺损者可在麻醉下彻底清创，一期缝合伤口，注意避免异物残留。如探查中发现肋骨损伤，可给予肋骨骨折内固定。对于多发肋骨骨质缺损者可予有机玻璃、钛板、3D打印材料固定胸壁。当胸壁较大软组织缺损时，需行肌皮瓣转移术关闭胸壁创面。

大多数开放性胸部外伤破坏胸壁完整性、稳定性，合并胸内脏器损伤，严重影响呼吸、循环，需紧急进行救治。这种抢救性治疗需在来院前就开始进行，包括基本生命支持与快速致命性胸伤的

现场的紧急处理：①将开放性损伤变为闭合性损伤，维持呼吸道的通畅，给氧；②控制出血，补充血容量，抗休克；③镇痛，固定，固定长骨骨折，保护脊柱，迅速转运；④胸腔穿刺或直接闭式引流。

文献报道，胸部开放性创伤患者中就诊时休克发生率为37.7%~39.5%。就诊时即处于休克状态或休克代偿期的患者应避免不必要的搬动，遵循抢救和诊断并重的原则维持生命体征稳定，给予积极有效的抗休克治疗，行中心静脉压监测同时予以清创处理放置胸腔闭式引流。对于合并内脏损伤的严重胸部穿透伤，伤情评估较为复杂，往往需要抓紧时机明确诊断，果断行剖胸或剖腹探查手术，才能够抓住挽救患者生命的时机。急诊开胸探查指征：①胸腔内进行性出血；②心脏大血管损伤；③严重肺裂伤或气管、支气管断裂；④食管破裂；⑤胸腹联合伤；⑥胸壁大面积缺损；⑦胸内存留较大异物。对于以下紧急情况需在急诊室进行开胸，尝试挽救患者生命：①贯通伤伴重度休克者(进行性出血)；②贯通伤濒死者(心脏压塞)。手术成功的关键在于迅速缓解心脏压塞、控制出血、快速补充血容量。

纵隔开放性损伤多伴有心脏或大血管损伤，如果发生大出血，患者瞬间即可死亡，因此需对纵隔开放性损伤患者的病情做出快速而准确的判断。排查以下3项，可以帮助我们迅速做出一个粗略的评估：①有无"左心室-主动脉"区域的破裂和出血。"左心室-主动脉"区域的压力很高，一旦破裂出血，抢救难度很大，根据体表伤口的投影和伤道的路径可做初步判断。②有无纵隔胸膜破裂和血气胸。胸腔为负压，一旦纵隔胸膜破裂，纵隔内出血被不断吸入胸腔，形成血气胸，可加快失血性休克的发生。③有无心脏压塞。心包容受性差，一旦心包积血，可压迫心脏，阻碍心肌舒缩。

暴露是外科手术的核心：胸骨正中切口、前外侧切口、后外侧切口等都可以作为选择，应根据实际情况决定。通过该切口充分显露探查伤道并有效止血是首要目标，切忌拘泥于切口的大小。

心肺转流术可以在短时间内维持周身循环，同时减少手术野的失血，降低手术风险，但是应注意以下几点：①心肺转流术的准备时间较长，过于依赖心肺转流术可能导致错失剖胸抢救的最佳时机；②行心肺转流术需要调整患者的体位，大大增加了患者突然死亡的风险；③纵隔内受损的血管不宜再行插管，限制了心肺转流术的应用。心肺

转流术的初衷是在心包内开展手术，其在处理单纯的心脏穿透伤时有先天优势，但是在处理复杂的纵隔开放性损伤时可操作性不强。因此，当怀疑有心包以外的大血管损伤时，不宜将心肺转流术作为首选。

1. **去除异物的方式** 有些异物不可擅自拔除，异物残留胸腔有时可以起到压迫止血的作用，帮助患者赢得时间。术中拔除异物，必须在直视下进行，不可一次性取出，要分多次进行。每拔出一点，均要迅速缝合破损处，待有效止血后，再考虑继续进行，直至完全拔除异物。

2. **术野的维持** 纵隔开放性损伤多伴有大血管损伤，大量鲜血涌出，可迅速淹没术野，常规吸血、擦血、纱布填塞等方法无效，可在胸腔内放置4个吸引器头，迅速抽走积血，露出出血点后立即用手指按住或捏住，这是一种行之有效的方法，值得借鉴。

3. **缝合的技巧** 连续缝合法简单、快速、有效，是在不容许建立旁路或阻断血流的紧急情况下缝合血管的最佳选择。左手捏住血管控制出血，右手持针连续缝合，双手配合直至完成破损的修补。该方法的缺点是缝合方式略显粗放；优点是缝合时间短，缝合过程中失血少，为患者赢得了生机。

4. **抗休克的技巧** 纵隔开放性损伤可伴有大量失血，补充容量显得尤为重要。从头静脉、锁骨下静脉、大隐静脉等多个静脉通道同时输血输液，同时启用多台自体血回输机大量自体输血、大量异体输血等均是可行的方案。另外，在血压无法维持时，用注射器直接向静脉推注回收血，可以取得良好效果，也是值得借鉴的方法。

（莫绪明 王智琪）

参考文献

［1］房志勤, 韩茂棠, 李建仁, 等. 小儿严重胸外伤(附40例报告). 中华小儿外科杂志, 1992, 13 (3): 142.

［2］林强. 临床胸部外科学. 北京: 人民卫生出版社, 2013.

［3］姜军, 王明浩. 胸腹部创伤腔镜手术现状和展望. 创伤外科杂志, 2014, 16 (4): 289.

［4］郑镇木, 蒋仁超, 黄少明, 等. 49 例胸腹联合伤的诊断与治疗. 中华创伤杂志, 2005, 21 (11): 869.

［5］刘中民. 胸腹部联合伤的救治进展. 中华急诊医学杂志, 2006, 15 (9): 778.

［6］ Skinner DL, den Hollander D, Laing GL, et al. Severe blunt thoracic trauma: differences between adults and children in a level I trauma centre. S Afr Med J, 2015, 105 (1): 47.

［7］ Yanchar NL, Woo K, Brennan M, et al. Chest x-ray as a screening tool for blunt thoracic trauma in children. J Trauma Acute Care Surg, 2013, 75 (4): 613.

［8］ Golden J, Isani M, Bowling J, et al. Limiting chest computed tomography in the evaluation of pediatric thoracic trauma. J Trauma Acute Care Surg, 2016, 81 (2): 271.

［9］ Mylonas KS, Tsilimigras DI, Texakalidis P, et al. Pediatric Cardiac Trauma in the United States: A Systematic Review. World J Pediatr Congenit Heart Surg, 2018, 9 (2): 214.

［10］ Goedeke J, Boehm R, Dietz HG. Multiply trauma in children: pulmonary contusion does not necessarily lead to a worsening of the treatment success. European Journal Of Pediatric Surgery, 2014, 24 (6): 508.

［11］ Ngo KD, Pian P, Hanfland R, et al. Cardiac Injury After All-Terrain Vehicle Accidents in 2 Children and a Review of the Literature. Pediatric Emergency Care, 2016, 32 (7): 468.

［12］ Meteroglu F, Sahin A, Basyigit I, et al. Diaphragmatic injury: condition be noticed in the management of thoracic trauma. Ulus Travma Acil Cerrahi Derg, 2015, 21 (6): 514.

［13］ Paine CW, Fakeye O, Christian CW, et al. Prevalence of Abuse Among Young Children With Rib Fractures: A Systematic Review. Pediatric Emergency Care, 2019, 35 (2): 96.

［14］ Rygl M, Pesl T, Hechtova D, et al. Chest injuries in polytraumatized children. Rozhl Chir, 96 (12): 498.

［15］ Peclet MH, Newman KD, Eichelberger MR, et al. Thoracic trauma in children: an indicator of increased mortality. Journal Of Pediatric Surgery, 1990, 25 (9): 961-965.

［16］ Lima M. Pediatric Thoracic Surgery Bologna, Springer. (2013) Gianini G D M M W C. Traumatic vulvar hematomas. Assessing and treating nonobstetric patients. Postgraduate Medicine, 1991, 4 (89): 115.

［17］ Baillot R, Dontigny L, Verdant A, et al. Penetrating chest trauma: a 20-year experience. J Trauma, 1987, 27 (9): 994.

［18］ Okur MH, Uygun I, Arslan MS, et al. Traumatic diaphragmatic rupture in children. Journal of Pediatric Surgery, 2014, 49 (3): 420.

［19］ Khan TR, Rawat J, Maletha M, et al. Traumatic diaphragmatic injuries in children: do they really mark the severity of injury ? Our experience. Pediatric Surgery International, 2009, 25 (7): 595.

［20］ Alemayehu H, Clifton M, Santore M, et al. Minimally invasive surgery for pediatric trauma-a multicenter review. J Laparoendosc Adv Surg Tech A, 2015, 25 (3): 243.

［21］ Soundappan SV, Holland AJ, Cass DT, et al. Blunt traumatic diaphragmatic injuries in children. Injury-International Journal Of The Care of The Injured, 2005, 36 (1): 51.

［22］ Thiam O, Konate I, Gueye ML, et al. Traumatic diaphragmatic injuries: epidemiological, diagnostic and therapeutic aspects. Springerplus, 2016, 5 (1): 1614.

［23］ Togo S, Kané B, Ouattara MA, et al. Secondary Spontaneous Rupture of the Diaphragm in a Child after Blunt Chest Trauma. Open Journal of Respiratory Diseases, 2016, 6, 41

［24］ Menegozzo CAM, Damous SHB, Alves PHF, et al. "Pop in a scope": attempt to decrease the rate of unnecessary nontherapeutic laparotomies in hemodynamically stable patients with thoracoabdominal penetrating injuries. Surgical Endoscopy, 2019.

第四章　胸部肿瘤

第一节　胸壁肿瘤

[视频一
胸壁肿瘤]

一、总　论

胸壁肿瘤（tumors of the chest wall）是指各种骨骼及软组织肿瘤，包括原发性和转移性骨骼及软组织肿瘤，以及邻近器官如乳腺、肺、胸膜和纵隔的原发肿瘤直接侵犯胸壁形成的肿瘤。

（一）病因及流行病学

原发胸壁肿瘤可根据组织来源分为骨源性或软组织来源，据病理结果可分良性和恶性。文献报道，儿童胸壁肿瘤的发病率在 0.5%~2%，其中 70% 为恶性肿瘤；来源于骨性胸壁的占 55%，来源于软组织的约占 45%。有中心报道儿童胸壁肿瘤整体5 年生存率为 60%，出现局部复发或远处转移的概率为 50%，复发病例的 5 年生存率约为 17%。

（二）诊断

1. 临床表现　患儿多以胸部可触及增大的包块来院就诊。少数可因体检或其他不相关的疾病行影像学检查而偶然发现。软组织来源的肿瘤多数是无痛性的，而骨来源的肿瘤因为持续生长、破坏骨膜则疼痛比较明显。随着肿瘤的生长、累及周围组织器官等，其症状、体征会越加典型。如果脊髓或臂丛等神经组织受累可能出现偏瘫、肢

体无力、排尿排便异常等症状。全身表现如发热、乏力、疲劳、体重下降等除提示感染和转移外，也常见于嗜酸性肉芽肿及尤因肉瘤。小儿胸壁肿瘤如生长较快、侵犯周围组织或皮质破坏均提示恶性可能。

2. 辅助检查　首先需要详细了解患儿的病史并做系统的全身查体。影像学检查侧重于了解肿物的部位、与骨骼的关系、有无完整包膜、组成成分、有无软组织包块等。胸部 X 线检查是诊断胸壁肿瘤的重要方法，不仅可以区分肿瘤的发生部位，还可以判断病变范围、大小、有无骨质破坏及外部侵袭情况等。CT 和 MRI 检查是评估病情的重要指标。胸部 CT 可评估骨骼、软组织、胸膜及纵隔的累及情况，是否有肺部转移，从而为临床治疗提供方案。在评估骨质破坏及肿瘤基质钙化方面，CT 的敏感性要高于平片。MRI 检查可进一步评估软组织、血管、神经受累情况，脊髓及硬膜受累程度，在显示胸廓入口肿瘤及周围解剖结构方面优势明显。通常良性骨肿瘤病变较小、边界清楚，而恶性肿瘤多有骨质破坏，表现为特有的"日晕征"。骨肉瘤、尤因肉瘤常常会造成骨膜的破坏隆起，表现为典型的"Codman 三角"。良性软组织肿瘤多位于皮下，病变小，并有其特定的影像学表现：MRI 表现为低 T_1 信号高 T_2 信号。放射性核素显像应用注射放射性核素标记的亲骨性化合物，这些物质进入人体后会自然聚集在骨骼位置，然后通过 SPECT 手段了解体内放射性核素情况及骨骼整体形态。放射性核素检查的重要作用是发现早期病变位置及重要脏器组织是否有转移。

（三）鉴别诊断

胸壁肿瘤的鉴别诊断需考虑多方面的因素，无论是良恶性的鉴别，还是转移性肿瘤，如来自邻

近的肺、纵隔、胸膜或乳腺；或是陈旧性炎症改变，也可能是全身疾病的局部表现。

胸壁肿瘤常见于转移性或邻近组织的累及。研究表明，原发性胸壁肿瘤占全部新发肿瘤的 0.04%，在胸部肿瘤的比例占到 5%（表 4-1-1，表 4-1-2）。近 60% 的原发性小儿胸壁肿瘤均是恶性的，各个年龄段的人群均可出现，但在年龄偏小或老年人群中恶性比例更大。特定病种如尤因肉瘤多发于儿童及青年，原始神经外胚层肿瘤常在儿童及青少年起病；软骨肉瘤常见于中年人；单发的浆细胞瘤多见于老年人。恶性肿瘤中，软骨肉瘤和淋巴瘤成人多见，而尤因肉瘤及横纹肌肉瘤儿童多发。

表 4-1-1　原发性胸壁肿瘤（骨肿瘤）分类

骨肿瘤	良性	恶性
骨	成骨细胞瘤	尤因肉瘤
	类骨瘤	骨肉瘤
软骨	软骨瘤	软骨肉瘤
	骨软骨瘤	
纤维组织	纤维异常增殖症	
骨髓	嗜酸性肉芽肿	单发的浆细胞瘤
破骨细胞	动脉瘤性骨囊肿	
	破骨细胞瘤	
血管	血管瘤	血管肉瘤
	囊性血管瘤病	
其他	间质性错构瘤	

（四）治疗

1. 治疗原则　胸壁肿瘤的治疗以手术治疗为主，因为某些原因不能明确转移灶或原发灶时，只要患者情况可以耐受手术，均应及早手术切除。对于不同组织类型的胸壁恶性肿瘤，根据患者的具体情况、肿瘤的大小、是否有远处转移等，可采用放疗、化疗及外科手术综合治疗。

骨肿瘤结合其影像学特征即可作出初步诊断，所有的胸壁肿瘤的确诊均需依靠组织病理活检，进一步明确诊断。活检方式包括细针穿刺活检、切开活检、肿物切除活检。细针穿刺活检是首选的组织取材方式，对于鉴别良恶性病变意义较大，像胸壁包块不易穿刺，可考虑胸壁手术切开活检。对于肿物直径小于 2cm，影像学检查提示是

表 4-1-2　原发性胸壁肿瘤（软组织肿瘤及其他）分类

软组织肿瘤	良性	恶性
脂肪组织	脂肪瘤	脂肪肉瘤
	骨化脂肪瘤	
纤维组织	纤维瘤	纤维肉瘤
	骨化纤维瘤	恶性纤维组织细胞瘤
肌肉	平滑肌瘤	平滑肌肉瘤
	横纹肌瘤	横纹肌肉瘤
		腱鞘肉瘤
神经	神经纤维瘤	Askin 瘤（PNET）
	施万细胞瘤（神经鞘瘤）	恶性施万细胞瘤（神经鞘瘤）
		神经纤维肉瘤
		神经母细胞瘤
血管	血管瘤	血管肉瘤
	血管平滑肌瘤	
其他		霍奇金病
		白血病
		淋巴瘤
		淋巴肉瘤
		混合型肉瘤
		网状细胞肉瘤

良性可能大或者为原发灶，推荐采用肿物切除一期缝合手术切口，术后常规病理检查。若肿物直径大于 2cm 或怀疑为恶性肿瘤，术中行冷冻病理活检，送检的病理组织体积至少在 1cm 以上，活检的部位及大小必须慎重决定，因其关系到将来的手术方式及切口选择。活检时尽量避免累及周围组织。

2. 手术方法　手术主要包括胸壁的切除和重建。胸壁良性的肿瘤可局部完整切除肿瘤。而恶性的肿瘤应扩大范围的广泛切除，需要包括肌肉、肋骨、胸膜及上下各一根肋骨，并尽量切除部分肿瘤边缘的良性组织。胸骨的部分或全部切除不会影响胸廓的整体性，两侧肋骨也不会因此而浮动，必要时可全部切除。累及的肺叶要行肺叶切除。胸壁的重建一般可用自体组织重建，也可用人造物重建。自体组织重建：较小的缺损，可用局部的肌层、皮下组织和皮肤修补；较大的缺损，骨性物可以取自肋弓或对侧的肋骨，组织可以转

移胸大肌、背阔肌及膈肌等周围的肌肉皮肤。较大的缺损也可用人造物重建，以前常用金属制品、有机玻璃及纤维玻璃布等均有一定的缺点，效果不满意。近年来采用 3D 打印技术、Marlex、Prolene 及 GORE-TEX 补片，取得了较好的效果。

二、骨软骨瘤

骨软骨瘤（osteochondroma）也称外生骨疣，是儿童最常见的胸壁良性肿瘤，可为单发性，也可作为遗传性多发性骨软骨瘤的一种表现。

（一）病理

骨软骨瘤有明显的分层结构，由表面纤维膜、中层软骨帽及深部软骨化骨组成。软骨帽增生的程度常和年龄有关，处于骨骼生长期的青少年患者，软骨细胞增生活跃，细胞核有轻度不典型性，软骨帽较厚，但一般不超过 1cm。单发的骨软骨瘤多是良性的，恶性变的情况很少见，多发的骨软骨瘤恶性变的比例较高。

（二）诊断

1. 临床表现 单发性骨软骨瘤好发于长管状骨干骺端，如股骨远侧干骺端、肱骨与胫骨近侧干骺端，发生于肋骨的较少见。骨软骨瘤大多无症状，部分患儿可表现为胸壁肿块、疼痛，个别患儿可因骨软骨瘤向内生长刺破胸膜而造成反复自发性气胸，也可刺破肋间血管造成血胸。发生于肋骨头部的骨软骨瘤可出现疼痛症状，也可出现如脊髓压迫症状、下肢轻度瘫痪、颈胸背部疼痛伴手麻木症状、胸廓出口综合征等。

2. 影像学表现

骨软骨瘤的 X 线表现非常典型，病变通常位于骨骺端，沿与邻近关节相反的方向生长（图 4-1-1，图 4-1-2）。

（三）鉴别诊断

胸部 CT 表现为肿瘤呈蒂状骨性隆起，基底宽，与正常骨分界不清，并见典型的半圆形软骨帽可诊断骨软骨瘤。此病需与软骨肉瘤鉴别，后者好发于四肢长骨；多数认为与胚胎性组织或异位有关，大多为内生性，也可为外生性或为皮质旁型，肿瘤呈分叶状，有纤维包膜，主要成分为透明软骨；均匀的高信号透明软骨被低信号的纤维间隔分隔成分叶状改变或信号不均匀，则恶性程度更高。在儿童，如果软骨帽厚度大于 3cm 需要怀疑恶变可能。

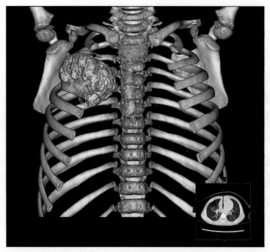

图 4-1-1 单发肋骨骨软骨瘤

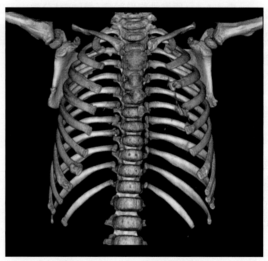

图 4-1-2 多发肋骨骨软骨瘤

（四）治疗原则

无症状的单发性骨软骨瘤可观察随访，一旦出现症状如疼痛、气胸、血胸等建议行部分肋骨切除术，手术一般可取得良好效果，术中注意勿损伤胸膜及肋间神经血管束。多发性骨软骨瘤由于有 10% 恶变为软骨肉瘤，一经诊断需手术切除。

三、横纹肌肉瘤

横纹肌肉瘤（rhabdomyosarcoma，RMS）是来自于能分化为横纹肌的胚胎间充质细胞的恶性肿瘤，是最常见的儿童软组织肉瘤，约占 60%，好发于 5 岁以前的儿童，病因不明，可能与遗传因素有关，男性常见，男女比例约为（1.4~1.7）∶1。

（一）病理学

横纹肌肉瘤可发生于人体各部位，甚至可发

生在无横纹肌的部位,最常发生于头颈部,其次是四肢及泌尿生殖系统,再次是躯干、胸内、腹膜后间隙等。

横纹肌肉瘤大体形态、生长速度和组织结构差异很大,目前多采用美国国家癌症研究所制订的RMS分型:①胚胎型:约占60%,好发于头颈部及泌尿生殖系统。葡萄状横纹肌肉瘤和梭形细胞横纹肌肉瘤是胚胎型横纹肌肉瘤的两个亚型,预后好。②腺泡型:好发于躯干、四肢,局部复发和扩散概率高,预后差。③多形型:多发生于老年人的四肢,罕见于儿童。④其他型横纹肌肉瘤。

由于横纹肌肉瘤的病理分型影响预后,故Newton等提出横纹肌肉瘤新国际分类法(ICR),分为:①良好型:葡萄状横纹肌肉瘤、梭形细胞横纹肌肉瘤;②中等型:胚胎型横纹肌肉瘤;③不良型:腺泡型横纹肌肉瘤、不能分辨的肉瘤;④目前不能评估预后的类型:横纹肌样横纹肌肉瘤。

(二)诊断

1. 临床表现

(1)头颈部横纹肌肉瘤:头颈器官几乎都因肿瘤发生部位出现肿块而就诊。眼眶部位肿瘤并发有眼球突出;颈部肿瘤可出现声音改变、吞咽困难、咳嗽;外耳道肿瘤可有分泌物;鼻腔肿瘤可引起鼻塞、流脓涕、出血。如出现头痛、呕吐,甚至高血压,提示肿瘤向颅内扩散。

(2)泌尿生殖系统横纹肌肉瘤:主要表现为排尿困难,或尿道口、阴道口有肿物脱出,如侵及直肠可致便秘,肛门指诊易触及肿物。膀胱横纹肌瘤可见尿道排出组织屑、血水样尿,查体时可触及耻骨上肿物。阴道及子宫横纹肌肉瘤也可表现为阴道分泌物增多、阴道出血。

(3)其他部位横纹肌肉瘤:躯干和四肢横纹肌肉瘤多表现为进行性增大的无痛性包块。胸腔、纵隔横纹肌肉瘤可出现气管、食管等内脏器官压迫症状,如呼吸困难、吞咽困难等。

2. 影像学表现

应在临床症状的基础上,采用影像学、实验室检查、病理学等方法,判断肿瘤的原发部位、病理分型、临床分期,以确定治疗方案。

(1)临床诊断:临床体格检查可初步判断肿物大小、性质。B超、CT、MRI、骨扫描检查可以明确肿物的部位、大小、性质、组织结构、周围组织器官浸润受累情况、有无转移,以及肿瘤与重要神经、血管、脏器的关系。胃肠造影、静脉肾盂造影、排泄性膀胱尿路造影可以了解肿物位置及其与邻近组织器官的关系。通过以上检查可初步评估横纹肌肉瘤的临床病理分型和TNM分期(表4-1-3,表4-1-4)。

(2)病理学诊断:采用细针穿刺活检、腔镜手术活检、小切口手术活检等方法取得肿瘤组织进行病理学诊断是横纹肌肉瘤手术、化疗的基础。

表 4-1-3　IRSG 临床分组

分组		临床
Ⅰ组		局限性病变,未侵及区域性淋巴结,可完整切除
	Ⅰ A	肿瘤局限于原发肌肉或器官
	Ⅰ B	肿瘤超出原发肌肉或器官,但无区域淋巴结转移
Ⅱ组		区域性的,即瘤组织已有局部侵袭,或局部淋巴结受侵
	Ⅱ A	指肉眼能认出的瘤能完整切除,但有显微镜下肿瘤残留
	Ⅱ B	虽有淋巴结转移,但无镜下残留
	Ⅱ C	指肉眼能认出的瘤及区域淋巴结已切除,但有显微镜下肿瘤残留
Ⅲ组		肿瘤未能完整切除
	Ⅲ A	仅做活体组织检查
	Ⅲ B	原发瘤做了大部分切除(>50%)
Ⅳ组		诊断时有远距离转移(肺、肝、骨、骨髓、脑、非区域性淋巴结转移)

表 4-1-4 临床 TNM 分期

分期	部位	T	瘤体积	N	M
1	眼窝、头颈(除脑膜旁)、泌尿生殖系(除外膀胱、前列腺)	T_1 或 T_2	a 或 b	N_0、N_1 或 Nx	M_0
2	膀胱、前列腺、四肢、颅脑、脑膜旁、其他(包括躯干、腹膜后等)	T_1 或 T_2	a	N_0 或 Nx	M_0
3	膀胱、前列腺、四肢、颅脑、脑膜旁、其他(包括躯干、腹膜后等)	T_1 或 T_2	a 或 b	N_0、N_1 或 Nx	M_0
4	全部	T_1 或 T_2	a 或 b	N_0 或 N_1	M_1

注:T_1:肿瘤局限于原发器官或组织:①肿瘤直径<5cm;②肿瘤直径>5cm。

T_2:肿瘤扩散或固定于周围组织:①肿瘤直径<5cm;②肿瘤直径>5cm。

N:①N_0肿瘤未侵及区域淋巴结;②N_1肿瘤侵及区域淋巴结。

M:①M_0无远处转移瘤;②M_1有远处转移瘤

(三)鉴别诊断

一些其他疾病也可能出现痛性或无痛性肿块等症状,容易与横纹肌肉瘤相混淆,比如尤因肉瘤、成神经细胞瘤、神经上皮瘤、恶性淋巴瘤等。根据发病部位不同,可与炎症性病变、损伤等非肿瘤疾病鉴别。

(四)治疗

横纹肌肉瘤发生部位广泛、病理类型复杂,治疗应根据肿瘤临床分期、病理分型制订个体化治疗方案。

1. 外科手术

(1)一期根治手术:临床Ⅰ期、Ⅱ期病例,病变仅局限于器官和局部组织浸润,可行一期根治手术。

(2)延期手术:临床Ⅲ期、Ⅳ期病例,因肿瘤巨大、局部扩散以及远处转移,难以一期彻底切除病灶,应延期手术。应经过化疗后,再行手术切除肿瘤。

2. 放疗 横纹肌肉瘤对放疗敏感,除腺泡型外,Ⅰ期横纹肉瘤不做放疗,Ⅱ~Ⅳ期须放疗。

3. 化疗 临床Ⅲ期、Ⅳ期病例,应术前化疗,全部类型的横纹肌肉瘤术后均应化疗。

(五)预后

横纹肌肉瘤的预后取决于肿瘤的原发部位及病变范围,Ⅰ期病变长期存活率可达 80%~90%,Ⅱ期病变只有显微镜下肿瘤残存而无局部扩散者,5 年以上存活率可达 70%,诊断时肿瘤已有局部或远处转移者,其长期存活率下降至 30%。

1. 预后良好的因素

(1)肿瘤<5cm。

(2)葡萄状或梭形细胞横纹肌肉瘤。

(3)局限性非侵袭性病变,未侵及区域性淋巴结,也无远距离转移病灶。

(4)首次手术能完整切除肿瘤。

2. 预后不良的因素

(1)会阴部横纹肌肉瘤。

(2)肿瘤>5cm。

(3)腺泡型横纹肌肉瘤、多形性横纹肌肉瘤。

(4)局部侵袭性病变。

(5)术后复发。

(6)治疗过程中局部复发。

(7)侵及区域性淋巴结,或有远距离转移病灶。

(8)首次手术未能完整切除肿瘤。

四、朗格汉斯细胞组织细胞增生症

朗格汉斯细胞组织细胞增生症(Langerhans cell histiocytosis,LCH)是一种少见的以单核 - 吞噬细胞系统特定的树突细胞增生浸润为特点的疾病。本症可发生于任何年龄段,诊断时高峰年龄为 1~3 岁,儿童发病率每年约 1/25 万,以男孩为主,男女比例约为 2:1。本病好发于骨、肺、肝、脾脏、骨髓、淋巴结和皮肤等部位,以骨骼最常见,50% 为颅骨病变,也可累及长骨和扁骨,多表现为局部疼痛和周围软组织的水肿。传统上本病分 3 型:莱特勒 - 西韦病(Letterer-Siwe disease,LS)、韩 - 雪 - 柯病(Hand-Schüller-Christiandisease,HSC)、骨嗜酸细胞肉芽肿(eosinophilicgranulomaofbone,EGB)。

病因尚不明确,多数学者认为本病为分化性组织细胞增生症,属介于免疫反应性非肿瘤性增生和恶性肿瘤性组织细胞增生疾患之间,也有认为是一种恶性克隆性疾病。多数研究结果表明,LCH 的发生可能与免疫缺陷有关,CD4 减低、CD4/CD8 比值下降,临床分型(分级)>Ⅲ级者,恶性程度较高,故本病介于良性与恶性肿瘤之间。近有研究者,用流式细胞仪分析病变区细胞 DNA 含量,发现有恶性肿瘤标志的非正倍体,且 S 期细胞比例增加,推测是朗格汉斯细胞的恶性增殖所致。此外,本病可与恶性淋巴瘤同时存在,故认为部分 LCH 具有恶性性质。

（一）诊断

1. 临床表现　根据国际组织细胞协会制订的统一标准,根据病损范围可将本病分为:

（1）单系统:1 个器官 / 系统受累（单病灶或多病灶）。包括单一的皮疹,无任何其他器官受累;单一骨损害,伴有或不伴尿崩症、邻近淋巴结受累或皮疹;多骨损害,包括多骨损害或一骨有 2 处损害,伴有或不伴尿崩症、邻近淋巴结受累或皮疹;单一肺受累;单一下丘脑 - 垂体 / 中枢神经系统受累等。

（2）多系统:≥2 个器官 / 系统受累,伴有或不伴有肝、脾脏或造血系统功能障碍。同时,国际组织细胞协会对 LCH 器官受累已经做了明确的规定,分为危险器官,包括造血系统（伴或不伴骨髓受累）,脾脏受累及肝脏受累,由于临床研究结果不提示肺受累具有预后价值,肺不再作为 LCH 的危险器官。其次,枢状突和 / 或脊柱病变,伴有椎管内软组织肿块为特殊部位。头颅各骨受损,且 MRI 示颅内软组织受侵,定义为中枢神经系统危险受损部位,此外表现为口吃、共济失调、认知缺陷的神经退行性 LCH 被列为一种特殊类型的 LCH,不再作为单系统 LCH 中枢神经系统一类,因其预后较差,治疗原则与其他也不同。

LCH 的临床表现取决于病变累及部位。骨骼是最常见受累部位,可为首发症状或出现在病程中,任何骨骼均可受累,以扁平骨为著,主要为颅骨,其他如颌骨、肋骨等。骨病变通常表现为骨痛、肿胀或病理性骨折。皮肤 LCH 亦多见,表现为伴有水疱的皮炎、经久不愈的湿疹样皮疹或外耳道渗液（多见于婴儿）。因脑垂体受累而以中枢性尿崩症起病的患儿,则出现烦渴和多尿,中枢神经系统其他部位受累也可出现脑积水、脑神经麻痹、强直、痉挛、智力障碍等。椎弓破坏者常伴肢体麻木、疼痛、无力、瘫痪等,甚至可出现大小便失禁。组织细胞在肝和脾窦受累可致肝脾大,可出现肝功能异常和黄疸,同时可合并硬化性胆管炎,由于胆汁淤积和肝细胞损伤,晚期可出现肝硬化,门脉高压。肺 LCH 常出现在婴幼儿期,可表现为咳嗽、呼吸困难或胸痛,严重者出现气急,可发生肺气肿、气胸、皮下气肿,导致呼吸衰竭。血液系统受累,可出现血常规两系及以上异常,如贫血、白细胞下降、血小板下降等。此外,患儿还可以有全身症状,如乏力、发热和 / 或体重减轻。确诊关键是病变组织找到 CD1a 和 / 或 Langerin（CD207）染色阳性的朗格汉斯细胞。1987 年组织细胞学会写作组（WGHS）为儿童组织细胞增生症分类,拟订了诊断儿童 LCH 及其他组织细胞性疾病的形态学、免疫组织化学和临床标准。WGHS 将 LCH 诊断的可信程度分为 3 级:①拟诊:普通病理形态学特征;②诊断:普通病理形态学特征加下述染色阳性 ≥2 项者,三磷酸腺苷酶、S-100 蛋白、α-D 甘露糖苷酶及花生植物血凝素;③确诊:普通病理形态学特征,同时电子显微镜示病损细胞中有 Birbeck 颗粒,或损伤细胞 CD1a 抗原（T6）染色阳性。

2. 影像学表现　由于骨骼为常见部位,骨骼 X 线检查有诊断意义,可观察到不同程度的骨质破坏,主要为溶骨性骨质破坏表现。骨为立体性结构,全身骨平面显像对某些骨及椎体附件病灶的检出存在不足,不易发现病灶,此时结合 SPECT 骨断层显像,可提高病灶检出的阳性率。相对于 X 线技术检查部位的局限性,放射性核素全身骨显像 +SPECT 骨断层显像在 LCH 的诊疗过程中具有明显的优势。放射性核素骨显像可以全身成像,重复显像,能以较小的辐射损伤和较低的费用获得全身骨骼状况。相对于 X 线检查,其操作起来简便、快捷,灵敏度高,而且可较 X 线早 3~6 个月发现骨病灶。另外,其对 LCH 新的活动性高侵袭病变也更为敏感。

高分辨率 CT 是协诊肺受累 LCH 的重要手段（图 4-1-3）。CT 表现多样,其表现与患儿疾病进展程度不同有关,典型表现为肺部结节或囊泡。早期:多表现为实性小结节或网点状致密影。结节是弥漫的,双侧对称,常边缘模糊,可散发可大量,直径 0.5~10mm 不等。中期:可见囊泡样改变,囊泡可与结节并存,也可单独存在,直径多小于 10mm,也可融合至 20~30mm,可为圆形或椭圆形,也可形态不规则,可为薄壁的,也可厚壁或壁厚不均,囊泡破裂可出现气胸或纵隔气肿。晚期:囊泡及残存肺实质随着时间的进展会发展肺纤维化,最终导致粗糙的条索状影或蜂窝状改变。在后期囊泡的基础上如出现新发结节提示疾病进展。

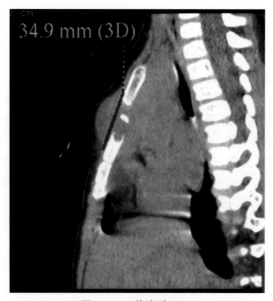

图 4-1-3 前胸壁 LCH
胸骨中上部破坏

对于 LCH 肝脏浸润的影像学检查,可通过腹部 CT 及核磁进行评估,其表现主要是依据于病理改变进行判断,四种不同的组织学时期为增生期、肉芽肿期、黄色瘤样期、最终纤维化期。增生期、肉芽肿期表现为门静脉周围组织的炎性浸润和水肿,其相应的 CT 表现为门静脉周围区域的低密度,也可表现为增强后强化灶,有的表现为结节状、靶症;MRI 表现 T_1WI 上低信号、T_2WI 上稍高信号,增强后可见中等程度不均匀强化。黄色瘤样期,病灶为典型富含脂肪的细胞浸润,CT 中表现为更低密度,MRI 的表现则为 T_1WI 上稍高信号、T_2WI 上高信号。纤维化期,以肝细胞增生纤维化、小结性胆管硬化为特征,并可出现硬化性胆管炎,相应 CT 及 MRI 呈肝硬化表现,肝缘呈花边样,肝内、外胆管不规则扩张。LCH 肝脏浸润的 CT 和 / 或 MRI 特点对有一定特征性改变;不同表现可能与其所处病变阶段的不同组织学特征有关。了解这些特点有助于儿童 LCH 的早期诊断。当仅有肝内多发结节、沿肝胆汇管区分布的特点时,需要考虑 LCH 肝脏浸润的可能性,因此对已经确诊为 LCH,进行肝脏 CT 和 / 或 MRI 检查以便做临床的分型分期,帮助临床确定治疗方案及随访。

(二)鉴别诊断

LCH 临床表现多样,几乎全身各个脏器和系统都有可能受累,临床上应根据不同的表现与不同系统的疾病相鉴别,鉴别依据活检病理。皮肤方面皮疹需要与湿疹、脂溢性皮炎鉴别,LCH 皮疹有棘手感,消退后有色素脱失及色素沉着。骨骼方面需要与幼年黄色肉芽肿病、尤因肉瘤、骨髓炎、白血病、淋巴瘤、骨髓炎、骨囊性血管瘤病、骨源性肉瘤等鉴别,主要依据病理表现。肺部受累 LCH 主要与卡氏肺孢子虫肺炎、支原体肺炎、肺结核等感染疾病及结节病鉴别,可应用病原学检查及治疗反应,予以排除。肝脏受累应与慢性硬化性胆管炎、代谢性疾病、肝炎、先天性胆红素结合缺陷、新生儿血色病鉴别,主要依据临床表现及病理,中枢神经系统受累出现的尿崩症主要与下丘脑、垂体其他病变进行鉴别。

(三)治疗原则

LCH 的治疗目标是减少导致 LCs、巨噬细胞和淋巴细胞大量增殖的细胞因子的表达,而不是清除某个异常细胞克隆。DALHX83/90 系列研究和国际组织细胞协会的 LCH Ⅰ/Ⅱ/Ⅲ 系列治疗方案是目前治疗 LCH 的较为著名的多中心研究。强调综合考虑各种危险因素,结合临床分级及预后等,采取个体化的治疗措施。

单系统疾病多数预后良好。局灶性骨骼病变可单纯病灶刮除,无须全身化疗。对承重部位骨骼病灶可考虑病灶内注射皮质激素,骨刮除术后还可予以同种异体骨移植或聚甲基丙烯酸甲酯材料移植。多发的骨骼损害可短期全身使用皮质激素治疗。如病灶在眼眶骨影响视神经、在脊椎骨影响脊神经,皮质激素注射难以进行且术后易复发或承重的部位,也可使用低剂量放疗。对淋巴结受累者,除单纯切除外,应短期全身皮质激素治疗。皮肤病变范围较广泛者可使用局部氮芥、全身皮质激素或联合长春新碱化疗。多系统疾病多主张全身联合化疗。伴严重的器官功能衰竭时可考虑肝、肺、造血干细胞等移植。

五、淋巴管瘤

淋巴管瘤病(lymphangiomatosis)为淋巴管源性罕见的良性病变,是一种先天性脉管发育畸形,是由淋巴管组成的过度增生性错构瘤。多数学者认为淋巴管瘤是由于淋巴管先天发育异常或继发性淋巴管损伤所致,原始淋巴囊未能向中央静脉引流,正常淋巴结构异常错构,分支淋巴引流梗阻,未能与正常引流通道建立联系而隔离的淋巴管和淋巴囊异常扩张,致淋巴管瘤样增大,形成囊性肿块。其以淋巴管弥漫或多灶性分布,实质器官、骨或软组织弥漫受累为特征,可以发生在身体的任何器官,常位于颈、腋窝,亦可见于胸壁、纵隔、腹腔、口腔。感染、手术、放疗等均能引起淋巴管瘤的发生。

(一)诊断

1. 临床表现　淋巴管瘤常见于健康小儿,据文献报道,占婴幼儿所有良性病变的 5.6%,无明显性别及种族差异。50%~60% 在出生时即存在,将近 80%~90% 在 2 岁前被发现。淋巴管瘤常沿神经血管轴分布,全身任何部位均可发生,以颈部最为常见,另外腋部、纵隔、后腹膜、肠系膜、网膜、盆腔、腹股沟、皮肤和阴茎等处均有报道。也可发生于骨骼,呈局限性或弥漫性受累。胸壁淋巴管瘤罕见。根据其临床特点和病理变化分为 3 种类型:①囊状淋巴管瘤:囊状淋巴管瘤及弥漫性淋巴管瘤型:最常见的淋巴管瘤,亦称囊性水瘤,为直径数毫米至巨大的单房或多房囊性病变,由大的淋巴管腔隙构成,质地柔软,透光试验阳性,穿刺可抽出淡黄色透明液体;②海绵状淋巴管瘤:常发生于表皮或皮下间隙组织中,富有弹性,呈多房性或单房囊性包块;③毛细淋巴管瘤:为淡黄色肿物,内部由黏液状液体填充,常发生于皮肤及黏膜处,由细小淋巴管组成。有学者认为上述这些类型其实是同一种病变不同时相的表现,常混有血管瘤。因淋巴管瘤具有侵袭性,可侵犯周围组织引起周围组织萎缩和功能异常。淋巴管瘤病的症状和体征与病变范围及侵犯器官数量有关,胸壁淋巴管瘤体积巨大,可因在身体浅表部位,如腋窝等发现巨大肿块而进行进一步检查确诊。其他部位发病,可有呼吸道症状及肠梗阻等表现,易误诊及漏诊,最后诊断需要依靠病理组织学诊断,必要时配合免疫组织化学染色。

2. 影像学表现　可依据 CT 及 MRI 辅助诊断,CT 扫描不仅用于诊断,更重要的是了解病变的范围及病灶与周围组织结构的关系,尤其是多层螺旋 CT 的广泛应用(图 4-1-4)。CT 典型表现为薄壁、多房状、均匀一致的水样密度肿块,边缘清晰、锐利。囊壁可以很薄,CT 不能显示。偶尔表现为单房性囊肿。有时也可因出血或感染而形成较高密度区,并可在囊肿内部分层,形成液 - 液

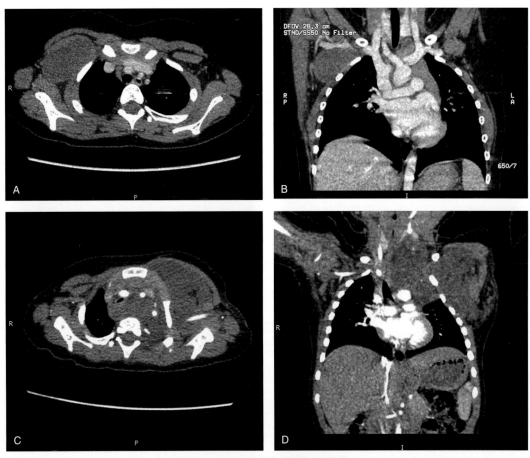

图 4-1-4　淋巴管瘤影像学表现
A. CT 轴位表现;B. CT 冠状位表现;C. CT 轴位表现;D. CT 冠状位表现

面。一般仅囊壁可有轻中度强化,但当淋巴管瘤内含有血管成分或伴感染时可强化。沿疏松的间隙生长为本病的另一特点,故其常依组织结构间隙而塑型,并可具有所谓的跨区浸润性(即颈部病灶常累及上纵隔,下纵隔病灶常侵入后腹膜区)。体积增大、张力增加时,可压迫邻近结构,常造成邻近软组织的浸润,周围筋膜间隙的闭塞,血管的移位或包绕等表现。多层螺旋 CT 扫描速度快,图像分辨率高,可以实行大范围的分期增强扫描,具有强大的后处理工作站,进行多平面重建和三维重建,更有利于了解病变范围与结构的情况,便于临床选择治疗方案和制订手术方案。

根据淋巴管瘤发生的部位可分 3 组,其影像学表现:①结构疏松的间隙组:如颈部筋膜间隙、纵隔、腹腔、盆腔及后腹膜腔等,常呈单房或多房性,弥漫分布,在腹腔呈支状分布,大小不等,密度均匀的囊性病灶,多房者相互连通。典型表现为均匀一致的水样密度,边界清楚,锐利,一般认为壁很薄以致在 CT 图像上可能显示或不能显示,位于颈部者向上可达咽旁间隙,向下达纵隔、胸廓等。②脏器组:常位于其包膜下,也可累及整个器官,如脾受累,病灶边缘可辨,壁薄规则,常多发或弥漫分布于整个脾脏,大小均匀,亦可不均,见线状钙化,病灶内常可见分隔;密度亦可稍高于水而低于肌肉密度。有的为高密度或混合密度,前者多为蛋白含量偏高或继发感染后积脓所致。③体表软组织组:此种淋巴管瘤往往难以作出诊断,因与软组织血管瘤表现相仿或为两者并存。该类型淋巴管瘤一般表现为边界不清,密度不均匀的软组织块影,其内呈斑点状或条纹状,在软组织窗上,皮下脂肪密度增高呈絮状,密实部分与肌肉密度相仿,增强 CT 扫描密实部分见强化,近病灶边界区域可见结节状类似于血管断面,提示本病与软组织血管瘤并存。

本病在 MRI 上也具有较典型的表现:T_1WI 上为与肌肉相似或稍高的信号,T_2WI 上为高于脂肪的信号。MRI 在显示血管受累方面较 CT 优越;在 T_2WI 上也能更清晰地显示病变的范围;当病灶内出血或发生感染时,MRI 有利于确定其囊性特征。但是 CT 与 MRI 对于淋巴管瘤的早期诊断均很敏感,CT 也能比较准确地显示肿瘤的部位、范围及内部特征等,而 CT 扫描时间短,易于监测患者,对于婴幼儿的检查也具有一定的优势。

超声检查对于病灶内部结构的观察优于 CT,可显示囊状淋巴管瘤内囊性团块,囊内强回声分隔,并可显示囊内血流情况。但对于病灶边界、范围确定不够准确。

(二)鉴别诊断

本病常需与血管瘤、脂肪瘤,以及不同部位的囊肿相鉴别。血管瘤为边缘光滑,不均匀强化的肿块,小钙化(静脉石)为其特征。但有时两者的区别非常困难,尤其当部分病变同时含有血管瘤和淋巴管瘤两种成分时,则大多数需要病理证实。颈部病灶需与先天性囊肿(如鳃裂囊肿和甲状舌骨囊肿)鉴别,此两者多为单房,并且有特定的好发部位。纵隔内胸腺囊肿大多数为单房性;囊性畸胎瘤多壁厚,一般不具有"跨区浸润性",若发现病变内脂肪成分及钙化则易于诊断。

(三)治疗原则

因淋巴管瘤具有侵袭性,可侵犯周围组织引起周围组织萎缩和功能异常。由于注射硬化剂或放射治疗效果欠佳,故手术切除是首选治疗方案,而具体治疗方法需分析肿瘤的大小、侵犯周围情况、手术切除的复杂性及危险性来进一步确认。对于病灶局限和体腔深部、诊断不确定的病灶,宜早期手术。尽量要求一次性完整切除瘤体,术后多无复发。重要部位如颈部、腋窝及纵隔的病变,病灶的完整切除应以不损伤重要结构为原则。手术过程中创面积液最常见,多因组织渗液、淋巴液聚集所致;创面应常规放置引流管,引流时间宜长,一般 1 周左右。由于创面积液,伤口愈合受到影响,伤口缝线应延迟或分期拆除,以防止切口裂开。而注射硬化剂也是一种较常用的手段,其原理可能是硬化剂可影响囊壁内皮细胞的合成,但硬化剂可导致非特异性炎症反应,从而引起囊性淋巴管瘤与周围组织的粘连,增加了手术难度,甚至使原本有可能完整切除肿瘤的患者无法手术切除,故作为术后的辅助治疗。部分患者因术中肿瘤残余,术后会出现少量的囊液渗出,此时可以注射硬化剂破坏囊腔的上皮细胞,影响其 DNA 的合成。

六、血 管 瘤

血管瘤(hemangioma)是一种十分常见的良性肿瘤,在新生儿中发病率可高达 10%,好发于颜面部。根据典型的病程变化,一般可分为增殖期、静止期(或消退前期)和消退(后)期3个阶段。常在患儿出生时或出生不久,皮肤上出现蚊咬状红点,并迅速增长,以出生3~4个月时最为显著。

(一)诊断

1. 临床表现 血管瘤瘤体通常呈鲜红色,凸出皮面,状似草莓。传统上将血管瘤分为毛细血管瘤、海绵状血管瘤、蔓状血管瘤和混合性血管瘤。也有根据血管内皮细胞的生物学特点、病理组织学特点和临床表现将血管病变分为血管瘤和血管畸形两大类。后国际血管异常研究协会(ISSVA)在此基础上制订了新的血管病变划分标准,包括脉管肿瘤、脉管畸形。血管瘤为胚胎性良性肿瘤性畸形,具有血管内皮细胞增殖后自然消退的生物特性,增殖期的血管瘤常伴肥大细胞数量增加;血管瘤可包括 Sturge-Weber 综合征、von Hippel-Lindau 综合征中的器官血管瘤病变,以及血管内皮瘤、血管内皮肉瘤、Kaposi 肉瘤等恶性肿瘤。血管瘤常在新生儿期出现,2~3个月即进入增殖期,瘤体迅速增大,8~12个月停止生长并逐渐退化,自然消退率可达90%以上。

1岁左右生长停滞,进入稳定期,并逐渐消退,但完全消退通常需数年之久,并易有皮肤松弛、残留色素沉着、瘢痕及纤维脂肪组织沉积等后遗症。80%左右的血管瘤可自行消退,虽然这部分血管瘤很少危及生命或影响功能,但其消退前所导致的外貌缺陷以及并不理想的治疗现状,却常带给患儿及其家庭较为沉重和长久的精神负担和经济压力。另有20%左右的血管瘤称为难治性血管瘤,常生长在如关节、颜面、乳头、指/趾、肛门,甚至颅脑、胸腹腔内和肌肉间等处,或因其生长迅速、面积巨大而不能消退以致影响相应功能,甚至危及生命。

毛细血管瘤、大部分海绵状血管瘤及部分混合性血管瘤均属于真性血管瘤,常是在出生时或新生儿期出现的淡红色、边界清、不高出皮肤的先驱斑,迅速增生,变成鲜红色、高出皮肤的草莓状柔软肿块,压之褪色;或位于真皮深层、皮下或肌肉,质软而呈囊性感,皮肤隐现蓝色;而黏膜和内脏的血管瘤,常以出血为主要症状。如果无增生、静止和消退期,则一般是血管畸形。根据发病时间、生长速度、颜色硬度变化及有无自行消退,对皮肤血管瘤的诊断并不难。但由于临床上患者病情各异,患者及家属无法准确描述病史,以及对

婴幼儿还不能完整观察到是否有快速增殖期和自行消退史,有时并不能明确区分血管瘤与血管畸形等。

出现在胸壁的,曾有报道巨大海绵状血管瘤,多位于肌肉层中,无明显界限,常不规则地延伸到肋间及胸内等深部组织。

2. 影像学表现 对于部分皮肤血管瘤及深部血管瘤或血管畸形,需采用其他辅助检查以明确诊断,常用的手段包括超声、X线、CT、MRI及组织病理检查等。出现在胸壁的血管瘤影像学检查对胸壁海绵状血管瘤的诊断和决定手术方式有重要意义。胸部 X 线片可发现软组织肿块影,明确肋骨是否受侵及、肺内是否有病灶,应列为常规检查。胸部 CT 增强扫描示肿瘤明显强化,为诊断血管瘤提供重要依据,对术前准备和手术方案提供可靠依据,对术中控制出血起重要作用。CT血管造影(CT angiography,CTA)还有利于与蔓状血管瘤鉴别。

(二)鉴别诊断

胸壁血管瘤常不规则地延伸到肋间及胸内等深部组织,诊断上需与胸壁恶性肿瘤鉴别。胸壁血管瘤生长缓慢,是区别恶性肿瘤一个重要因素。该病多数体位试验阳性。当触及成串高硬度静脉时,应高度怀疑为胸壁海绵状血管瘤,当静脉石位于锁骨上窝或腋窝部时,应与肿大淋巴结相鉴别。

(三)治疗原则

血管瘤治疗方法有多种。由于半数以上的血管瘤可能自行消退,且手术等治疗常可能会产生比其自行消退更严重的后遗症,如瘢痕增生、功能障碍等。当血管瘤的生长危及患儿生命或脏器功能时,则应及时治疗。近年来随着对血管瘤研究的深入,认为只有血管瘤存在自行消退的可能;对血管畸形,则主张早期治疗。对于部分良性血管瘤和所有恶性血管瘤而言,手术切除仍是最主要的方法,对于独立且较小病灶效果良好。一般情况下,病损区血管丰富,血容量大,手术时如出血量大,在术中需输入全血,面部皮肤血管瘤可结合整容皮肤移植术修复病损区。应严格掌握适应证,权衡手术价值,然后方可确定是否选择手术治疗,对于胸壁切除胸壁海绵状血管瘤时,常可发生难以制止的大出血,手术尽量在病变外正常肌肉开始分离,如瘤体出血,可缝扎后继续找间隔分离。有专家指出可采用带蒂肌肉瓣压迫缝扎加周围喷注生物蛋白胶来控制残存血管瘤出血,效果

较好,也有作者报道,采用涤纶片缝扎压迫方法止血成功。或瘤腔内快速注射大量生理盐水使血管瘤腔压力增高,暂时阻断血管通路达到减少术中出血的目的。其他治疗方法包括冷冻治疗、放射与放射性核素治疗、注射治疗、激光治疗、介入治疗、血管瘤铜针疗法。

血管瘤手术原则上应彻底切除,但姑息性切除有时也是必要的。切除海绵状血管瘤前先控制供应血管,即使切除不完全,也可获临床治愈。因此,对难度较大的胸壁血管瘤,可采用姑息性切除,以减少手术失血量,降低手术危险性。

七、胸壁原始神经外胚层肿瘤

胸壁原始外胚层瘤最早于 1979 年由 Askin 等首次报道,此后在文献报道中多被称为 Askin瘤。目前研究结果表明,该肿瘤具有与原始神经外胚叶肿瘤相同的特异性染色体易位 t(11∶22)(q24∶q12),现多被认为是原始神经外胚层肿瘤(PNET)/尤因肉瘤(ES)家族中的一员,指发生于胸壁的原始神经外胚层肿瘤(primitive neuroectodermal tumor,PNET),因此近年来,"Askin瘤"已较少使用。PNET 是由原始神经外胚层细胞衍生的一种少见恶性肿瘤,分为中枢型原始神经外胚层肿瘤(central primitive neuroectodermal tumor,cPNET)和外周型原始神经外胚层肿瘤(peripheral primitive neuroectodermal tumor,pPNET)。外周型原始神经外胚层肿瘤由原始神经上皮衍生而来,多见于儿童和青少年。肿瘤形态上属于小圆细胞类的恶性肿瘤。Askin瘤主要发生在儿童和青少年胸壁软组织,发病率低,但复发率

高,常累及肋骨、肺及胸膜。该肿瘤缺乏特征性的临床表现,组织形态主要由大小较一致的小圆细胞所组成,排列成片块状或形成假小叶,并形成 Homer-Wright 菊形团,核分裂象多见,易与其他小圆细胞肿瘤混淆,如淋巴瘤、胚胎型横纹肌肉瘤、横纹肌样瘤、圆形细胞脂肪肉瘤等。该肿瘤具有恶性程度高、临床预后差、易复发转移等特点。

(一)诊断

1. 临床表现 本病通常为生长迅速的胸壁肿块,全身症状一般较轻微,单发,缺乏特异性临床表现,主要与肿瘤大小及是否侵犯周围组织有关。累及胸膜者常伴胸痛,肿瘤较大压迫肺组织易致肺不张(atelectasis),可伴有咳嗽和胸腔积液等临床表现。如果病变累及邻近的胸膜或伴有心包积液,患儿常常伴有呼吸困难的症状,其他少见的症状有发热和咯血等。肿块呈浸润性生长,侵袭力强,血行转移为主,易局部复发,常见转移至肋骨、肺、胸膜等,也可转移至脑、颈、口腔、肝、肾上腺等。

2. 影像学表现 胸壁原始神经外胚层瘤在胸部 X 线(图 4-1-5)、CT(图 4-1-6~ 图 4-1-8)及 MRI 等影像检查上只显示恶性肿瘤的影像特点,可见胸壁的软组织致密影、胸腔积液、肋骨骨质破坏、周围软组织浸润等。因此对临床症状存在胸壁肿物增大、影像检查发现有较大不均质的软组织肿块影的青少年患者,应考虑有本病的可能性。另外,MRI 对软组织对比度强于 CT,在了解肿物与周围组织关系中 MRI 存在更大优势。虽然本病在影像学中无特异性表现,但影像检查仍有助于判断肿瘤的边界、浸润程度及手术切除的范围。

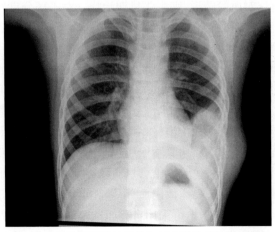

图 4-1-5 胸壁原始神经外胚层瘤的胸部 X 线表现

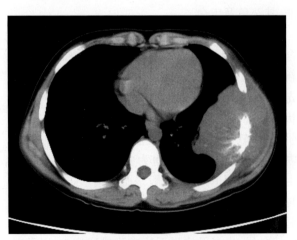

图 4-1-6 胸壁原始神经外胚层瘤的胸部 CT 表现

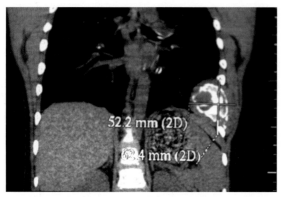

图 4-1-7　胸壁原始神经外胚层瘤的胸部 CT 表现

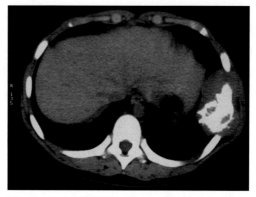

图 4-1-8　胸壁原始神经外胚层瘤的胸部 CT 表现

（二）病理

肉眼观肿瘤标本表面血管丰富，多为结节规则状，切面呈灰或淡红色（图 4-1-9，图 4-1-10）。光镜下肿瘤由形态均匀的小圆细胞构成，排列紧密，胞质少，细胞界限欠清晰，核圆或椭圆形，核染深或呈颗粒状，核仁不明显，染色质分布均匀，核分裂常见。密集成巢，呈小叶状分布于增生的纤维间质及血管间。大多数病例中肿瘤组织伴有特征性 Homer-Wright 菊形团，轴心为神经微纤维物质，周围围绕一圈原始瘤细胞，是此型肿瘤的特征性诊断形态。电镜下细胞呈小圆及多形或窄或宽的胞质突出，胞质和细胞突起中有中等粗细微丝和神经微管，大多数细胞中有丰富的游离核糖体和多聚体、典型和不典型神经内分泌颗粒及致密粒核心颗粒，有的区域可见逐步成熟的神经结构，提示为神经嵴起源。免疫组化是诊断 Askin 瘤的主要手段。免疫表型具有向神经分化的特征，国外文献报道，FLi-1 约在 70%~80% 病例中表达，并不同程度表达 CD99、Syn、S-100、NF 和 CgA。LCA、CK1、Keratin 阴性。因此，联合检测 FLi-1 和 CD99 对诊断本病具有重要意义。

（三）鉴别诊断

发生于胸壁的 PNET 在临床上缺乏特异性表现，诊断主要依靠病理学和免疫组化检查。病理上可见典型 Homer-Wright 菊形团状结构。免疫表型具有向神经分化的特征，表达 CD99 和 FLi-1，电镜检查显示细胞质内可有膜包绕的电密度的神经内分颗粒及致密核颗粒，胞质内神经内分颗粒为诊断本病的重要依据。诊断时多需与神经母细胞瘤、尤因肉瘤、淋巴瘤、胚胎性横纹肌肉瘤、胸膜肺母细胞瘤等相鉴别。神经母细胞瘤患者年龄小，常为 2 岁前发生。光镜下同样有 Homer-Wright 菊形团形成，肿瘤内含有神经纤维网，有时可见神经节细胞分化，易钙化，免疫组化示神经纤维细丝蛋白阳性，不表达 CD99 和 β2- 微球蛋白。尤因肉瘤主要发生于长骨，可浸润软组织，与 PNET 较难区分。淋巴瘤肿瘤细胞为单一幼稚的淋巴细胞弥漫分布，不形成小叶或岛状结构，免疫组化具有特征性 LCA 阳性，电镜下不见神经内分泌颗粒。胚胎性横纹肌肉瘤幼稚的瘤细胞胞浆可见嗜伊红染，瘤细胞分布于黏液基质中，免疫组化 Desmin、Myo（+）。胸膜肺母细胞瘤好发于儿童，

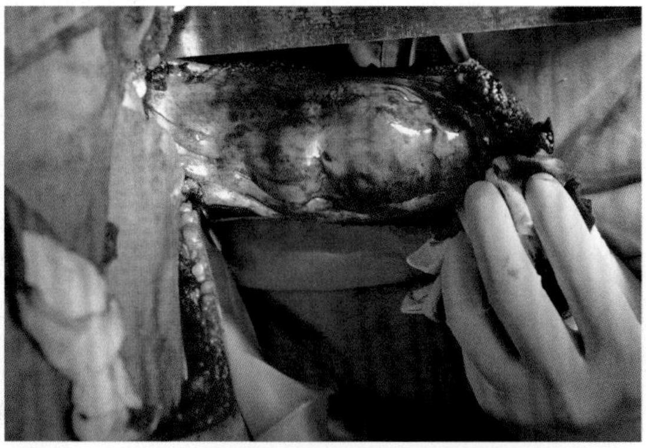

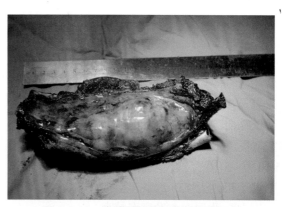

图 4-1-9　胸壁原始神经外胚层瘤标本

图 4-1-10　胸壁原始神经外胚层瘤标本

病变常发生在胸膜下肺实质,常伴先天性肺囊性变,肋骨破坏相对较轻且较少见。

(四)治疗原则

患儿一般通过病理检查确诊,目前缺乏最佳治疗方案,一般主张行手术、放疗及化疗联合的综合治疗。部分患儿可一期完整切除肿瘤,以达到对肿瘤的局部控制,术后辅以放化疗。早期诊断和手术完全切除对改善预后具有重要作用,术前诱导化疗可提高手术完整切除率,部分患儿采用新辅助化疗方案,即化疗 + 手术 + 化疗的方案。新辅助化疗目的在于减少转移,使原发瘤体积变小,能施行广泛完整切除肿瘤,达到局部根治的目的。研究表明,术前化疗联合肿瘤根治术及术后放化疗的综合治疗较单纯局部治疗能明显改善患者预后。但由于 Askin 瘤恶性程度较高,侵袭力强,易侵犯周围组织,绝大多数病例难以彻底切除。多在 3~8 个月内出现局部复发,甚至远处转移。有文献报道,由于胸壁原始神经外胚层瘤部位特殊,分化较差,平均生存时间较其他部位的 PNET 稍差。

【专家点评】良性胸壁肿瘤绝大多数治疗效果良好。但胸壁恶性肿瘤,尤其出现骨、骨髓、肺转移或侵犯肺,即使放疗、化疗、手术联合治疗效果也很差。

(张 娜)

第二节 胸腺瘤及重症肌无力的外科治疗

重症肌无力(myasthenia gravis,MG)是一种获得性全身性自身免疫疾病,主要侵害人体神经 - 肌肉的接头——突触,导致神经肌肉传递障碍。临床特点主要是自主运动时骨骼肌无力、易疲劳、无感觉障碍和萎缩等,受累肌肉的病态疲劳,即运动后加重,休息后减轻。本病可仅局限于一组肌群或累及多组肌群,甚至累及全身骨骼肌。病情发展至晚期,可影响呼吸和吞咽,甚至窒息、死亡。据文献报道 10 年死亡率可高达 40%,其发病率为 0.5/10 万 ~5/10 万,近年有渐增高的趋势,女性患病率大于男性,约 3∶2,各年龄段均有发病,儿童 1~3 岁居多,我国南方发病率较高。

一、胸腺的解剖和生理功能

胸腺的解剖与胚胎发育详见总论。

胸腺不仅是人体重要的淋巴器官,也是人体重要的内分泌器官。作为中枢性淋巴器官,胸腺培育、选择并向周围淋巴器官(如淋巴结、脾、扁桃体)和淋巴组织(如淋巴小结)输送 T 淋巴细胞,参与机体免疫反应。作为内分泌器官,胸腺分泌胸腺素、胸腺生成素等,参与人体功能反应。

二、历史回顾

重症肌无力于 1877 年被 Sammuel Wilks 首次报道,主要是由乙酰胆碱受体抗体介导的累及神经肌肉接头后膜的获得性自身免疫性疾病。一般公认 Laquer 和 Weigert(1901)首先揭示了胸腺瘤与重症肌无力的关系。Carl Weigert 是一位病理学家,对一位重症肌无力患者进行尸体解剖时发现其体内有一个典型的胸腺瘤,与心包和左肺粘连,大小约 3cm×5cm,当时他推测重症肌无力与胸腺瘤可能存在某种联系,事实证明他的推测是正确的。

首例 MG 患者的胸腺切除(经颈部切口)由 Ernst Ferdinand Sauerbruch 于 1911 年 3 月 6 日完成,术后患者重症肌无力症状有所改善,胸腺病理只显示胸腺增生、肥大,未见有肿瘤。自 1936 年 Blalock 医生首先有意识地将胸腺切除法应用于治疗重症肌无力后,越来越多的事实证明了胸腺切除术在治疗重症肌无力中的价值。1941 年,Blalock 报道了 6 例没有胸腺瘤的胸腺切除术,使胸腺切除治疗不伴胸腺瘤的重症肌无力成为又一创举,并提出一个假设:胸腺可能是通过某种方式阻断了神经肌肉接点的信号传递。这一假设至今仍是胸腺切除治疗重症肌无力的理论基础。

因为常常有异位胸腺组织存在,1977 年,Jaretzki 等建议采取正中全胸骨切开,这样才能实施"完整的全胸腺切除治疗重症肌无力"。因此,手术原则:应该切除所有胸腺组织,包括异位胸腺组织,才能达到彻底治疗重症肌无力的目的。

1988 年,Jaretzki 和 Wolff 通过临床观察,基于两点依据:①完全切除胸腺组织是重症肌无力手术治疗的目的；②完全切除比部分切除疗效好。提倡行扩大性胸腺切除——上界起于颈部达甲状腺后面及邻近迷走神经处纤维脂肪组织切除，下界达膈面，两侧达膈神经后，肺门区所有脂肪组织和纵隔胸膜。

三、病因及病理

重症肌无力的发病原因分两大类：第一类是先天遗传性，极少见，与自身免疫无关；第二类是自身获得免疫性疾病，最常见。发病原因尚不明确，普遍认为与感染、药物、环境因素有关。同时重症肌无力患者中有 65%~80% 有胸腺增生，10%~20% 伴发胸腺瘤。

正常神经肌肉兴奋传递过程是运动神经元兴奋后，轴突末梢内乙酰胆碱囊泡将乙酰胆碱释放至神经-肌肉接头。乙酰胆碱与终板膜上受体结合后，可引起肌纤维的兴奋、收缩。重症肌无力患者血液中存在乙酰胆碱受体（AChR）的抗体。该抗体在神经-肌肉接头的突触后终板上可能通过与受体结合使之失活，从而阻断了乙酰胆碱与受体的结合，使神经冲动传递受到限制。重症肌无力被认为是一种自身免疫性疾病。胸腺的慢性病毒感染可能与这种抗体的产生有关。

近几年的临床研究认为，导致重症肌无力的自身致敏抗原是烟碱型乙酰胆碱受体蛋白（nicotinic acetylcholine receptor，nAChR）。约 70%~90% 的重症肌无力患者血清中能检测到抗 AChR 抗体。AChR 抗体能使神经肌肉接头部突触后膜上受体变性。超微结构观察发现受累骨骼肌突触后膜上 ACh 受体变性，密度降低，皱褶变平，运动终板栅被破坏，突触后膜上可看到 Cs-IgG-AChR 免疫复合物存在。因此，认为 nAChR 致敏，产生抗 AChR 抗体，并在补体介导下作用于突触后膜，使其变性和破坏是引起重症肌无力的发病机制。

正常的胸腺是 T 细胞成熟的场所，而 ACHR-Ab 由 B 细胞在增生的胸腺中产生，MG 患者的胸腺往往处于慢性炎症状态，据报道，超过 80% 的 MG 患者存在胸腺异常，成人患者 10%~20% 合并胸腺瘤，儿童患者合并胸腺瘤的比例为 0.9%~2.2%。无胸腺瘤者，10%~25% 的胸腺是正常的。大部分患者胸腺可有不同程度的淋巴滤泡增生，含有主要由 B 淋巴细胞组成的生发中心。有学者在 B 淋巴细胞质中检测到抗 AChR 抗体。但胸腺增生的机制尚不清楚。

四、临床表现

重症肌无力在任何年龄均可起病。男、女之比为 1 :(1.5~2)。10%~20% 患者合并胸腺瘤。

重症肌无力主要症状是骨骼肌乏力，常可累及多个肌群，表现为骨骼肌易疲劳。常从一组肌肉无力开始，在 1 年至数年内逐步累及其他肌群。重症肌无力的症状是频发的，可自发加重，也可暂时缓解。眼外肌受累为首发症状最为常见，表现为眼睑下垂、复视。随病情进展，可出现面部表情扭曲、苦笑、发音困难、进食呛咳、吹气困难、屈颈抬头无力、四肢疲软等。严重者可因呼吸肌受累而出现呼吸困难。

最常见受累肌群是眼外肌，有眼睑下垂、复视、视物不清；面部表情肌受累有面部表情困难，闭目示齿无力（图 4-2-1）；如累及四肢及躯干肌，表现为易跌倒、上楼困难、双上臂不能举起，甚至梳头、洗脸不能，上述症状疲劳后加重，此病一大特点是休息后部分症状恢复，晨轻暮重。另外，天气炎热、感染、中毒、外伤、过劳、月经期等常使症状加重。

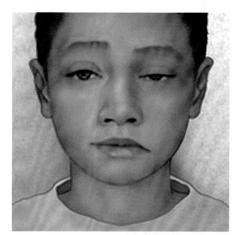

图 4-2-1 重症肌无力
左眼睑下垂、左侧面部表情肌无力

按照修正的 Ossermann 分型法可对患者进行分型（表 4-2-1）

儿童 MG 的特殊性：临床表现上与成人有较大差异，以眼肌型重症肌无力（ocular myasthenia gravis，OMG）为主，约占 82%，女性多于男性，1~3 岁为发病高峰期,常以眼睑下垂为首发症状;儿童 MG 病程变化多端,有一定的自发缓解率,也可向全身型或重型 MG 转变,慢性迁延或急性进展。合并胸腺瘤的比例低于成人 MG。

表 4-2-1 Ossermann 分型

分型	表现
Ⅰ型 (眼肌型)	眼皮下垂、视力模糊、复视、斜视、眼球转动不灵活等
Ⅱa型 (轻度全身型)	颈软、抬头困难,转颈、耸肩无力,抬臂、梳头、上楼梯、下蹲、上车困难等
Ⅱb型 (中度全身型)	除了Ⅱa型表现外,还有延髓肌群受累表现
Ⅲ型 (急性暴发型)	症状严重,进展快,常在首次症状出现后数月之间发展至包括延髓肌、肢带肌、躯干肌和呼吸肌的严重肌无力,并有呼吸危象等
Ⅳ型 (晚期重症肌无力)	为Ⅰ或Ⅱ型重症肌无力在首发症状出现后经数年或十数年发展而来的全身型重症肌无力

五、实验室及辅助检查

(一)胸部正、侧位片

部分胸腺增生者可有纵隔影增宽及前纵隔影增大。合并胸腺瘤者胸部 X 线摄片可见前纵隔圆形或类圆形肿块,向一侧或两侧生长,纵隔明显增宽。但是,婴幼儿胸腺发达,有时单纯根据胸片难以鉴别正常胸腺与胸腺区病变。

(二)CT 检查

高分辨 CT 可直接显示纵隔内胸腺、血管、脂肪等组织结构,对诊断胸腺瘤价值很大。表现为前纵隔实质性肿块,位于主动脉或上腔静脉前方或一侧,多位于血管的左侧或右侧。

(三)新斯的明试验

以甲基硫酸新斯的明 0.25~0.35mg,儿童最大剂量不超过 1.0mg 肌内注射后 15~30 分钟,受累肌无力症状改善者,即可诊断。

(四)肌电图检查

沿肌肉供应的神经给予超阈值强度的低频和高频刺激,动作电位幅度衰减 10% 以上者为阳性。

(五)血清抗 AChR 抗体增高

六、诊 断

1. 根据重症肌无力的症状、体征,结合新斯的明试验、血清学试验及肌电图检查等情况,即可作出诊断。

2. 应常规行正、侧位胸片及 CT 检查,以了解有无胸腺瘤及胸腺增生等情况。

七、外科治疗

2016 年美国 MG 基金会(MGFA)制订的关于 MG 管理的国际共识指南指出,治疗的目标是使患儿达到最轻的微表现状态(minimal manifestation,MMS)或更好,同时尽力降低治疗的副作用。中国专家共识指出,OMG 患者中 50%~70% 可能发展为全身性 MG,国内儿童 MG 以 OMG 为主,治疗的基本目标是缓解眼部症状、阻止或延缓向全身型 MG 转化。目前重症肌无力的内科治疗原则:提高神经肌肉传导的安全系数;免疫治疗;避免使用干扰乙酰胆碱产生和 / 或释放的抑制剂。具体的治疗方法,包括对症治疗、免疫治疗、血浆置换疗法及干细胞移植等。而目前所有的治疗措施仅能达到诱导和维持静止期,防止进展期,且治疗效果的好坏与临床病理特征有关。

虽然胸腺是产生乙酰胆碱受体抗体的原发部位,胸腺切除治疗重症肌无力的有效性得到肯定,其有效率达 60%~80%,但是小儿重症肌无力患儿合并良性、恶性胸腺瘤者罕见,且部分患儿有药物治疗缓解或自行缓解的可能性。最新的研究报道证实,胸腺切除可以改善不伴有胸腺瘤的 MG 患者的临床症状,尤其是在术后 3 年内,但对不伴有胸腺瘤的 OMG 患儿是否应进行手术仍有争议,胸腺切除术能否阻止 OMG 进展为全身型,以及促使 OMG 症状完全缓解的有效性也缺乏更多的临床证据,故胸腺切除手术需谨慎。普遍认为儿童全身型重症肌无力应行手术治疗,伴有胸腺瘤的 MG 患儿需行胸腺切除,但对不伴有胸腺瘤的 MG 患儿切除胸腺的有效性目前尚未明确。眼肌型患儿是否需要手术治疗,特别是单纯儿童眼肌型,多数学者仍持保守的态度,仅在病情重、长时间药物治疗效果不佳或疑有胸腺瘤者方行胸腺切除,且年龄最好在 6 岁以后,对学龄前儿童尽可能采用药物治疗。合并胸腺瘤是胸腺切除的绝对指征。完整切除胸腺是决定术后疗效的重要因素。值得注意的是,手术治疗不一定能消除重症肌无力,相反 25% 的患儿在手术后症状会加重,甚至发生危象。肌无力危象者不提倡急症手术,应待危象控制后再考虑手术。

胸腺切除术:一般可采用胸骨正中劈开或部分纵劈胸骨加胸骨横断(于第 3 肋间水平)的倒 T 形切口。此两种切口,有利于广泛清扫胸腺组织(图 4-2-2)。目前胸腔镜下行胸腺切除术的病例数量在逐渐增多(图 4-2-2,图 4-2-3)。

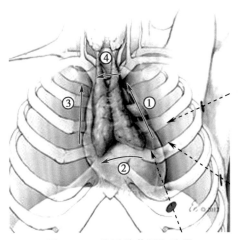

图 4-2-2　胸腺的范围和边界
虚线箭头示胸腔镜下胸腺切除术左侧径路

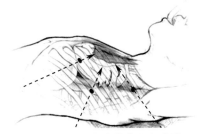

图 4-2-3　胸腺的范围和边界
虚线箭头示胸腔镜下胸腺切除术左侧径路

在心包前的疏松组织中解剖左、右胸腺下极,沿心包及两侧纵隔胸膜将胸腺向上钝性剥离。胸腺上极后面毗邻无名静脉、上腔静脉,应小心分离,特别是有胸腺瘤恶变或放疗后胸腺与大血管有粘连时,更须小心解剖,注意勿损伤无名静脉及上腔静脉。除常规切除胸腺外,应在纵隔内寻找异位的胸腺组织,范围一般为上至颈部,下至心膈角,两侧至膈神经之间的前纵隔脂肪组织。胸腺切除后,常规放置前纵隔引流管。

对于合并胸腺瘤的患者,原则上应行根治性切除。术中应仔细探查肿瘤是否侵及周围组织,评估能否根治性切除。按照 Masaoka 分期法,胸腺瘤中有 25%~43% 为恶性。对于肿瘤侵及肺、胸膜、心包,应尽可能切除,必要时打开心包探查,可更好地了解肿瘤侵犯肺血管及上腔静脉等大血管根部情况。对于肿瘤明显侵及大血管的患者,以姑息性切除或仅做活组织检查取得病理结果,以后可给予放疗和化疗。切忌勉强切除,以免引起大出血,危及患者生命。

近年来,在电视辅助胸腔镜手术(video assisted thoracic surgery, VATS)下行胸腺切除术治疗重症肌无力已成为许多中心的常规技术,手术安全,效果良好。Kim AG 等报道了 50 例青少年重症肌无力患者接受胸腔镜下行胸腺切除术,平均年龄 10.5 岁,随访了 3.5 年,突出了这种微创手术的一些优点,如恢复快、住院时间缩短、手术瘢痕小等。Meyer DM 等报道了胸腔镜下胸腺切除和传统经胸正中切口两种手术路径的对比,48 例经胸腔镜辅助,47 例经胸正中切口路径,20 例重症肌无力行 VATS 胸腺切除术。对这些患者进行随访,平均 4~6 年,发现胸腔镜下胸腺切除术与其他常规手术相比效果相当。显然胸腔镜手术创伤小,具有美学价值,因而患者较易接受。

八、围手术期处理要点

胸腺切除术治疗重症肌无力,只要手术适应证掌握适当,一般可取得令人满意的效果。同时,注重围手术期处理,对提高手术效果、减少危象的发生具有非常重要的作用。

(一)手术时机选择

重症肌无力一经确诊,有手术适应证的应及时行全胸腺及前纵隔脂肪组织切除。重症肌无力患者症状的轻重常出现波动,手术时机应选择在患者症状最轻、服用抗胆碱酯酶药物和 / 或激素剂量最小时进行,即重症肌无力进入缓解期或相对静止状态时。病期越长,患者术后反应越差,恢复不佳。有重症肌无力危象、全身情况差的患者,需要用鼻饲改善营养,给予抗胆碱酯酶药、肾上腺皮质激素等治疗。合并肺部感染者,应给予抗生素治疗,待病情好转后再施行手术治疗。

(二)术前准备

1. **术前检查**　胸片、CT 等检查了解有无胸腺瘤及其部位、大小。测定血清抗乙酰胆碱受体抗体。此外,必要时行肺功能检查。

2. 抗胆碱酯酶药物的应用 多数患者术前均服用抗胆碱酯酶药物,直到肌无力得以控制,症状稳定后,再择期手术。有的医师认为为便于术中用药,在术前2~3天应将口服给药改为针剂。根据多数临床实验,术晨给予足量抗胆碱酯酶药物,保持呼吸道功能良好,不缺氧,无二氧化碳蓄积,有利于麻醉诱导、维持与手术的顺利进行。

3. 免疫抑制剂治疗 抗胆碱酯酶药物治疗效果不佳者,需加服肾上腺皮质激素。一般术前调整剂量至泼尼松1mg/(kg·d),不超过20mg/d,而临床肌无力症状基本缓解。对平日接受免疫抑制剂的患者,手术日晨仍应给药,静脉滴注氢化可的松300mg或地塞米松10mg。不少医师担心肾上腺皮质激素的使用可能增加术后感染等并发症的发生率。Machens等统计了125例患者后指出,术前纠正重症肌无力达到临床最佳缓解状态十分重要,可减少术后发生肺部感染等并发症。而术前使用免疫抑制剂对术后是否并发肺炎、伤口感染等并发症并无显著性差异。

4. 血浆置换疗法 对药物治疗反应差、症状严重的全身型病例,采用血浆交换疗法,可迅速降低血中抗AChR抗体的含量,减轻抗体对突触后膜抑制,改善临床症状。术前进行血浆置换可使45%~70%的患者症状明显改善。经1~4次治疗后,血浆抗AChR抗体可明显下降。一个疗程4~8次(3次/周),最大疗效出现在2周后,仅持续4天至12周。因此,多用于呼吸窘迫危象或用于胸腺切除的术前准备。一般血浆置换后1~2周手术。

5. 抗生素的使用 合并肺部感染需用抗生素者应禁用氨基糖苷类抗生素如链霉素、卡那霉素、庆大霉素等。有的药物如多黏菌素B、四环素、林可霉素(洁霉素)、氯霉素等有减少神经肌肉接头乙酰胆碱含量的作用也不宜使用。

(三)术后处理

1. 术后重症肌无力一般治疗 当天患者不能进食,可给予新斯的明1mg肌内注射或静脉注射。术后第一天起可改用溴吡斯的明口服。作者认为重症肌无力患者胸腺切除后,对抗胆碱酯酶药物敏感性增加,呈超敏状态,若用药剂量太大,容易发生胆碱能危象。在这种情况下,要减少或不给予胆碱能药物,一般按术前剂量减半给药,同时增加肾上腺皮质激素的用量。

2. 危象的处理 术后应注意密切观察。若患者出现危象。应区分是肌无力危象还是胆碱能危象(表4-2-2)。在不能区分是哪种因素引起危象时,可考虑呼吸机呼吸支持,待药物彻底代谢及机体对药物敏感性恢复后,再重新给予药物治疗,大剂量丙种球蛋白可使AChR-ab水平降低,副作用小,但价格昂贵。

3. 术后呼吸管理必要性的预测 重症肌无力患者术后最大的死因是呼吸障碍与肺部并发症。日本信州大学1985年提出8项预测指标(表4-2-3)。合计12分以上者术后需要呼吸管理。术前预测与术后实际情况符合率达到86.7%,这项预测也可作为术前对手术危险性的判断。

此外,重症肌无力患者不宜用中枢神经抑制剂(吗啡、巴比妥类)、神经肌肉阻滞剂及抗心律失常药(奎尼丁、普鲁卡因、利多卡因、普萘洛尔等)。

表4-2-2 肌无力危象与胆碱能危象的鉴别

鉴别项目	肌无力危象	胆碱能危象
瞳孔大小	正常或稍大	明显缩小
分泌物	不多	明显增多
肌肉颤动	无	明显
肠蠕动	无异常	亢进
出汗	正常	大汗
应用抗胆碱酯酶药	有效	症状加重
应用阿托品	无效或恶化	症状改善

表4-2-3 日本信州大学术后呼吸管理预测记分表

临床表现	评分
术前有重症肌无力危象者	7分
术前有重症肌无力以外原因的呼吸系统疾病者	7分
有延髓麻痹症状者	7分
有胸腺肿瘤者	3分
肿瘤不可能全摘除者	3分
有胸腺肿瘤以外的合并疾病者	3分
每日溴吡斯的明剂量在300mg以上者	3分
肺活量不足80%者	3分

【专家点评】目前认为重症肌无力从发病到手术间隔时间越短,手术后效果越好,而与年龄、性别等关系不大。Nieto等报道平均发病时

间短于 8 个月者,手术效果较好。文献资料显示,重症肌无力患者手术后完全临床缓解率可达 25%~50%;35%~50% 的患者症状可得到明显改善;约 10% 的患者病情无改变,也有个别病例术后症状反而加重。

(贾　兵　刘锦纷　闫宪刚)

第三节　气管支气管肿瘤

儿童气管支气管肿瘤分为良性肿瘤和恶性肿瘤。儿童肺部良性病变主要是错构瘤(hamartoma)。恶性肿瘤包含多种细胞类型:支气管类癌、腺样囊性癌、黏液表皮样癌、支气管黏液腺癌和多形性支气管腺癌。1981 年 Laennec 首次描述了支气管类癌。

儿童气管支气管的良性或恶性肿瘤缺乏特异性症状,尽管放射学检查可以准确地显示肿瘤病变,但仍然需要病理学诊断才能区分肿瘤的良恶性,均需要被切除或者内镜下活检。随着 CT、穿刺活检和支气管镜检的广泛应用,绝大多数儿童气管支气管肿瘤能获得早期准确诊断。免疫组织化学的进展和对肿瘤细胞基因的检测促进了儿童气管支气管肿瘤病理学的诊断和分型。麻醉和监护技术的进步帮助外科医生获得了更好的手术治疗效果。近年来,微创技术被越来越多地应用于儿童肺部手术。

一、诊　断

(一)临床表现

儿童气管支气管肿瘤少见,临床症状包括咳嗽、咯血、发热、反复肺炎,气管或支气管阻塞者出现类似气道异物的症状。呼吸功能损害继发于肺部感染或阻塞性肺不张(atelectasis)。胸痛罕见,体积大的肿瘤可引起吞咽困难和上腔静脉阻塞。

(二)影像学检查

1. **胸部 X 线**　胸部 X 线平片检查可发现由于气道阻塞所致的肺不张或者充气过度。

2. **CT**　螺旋 CT 扫描能结合气道重建明确气管支气管肿瘤的位置、管腔的狭窄程度。增强 CT、血管重建可详尽地显示肿瘤的血供,以及和周围组织的毗邻关系。

3. **MRI**　MRI 扫描图像具有良好的组织分辨率,有助于术前病灶边缘的判断。

4. **血管造影**　尽管 CT 或 MR 成像可以获得大量的信息,但血管造影对明确肿瘤的动脉供应是有帮助的。介入放射科的医师可以通过栓塞肿瘤的主要动脉血管以减少血供,减少术中出血。

5. **支气管镜**　气管、支气管内肿瘤可以通过支气管镜技术进行观察和活检。经支气管肺泡灌洗或刷片细胞学检查可鉴别远端支气管内病变。

6. **活检**　当影像学和其他诊断方法不能区分良性和恶性病变时,诊断性活检是必不可少的。活检的类型(肿瘤部分切除、针检)取决于肿瘤的位置、性质,以及医生的临床经验。

二、治疗和预后

儿童气管支气管肿瘤的治疗需要根据病变的位置、范围、病理学类型、分期的不同,采取个性化,以手术切除为主的治疗,还包括内镜介入治疗、化疗和放射治疗。不同病理的预后存在较大的差异。

三、良性气管支气管肿瘤

1. **幼年性乳头状瘤病**(juvenile papillomatosis)　由人乳头状瘤病毒经母婴传播感染婴儿所致。病变通常局限于喉部,但有大约 5% 的病例病变可累及气管、支气管和肺实质。喉乳头状瘤的典型表现为声音嘶哑、喘鸣、呼吸困难、咯血。喉乳头状瘤最好的治疗方法是 CO_2 激光切除术,也可以予以手术切除。尽管儿童期乳头状瘤可发生自发性消退,但大多数有喉病变的呼吸道乳头状瘤患儿需要反复进行内镜手术。气管插管还可能导致远端气道乳头状瘤的种植和恶变。乳头状瘤远端播散者预后不良,实质受累者通常死于呼吸衰竭或乳头状瘤的恶性变。

2. **黏液腺瘤**　是一种极其罕见的支气管腺肿瘤,会在支气管内产生腺瘤样病变。肿瘤通常是单个发生,并阻塞部分支气管,导致远端肺气肿改变或慢性肺不张。本病症状和体征类似儿童呼吸道吸入异物。与炎性息肉的鉴别需行活检病理学诊断。本病手术切除可治愈。

3. **多形性混合腺瘤**(polymorphic mixed adenoma)　支气管多形性混合腺瘤与涎腺多形

性腺瘤相似。如果切除不完全,容易局部复发。因此,多形性混合腺瘤也被认为是恶性的。多形性混合腺瘤发生于大气道,可为息肉样或无蒂。多形性混合腺瘤偶尔表现为急性气道阻塞,此时需要紧急处理。显微镜下多形性腺瘤包含不同分化程度的上皮和间质成分。上皮细胞排列成小管,有丝分裂罕见。多形性混合腺瘤的治疗是广泛的局部切除。

四、恶性气管支气管肿瘤

1. 类癌(carcinoid) 类癌曾被分类为良性支气管腺瘤。根据最近的证据,所有的类癌肿瘤与大细胞神经内分泌癌、小细胞癌都被认为是恶性肿瘤谱系的一部分。类癌通常见于青少年患者,占儿童支气管肿瘤的80%。类癌肿瘤起源于神经内分泌分化的支气管干细胞,并扩大为支气管内病变或浸润性支气管周围肿块。根据严格的病理学标准,神经内分泌肿瘤类癌可分为典型和非典型类癌,但区分高分化的典型类癌和更具侵袭性的不典型类癌较为困难。非典型类癌表现为有丝分裂活性增加、细胞数量增多伴坏死区。

类癌临床表现为支气管堵塞的症状和体征,包括喘息、反复肺炎和肺不张,以及咯血。类癌常被误诊为支气管哮喘而导致诊断的延误。类癌合并转移性肿瘤罕见。晚期肿瘤常导致病变远端的支气管和肺的慢性感染,以及支气管扩张。

临床怀疑气管支气管病变者,可进行CT和支气管镜检查。病灶活检有发生气道大出血的危险,病变血供丰富者应避免活检。外科手术切除是治疗的主要手段。大多数类癌发生在主支气管或叶支气管开口,在可能的情况下,尽量行袖式切除。如肿瘤累及叶支气管或段支气管,则需要行肺叶切除术,甚至全肺切除术。目前认为,化疗和放疗对类癌没有明显治疗效果。

类癌预后取决于疾病的分期和病理学亚型。典型类癌的预后良好,即使有淋巴结侵犯,手术切除后生存率接近90%。相反,非典型类癌的预后较差,术后5年生存率为25%~69%,不典型类癌合并转移者预后更差。

2. 纤维肉瘤(fibrosarcoma) 原发性纤维肉瘤是一种罕见的肺部恶性肿瘤。支气管内的肿瘤导致管腔梗阻,表现为迁延性肺炎。通过支气管镜活检、支气管-肺泡灌洗或刷检细胞学检查可明确诊断。纤维肉瘤对化疗不敏感,需要进行外科手术治疗。根据病变位置和范围,可以选择保留肺叶的支气管袖式切除或病变支气管及远端肺叶的切除。肿瘤完全切除者预后良好。

3. 支气管肺癌(bronchial lung cancer) 支气管肺癌是罕见的儿童肿瘤,主要见于青春期患者。绝大多数儿童支气管肺癌是未分化腺癌(80%),鳞状细胞癌的发病率占12%,后者较成人患者低。鳞状细胞癌多继发于呼吸道乳头状瘤病,有时被作为儿童原发性支气管肿瘤。本病可能与先天性肺气道畸形(congenital pulmonary airway malformations,CPAM)恶变有关。

儿童支气管肺癌常沿气道播散,常见的症状为咳嗽、咳痰。由于症状和影像学表现和肺炎相似,本病的诊断常常被延误。大多数支气管肺癌诊断时已属晚期,并发生远处转移。因此,儿童支气管肺癌的生存率很低。局限性的支气管肺癌可予手术切除联合术后化疗。起源于呼吸道乳头状瘤的鳞状细胞癌不能手术切除,对化疗也不敏感。对于无症状的CPAM是否需要手术切除尚有争议,多数外科医生认为切除CPAM病灶可以避免其发生恶性变。

(李勇刚)

第四节 肺部肿瘤

视频二
肺部肿瘤

儿童肺部肿瘤(lung tumors)可分为原发性和继发性,儿童肺原发性肿瘤罕见,转移性肿瘤相对多见。原发性肿瘤中良性肿瘤为错构瘤(hamartoma)、腺瘤等;恶性肿瘤为胸膜肺母细胞瘤(pleuropulmonary blastoma,PPB)、支气管腺癌(bronchial adenocarcinoma)、原发性肺癌等。转移性肿瘤类型为纤维肉瘤、横纹肌肉瘤、平滑肌肉瘤、血管内皮细胞瘤等。炎性肌纤维母细胞瘤(pulmonary inflammatory myofibroblastic tumor,PIMT)是一种具有潜在恶性,甚至能发生远处转移的真性间叶性肿瘤,其良恶性存在争议,属于交界性肿瘤之一。

一、诊　断

（一）临床表现

儿童肺肿瘤最常见的症状是发热、咳嗽和阻塞性肺炎。

1. 错构瘤等良性肿瘤常常无症状被偶然发现。

2. 胸膜肺母细胞瘤常发生于周围肺组织、胸膜及纵隔,出现症状较晚,多以咳嗽、发热等上呼吸道感染症状为主,逐渐加重可能出现呼吸困难、胸痛、咯血、厌食、乏力、消瘦、贫血等表现。支气管腺癌临床表现取决于肿瘤的部位,位于气管大支气管者,会出现气道梗阻的症状,包括呼吸困难、喘鸣、咳嗽等,也可伴有胸痛、咯血等,发生于周围支气管者多无症状。

3. 肺炎性肌纤维母细胞瘤的主要症状有发热、刺激性干咳,偶见咯血,也可无症状,如发生支气管腔内病变可导致严重喘息和持续性过度通气。

肺肿瘤患儿常见的体征包括呼吸急促、胸部隆起、患侧语颤下降或消失、患侧叩诊为实音、纵隔移位、患侧呼吸音减低或消失。

（二）影像学表现

1. **X 线检查**　明确肿瘤部位,观察肿瘤的形态、边界,有无胸腔积液,观察对胸壁骨结构的侵蚀破坏程度,区别胸壁肿瘤。

2. **CT 检查**　可比较全面的了解肿瘤病变,显示肿瘤钙化及胸水,增强 CT 可以进一步显示胸膜、纵隔以及肺部的受累情况,与气道、大血管的关系,CT 重建可了解肿瘤侵犯范围。

3. **病理学检查**　如怀疑有转移,应行骨髓穿刺和骨扫描检查。支气管镜检查是诊断肺肿瘤的重要方法之一,对于支气管上皮来源的肿瘤,可行支气管冲洗及刷检物涂片检查进一步明确。对于一些肿块较大者,建议行穿刺活检或胸腔镜活检,以明确病理诊断。

二、鉴别诊断

儿童肺肿瘤的诊断主要依靠结合临床表现、病理学、影像学检查等综合判断。

由于肺炎性肌纤维母细胞瘤影像学表现上缺乏特异性,最终确诊依靠病理、免疫组化等。肺炎性肌纤维母细胞瘤约 20% 发生在气管腔内,与支气管腺癌很难鉴别,不典型者可见病变起自纵隔,累及胸壁、椎体或膈肌,需要与纵隔肿瘤鉴别。

肿瘤内有钙化需首先考虑错构瘤,错构瘤需要与结核瘤、转移瘤、肺血管畸形相鉴别。

胸膜肺母细胞瘤Ⅰ型为单纯囊性变,Ⅱ型为囊实性变,Ⅲ型为实性肿物,恶性程度依次增高,需要与其他恶性肿瘤,如横纹肌肉瘤、纤维肉瘤等进行鉴别,同时需要与肺囊肿鉴别,影像学CT 有助于区别囊性、实性与囊壁的厚薄等病灶性质。

支气管腺癌的诊断,可行支气管镜检查,是重要的辅助诊断方法,需要与支气管异物、肉芽肿、错构瘤、孤立转移瘤、血管瘤等鉴别(表 4-4-1)。

表 4-4-1　儿童肺肿瘤分类

肿瘤类型	分类
良性肿瘤	肺错构瘤
交界性肿瘤	肺炎性肌纤维母细胞瘤
恶性肿瘤	胸膜肺母细胞瘤
	支气管腺癌
	类癌
	腺样囊腺癌
	黏液表皮样癌
	原发性肺癌
	未分化癌
	腺癌
	鳞癌
转移瘤	肾母细胞瘤
	骨肉瘤
	尤因肉瘤
	横纹肌肉瘤
	肝母细胞瘤
	肝细胞癌

三、治　疗

肺炎性肌纤维母细胞瘤主要依靠手术切除,研究认为胸腔镜手术治疗具有创伤小、生存率高的特点,较开胸手术有优势。有资料显示,化学药物治疗和放射治疗对肺炎性肌纤维母细胞无明显疗效。

胸膜肺母细胞瘤是一种恶性程度高的侵袭性肿瘤,往往需要化疗、手术等综合治疗。

肺错构瘤多主张早期手术。

支气管腺癌在儿童较少见,首选治疗方法也是手术切除。

四、预 后

儿童肺肿瘤通常出现症状较晚,有较高的误诊率。肺恶性肿瘤通常具有恶性程度高、侵袭性高的特点,其预后往往不良,因此早期诊断、治疗是决定预后的关键。

五、常见肺部肿瘤

(一)肺炎性肌纤维母细胞瘤

肺炎性肌纤维母细胞瘤以前被称为肺炎性假瘤(pulmonary inflammatory pseuotumor,PIP),但是随着免疫组织化学、细胞遗传学及分子生物学的发展及大量临床资料的积累,证实该病变实为一种具有局部浸润及复发潜能的真性间叶性肿瘤,而非单纯的炎性病变。2002 年,WHO 将其定义为"由分化的肌纤维母细胞性梭形细胞组成,常伴有大量浆细胞和 / 或淋巴细胞的一种肿瘤"。PIMT 发病率很低,据文献报道 IMT 占所有肺部肿瘤的 0.04%~1%。该病以儿童及青少年多见,是儿童最常见的支气管内间叶性病变。PIMT 可发生于任何年龄,性别差异不明显。

1. **病因** PIMT 病因及发病机制尚不明确。目前认为多继发于手术、创伤、放疗、感染、类固醇激素的使用、自身免疫反应、ALK 的异常表达、基因变异等。PIMT 镜下可见大量炎性细胞背景中分布着纤维母细胞和肌纤维母细胞,从病理形态上可分为黏液血管型、梭形细胞密集型及纤维瘢痕型三种亚型,但分型是否有临床意义仍存在争议。

2. **诊断** 目前对 PIMT 的诊断尚无特异性方法,肿瘤活检或切除后病理诊断是金标准。其确诊主要依靠组织病理学及免疫组化证实,而免疫组化的意义在于证实肌纤维母细胞的免疫表型,排除其他诊断,是诊断 PIMT 的重要依据。

(1)临床表现:大部分起病隐匿,经常由常规体检发现。临床症状较轻且不典型,部分患者可

有咳嗽、咳痰、胸闷、胸痛、咯血等症状,全身性可表现为发热,贫血,体重下降等症状。

(2)辅助检查:①实验室检查无特殊,部分病例可表现为红细胞沉降率增加,血小板增多等;②在影像学表现上,大部分肺部 IMT 表现为肺内的实性肿块或结节,缺乏特征性的表现。CT 表现多样,可分为浸润型、肿块型及结节型。病灶单发多见,右下肺多于其他肺叶,常位于肺周边表浅部位,边缘清晰。不同密度影像,提示不同组织类型混合存在(图 4-4-1,图 4-4-2)。

3. **鉴别诊断** PIMT 应与肺癌,肺结核,横纹肌肉瘤,肌纤维瘤病,结节性筋膜炎,婴幼儿纤维肉瘤鉴别诊断。

4. **治疗** PIMT 属于低度恶性肿瘤,部分可能出现恶化、转移,遂需早期行手术治疗。手术目的:①去除病灶;②明确诊断;③指导进一步治疗。手术方式包括肺楔形切除、肺叶或全肺切除。

不能切除的病变或复发性肺病变可选择皮质激素治疗。文献报道采用大剂量皮质类固醇和非皮质类固醇抗炎药物治疗,部分患者症状消退。

5. **预后** 大多数病例完全切除预后很好,5 年生存率为 99%,10 年生存率为 77.7%。也有个别自发消退的病例。肺 IMT 及肺外 IMT 局部复发率分别是 2% 和 25%;5% 的病例发生远处转移。

(二)肺转移瘤

原发于其他部位的恶性肿瘤,转移到肺的相当多见,大多为血行转移。常见的原发恶性肿瘤有胃肠道、泌尿生殖系统及肝、甲状腺、乳腺、骨、软组织、皮肤癌肿和肉瘤等。

1. **发病机制** 肺、胸膜及气管的继发性肿瘤可由肿瘤直接侵犯或经动脉、肺淋巴管、越过胸腔,以及罕见经气道而发生的真正转移。

肺外恶性肿瘤可经由 3 个途径转移至肺和胸膜:

(1)经肺动脉或支气管动脉播散:在上腔或下腔静脉内的肿瘤细胞,或在淋巴管内的肿瘤细胞经胸导管引入静脉,最终经肺动脉(常见)或支气管动脉(少见)转移至肺。

(2)经肺及胸膜淋巴管播散:可经由两个途径:①先经血运播散至肺内小动脉,然后侵犯邻近的间质及淋巴管,沿此途径播散至肺内小动脉或肺外围;②先转移至纵隔淋巴结,然后沿淋巴管逆行播散到肺门及支气管肺淋巴结,最后累及胸膜

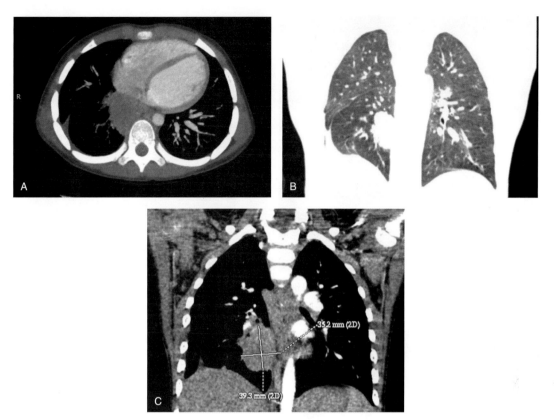

图 4-4-1 右肺下叶炎性肌纤维母细胞瘤

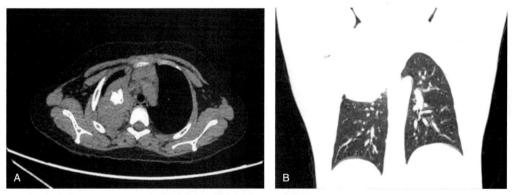

图 4-4-2 右肺上叶炎性肌纤维母细胞瘤
瘤体中央可见不规则高密度钙化影

及肺淋巴管,并向肺外围播散。

(3)经胸膜腔播散:肿瘤细胞或碎片脱落到胸腔后可越过胸腔至肺。

2. **诊断** 肺转移瘤仅凭影像学表现诊断困难,病史、症状、体征及检验结果相结合更为重要。

(1)临床表现:大多数病例无明显表现,少数可以有咳嗽、血痰、发热和呼吸困难等症状。一般在诊治或随访原发肿瘤的患者时,进行胸部 X 线或 CT 检查才被发现。

(2)影像学表现:影像学表现为多发、圆形、大小不一的周围性结节、肺间质弥漫性小结节状增

厚,以及肿瘤向胸膜、胸壁和纵隔的直接侵犯等(图 4-4-3,图 4-4-4)。

3. **鉴别诊断** 成人单个肺转移性肿瘤,很难与原发性周围型肺癌相区别,但儿童肺癌的发病率极低,如果出现肺部占位病变,且有恶性肿瘤病史,一般需要考虑肺转移瘤的可能,有时还需要与感染相区别。

4. **治疗** 肺部转移性肿瘤一般是恶性肿瘤的晚期表现。两侧肺出现广泛散在转移者,没有外科手术的适应证。但对符合以下条件的患者,可以进行手术治疗,以延长生存期:①原发肿瘤已

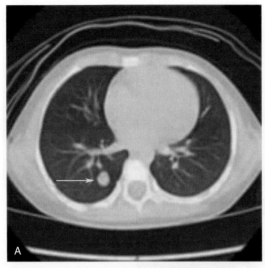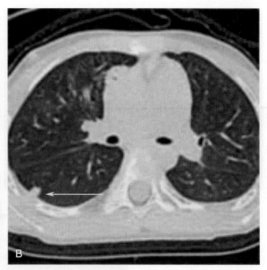

图 4-4-3 肾母细胞瘤术后肺转移 CT 表现

A. 转移灶位于右肺下叶；B. 转移灶位于右侧胸壁

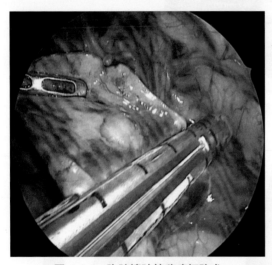

图 4-4-4 胸腔镜肺转移瘤切除术

得到比较彻底的治疗或控制，局部无复发；身体其他部位没有转移。②肺部只有单个转移瘤；或虽有几个转移病变，但均局限于一个肺叶或一侧肺内；或肺转移瘤虽为两侧和多个，但估计做局限性肺切除术，患者肺功能还能耐受者。③患者的全身情况、心肺功能良好。

随着麻醉、手术技能的发展，肺转移瘤的手术适应证逐渐扩大，过去主要是对孤立性病灶手术治疗，近年来可以对单侧或双侧多发转移灶选择性的进行分期或一期双侧同时手术切除。在手术方式上也从传统的开胸逐渐到采用胸腔镜下行转移肿瘤切除术，以达到减轻手术损伤的目的。

手术方法应根据情况选择肺楔形切除术、肺段切除术、肺叶切除术或非典型的局限性肺切除术；由于肺转移瘤手术达到根治目的较为困难，因

而一般不做全肺切除术，对需做全肺切除术的患者应特别慎重。

5. **预后** 肺转移性肿瘤生存期与原发肿瘤的恶性程度高低有关。肺部单发性转移瘤病例手术切除后 5 年生存率高于多发性转移瘤手术后 5 年生存率。原发肿瘤恶性度低，发生肺转移较晚的患者，手术治疗效果较好。

（三）胸膜肺母细胞瘤

胸膜肺母细胞瘤（pleuropulmonary blastoma，PPB）是一种罕见的具有侵略性的原发性恶性胸腔内肿瘤，可发生于肺、胸膜，或两者兼有。胚胎肺组织发育不良或发育障碍可能是形成胸膜肺母细胞瘤的原因。儿童胸膜肺母细胞瘤与传统成人型肺母细胞瘤具有双向上皮和间叶分化的特点不同，儿童的肺母细胞瘤中只有间叶成分是肿瘤性的，而肿瘤中常见的上皮成分是良性的。

1. **诊断**

（1）临床表现：儿童胸膜肺母细胞瘤多出现在肺的周边、胸膜及纵隔，因此出现症状比较晚，早期多以咳嗽、发热等上呼吸道感染的症状为主。只有当肿瘤发展到一定程度才出现呼吸困难、胸痛、厌食、乏力、消瘦、贫血等症状，而且儿童肺部肿瘤非常罕见，不易被联想到，因此易被误诊。常见的体征为呼吸急促、胸部隆起、患侧语颤下降或消失、患侧叩诊为实音、纵隔移位、患侧呼吸音减低或消失。

（2）影像学表现：PPB 的影像学特点不典型，Ⅰ 型 PPB 表现为充满气体的局限性囊肿，Ⅱ 型及 Ⅲ 型 PPB 表现为囊实性混合或完全实性的肿物。

对于经正规抗感染治疗无效的肺炎应考虑本病可能,定期复查影像学检查,必要时行病理检查明确诊断(图4-4-5~图4-4-7)。

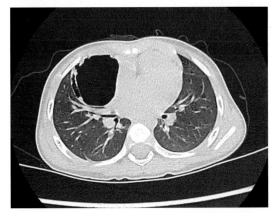

图4-4-5　Ⅰ型(囊性)胸膜肺母细胞瘤

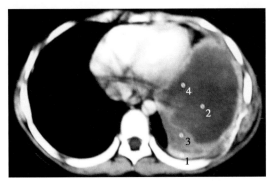

图4-4-6　Ⅱ型(囊实性)胸膜肺母细胞瘤

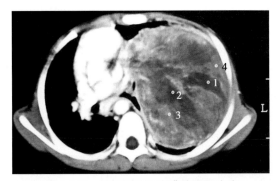

图4-4-7　Ⅲ型(实性)胸膜肺母细胞瘤

2. **病理分型**　Dehner等将胸膜肺母细胞瘤分为三型:Ⅰ型(囊性)、Ⅱ型(囊实性)和Ⅲ型(实性),Ⅰr型为Ⅰ型PPB的一种特殊类型,没有上皮下恶性细胞聚集。纯囊性PPB(Ⅰ型和Ⅰr型)的预后较Ⅱ型和Ⅲ型好,但是存在向Ⅱ型或Ⅲ型PPB进展的可能性。

Ⅰ型为囊性病变,大体检查无实性区,比Ⅱ、Ⅲ型出现的早,类似肺囊肿及囊性腺瘤样畸形,但

显微镜下观察囊肿被覆上皮下可见胚芽细胞或有横纹肌肉瘤细胞分化现象。Ⅱ型为囊、实性病变,显微镜下实性区为主要由胚芽细胞或肉瘤样细胞组成,同时可见被覆良性上皮成分的管腔。Ⅲ型为实性病变。显微镜下全部为胚胎性间叶成分。胸膜肺母细胞瘤是一种高侵袭性的恶性肿瘤,横纹肌肉瘤样成分是Ⅱ型、Ⅲ型胸膜肺母细胞瘤的显著特点,因此极易发生周围组织的浸润。部分区域显示软骨肉瘤、骨肉瘤、横纹肌肉瘤或纤维肉瘤样分化。

3. **鉴别诊断**　胸膜肺母细胞瘤Ⅰ型为单纯囊性变,Ⅱ型为囊实性变,Ⅲ型为实性肿物,恶性程度依次增高。Ⅰ型PPB易与先天性肺囊性病相混淆,如先天性肺气道畸形(肺囊性腺瘤样畸形)、肺囊肿,另外需要与胎儿肺间质肿瘤(fetal lung interstitial tumor,FLIT)相鉴别。Ⅱ型和Ⅲ型胸膜肺母细胞瘤鉴别诊断包括原发或继发的横纹肌肉瘤、畸胎瘤、滑膜肉瘤、其他的梭形细胞/未分化细胞肉瘤等(图4-4-8)。

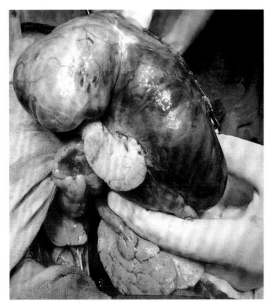

图4-4-8　病理标本

4. **治疗原则**　胸膜肺母细胞瘤是一种恶性程度高的高侵袭性肿瘤,往往需要化疗、放疗加手术联合治疗。Ⅱ、Ⅲ型的手术切除后均要化疗,由于Ⅰ型胸膜肺母细胞瘤有向Ⅱ、Ⅲ型发展的可能,所以术后也需要化疗。因为胸膜肺母细胞瘤与肺囊性病之间存在着某些关系,即随着时间的推移一些良性的囊性病变将可能被明显的由囊腔上皮下发生的肿瘤成分所覆盖,有先天性肺囊性病变者包括支气管囊肿、肺气道畸形、囊性腺瘤样畸

形、隔离肺等,应尽早手术,以免漏诊Ⅰ型胸膜肺母细胞瘤。

5. 预后 胸膜肺母细胞瘤是一种少见的儿童恶性肿瘤,间胚叶组织分化的好坏对预后影响很大,出现症状晚、误诊率高及高侵袭性造成其预后不良。早期诊断、治疗是决定预后的关键。

(张 娜)

第五节 前纵隔肿瘤

前纵隔肿瘤(anterior mediastinal tumors)在儿童中并不常见,包括某些胚胎组织残余形成的异常囊肿与原发性或继发性肿瘤。

一、病理解剖与病理生理

纵隔是胸腔的组成部分,是左右两侧纵隔胸膜之间全部脏器和组织的总称,临床上常将其分为前纵隔、中纵隔、后纵隔。前纵隔是指胸骨体与心包之间的腔隙,前纵隔内的器官主要为前上纵隔内的胸腺以及一些疏松的淋巴结,也可见异位的甲状腺或甲状旁腺。小儿前纵隔常见的肿瘤包括淋巴瘤、生殖细胞肿瘤、胸腺肿瘤或胸腺异常增生、血管瘤及淋巴管瘤。前上纵隔肿块的恶性比率较中、后纵隔高。前纵隔胸廓入口处有众多重要的器官组织,肿块生长常可压迫和侵犯重要组织;同时小儿气管口径小且气管较软,轻微的压迫即可造成明显的气道梗阻症状,因此气道梗阻较成人更为常见。除了压迫症状外,有些肿瘤还可产生内分泌物质和免疫物质,比如胸腺瘤常合并重症肌无力,可能与瘤体分泌乙酰胆碱受体抗体相关。

二、临床表现与诊断

小儿前纵隔肿瘤在早期很难发现,半数患儿可无明显临床症状。随着肿瘤增大压迫邻近器官而从产生症状,压迫气管支气管可表现出咳嗽、胸痛、发热、喘鸣、呼吸困难等症状;或因压迫上腔静脉而导致上腔静脉回流梗阻而出现颈静脉怒张、面部水肿、皮肤暗红等症状;因压迫颈交感干可出现 Horner 综合征。肿瘤发展到晚期可因体积增长过大而出现胸骨异常隆起。某些肿瘤还出现特殊症状,比如胸腺瘤可并发重症肌无力,畸胎瘤(teratoma)侵犯穿透气管可咳出毛发或皮脂样物质等;淋巴瘤(lymphoma)作为一种全身系统性疾病,常伴有消瘦、贫血等全身症状。

因多数前纵隔肿物无特殊症状,故诊断往往需要借助各项辅助检查。

(一)X 线检查

多数患儿为呼吸道感染行胸部 X 线检查发现,X 线片可见纵隔上阴影增宽,延伸至两侧(图 4-5-1)。如果为 X 线透视,可见阴影固定,且不随呼吸活动。

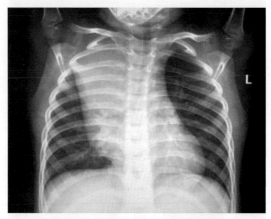

图 4-5-1　X 线检查可见上纵隔增宽

(二)CT 断层扫描

对于确定肿瘤的位置、性质更有意义。在明确肿瘤位置的同时,可以了解肿瘤与周围邻近器官组织的解剖关系;CT 可以测定肿瘤的密度,帮助分辨瘤体为实质或囊性,分辨瘤体内液体、脂肪、钙化灶及骨质等;同时 CT 对于评估气道的压迫程度也具有重要意义。因此,CT 断层扫描是目前纵隔肿瘤最适用的检查,且对于大多数患儿,建议行 CT 增强扫描(图 4-5-2)。

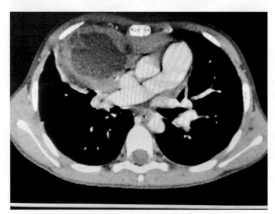

图 4-5-2　增强 CT 检查可见瘤体为囊性

（三）B超检查及MRI检查

B超对于小儿前纵隔具有良好的声窗，且因为简单易行，无放射损害，在前纵隔肿瘤检查中也有应用。B超对于肿瘤的囊性或实质性具有很好的鉴别作用，彩色多普勒可清楚显示血流，对于血管瘤类肿瘤价值更大。B超引导下进行一些有创的穿刺活检或药物注射治疗也具有重要的意义。MRI具有与CT同样的显示意义，甚至在一些显示血管来源的肿瘤上优于CT，但因检查时间长、儿童不易配合、镇静要求高、检查难度大而未成为首选。

（四）活检

在某些手术并非首选治疗的肿瘤如淋巴瘤，或者需进一步明确肿瘤性质的恶性肿瘤中，在术前需要了解肿瘤的组织学及细胞标记物和分子生物学特征时，可以切取部分肿瘤组织进行病理学及免疫组化检查。活检可以通过胸腔镜下、纵隔镜下切取组织，或者通过B超、X线引导下行穿刺活检，或者通过切取与肿瘤密切相关的淋巴结进行活检。

（五）其他检查

纤维支气管镜对于了解气管狭窄程度，肿瘤有无侵犯穿透气管、支气管具有重要意义，放射性核素扫描也对于纵隔肿瘤具有一定的意义。

三、治疗及预后

除了淋巴瘤对于化疗、放疗敏感而不需要手术外，绝大多数的前纵隔肿瘤均需手术治疗。手术治疗可以切除肿瘤避免肿瘤的进一步增大，解除和防止产生压迫症状；避免肿瘤发生反复感染或恶变的可能性；还可以通过组织病理学检查进一步明确肿瘤的性质。此外，对于恶性肿瘤，需配合化疗、放疗等。

对于前纵隔肿瘤，胸骨正中切口是最优选择，可完整切除肿瘤，操作中要耐心仔细，避免损伤周围重要的血管、神经等组织。近几年随着各类微创手术的开展，纵隔镜及胸腔镜下肿瘤的切除也逐渐开展，但这类手术同样应严格遵循肿瘤切除的无瘤原则，避免因暴露不充分而导致的肿瘤残留或复发。

良性的前纵隔肿瘤预后良好，手术效果满意，恶性肿瘤效果偏差，需辅以放、化疗等综合治疗提高生存率。

四、常见前纵隔肿瘤

（一）生殖细胞肿瘤

最常见的生殖细胞肿瘤为畸胎瘤（teratoma），来源于原始的生殖细胞，在胚胎发育时，未能完成向性腺方向移行定居的过程而留在纵隔内。肿瘤可包括多种组织和结构，可分为三种类型：仅有外胚层组织的称为表皮样囊肿；包括外胚层和中胚层组织的为皮样囊肿；具有内、中、外三胚层衍生物的称为真性畸胎瘤。绝大多数畸胎瘤位于前纵隔，偶尔可起自后纵隔。肿瘤可呈现囊性或者实质性，囊性常具有多房性，囊壁光滑，内可有皮脂、毛发、骨质及腺体等。实质畸胎瘤多呈圆形或卵圆形，内常有小型囊性区域。实质性肿瘤恶变程度较囊性高，如瘤体内含有卵黄囊、胚胎癌、精原细胞瘤、生殖细胞瘤等其他生殖细胞肿瘤中的成分，预后较差。

畸胎瘤易继发感染，可表现出发热、咳嗽、胸痛、气促等症状。如肿瘤与支气管相通，可咳出皮脂、毛发样物，具有重要的诊断意义。X线检查可见前纵隔圆形或类圆形阴影，多房囊性者可见分叶状，如X线下可见骨头、牙齿，为畸胎瘤的特征性表现（图4-5-3）。

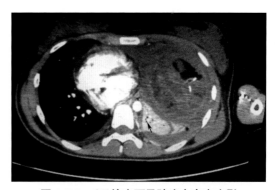

图4-5-3　CT检查可见肿瘤内高密度影

畸胎瘤的治疗以外科手术切除为主，大部分良性畸胎瘤切除较为容易，正中切口可获得良好的暴露，但是如果肿瘤异常增大且偏向一侧，也可以考虑侧开胸。对于肿瘤周围侵袭不明显的患儿，胸腔镜下手术也可以考虑。可以采取半侧卧位，多以腋中线放置观察孔，腋前线放置操作孔，仔细分离肿瘤与周围组织粘连后切下，将肿物放入取物袋后取出。对于反复感染粘连明显的患儿，建议正中切口手术，肿瘤与肺部粘连相通的可将受累的肺组织一并切除。恶性畸胎瘤预后较差,需术后辅以化疗或者放疗。对于不能完整切除的恶性畸胎瘤,可以考虑术前辅助化疗。

(二)淋巴瘤

淋巴瘤(lymphoma)包括非霍奇金淋巴瘤和霍奇金淋巴瘤,为恶性淋巴系统肿瘤,是较为常见的前纵隔肿瘤。所有的淋巴瘤都表现为全身系统疾病,临床主要表现是发热及淋巴结肿大,也可是因纵隔内生长而产生压迫症状。淋巴瘤对于化疗、放疗敏感,多数不需要手术治疗,或者仅需手术活检明确免疫组化类型。预后主要取决于细胞类型、临床分期,以及存在的全身症状。

(三)胸腺肿瘤和胸腺异常增生

正常胸腺位于前上纵隔,大血管根部的前方。对于婴幼儿,胸腺是重要的免疫器官,随着年龄的增长,胸腺逐渐退化萎缩。对于正常的生理性肥大,无特殊处理。但存在罕见的异常增生弥漫性肥大的胸腺,如无明显临床症状,可观察随访,若明显压迫周围组织,反复呼吸道感染,可考虑行外科手术切除。

(四)血管瘤和淋巴管瘤

血管瘤及淋巴管瘤大多发自于颈部三角,并向下延伸,较少原发于前纵隔,肿块大而广泛,可产生气管、大血管压迫症状。对于存在临床症状的患儿,可考虑手术治疗。对于血管瘤需警惕K-M综合征的出现,因大量血小板的消耗而导致出血风险的增加。对于淋巴管瘤,也可以考虑硬化剂注射治疗。

(李建华)

第六节 后纵隔肿瘤

视频三
后纵隔肿瘤

胸腔后纵隔解剖上包括疏松结缔组织、交感神经链、肋间神经血管束的近端部分、胸脊髓神经节、下行的胸主动脉食管和胸导管。后纵隔肿块约占所有纵隔肿瘤的36%,多起源于椎旁神经源

性结构,以神经源性肿瘤最为多见。这些肿块包括神经母细胞瘤、神经节细胞瘤,更罕见的神经纤维瘤、神经鞘瘤、副神经节胶质瘤(嗜铬细胞瘤)、原始神经外胚层肿瘤(PNET)和肉瘤(表4-6-1)。

表 4-6-1 后纵隔肿瘤的分类

来源	良性	恶性
神经源性	节神经细胞瘤	神经母细胞瘤
	副神经节瘤	节细胞神经母细胞瘤
	神经鞘肿瘤	神经纤维肉瘤
	神经纤维瘤	恶性周围神经鞘膜瘤
		外周原始神经外胚层肿瘤(PNET/尤因肉瘤)
非神经源性	前肠重复囊肿	横纹肌肉瘤
	肺隔离症	骨软骨瘤
	血管畸形/血管瘤	生殖细胞肿瘤
	脂肪过多症	转移性肿瘤
	组织细胞增多症	
	淋巴结病	
	结节病	
	卡斯尔曼病	
	幼年纤维瘤病	
	硬纤维瘤	
	胸导管囊肿	

本节将主要就神经源性肿瘤(尤其是神经母细胞瘤)进行阐述,并适当涉及其他性质肿瘤。

一、神经源性肿瘤

神经源性肿瘤有多种类型,以神经母细胞瘤(neuroblastoma)最为常见。神经源性肿瘤是儿童最有独特性的实体肿瘤,因为其生物学特性中既有自发的退行性变,也有良性的高度分化的神经细胞瘤,还有具有转移性进展特性的高度恶性肿瘤。神经细胞从胚胎神经嵴产生,并根据主要部位、转移病灶和代谢活跃度特点表现出一系列临床行为,这种异质性是疾病的特征。神经母细胞瘤是一种自主神经系统的儿童肿瘤,它可以在交感神经链的任何地方发生,但大部分发生于肾上腺。大多数神经母细胞瘤病例是散发性的,<1%具有家族性倾向(可能代表不完全外显的常染色体显性遗传)。

（一）病理学

神经母细胞瘤可发生于发现神经嵴细胞的任何部位，包括颈部、后纵隔、腹膜旁脊神经节、肾上腺髓质和盆腔器官。后纵隔神经母细胞瘤起源于椎旁交感神经链，也可起源于主动脉弓附近的肋间神经、背根神经节和副神经节组织。在大体外观上，神经母细胞瘤通常呈现为实质性的质软、血管丰富的肿块。切面呈灰色或棕褐色，通常有出血和坏死区域。钙化病灶很常见。神经母细胞是一种未成熟的神经嵴细胞衍生物，是一个小的圆形细胞，具有大的深蓝色核，不明显的核仁和很少的细胞质。Harner-Wright 假性玫瑰花结的形成是神经母细胞瘤的标志。更多分化型的肿瘤包含类似成熟的神经节细胞瘤。基质成分包绕肿瘤细胞的程度，具有十分重要的预后评估价值，未成熟的肿瘤倾向于基质缺乏，而分化的肿瘤则基质元素丰富。

（二）诊断

儿童神经母细胞瘤的诊断需要将临床表现特征与实验室检查、影像学检查和肿瘤活检联系起来。

1. 临床表现 临床表现是多变的，取决于患儿的年龄、原发肿瘤的部位和是否转移。约14%~30%的胸部神经母细胞瘤在发现时无症状；一般症状包括体重减轻、发育不良或发热。高血压占25%，与儿茶酚胺类肿瘤的发生有关。临床上往往因上呼吸道感染等在检查胸片时偶然观察到纵隔肿块。神经母细胞瘤可能合并咳嗽（多达30%）、呼吸困难（21%）或喘息（12%），这些症状与肿瘤影响肺扩张有关，此外还可合并由于食管的外部压迫而导致的吞咽困难。部分肿瘤侵犯椎间孔可引起脊髓硬膜外压迫，表现为截瘫、背痛、尿失禁或潴留。大约有7%的神经母细胞瘤患儿出现症状性脊髓压迫症，其中近一半有胸部原发性肿瘤。大多数患者在治疗后神经功能可完全恢复，但高达44%可能有永久性后遗症。颈部或上纵隔的肿瘤可能侵犯星状神经节，约7%会导致 Horner 综合征。偶尔，肿瘤可能延伸到胸壁、胸腔入口或穿过横膈膜。一些少见的临床表现如副肿瘤综合征，包括急性小脑性共济失调，表现为肌阵挛和眼震（"舞眼综合征"占7%），或顽固性水样腹泻伴低钾血症（与肿瘤产生血管活性肠肽有关）。虽然罕见，但有肌阵挛的儿童大约一半合并有神经母细胞瘤，其中 2/3 患局限性胸腔疾病，预后良好。不幸的是，尽管切除肿瘤，这些神经系统症状往往也难以治疗。大约 10% 的神经母细胞瘤患儿在诊断时可能存在胸腔积液。神经母细胞瘤可转移性到骨髓、骨皮质、淋巴结、肝脏、皮肤等，偶尔见于肺或脑。骨髓侵犯可能导致贫血或血小板减少症。骨转移常累及长骨、颅骨、脊柱、骨盆、肋骨和胸骨的干骺端，骨皮质转移者预后不良。

2. 实验室检查 超过90%的神经母细胞瘤会导致儿茶酚胺或其代谢产物水平升高。最常见的高代谢产物是香草扁桃酸（VMA）和高香草酸（homovanillic acid，HVA），它们分别是多巴胺和去甲肾上腺素的代谢产物。这些代谢物的水平可随年龄、肾功能，甚至过量的胺（香蕉）摄入而变化。尿 VMA、HVA 和多巴胺的诊断敏感性分别为 81%、72% 和 61%。一些学者认为，大多未分化型肿瘤倾向于分泌更高水平的某些代谢物（如 HVA）。

3. 影像学检查

（1）X线检查：通常作为针对合并呼吸道症状患者的首选检查，该检查可显示脊柱旁或肺部病灶。其中至少30%的病例胸片显示有钙化灶（图 4-6-1A）。X线片显示脊柱旁组织增宽并向后肋骨延伸，有时可见侵犯肋骨后者脊椎体椎体。椎间孔变宽或者椎弓根侵犯往往意味着椎管内病变。四肢骨骼 X 线片不作为常规检查，除非合并特殊症状，如疼痛或肢体畸形，一旦合并此类症状往往意味着出现了转移病灶。

（2）CT 检查：通过静脉注射造影剂行 CT 增强检查（腹部检查则口服造影剂）是目前针对胸部神经母细胞瘤最为有效的检查。原发性肿瘤显示异质性增强，低衰减区域代表坏死或出血。约50%的胸部神经母细胞瘤中可见钙化（图 4-6-1B）。为排除纵隔肿块是腹部原发性神经母细胞瘤的扩展或转移的可能性，成像应覆盖邻近区域，即胸部病灶邻近的腹部和颈部。CT 血管造影（CT angiography，CTA）可以很好地描绘动脉和静脉造影，显示肿瘤内的动、静脉径路。

（3）MRI 检查：MRI 在显示包括血管成分肿瘤的解剖学细节成像效果上等同于或优于 CT。肿瘤通常在 T_1 加权序列上产生低信号，在 T_2 加权序列上产生高信号。如果可疑合并椎管内侵犯和颈胸神经母细胞瘤，则必须进行 MRI 检查。此

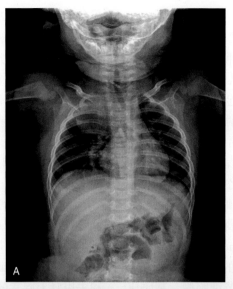

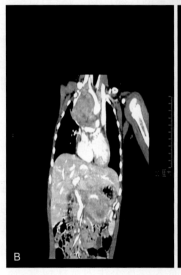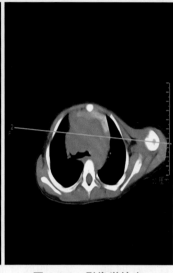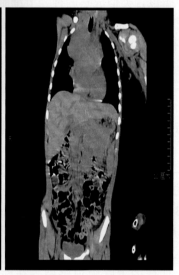

图 4-6-1 影像学检查
A. 胸部 X 线显示钙化肿瘤导致显著的气管移位；
B. CT 扫描证实肿瘤范围包括瘤体的大小及纵隔结构的受累程度

外，MRI 由于没有电离辐射，故具备在长期随访中可多次使用的优势（图 4-6-2）。但 MRI 对于淋巴结成像效果不佳并且可能错过肿瘤钙化的诊断。CT 和 MRI 检查是互补的，应该在手术前收集尽可能多的临床资料。

（4）超声检查：通常用于评估胸腔积液和脓胸，但存在不能显示纵隔病灶的缺点。但对于评估肝脏中的转移性肿瘤是有用的。如果怀疑食管受累，则需要吞钡检查。

（三）肿瘤分期系统及相关危险因素

肿瘤分期见国际神经母细胞瘤分期系统（表 4-6-2）。INSS 分期系统的主要缺陷是该系统仅能进行术后分期，因此，有时同样的肿瘤由于接受的外科治疗情况不一样，可能处于 1 期或 3 期。

影像学定义与颈部和胸部肿瘤相关的危险因素，见表 4-6-3。

（四）鉴别诊断

鉴别诊断见表 4-6-4。

（五）手术治疗

治疗方案使患者管理个体化，使用危险因素作为预后的预测因素，目的是努力达到生存率最大化、长期发病率最小化和优化生活质量。

1. 治疗策略 治疗患有恶性疾病的儿童需要采用多学科团队（MDT）方法。神经母细胞瘤的生物学行为意味着在达成手术治疗的明确决定之前，必须考虑年龄、放射学阶段、病理学和细胞遗传学。在手术之前，建议有多学科团队的会诊意见，进行风险评估（表 4-6-5）。

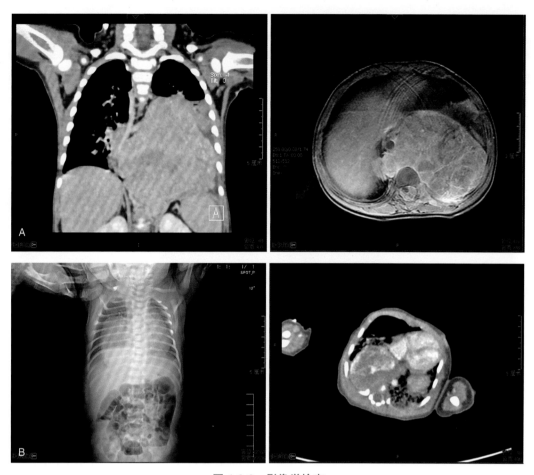

图 4-6-2 影像学检查

A. 左后纵隔肿瘤,可见侵犯椎管,并过后正中线;B. 该病例右后下纵隔肿瘤推移压迫心脏,椎管内似有侵犯

表 4-6-2 国际神经母细胞瘤分期系统

分期	具体内容
1 期	局部肿瘤局限于原发器官; 有或没有微小残留肿瘤的完全切除; 同侧和对侧淋巴结在显微镜下呈阴性
2a 期	涉及局部肿瘤不完全切除;同侧和对侧淋巴结在显微镜下呈阴性
2b 期	涉及单侧肿瘤,切除不全或完全;同侧淋巴结阳性;对侧淋巴结显微镜下阴性
3 期	肿瘤过中线,有或没有区域淋巴结受累,单侧肿瘤与阳性对侧淋巴结相关,或中线肿瘤发现双侧淋巴结阳性
4 期	存在远处转移
4s 期	发生在局部肿瘤未穿过中线的婴儿中,转移性疾病局限于肝脏,皮肤和骨髓(骨髓中<10% 的肿瘤细胞)

表 4-6-3 影像学定义与颈部和胸部肿瘤相关的危险因素

部位	具体内容
颈部	肿瘤包裹椎动脉或颈动脉;肿瘤包裹臂丛神经根;肿瘤穿过中线
胸腔	肿瘤包裹气管或左右支气管;肿瘤包裹锁骨下血管的起源分支;肿瘤包裹胸腹主动脉

表 4-6-4 鉴别诊断

鉴别名称	鉴别要点
畸胎瘤	儿童畸胎瘤前纵隔更为多见,也有部分病例发生在后纵隔,CT 及 X 线检查有时可发现钙化病灶。瘤体一般不侵入椎管
神经纤维瘤病	Ⅰ型神经纤维瘤病可能是多发性的,往往合并咖啡斑及肠息肉等疾病
恶性外周神经外胚层肿瘤	多发生在青少年,多出现疼痛和／或肿块就诊,胸部 X 线检查可见病变
间充质肿瘤	肿瘤在前纵隔或上纵隔比在后纵隔更常见,包括由脂肪组织、血管瘤、血管外皮细胞瘤、平滑肌瘤引起的脂肪瘤病和脂肪肉瘤等

表 4-6-5 风险及策略

风险程度	患者特征
低风险	1 岁以下婴儿; 可单独完全切除治疗的 1 期或 2 期肿瘤; 4s 期
中度风险	1 岁以上儿童无法切除的 2 期和 3 期无不良生物学特征; 患有 N-myc 扩增的 2 岁或 3 岁患儿
高风险	1 岁以上的儿童Ⅳ期

(1)低风险组:可单独手术切除,主要针对 1 期或 2 期肿瘤。在大多数情况下,4s 期的病例可以给予观察。化疗适用于脊髓压迫症状病例,例如呼吸系统受损的 4 期患者。

(2)中级风险组:通过活体组织检查确诊后,中危患者接受标准化疗(12~24 周),然后进行手术。手术目的是在不损伤重要组织的情况下进行次全切除。术后是否需要化疗取决于切除肿瘤的组织学和残留病灶的程度。

(3)高风险组:高风险患者一般先进行活体组织检查,再接受初始强化化疗和尝试手术切除,然后通过骨髓消融进行外周血干细胞拯救。接下来可以进行放疗和顺式维 A 酸治疗。由于胸部照射会对儿童骨骼生长和肺功能产生长期影响,只有经过多学科团队的广泛讨论,才能做出放疗的决定。

特殊病例:无症状的 4 期神经母细胞瘤患儿可以在没有特殊治疗的情况下进行监测,但支持性护理至关重要。有明显呼吸道、神经或肾脏症状的婴儿可接受化疗。4 期 4s 神经母细胞瘤患儿原发肿瘤的切除并不能改变预后。由于脊髓受压而出现神经损害的患者需要仔细评估。治疗方案包括神经外科手术减压、化疗和放疗。如果神经系统症状进展恶化,可通过椎板切除术或椎板切开术进行减压,可以立即缓解脊髓压迫。

2. **活检术** 1 期和 2 期的肿瘤可以通过临床特征和影像学检查来诊断。所有患有 3 期和 4 期肿瘤的儿童都应进行肿瘤活检和骨髓穿刺抽吸活检。在活组织检查时应尽量获得足够的组织以进行肿瘤的组织学评估、细胞遗传学研究,并存储足够样本用于研究。活检的方法包括开胸手术、胸腔镜活检、穿刺针穿刺。如果通过胸腔镜进行活组织检查,必须注意避免挤压或凝固活检标本。经皮活组织检查最好通过图像引导(超声/CT 引导)完成,穿刺针多次穿刺获得多个活组织标本。肿瘤的中央部分经常是坏死的,因此最好从病变边缘进行活组织检查以确保获得活组织。

3. **传统手术** 根据肿瘤与相邻解剖结构的关系、年龄、病阶段和生物学,可通过多学科团队会诊,探讨决定是否实施手术切除神经母细胞瘤。虽然影像学成像有助于计划手术,但通常只能在手术进行中方确定可切除性。

神经母细胞瘤切除术通常分为完整切除(切除所有可见肿瘤,包括淋巴结)、接近完整切除(切除边缘包含微观肿瘤)和不完整切除(切除后的外观残留肿瘤)。

切除巨大肿瘤有可能导致严重的并发症甚至死亡,因此建议前期化疗,待骨髓功能恢复后再安排手术,这样血小板和白细胞计数可恢复正常。手术时机通常是最后一次化疗后两周。

术前应反复评估影像以了解气管和上腔静脉有无压迫。虽然这些风险多见于前纵隔肿块,但也可见于后纵隔肿瘤。麻醉方面应包括足够的静脉和动脉通路，以便快速输血、中心静脉压监测、血液采样和连续动脉压监测。术前麻醉应决定是否需要双腔气管插管或支气管封堵器以实施单肺通气。

传统开胸手术的常规途径是后外侧切口。1期和2期肿瘤，甚至纵隔顶端的肿瘤，通常可以通过使用肿瘤上的牵引力及钝性分离的方法切除。后纵隔位置低的肿瘤可以延伸到横膈膜下方，但通常也可以通过胸部切口移除，必要时需要采用胸腹联合手术或再进行额外的剖腹手术。从中线延伸到另一侧椎旁的肿瘤少数患者可能需要同期行双侧胸廓切开术。

进入胸腔后，解剖结构通常明显变形移位，将肿瘤与已经移位的正常组织结构区分开来非常重要。最好采用锐性解剖将肿瘤与交感神经链分开，以避免对星状神经节和节段间肋神经产生电灼伤。

3期和4期肿瘤经常包绕主要血管，但临床经验表明，这些肿瘤通常不会浸润血管壁，而是包裹在血管外膜之外。胸廓入口应特别注意的是供应头部、颈部、手臂及胸导管的血管。研究表明，胸部神经母细胞瘤的不完全切除不会危及预后，因此，在手术过程中无须承担过多的风险。在这种情况下，对于进入椎间孔的肿瘤可不强求完全清除。但如果可能，应在手术中清扫所有相关淋巴结。

4. **微创手术** 胸腔镜手术切除后纵隔肿瘤已是较为成熟的手术方式。胸腔镜手术要点在于瘤体生发处的充分完整切除及电灼，但瘤体务必通过样本袋完整取出，防止胸腔种植及切口污染，同时避免操作深入到椎间孔以免神经损伤。对于右下纵隔肿瘤切除时应同时注意保护胸导管。对于微创切除术和传统手术切除的回顾性比较发现，瘤体小、具有良好组织学特性的I期病变通过微创手术切除后，除了轻微肿瘤残留外没有其他并发症，术后存活良好而无须辅助治疗。平均随访25个月时局部病灶控制和无病生存率相似，但前者与住院时间显著缩短相关。通过精心选择病例，这种方法的主要优点是避免了传统开胸术，并通过改进的可视化程度提高了手术精度（图4-6-3）。对于肿瘤多大不建议腔镜治疗，目前尚无确切依据，一般建议胸腔镜手术宜选取直径小于10cm的肿瘤。

（六）术后并发症

1. **Horner 综合征** Horner 综合征是由支配头面部的交感神经传出通路中任一部分中断所造成的一系列临床表现，包括同侧睑裂与瞳孔缩小、半侧面部无汗等。考虑到瘤体生发中心及病理基础，纵隔肿瘤手术切除的完整和充分性，Horner 综合征发生率并不低，出现该并发症一般仅给予对症处理即可，治疗主要针对原发病。

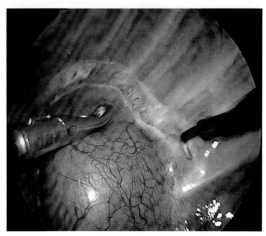

图 4-6-3 胸腔镜下肿瘤切除术

2. **乳糜胸** 主要是由于在手术中胸导管或胸导管的属支被损坏，致使乳糜出现外漏。造成胸导管及其胸导管属支损伤的原因主要是肿瘤位置靠近胸导管，或部分病例淋巴管系统变异导致手术时损伤。临床确诊乳糜胸难度不大，临床表现为引流液为乳白色或者长期大量浆液性渗出，都应该考虑乳糜胸，乳糜试验阳性即可确诊。一旦发生乳糜胸，要求立即低脂饮食，持续引流，多数患儿1个月左右会痊愈；如超过1个月，或每日引流量大于20ml/kg，持续3~5天以上，则建议手术干预。

3. **神经系统并发症** 关于神经系统并发症的报道并不多，但一旦出现，后果严重，并发症多为切除哑铃肿瘤后可能发生胸段脊髓的缺血性损伤，该损伤会导致永久性截瘫，预后较差。

二、其他原发性后纵隔肿瘤

（一）神经纤维瘤

丛状神经纤维瘤是 von Reckling-Hausen 病中最常见的良性肿瘤，患病率为25%~50%。这些肿瘤因为局部生长引起对邻近组织的压迫，导致咳嗽或吞咽困难，以及存在恶变的可能性，故需要手术切除，偶尔出于美容需求。

神经纤维瘤（neurofibroma）最常见于躯干和四肢，小儿胸腔神经纤维瘤很少见。在纵隔中，神经纤维瘤可能会侵犯交感神经干、迷走神经或膈神经。神经纤维瘤病（图4-6-4）CT表现可能与其他诊断混淆，如淋巴结肿大等，多层面T_2加权MRI可以更准确地诊断神经纤维瘤。

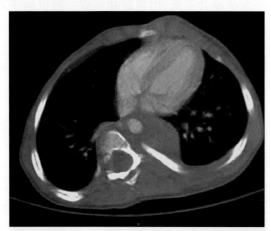

图4-6-4　神经纤维瘤病的CT表现

手术切除是治疗该病的主要方法，由于肿瘤的浸润生长很难完全切除，减瘤手术可以缓解症状并提供组织学诊断。如果存在椎管内侵犯，通常需要和神经外科协作，因为肿瘤没有切除继续生长会导致脊髓压迫。与术后疾病进展相关的因素包括诊断时年龄较小、切除不完全，以及四肢以外部位（如后纵隔）起源的肿瘤。肿瘤在青春期生长可能会导致年轻患者的复发率更高，通常需要多次行肿瘤切除。神经纤维瘤其他治疗方式包括化学成熟化剂、抗血管生成剂、抗组胺和抗代谢物等。已经有针对神经纤维瘤病的分子遗传学生物疗法研究，但仍然处于实验阶段。

（二）神经鞘瘤

神经鞘瘤（schwannoma）通常与2型神经纤维瘤病（NF2）相关，是一种良性具有包膜的肿瘤，由疏松网状组织中的施万细胞组成。NF2是22号染色体上与基因相关的常染色体显性遗传，但有一半患者是新突变。前庭神经鞘瘤（听神经瘤）是与NF2相关的典型肿瘤，神经鞘瘤也可能出现在中枢神经系统、皮肤和眼睛，它们起源于神经鞘，并在外部压迫神经纤维。神经鞘瘤还可能是Carney综合征的一部分，Carney综合征是一种以黏液瘤、神经鞘瘤、黏膜皮肤色素沉着和内分泌肿瘤为特征的多发性肿瘤综合征。神经鞘瘤为良性病变，但多伴有疼痛、椎间隙扩张导致的邻近神经

（包括脊髓）的功能丧失，或膈神经功能丧失。手术切除是首选治疗方法。

（三）副神经节瘤（肾上腺外嗜铬细胞瘤）

虽然嗜铬细胞瘤和副神经节瘤（paraganglioma）起源于神经嵴衍生的儿茶酚胺分泌细胞，但嗜铬细胞瘤起源于肾上腺髓质，而那些起源于肾上腺外（通常是椎旁的）部位的称为副神经节瘤。副神经节瘤在儿童时期很少出现在颈部和纵隔的交感链上，可产生脸红、出汗、心悸、头痛、高血压，甚至导致脑血管意外等神经压迫症状。这些症状是由肿瘤分泌儿茶酚胺引起的。大多数副神经节瘤患儿的尿液中儿茶酚胺代谢物水平升高（特别是游离的去甲肾上腺素、去甲肾上腺素和WMA）。一旦进行了生化诊断，需通过CT成像和碘-131标记的MIBG成像进行肿瘤定位。

副神经节瘤需要外科手术治疗，但内分泌咨询是术前准备的重要部分。术前使用α-肾上腺素能受体拮抗剂，如苯氧基苯扎明，可最大限度地减少儿茶酚胺的作用，从而减少了围手术期血压的不稳定。

（四）原始神经外胚层肿瘤

原始神经外胚层肿瘤（primitive neuroectodermal tumor，PNET）是一种罕见的快速进展的小圆形细胞肿瘤，尽管采用多种模式治疗，但预后较差，通常影响青少年。患者通常出现疼痛或与肿块有关的症状。影像学检查后，再进行活组织检查明确诊断。诱导化疗会扩大切除范围，包括切除肋骨肿块。

【专家点评】儿童后纵隔肿瘤中神经源性肿瘤最为常见，大部分为恶性。目前该病变易为影像学检查发现，诊断并不困难，手术方式多为胸腔镜操作，但对于较大瘤体胸腔镜手术仍存在一定难度，此外对于合并椎管内侵犯的手术存在一定困难。目前尚缺乏统一的规范化治疗儿童后纵隔实体瘤的诊疗规范。考虑到神经母细胞瘤的生物学行为，采用多学科团队（MDT）方法尤为重要，意味着在达成关于治疗的明确决定之前，必须考虑年龄、放射学诊断、病理学和细胞遗传学检查结果。

（皮名安）

参考文献

［1］彭李博，王璇，魏雪，等.Askin瘤18例临床病理分

析 . 中华肿瘤防治杂志 , 2014, 21 (19): 1525.

[2] 张婧 . 尤因肉瘤的综合治疗研究进展 . 中国小儿血液与肿瘤杂志 , 2012, 17 (6): 285.

[3] 江载芳 , 申昆玲 , 沈颖 . 诸福棠实用儿科学 . 北京 : 人民卫生出版社 , 2015.

[4] 施诚仁 . 小儿外科学 . 北京 : 人民卫生出版社 , 2009.

[5] 张金哲 . 张金哲小儿外科学 . 北京 : 人民卫生出版社 , 2013.

[6] 程斌 , 翟文亮 , 金雨青 , 等 . 肋骨骨软骨瘤 . 中国矫形外科杂志 , 2003, 11 (13): 934.

[7] 郑莉 , 张惠箴 , 黄瑾 , 等 . 骨软骨瘤继发肉瘤变临床病理分析 . 中华病理学杂志 , 2009, 38 (9): 609.

[8] 中华医学会神经病学分会神经免疫学组 , 中国免疫学会神经免疫学分会 . 中国重症肌无力诊断和治疗指南 2015. 中华神经科杂志 , 2015, 48 (11): 934.

[9] 鲍润贤 . 体部肿瘤 CT 诊断学 . 天津 : 天津科学技术出版社 , 2005.

[10] 蒋连勇 , 谢晓 , 胡丰庆 , 等 . 单操作孔全胸腔镜手术在小儿后纵隔肿瘤中的应用 . 中国微创外科杂志 , 2015 (10): 876-882.

[11] 李运 , 隋锡朝 , 卜梁 , 等 . 电视胸腔镜手术治疗后纵隔肿瘤 . 中国胸心血管外科临床杂志 , 2010, 17 (6): 475.

[12] 王巍炜 , 李高峰 , 张勇 , 等 . 胸腔镜单操作孔切除纵隔肿瘤 28 例 . 中国微创外科杂志 , 2015 (1): 59.

[13] Zhan CJ, Zhu WZ, Wang CY. WHO classification of tumors of the central nervous system in 2007. Radiology practice, 2008, 23 (2): 122

[14] Romero RAJSJ. Recurrence of peripheral primi-tive neuroectodermal tumor of the orbit with systemic metastases. Arch Soc Esp Oftalmol, 2006, 10 (81): 599.

[15] Shamberger RC, Laquaglia MP, Gebhardt MC, et al. Ewing sarcoma/primitive neuroectodermal tumor of the chest wall: impact of initial versus delayed resection on tumor margins, survival, and use of radiation therapy. Annals of Surgery, 2003, 238 (4): 563-567.

[16] Dou X, Yan H, Wang R. Treatment of an Askin tumor: A case report and review of the literature. Oncology Letters, 2013, 6 (4): 985.

[17] Minkov M. Multisystem Langerhans cell histiocytosis in children: current treatment and future directions. Paediatr Drugs, 2011, 13 (2): 75.

[18] Haupt R, Minkov M, Astigarraga I, et al. Langerhans cell histiocytosis (LCH): guidelines for diagnosis, clinical work-up, and treatment for patients till the age of 18 years. Pediatric Blood & Cancer, 2013, 60 (2): 175.

[19] Abraham A, Alsultan A, Jeng M, et al. Clofarabine salvage therapy for refractory high-risk langerhans cell histiocytosis. Pediatric Blood & Cancer, 2013, 60 (6): E19.

[20] Hughes EK, James SL, Butt S, et al. Benign primary tumours of the ribs. Clinical Radiology, 2006, 61 (4): 314.

[21] Bakhshi H, Kushare I, Murphy MO, et al. Chest wall osteochondroma in children: a case series of surgical management. J Pediatr Orthop, 2014, 34 (7): 733.

[22] Tateishi U, Gladish GW, Kusumoto M, et al. Chest wall tumors: radiologic findings and pathologic correlation: part 2. Malignant tumors. Radiographics, 2003, 23 (6): 1491.

[23] Smith SE, Keshavjee S. Primary chest wall tumors. Thoracic Surgery Clinics, 2010, 20 (4): 495.

[24] Hsu PK, Hsu HS, Lee HC, et al. Management of primary chest wall tumors: 14 years' clinical experience. Journal of the Chinese Medical Association, 2006, 69 (8): 377.

[25] Kim S, Lee S, Arsenault DA, et al. Pediatric rib lesions: a 13-year experience. Journal of Pediatric Surgery, 2008, 43 (10): 1781.

[26] Eyre R, Feltbower RG, Mubwandarikwa E, et al. Epidemiology of bone tumours in children and young adults. Pediatric Blood & Cancer, 2009, 53 (6): 941.

[27] Chapelier AR, Missana MC, Couturaud B, et al. Sternal resection and reconstruction for primary malignant tumors. Annals of Thoracic Surgery, 2004, 77 (3): 1001-1006.

[28] La Quaglia MP. Chest wall tumors in childhood and adolescence. Seminars in Pediatric Surgery, 2008, 17 (3): 173.

[29] Nakada T, Akiba T, Inagaki T, et al. A rare case of primary intercostal leiomyoma: complete resection followed by reconstruction using a Gore-Tex (R) dual mesh. Ann Thorac Cardiovasc Surg, 2014, 20: 617.

[30] Tajima K, Uchida N, Azuma Y, et al. Surgical resection of a solitary plasmacytoma originating in a rib. Ann Thorac Cardiovasc Surg, 2014, 20 Suppl: 609.

[31] Carter BW, Gladish GW. MR Imaging of Chest Wall Tumors. Magn Reson Imaging Clin N Am, 2015, 23 (2): 197.

[32] Mcmillan RR, Sima CS, Moraco NH, et al. Recurrence patterns after resection of soft tissue sarcomas of the chest wall. Annals of Thoracic Surgery, 2013, 96 (4): 1223.

[33] Schafmayer C, Kahlke V, Leuschner I, et al. Elastofibroma dorsi as differential diagnosis in tumors of the thoracic wall. Annals of Thoracic Surgery, 2006, 82 (4): 1501.

[34] Shahriari A, Odell JA. Cervical and thoracic components of multiorgan lymphangiomatosis managed surgically. Annals of Thoracic Surgery, 2001, 71 (2): 694.

[35] Garzon M. Hemangiomas: update on classification,

clinical presentation, and associated anomalies. Cutis, 2000, 66 (5): 325.

[36] Hughes T. The early history of myasthenia gravis. Neuromuscul Disord, 2005, 15 (12): 878.

[37] Cavalcante P, Le Panse R, Berrih-Aknin S, et al. The thymus in myasthenia gravis: Site of "innate autoimmunity"? Muscle & Nerve, 2011, 44 (4): 467.

[38] Sanders DB, Wolfe GI, Benatar M, et al. International consensus guidance for management of myasthenia gravis: Executive summary. Neurology, 2016, 87 (4): 419.

[39] Wolfe GI, Kaminski HJ, Sonnett JR, et al. Randomized trial of thymectomy in myasthenia gravis. Journal of Thoracic Disease, 2016, 8 (12): 1782.

[40] Diaz A, Black E, Dunning J. Is thymectomy in non-thymomatous myasthenia gravis of any benefit? Interact Cardiovasc Thorac Surg, 2014, 18 (3): 381.

[41] Evoli A. Acquired myasthenia gravis in childhood. Current Opinion In Neurology, 2010, 23 (5): 536.

[42] Kerty E, Elsais A, Argov Z, et al. EFNS/ENS Guidelines for the treatment of ocular myasthenia. European Journal of Neurology, 2014, 21 (5): 687.

[43] Kim AG, Upah SA, Brandsema JF, et al. Thoracoscopic thymectomy for juvenile myasthenia gravis. Pediatric Surgery International, 2019, 35 (5): 603.

[44] Meyer DM, Herbert MA, Sobhani NC, et al. Comparative clinical outcomes of thymectomy for myasthenia gravis performed by extended transsternal and minimally invasive approaches. Annals of Thoracic Surgery, 2009, 87 (2): 385-390.

[45] Baghai-Wadji M, Sianati M, Nikpour H, et al. Pleomorphic adenoma of the trachea in an 8-year-old boy: a case report. Journal of Pediatric Surgery 2006, 41 (8): e23.

[46] Ko JM, Jung JI, Park SH, et al. Benign tumors of the tracheobronchial tree: CT-pathologic correlation. AJR Am J Roentgenol, 2006, 186 (5): 1304.

[47] Wang LT, Wilkins EJ, Bode HH. Bronchial carcinoid tumors in pediatric patients. Chest, 1993, 103 (5): 1426.

[48] Andrassy RJ, Feldtman RW, Stanford W. Bronchial carcinoid tumors in children and adolescents. Journal of Pediatric Surgery, 1977, 12 (4): 513.

[49] Harpole DJ, Feldman JM, Buchanan S, et al. Bronchial carcinoid tumors: a retrospective analysis of 126 patients. Annals of Thoracic Surgery, 1992, 54 (1): 50-54.

[50] Picard E, Udassin R, Ramu N, et al. Pulmonary fibrosarcoma in childhood: fiber-optic bronchoscopic diagnosis and review of the literature. Pediatr Pulmonol, 1999, 27 (5): 347.

[51] Pettinato G, Manivel JC, Saldana MJ, et al. Primary bronchopulmonary fibrosarcoma of childhood

and adolescence: reassessment of a low-grade malignancy. Clinicopathologic study of five cases and review of the literature. Human Pathology, 1989, 20 (5): 463.

[52] Granata C, Gambini C, Balducci T, et al. Bronchioloalveolar carcinoma arising in congenital cystic adenomatoid malformation in a child: a case report and review on malignancies originating in congenital cystic adenomatoid malformation. Pediatr Pulmonol, 1998, 25 (1): 62.

[53] Ramos SG, Barbosa GH, Tavora FR, et al. Bronchioloalveolar carcinoma arising in a congenital pulmonary airway malformation in a child: case report with an update of this association. Journal of Pediatric Surgery, 2007, 42 (5): E1.

[54] Ohye RG, Cohen DM, Caldwell S, et al. Pediatric bronchioloalveolar carcinoma: a favorable pediatric malignancy? Journal of Pediatric Surgery, 1998, 33 (5): 730.

[55] Cohen MC, Kaschula RO. Primary pulmonary tumors in childhood: a review of 31 years' experience and the literature. Pediatr Pulmonol, 1992, 14 (4): 222.

[56] Mccahon E. Lung tumours in children. Paediatric Respiratory Reviews, 2006, 7 (3): 191.

[57] Hirai S, Katayama T, Chatani N, et al. Inflammatory pseudotumor suspected of lung cancer treated by thoracoscopic resection. Ann Thorac Cardiovasc Surg, 2011, 17 (1): 48.

[58] Siminovich M, Galluzzo L, Lopez J, et al. Inflammatory myofibroblastic tumor of the lung in children: anaplastic lymphoma kinase (ALK) expression and clinico-pathological correlation. Pediatr Dev Pathol, 2012, 15 (3): 179.

[59] Browne M, Abramson LP, Chou PM, et al. Inflammatory myofibroblastic tumor (inflammatory pseudotumor) of the neck infiltrating the trachea. Journal of Pediatric Surgery, 2004, 39 (10): e1.

[60] Fabre D, Fadel E, Singhal S, et al. Complete resection of pulmonary inflammatory pseudotumors has excellent long-term prognosis. J Thorac Cardiovasc Surg, 2009, 137 (2): 435.

[61] Andrade FM, Abou-Mourad OM, Judice LF, et al. Endotracheal inflammatory pseudotumor: the role of interventional bronchoscopy. Annals of Thoracic Surgery, 2010, 90 (3): e36.

[62] Patankar T, Prasad S, Shenoy A, et al. Pulmonary inflammatory pseudotumour in children. Australas Radiol, 2000, 44 (3): 318.

[63] Kovach SJ, Fischer AC, Katzman PJ, et al. Inflammatory myofibroblastic tumors. Journal of Surgical Oncology, 2006, 94 (5): 385.

［64］ Mergan F, Jaubert F, Sauvat F, et al. Inflammatory myofibroblastic tumor in children: clinical review with anaplastic lymphoma kinase, Epstein-Barr virus, and human herpesvirus 8 detection analysis. Journal of Pediatric Surgery, 2005, 40 (10): 1581.

［65］ Ghani S, Desai A, Pokharel S, et al. Pneumonectomy-Sparing NSAID Therapy for Pulmonary Inflammatory Myofibroblastic Tumor. Journal of Thoracic Oncology, 2015, 10 (9): e89.

［66］ Schweigert M, Dubecz A, Beron M, et al. Pulmonary infections imitating lung cancer: clinical presentation and therapeutical approach. Ir J Med Sci, 2013, 182 (1): 73.

［67］ Hammas N, Chbani L, Rami M, et al. A rare tumor of the lung: inflammatory myofibroblastic tumor. Diagnostic Pathology, 2012, 7: 83.

［68］ Butrynski JE, D′Adamo DR, Hornick JL, et al. Crizotinib in ALK-rearranged inflammatory myofibroblastic tumor. N Engl J Med, 2010, 363 (18): 1727.

［69］ Coffin CM, Patel A, Perkins S, et al. ALK1 and p80 expression and chromosomal rearrangements involving 2p23 in inflammatory myofibroblastic tumor. Mod Pathol, 2001, 14 (6): 569.

［70］ Surabhi VR, Chua S, Patel RP, et al. Inflammatory Myofibroblastic Tumors: Current Update. Radiol Clin North Am, 2016, 54 (3): 553.

［71］ Applebaum H, Kieran MW, Cripe TP, et al. The rationale for nonsteroidal anti-inflammatory drug therapy for inflammatory myofibroblastic tumors: a Children′s Oncology Group study. Journal of Pediatric Surgery, 2005, 40 (6): 999-1003.

［72］ Melloni G, Carretta A, Ciriaco P, et al. Inflammatory pseudotumor of the lung in adults. Annals of Thoracic Surgery, 2005, 79 (2): 426.

［73］ Crow J, Slavin G, Kreel L. Pulmonary metastasis: a pathologic and radiologic study. Cancer, 1981, 47 (11): 2595.

［74］ Coppage L, Shaw C, Curtis AM. Metastatic disease to the chest in patients with extrathoracic malignancy. J Thorac Imaging, 1987, 2 (4): 24.

［75］ Kozuka T, Johkoh T, Hamada S, et al. Detection of pulmonary metastases with multi-detector row CT scans of 5-mm nominal section thickness: autopsy lung study. Radiology, 2003, 226 (1): 231.

［76］ Hill DA, Jarzembowski JA, Priest JR, et al. Type I pleuropulmonary blastoma: pathology and biology study of 51 cases from the international pleuropulmonary blastoma registry. American Journal of Surgical Pathology, 2008, 32 (2): 282.

［77］ Wg BNB. Some unusual thoracic tumors. Br J Surg, 1945 (32): 447.

［78］ Naffaa LN, Donnelly LF. Imaging findings in pleuropulmonary blastoma. Pediatric Radiology, 2005, 35 (4): 387.

［79］ Venkatramani R, Malogolowkin MH, Wang L, et al. Pleuropulmonary blastoma: a single-institution experience. J Pediatr Hematol Oncol, 2012, 34 (5): e182.

［80］ Bisogno G, Brennan B, Orbach D, et al. Treatment and prognostic factors in pleuropulmonary blastoma: an EXPeRT report. European Journal of Cancer, 2014, 50 (1): 178.

［81］ Sbragia L, Paek BW, Feldstein VA, et al. Outcome of prenatally diagnosed solid fetal tumors. Journal of Pediatric Surgery, 2001, 36 (8): 1244.

［82］ Seo T, Ando H, Watanabe Y, et al. Acute respiratory failure associated with intrathoracic masses in neonates. Journal Of Pediatric Surgery, 1999, 34 (11): 1633.

［83］ Martino F, Avila LF, Encinas JL, et al. Teratomas of the neck and mediastinum in children. Pediatric Surgery International, 2006, 22 (8): 627.

［84］ Franco A, Mody NS, Meza MP. Imaging evaluation of pediatric mediastinal masses. Radiol Clin North Am, 2005, 43 (2): 325.

［85］ Borecky N, Gudinchet F, Laurini R, et al. Imaging of cervico-thoracic lymphangiomas in children. Pediatric Radiology, 1995, 25 (2): 127.

［86］ Motoyama T, Yamamoto O, Iwamoto H, et al. Fine needle aspiration cytology of primary mediastinal germ cell tumors. Acta Cytol, 1995, 39 (4): 725.

［87］ Koga H, Yamataka A, Kobayashi H, et al. Median sternotomy provides excellent exposure for excising anterior mediastinal tumors in children. Pediatric Surgery International, 2005, 21 (11): 864.

［88］ Partrick DA, Rothenberg SS. Thoracoscopic resection of mediastinal masses in infants and children: an evaluation of technique and results. Journal of Pediatric Surgery, 2001, 36 (8): 1165.

［89］ Billmire D, Vinocur C, Rescorla F, et al. Malignant mediastinal germ cell tumors: an intergroup study. Journal of Pediatric Surgery, 2001, 36 (1): 18.

［90］ Mann G, Attarbaschi A, Steiner M, et al. Early and reliable diagnosis of non-Hodgkin lymphoma in childhood and adolescence: contribution of cytomorphology and flow cytometric immunophenotyping. Pediatr Hematol Oncol, 2006, 23 (3): 167.

［91］ Yaris N, Nas Y, Cobanoglu U, et al. Thymic carcinoma in children. Pediatric Blood & Cancer, 2006, 47 (2): 224.

［92］ Alqahtani A, Nguyen LT, Flageole H, et al. 25

years'experience with lymphangiomas in children. Journal of Pediatric Surgery, 1999, 34 (7): 1

[93] Haberle B, Hero B, Berthold F, et al. Characteristics and outcome of thoracic neuroblastoma. European Journal of Pediatric Surgery, 2002, 12 (3): 145.

[94] Gao W, Verne J, Peacock J, et al. Place of death in children and young people with cancer and implications for end of life care: a population-based study in England, 1993-2014. BMC Cancer, 2016, 16 (1): 727.

第二篇
各　论

第五章 胸壁畸形

第一节 漏斗胸

视频四 漏斗胸

漏斗胸(pectus excavatum,PE)是部分胸骨、肋软骨及肋骨向脊柱呈漏斗状凹陷的一种畸形，是儿童时期常见的胸壁畸形。漏斗胸多自第3肋软骨开始至第7肋软骨，向内凹陷变形，一般在剑突的上方凹陷最深，有时胸骨旋向一侧，可分为对称性和非对称性畸形。

一、病因

漏斗胸的发病率国外报道在1/300~1/400，男女比约为4:1,86%的漏斗胸1岁以内就被发现，37%有家族遗传史。首都医科大学附属北京儿童医院1983—2005年行漏斗胸矫治手术1 800余例，其中1岁以内被发现的占82%,但仅8%有家族遗传史。漏斗胸的病因至今尚不十分清楚。最早的研究者认为与膈肌中心腱纤维挛缩牵拉胸骨末端及剑突有关；也有人认为是骨生成和软骨生成失败；多数学者认为是下部肋软骨发育过快，胸骨发育慢而被向下挤压形成漏斗胸。畸形有家族性倾向，国外报道约15%~40%的患者家庭成员中有一个或更多胸壁畸形，如兄弟、姐妹、父子、母子等。

二、病理

漏斗胸通常发生于婴儿期，在青春期加重，且

在整个成年期仍持续发展。中重度以上畸形时，漏斗胸向下凹陷的胸、肋骨压迫肺部和纵隔脏器。胸腔的整体容量减小，肺的呼吸运动受到限制，尤其吸气时肺扩张受限，阻力增加。畸形严重者，可出现肺功能障碍。肺活量减低，最大通气量下降，残气量增加，肺通气弥散比例异常。心脏受压移位，大血管扭曲，使心脏搏出量减少，出现心电轴旋转、窦性心律不齐、P波双向或倒置、不完全右束支传导阻滞、二尖瓣脱垂等。有学者认为漏斗胸并不影响心肺血管功能，但漏斗胸术后上呼吸道感染明显减少、耐力显著提高、食欲增加等，证实术前心肺功能的损害。

三、诊断

(一)临床表现

1. **症状**　绝大多数漏斗胸患儿出生时或生后不久胸部便出现浅的凹陷，且多以剑突处明显。随年龄增长，一般在婴幼儿期及学龄前期凹陷进行性加深。学龄期时基本趋于稳定。但也有部分儿童胸廓凹陷出现较晚，学龄期甚至青春期随身体的快速发育而进行性加重。由于凹陷的胸壁对心肺造成挤压，气体交换受限，肺内易发生分泌物滞留，故常发生上呼吸道感染，有时出现活动后心慌、气短、食量减少、消瘦等。多数年龄小的患儿由于不能准确描述其症状，部分患者家长甚至医生因此产生了一种错误观念，认为漏斗胸只是外观畸形，而没有相关的生理变化。直至开始出现了自觉症状、心肺功能的改变，如轻微活动后感到疲惫、呼吸急促、心悸或心动过速，部分还出现胸部的疼痛、压迫感等症状，甚至是自卑、焦虑等心理问题时，已错过最佳手术矫治时机。

2. **体征** 大多数漏斗胸患者体型瘦长，最为常见的是胸骨下 3/4 出现对称性或非对称性的凹陷，多伴有后背弓、双肩收、腹膨隆的表现。部分患儿还合并有胸肌发育不良、扁平胸和叉状肋（bifid rib）等。约 30% 患者的胸部凹陷是不对称的。

（二）辅助检查

1. **胸部 X 线检查** 显示胸骨下部和相邻肋软骨明显下陷，脊柱与胸骨间距缩短。严重者胸骨末端可与脊柱椎体相接。心脏左移和肺部纹理增粗，极少数患儿伴有肺部慢性炎症和肺不张。

2. **CT 检查** CT 检查能更准确评价漏斗胸的凹陷程度、对称性、心脏受压和移位程度、肺受压程度和合并症，如先天性肺气道畸形、隔离肺、肺气肿和右胸主动脉等。CT 检查有助于围术期的客观评估。

3. **心电图检查** 多为窦性心律不齐、P 波双向或倒置、不完全右束支传导阻滞、心脏受压转位、电轴偏等。

4. **心肺功能检查** 严重者心肺功能下降。

5. **血生化检查** 部分患者有轻度贫血和血清碱性磷酸酶增高。

（三）分型

根据漏斗胸外观畸形形态和凹陷的范围把漏斗胸分为四型：广泛型、普通型、局限型和不规则型。2004 年，Park 等用 CT 检查将漏斗胸分为对称型（Ⅰ 型）和非对称型（Ⅱ 型），再分为 9 种亚型。也有学者将 Park 分型简化为对称型、偏心型和不均衡型（图 5-1-1）。

（四）分度

漏斗胸严重程度有多种分级方法，但由于胸、肋骨畸形程度有很大差异，因此没有一种方法被广泛接受。常见的方法有：

1. **漏斗指数**（funnel index，FI） 日本和田寿郎以公式测定凹陷程度，用于临床手术指征的参数，并分轻、中、重三度（图 5-1-2）。

FI>0.3 为重度，0.3>FI>0.2 为中度，FI<0.2 为轻度。中度以上需要手术。

2. **CT 指数**（Haller 指数） 是凹陷最低点的胸廓横径／凹陷最低点到椎体前的距离。在正常人平均指数为 2.52，<3.2 为轻度，3.2~3.5 为中度，>3.5 为重度。

也有人用胸脊间距和凹陷盛水量来衡量，但

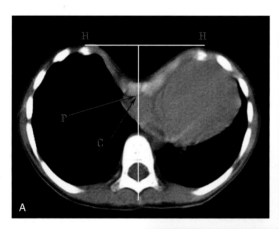
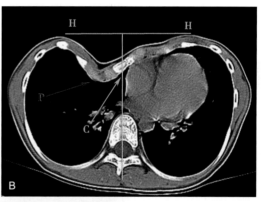
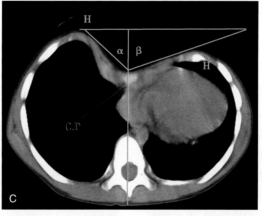

图 5-1-1 分型
A. 对称型；B. 偏心型；C. 不均衡型

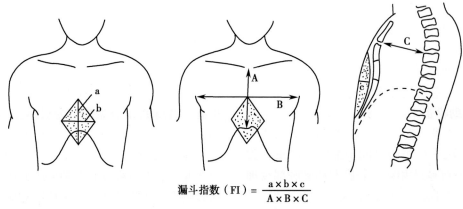

$$漏斗指数（FI）= \frac{a \times b \times c}{A \times B \times C}$$

图 5-1-2　漏斗指数

受身高、体型等因素影响个体差异较大,目前已少用。

（五）鉴别诊断

漏斗胸本身不需要鉴别诊断,但临床上漏斗胸也可以是某些疾病的表现之一。如马方综合征、神经纤维瘤病、黏多糖病,以及一些骨骼发育障碍疾病等。这就要引起外科医生的注意,因为有的病不一定需要手术治疗,比如黏多糖病。而其他一些病,如马方综合征、神经纤维瘤病可以手术治疗,但手术需要更加牢固的固定,固定时间要长于一般漏斗胸。同时漏斗胸可合并其他先天性疾患,如先天性脊柱侧弯、先天性心脏病、先天性肺气道畸形、先天性膈疝、多囊肾、叉状肋等。手术前要注意这些疾病的诊断。

四、治　疗

漏斗胸治疗的目的是解除心肺受压,改善心肺功能及胸壁外观,解除消极自卑心理,防止"漏斗胸体征"继续发展和预防脊柱侧弯。婴儿期因用力呼吸及哭闹会导致暂时的畸形,3 岁以内小儿由于体弱、骨质较软、肋软骨易变形(佝偻病活动期),应先观察有无自行矫正的希望,无自行矫正可能者可先试行负压吸盘等保守治疗。3 岁以上如症状、体征显著,凹陷非常严重者可选择行手术矫正,轻到中度的范围比较局限的漏斗胸可以选择观察或保守治疗。多数学者认为手术矫治比较好的年龄为 3~12 岁。因为此年龄段患儿有一定的配合能力,畸形范围相对局限,导致脊柱侧弯的胸源性应力未发生,手术塑形较容易,效果也好。随着技术的进步,手术越来越微创,手术指征也有放宽的趋势,也有一部分患者是出于美容和心理需要而手术治疗。

（一）治疗历史

早在 1882 年就有人提出用功能锻炼来治疗漏斗胸,对轻度患者,反复的深吸气有一定效果,但对重度患者效果有限。漏斗胸的手术治疗有一百余年的历史,经历了骨切除、胸肋截骨、截骨加外固定、截骨加内固定、翻转法及不截骨的外固定等。过去用得最多的是 Ravitch 手术及各种改良技术,其长期以来被认为是矫正儿童漏斗胸的最佳方法。基本原则是切除畸形的肋软骨,楔形切胸骨并用各种方法重新固定。包括用克氏针、小钢板在皮内胸骨前后的固定。1998 年,美国的 Nuss 医生发明了一种不截肋软骨和胸骨的微创治疗漏斗胸手术技术,迅速被世界各国的医生和患者所接受。经过不断改进,现已经成为漏斗胸治疗的标准术式。2002 年,据 Coln 等人报道成人应用 Nuss 术获得了满意疗效。2003 年,Hernandez 提出不进胸腔的胸膜外 Nuss 手术,但没有得到广泛开展。2004 年 Park 等报道,改良的 Nuss 手术可以应用于非对称型漏斗胸的矫正。2004 年 Park 等报道了改良的 Nuss 手术应用于非对称型漏斗胸。为改善手术效果,近年来对严重不对称的广泛的漏斗胸采用三明治法、桥式支架法及交叉支架法等。国内的 Nuss 手术方式也在不断改良,包括非胸腔镜辅助两切口、胸腔镜辅助下三切口、胸腔镜辅助下两切口、单切口、胸部正中辅助小切口等。

（二）漏斗胸的几种治疗方法

1. 负压吸盘治疗　1992 年,自身患有漏斗胸的德国工程师 Klobe 利用硅胶材料制作了真空吸盘用于漏斗胸的治疗,取得一定的效果。

（1）适应证:①轻到中度的漏斗胸患者;

②未达到手术年龄的漏斗胸患者；③手术后复发患者；④不愿意手术治疗患者；⑤为增加手术的安全性术中使用。

（2）禁忌证：①骨骼系统疾病如，成骨不全症、骨质疏松症、Glisson 病；②血管炎，如马方综合征、主动脉瘤、主动脉根部扩张；③凝血障碍，如血友病、血小板减少症等；④心脏病。为了排除这些疾病，治疗前需要做相关检查，包括胸部 CT、肺功能、心电图、心脏彩超和凝血功能等。

（3）方法：负压吸盘（图 5-1-3）是用一种装置放在患者漏斗的凹陷处，通过负压将凹陷减轻或消失的方法。负压吸盘使用的最低标准是一天使用两次，每次使用至少 30 分钟。以最低标准使用 4~6 周后，可根据每个人的适应程度和副作用的轻重调整之后的使用时长及吸力。患儿使用后每 3 个月复查一次，医生可根据患儿凹陷改善程度和对负压的适应情况来决定是否调整吸力和时间。负压吸盘治疗漏斗胸目前效果不确切，若患儿使用 1 年后凹陷改善不明显或停用后又有所加重，如达到手术适应证后则建议手术治疗。

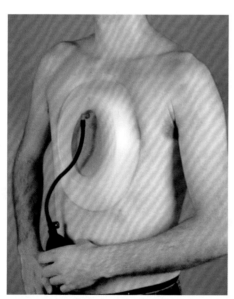

图 5-1-3　负压吸盘

2. 胸肋骨抬举法（Ravitch 手术）

（1）适应证：①金属严重过敏的患者；② Nuss 手术后严重不对称的患者；③愿意选择该手术的患者。

（2）手术方法：胸肋骨抬举术也叫胸、肋截骨加内固定。由 Ravitch 首先采用并推广此方法，50 余年来经各国学者不断改良和完善，方法相对简单、创伤较小、效果好，对成人和儿童及不同类型的漏斗胸均适用。首都医科大学附属北京儿童医院 1983—2002 年共行改良 Ravitch 手术达 1 500 例。主要手术步骤：全麻插管，仰卧位，于胸壁凹陷处行纵或横行切口 8~15cm，游离肌肉，暴露畸形胸骨及肋软骨（一般为第 3~7 肋骨），找到并游离剑突。切开并游离畸形肋软骨膜，切断过长的肋软骨。于胸骨凹陷水平 V 形截断胸骨，保留后骨皮质。PDS 或尼龙线缝合两针固定，将凹陷矫平。于第 5 肋骨水平，从左侧将特制的克氏针或钢板横行穿入胸骨体内或经胸骨后直达右侧胸壁，使两端分别压在硬肋上并固定。切除过长畸形的肋软骨并断端缝合，关闭骨膜。于胸骨后置硅胶引流管，肌肉下放橡皮片引流 1~3 天。术后 2 年以上取出支架。

（3）并发症：①气胸：胸、肋截骨加内固定术中剥离肋软骨骨膜时操作不当可造成气胸。如发现胸膜破损，裂口小可当即缝合，裂口大时可将胸骨后引流管插入，但必须接闭式引流瓶。有时胸膜破口小不易察觉，术中因呼吸机正压通气，患者不受影响。但术后，尤其小儿胸壁薄，形成单向活瓣，时间一长导致张力性气胸，如不及时发现可危及生命，故术后应密切观察。②切口感染：胸、肋截骨加内固定由于手术剥离面大，电刀止血不充分或电凝块脱落、脂肪液化等原因易有较多渗出，故术后需活动皮下引流片，适当挤压使渗出液排出，防止血块凝聚和感染发生。③内固定物折断：克氏针内固定一般 3 岁以上需要 2.5~3mm 直径粗细的，以防术后折针。折针一般发生在胸骨体内，不易构成危害，多在术后半年以后活动量大时折断。但也可能影响矫形效果，导致胸壁轻度下沉。④内固定物移位：克氏针移位多是因为克氏针的三角形过小或三角形没有均匀固定于上下两个肋间。

（4）预后：经过改良的 Ravitch 手术，其平均失血量在 100ml 以下且极少输血，手术的平均时长小于 3 小时，近期多数手术效果良好，但手术切口长且在前胸、较费时，相对出血多、创伤大。因肋软骨切除、肋骨生长中心或肋软骨膜的损伤，术后可能出现肋软骨再生不良，再生的肋软骨不同程度成骨或钙化，再生肋软骨与胸骨不连接，甚至出现胸廓僵硬变窄导致限制性通气障碍。目前，该方法已很少使用。

3. Nuss 手术

（1）适应证和禁忌证

1）适应证：具有下列两条或以上者即可手

术：①胸部 CT 显示心脏受压、移位或肺受压，或 Haller 指数>3.25；②心脏检查显示心脏受压、二尖瓣脱垂、束支阻滞或其他继发于心脏受压的病理改变；③肺功能显示限制性或阻塞性通气障碍；④畸形和其他症状随年龄加重，或出现新发症状，如胸痛、气促、运动耐量下降等；⑤既往矫治手术失败的复发漏斗胸；⑥严重影响外观，需要改善精神心理因素和美容要求。

经过近二十年的发展，手术年龄的选择从开始的 6~13 岁扩展为 3~18 岁，甚至成年患者。随着技术的进步，Nuss 手术的适应证不断扩大。不对称、复发、有合并症、先心病术后的漏斗胸也都被纳入了手术范围，目前几乎所有类型的漏斗胸都可以行 Nuss 手术。

2）禁忌证：①金属过敏者；②凝血障碍，如血友病、血小板减少症等。

（2）手术方法

1）术前准备

患者的准备：除血常规、尿常规、肝、肾功能、血生化、心电图等手术前常规检查外，可以做心肺功能的检查来评价漏斗胸对心、肺功能的影响，及术前、术后心、肺功能的改变。术前 CT 扫描来评价漏斗胸的凹陷程度及对称性，可以更清楚地显示畸形的严重程度、心脏受压和移位程度、肺受压程度等，有助于在进行外科手术时判断更客观化。同时 CT 扫描也有助于发现漏斗胸合并的其他畸形，如先天性肺气道畸形、肺叶气肿、肺大疱、肺囊肿、隔离肺、先心病、食管闭锁、先天膈疝、膈膨升、隐睾、斜颈等。特别是骨代谢障碍或内分泌疾病，如脊柱侧弯、髋脱位、钩状足、并指、神经纤维瘤病、马方综合征、Klippel-Feil 综合征和黏多糖病等。全面正确地诊断，有助于判断是否应该手术和选择合适的手术年龄和方法。

心理准备：Nuss 手术后会产生疼痛和不适感，尤其是大年龄的患者。因此除了制订完善的术后止痛计划外，术前的心理准备是十分必要的。手术医生应当与患者及家属进行充分交流，让他们了解大致的手术过程、术后的要求。鼓励患者应对好围手术期及取出支撑架前可能出现的各种问题。

器械设备：包括胸腔镜器械、NUSS 专用设备。①胸腔镜：与成人胸腔镜不同，儿童胸腔镜常要用气腹机。一般用 3mm 或 5mm 的 30°镜，1个气腹针，1 个 3mm 或 5mm 的 Trocar，必要时还需要抓钳和电灼设备备用。② Nuss 手术设备，包括扩展钳（图 5-1-4）、折弯钳（图 5-1-5，图 5-1-6）、Lorenz 板手（图 5-1-7）、漏斗胸的支撑架和固定器（图 5-1-8）

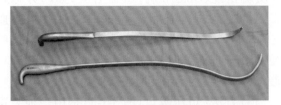

图 5-1-4　扩展钳

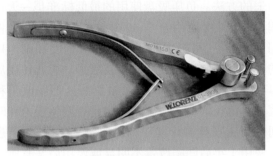

图 5-1-5　折弯钳

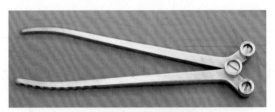

图 5-1-6　骨科折弯钳

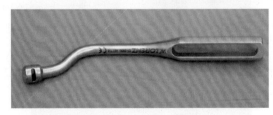

图 5-1-7　Lorenz 板手

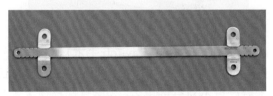

图 5-1-8　支撑架和固定器

2）Nuss 手术过程

A. 患儿仰卧，双上肢处于外展位，以暴露前胸及侧胸壁。

B. 气管内插管，全身麻醉，术中心电监测。

C. 标记凹陷最低点,在该平面或稍高于该平面标记双侧凹陷起点的位置,定为放支撑架平面。测量该平面双侧腋中线之间的弓形长度,并减去皮下脂肪的厚度,为支撑架的长度。使用折弯钳弯成期望的胸壁形(图5-1-9)。

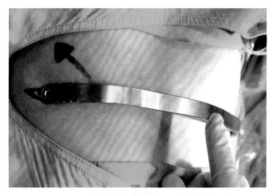

图5-1-9 折弯钳弯成期望的胸壁形状

D. 在放支撑架平面两侧胸壁腋前线和腋后线之间各切一1~2cm横行切口。行皮下隧道至双支撑架平面的凹陷起点。

E. 在低于一侧切口(一般为右侧)的1~2肋间腋中后线之间行6mm切口置入气腹针,人工气胸后置入Trocar和胸腔镜。看清胸腔内器官,如有粘连由横切口处置入抓钳或电灼设备进行分离。行非胸腔镜下Nuss手术可以省去该步骤。

F. 用扩展钳沿预先选定肋间的凹陷起点进胸,于胸骨后分离出一条通道直至对侧凹陷起点处穿出。移动扩展钳扩大通道。

G. 握住扩展钳两侧,进行胸壁的按压塑型。

H. 将扩展钳连接到支撑架上,引导支撑架凸面朝后拖过胸骨后方(图5-1-10)。

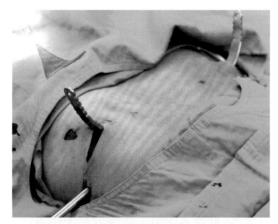

图5-1-10 支撑架凸面朝后拖过胸骨后方

I. 支撑架拖到位后,用手或Lorenz扳手将其翻转过来。使胸骨和前胸壁突起成期望的形状。

J. 如凹陷范围广或所需支撑力量非常大,可在其上或下方再放一根支撑架。

K. 一侧或双侧用固定器固定,用钢丝将固定器同支撑架固定一起即可。另可用2-0涤纶线通过三个小孔缝在侧胸壁的肌肉和骨膜上。对侧直接缝合在肋骨上。

L. 关闭切口。有胸腔镜切口膨肺后关闭。

M. 也可将胸腔镜切口与手术操作孔合并,减少一个手术切口,更利于观察对侧胸腔。

3)术后注意事项

院内注意事项:术后当天或4小时禁食,镇静镇痛,平卧,心电监护,雾化吸痰。常规术后回病房立即复查胸片排除气胸和血胸。清醒时每小时进行深呼吸锻炼。术后第一天可以进食,可在搀扶下起床活动,活动时保持上身平直。可使用硬膜外阻滞或静脉镇痛泵止痛;加强呼吸道理疗,防治呼吸道感染。静脉应用抗生素抗感染。如有呕吐,可禁食减压静脉支持;如便秘可使用缓泻剂,可能与使用麻醉剂镇痛有关。术后几天内需减小活动幅度,以防支撑架移位。保持背部伸直,避免弯腰、扭髋;1周内不屈曲,不转动胸、腰,不滚翻,保持平卧。起床时最好有人协助;体温正常,伤口愈合好一般术后3~7天可自理行走时即可出院;出院前拍胸片复查。

出院注意事项:注意姿势、体位;不滚翻,少屈曲;平时站立、行走要保持胸背挺直。伤口完全愈合后方可沐浴;晚上睡觉尽量平卧。避免碰撞伤口及周围,造成钢板、线排斥而早拔钢板影响远期效果。不进行胸及上腹部磁共振检查;避免外伤、剧烈运动使支架移动影响手术效果或损伤血管及周围组织。一般2~4周可以正常上学及工作;1个月内保持背部伸直的良好姿势,免持重物包括较重的书包;1个月复查后可以进行常规的活动,不弯腰搬重物,不滚翻,不猛地扭动上身;术后3个月内尽量不要进行剧烈运动;避免身体接触性运动,之后可恢复正常运动。支架在体内保留3年以上,定期复诊评估胸壁的矫形效果,取支架前尽量不要进行对抗性运动。如生长发育过快发生钢板移位或双侧凹陷、外伤、呼吸困难、伤口周围局部突然隆起等,均应立即复诊。通常在2~3年后,胸壁巩固到足以支撑胸骨时,可在全麻下去除植入物。取出钢板后2天内运动稍加限制,以后完全正常,以后每年随访一次,评估胸壁的矫正效果。

4）手术并发症：Nuss 手术并发症分为术中和术后并发症。术中并发症：肋间肌撕脱伤、心包损伤、肺损伤、膈肌损伤、肝脏损伤、心脏大血管损伤等。术后并发症：支撑架移位、液气胸、长期疼痛及疼痛造成脊柱侧弯、金属排斥和伤口感染等。

气胸：Nuss 术后可发生气胸，文献报道发生率为 1.7%~59.6%，但近年来明显下降，一般是缝合切口时膨肺不彻底，或因小年龄患者胸壁薄气体由伤口进入造成。防治的方法：关闭切口时彻底膨肺；尽量将支架和固定器包在肌肉下。一旦发生，少量可等待自行吸收，稍多则需进行胸穿或置闭式引流管。

胸腔积液：文献报道发生率为 1.2%~56.7%，近年来明显下降，一般是肋间、胸骨后或粘连带渗出造成；也有大龄、严重的漏斗胸，因对抗支撑板压力过大，造成肋间血管撕开。绝大多数用止血药、胸腔闭式引流可以治愈，少数出血量大者需要手术治疗。

肺炎、肺不张：发生率低，一般仅延长住院时间，并不影响预后，术后应早起床，进行呼吸功能锻炼。现在有肺不张者，建议纤支镜吸痰，效果较好。

支撑架移位：支撑架移位文献报道发生率为 1.2%~29.9%。近年来发生率明显下降，支撑架移位方式包括上下旋转、向后滑脱及左右移位三种。支撑架移位是导致再次手术的最常见原因，一旦发生，建议尽早手术。

a. 上下旋转移位：支撑架上下移位一般是因为患儿畸形非常严重，支撑架和最凸点间的接触面过小，导致支撑架移位。支撑点尽量选择在胸骨凹陷最低点或其上的胸骨后平坦部位，多点固定，必要时用钢丝固定在肋骨上，或两侧均用固定器固定，可从根本上防止支撑架的移位。

b. 向后滑脱移位：一般是大年龄组的重度畸形，特别是复发的漏斗胸容易发生，用双或多支撑架固定可以降低向后滑脱的发生率。

c. 左右移位：一般是由于支撑架双侧压力不均造成，尤其是非对称型。把固定器与胸壁及支撑架缝在一起，或两侧均用固定器固定，可起到防止支撑架左右移位的作用。

获得性脊柱侧弯（acquired scoliosis）：一般是由于疼痛保护性体位造成。重视术后的疼痛管理，尤其是大龄患者中，早期应用静脉泵止痛，后期进行心理治疗甚至口服止痛药的治疗，可防止发生获得性脊柱侧弯。

伤口感染：因支撑架位于切口下并与胸腔相通，尤其在胸壁薄的儿童患者中，一旦感染可能需要取出支撑架。这就要求术中尽量减少切口处组织的损伤，缝合切口前彻底止血，防止无效腔形成，并应用抗生素预防感染。

心包积液、非细菌性心包炎：一般与术中心包损伤有关，应高度警惕，如术中发现穿通心包应重新置入扩展钳，要严密观察。一旦怀疑心脏穿破应立即胸骨正中开胸修补，不能犹豫，同时立即备体外循环。如发生非细菌性心包炎应尽早诊断，激素治疗效果满意。

钢板排异：排异是正常人对异物的反应，轻者只是低热、CRP 增高，有时也会出现术后荨麻疹，一般不用特殊处理。如果发热持续不退，可加用抗生素。不锈钢过敏者可使用钛合金钢板，严重金属过敏者禁行 Nuss 手术。对远期慢性过敏者，局部多有渗液破溃，但较少感染，尽可能保持换药，从而延长钢板去除时间，减少复发概率。

鸡胸：一般是因为胸骨局部较软和支撑架弧形过高造成，如出现此现象可适当提早去除支撑架。

5）Nuss 手术支撑架的取出方法：术后 2~3 年以上胸廓足以支撑胸骨时就可以拔出支撑架。一般在全麻下进行，也可以用静脉麻醉。麻醉后患者仰卧位，双上肢外展。有三种取支撑架的方法。

顺行取支撑架法：术中患者靠近床的一侧，单侧切口，分离包裹固定器和支撑架的筋膜，用 Lorenz 扳手向下沿弧形顺行取出。一般用于单侧固定器的患者。

翻转取支撑架法：单或双侧切口，分离包裹固定器和支撑架的筋膜，用 Lorenz 扳手将支撑架翻转向上再沿弧形顺行取出。

双侧取支撑架法：双侧切口，分离包裹固定器和支撑架的筋膜，用折弯钳或骨科弯杠器将一侧弯直后就可顺利取出支撑架。

6）特殊类型微创 Nuss 手术的注意事项

大年龄漏斗胸的微创 Nuss 手术的注意事项：大年龄组的轻、中度漏斗胸可以用常规的手术方法。但在重度的漏斗胸尤其是成人，因凹陷深且肋骨僵硬，翻转支架后下压的力量非常大，常会撕开肋间肌，造成支点下滑（仰卧位），影响手术效果。对此类患者可以采用双支撑架甚至三支撑架法,选择凹陷最低点上1~2肋间先放一支撑架分解部分压力,然后再于凹陷最低点处放一支撑架,形成双支撑架以达到更满意的效果。也有采用双弧形支架达到稳定及美观的效果(图5-1-11,图5-1-12)。也可以采用将固定架的同侧用短板链接增加固定的稳定性(图5-1-13)。对于严重的大年龄的漏斗胸患者也可以采用交叉支架的方法,以纠正畸形,增加肋骨的饱满程度和稳定性(图5-1-14)。

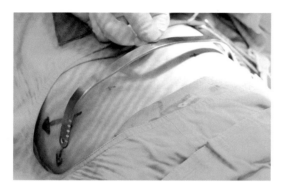

图5-1-11 双弧形支架

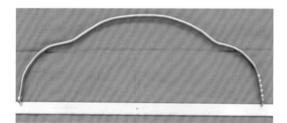

图5-1-12 双弧形支架

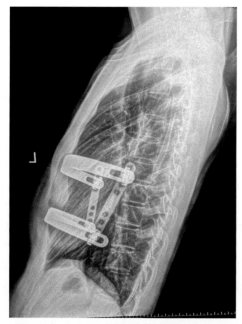

图5-1-13 双支架桥式连接

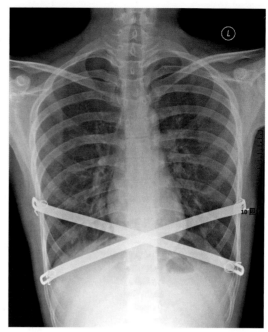

图5-1-14 交叉双支架技术

对严重的小年龄漏斗胸,可以通过在胸骨上缝粗线上提来抬高胸骨,避免心脏右旋,方便扩展钳安全顺利通过。僵硬的大年龄患者可以用钢丝将重或极重度的漏斗胸变成轻度的,以减少心脏受压的可能。手术时,可以双侧均用胸腔镜,扩展钳在胸腔镜直视下安全通过心脏前及旁边,以减少潜在损伤的可能。

复发漏斗胸微创Nuss手术的注意事项:对Nuss手术复发畸形大宗病例的报道极少,主要是早年所使用的各种各样的手术技巧,有较高的复发率。复发性漏斗胸畸形的手术相比于原发性的手术在技术上是更加困难的。复发患者手术的选择和难易程度主要取决于:①第一次手术的手术方式,手术者的手术技巧;②第一次手术与再手术的间隔时间;③再手术患者的年龄;④第一次手术后骨愈合的情况。

过去再手术一般选择改良的Ravitch手术方法。由于受第一次手术骨愈合的影响,再截骨往往非常困难,手术时间长,出血多。虽然复发型漏斗胸在改良的Ravitch手术之后其结果还是使人满意的,但相比原发性的手术,其稳定性明显不足。使用微创Nuss技术能克服这一缺点。

漏斗胸术后复发率为2%~37%。复发的原因有很多。来自患者的因素主要包括神经纤维瘤病、马方综合征等骨代谢障碍;青春前期和青春期时短期内身高的快速增长;手术时间的选择问题等。Nuss等统计50例复发的漏斗胸第一次做 Nuss 手术共 23 例,术后立即复发的占 87%,其原因是支撑架移位、局部感染和疼痛。而远期复发的原因是取钢板太早和效果不满意,如术后胸骨旁的凸起等。23 名再手术的 Nuss 患者中有 15 名(占 65%)钢板需要缩小,说明选择钢板时不能太长,测量放支撑架位置的双侧腋中线距离后一定要减去胸壁的厚度,有时宁可钢板稍短一点。支撑架移位是 Nuss 手术复发的最常见原因,再次 Nuss 手术患者一般都要用固定器。有时要用 2 个甚至更多的支撑架,必要时还可以采用三明治法,在同一平面上压下顶将僵硬的胸壁夹平(图 5-1-15)。

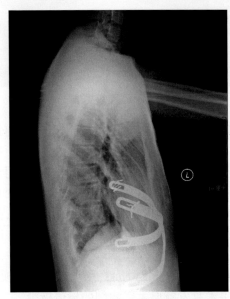

图 5-1-15 三明治法

第一次手术如采用改良 Ravitch 等开放性手术,如果手术后时间很长或骨化严重,有时还需要截骨。翻转法复发的患者常有凹陷的部位上移,而胸骨下段有一个突起,还需要修饰这些胸、肋骨。但每次截骨都有可能造成进一步的骨化。如果钢板固定时,用钢丝或螺丝固定到肋骨上也可能产生相同的影响。

无论第一次做何种手术,再手术时发现都会有胸骨后的粘连。一般在胸腔镜下用电钩松解粘连,也可以直接放置扩展钳通过胸骨旁隧道。Ravitch 及其改良手术,理论上没有进入胸腔,但再手术时仍会发现胸腔内的粘连。一般来说,Ravitch 及其改良方法较翻转法胸骨后粘连轻,更容易做 Nuss 手术。

所有复发 Nuss 手术选择行非胸腔镜下 Nuss 手术者,均建议在剑突下小切口起导引作用,从而增加手术的安全性。

不对称漏斗胸微创 Nuss 手术的注意事项:Nuss 手术早期主要局限于儿童和对称性漏斗胸。2004 年 Park 等报道了 322 例改良的 Nuss 手术并可用于非对称型漏斗胸的矫正。322 例中 185 例(57%)为对称性,137 例(43%)为非对称性。可用 CT 进行准确的形态学分型,以便选用适当形状的支撑架以确保手术效果。Park 等将胸壁的几个点称为:C 点,胸骨的中央点;P 点,凹陷的中心点;H 点,位于肋间隙上的金属支撑架进出骨性胸壁的点。Park 分型如下:将漏斗胸分为 I 对称型和 II 非对称型。再将 I 对称型和 II 非对称型分为各种亚型(图 5-1-16)。

I A 型:局限对称型,下部胸骨的对称性下陷,范围局限,凹陷最低点位于中线,胸骨的中央(C 点)和凹陷的中心(P 点)位于同一点。I B 型:广泛对称型:广泛平坦下陷,凹陷最低点位于中线,有扁平胸。

II A 型:偏心型,胸骨的中心在中线上但最大凹陷位于一侧软骨上,又分为三型。II A1 型:范围局限。II A2 型:范围广,一侧扁平。II A3 型:大峡谷型,为一起自锁骨向下直至下胸壁的较深的纵向凹槽。在该型中多数的凹陷在胸骨旁软骨而不是胸骨上。II B 型:不均衡型,凹陷中心位于中线上但凹陷胸壁的一侧较另一侧更为严重。从而造成每侧胸壁与垂线轴形成的角度不同($\alpha < \beta$)。II C 型:混合型,是 II A 和 II B 的结合。

对于 I 型对称型,可用常规的桥状 Nuss 弧形支撑架;对 II 型非对称型,可按照异常胸骨的形状相对应的做成非对称性的支撑架。在 II A 型偏心型,将支撑架的最大凸面与胸骨凹陷的最低点 P 点相对应(图 5-1-17)。II B 型不均衡型或 II C 型混合型,在支撑架上与胸骨突出点相对应做一凹槽形成一海鸥形的支撑架(图 5-1-18)。要将支撑架放置在胸骨后凹陷的正下方,必要时可采用不同水平的进出点将支撑架倾斜放置,从而达到更好的效果。对广泛的或长的凹陷,可在高低两处各插入一相互平行的支撑架。

Park 技术的中心是重视被抬高点。这点应是凹陷部位的最低点(P 点),而不是胸骨中央点(C 点)。进出点(H 点)的选择是另一个重要的因素,必要时可选择倾斜位置放置支撑架。以往很多作者报道了在解决非对称型时遇到的困难。在这种情况下标准对称支撑架如不使一侧额外突出则不可能将凹陷抬高至预定水平。对非对称型漏斗胸

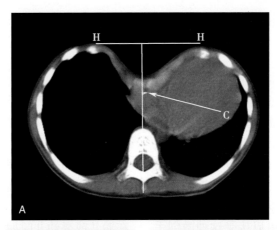

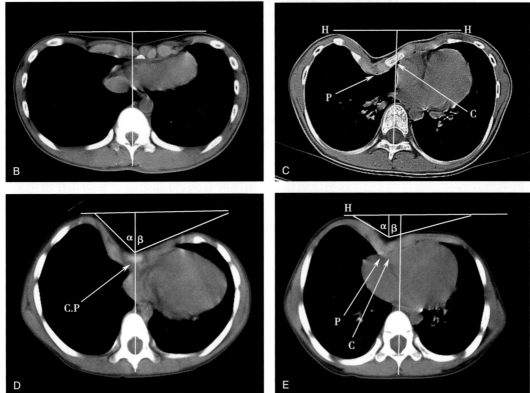

图 5-1-16　Park 分型

A.ⅠA 型：局限对称型；B.ⅠB 型：广泛对称型；C.ⅡA 型：偏心型；D.ⅡB 型：不均衡型；E.ⅡC 型：混合型

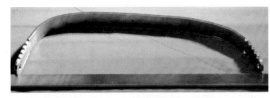

图 5-1-17　ⅡA 型偏心型支架

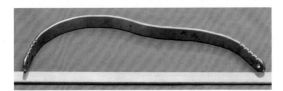

图 5-1-18　海鸥形的支撑架

设计的非对称形支撑架，从根本上解决了这个问题。最困难的类型是不均衡型（ⅡB）。这种情况下一侧胸部本身就比较高，插入支撑架后就更高。最重要的是抑制这一区域的进一步抬高。海鸥型支撑架技术可以抬高凹陷侧的胸壁而同时下压突出侧的胸壁，但是否成功关键在固定。

对于不对称的漏斗胸，如何固定支撑架，防止其移位是非常重要的。对于大多数支撑架采用常规的固定方法。对于不对称明显、稳定性差的漏斗胸可以用钢丝将支架固定在肋骨上，并可以采用钢丝的三点或多点固定。每根钢丝要穿过支撑架两端口的孔或固定在支架的齿上以防止滑动。双支架也能更好地克服不对称的畸形,上支架以压为主,下支架以顶为主。

7)远期评价:Nuss 手术不在前胸切口,不掀起胸肌皮片,不切除肋软骨,金属钢板通过压力支撑代替切除多余肋软骨和截断胸骨来矫正胸壁畸形,保持了肋软骨的连续性,因此胸壁可以维持正常的力量和弹性。更小而隐蔽的切口,更微创的手术方法,使手术也向更广泛的方向发展。手术年龄的选择从最佳的 6~13 岁扩展为 3 岁至成年患者,使更多的漏斗胸患者可以接受这种微创手术。但也有的术者过度的追求低龄化,将手术的适应证扩大到几个月的小婴儿,甚至新生儿,这样可能会造成一些不良后果。国内外的文献很少有人报道婴幼儿手术治疗漏斗胸,是因为绝大多数作者均认为,婴幼儿有一部分是软骨软造成的假性漏斗胸,本身不需要手术治疗,而且非常软的肋软骨虽然手术好做,但稳定性差,有可能造成严重的不良后果。而 Nuss 手术是一种靠压两侧肋骨的力量抬举胸骨和其他肋骨的手术,长期压迫很软的肋软骨可能会导致新的畸形,给患者带来远期的损伤。

国内由于技术水平发展的不平衡,新术者的不断加入,也出现一些问题。一些所谓的创新与改良,实际缺乏严谨认真科学态度,比如首次手术采用胸部正中辅助切口,以及一些其他术式等,很难给患者带来益处,应当慎重用之。

【专家提示】微创 Nuss 手术已经广泛开展二十年,对于钢板取出后的远期疗效评价也陆续开展起来,随着经验的积累,技术也日益成熟,成为了漏斗胸治疗的必然趋势。但关于如何细化手术方式,针对不同年龄、不同畸形类型及程度的患者,选择最适于患者的手术方法;并结合不同经验术者如何使手术在安全的前提下更微创,并有效减少和控制并发症的发生,仍是值得研究探讨的课题。

(曾 骐)

第二节 鸡胸

鸡胸(pectus carinatum)又称鸽胸。胸骨向前隆起畸形,状如鸡、鸽子之胸脯故称之为鸡胸,是前胸壁第二种常见的胸廓畸形,较漏斗胸少见,发病率约为千分之一,男女比例约 4:1,占所有胸壁畸形的 16.7%,症状出现较晚,50% 以上在 11 岁以后发现。

一、病 因

(一)先天发育异常

先天性鸡胸与漏斗胸畸形一样部分与遗传有关,家族中有胸壁畸形者,鸡胸发生率明显增高。在胎儿或婴幼儿时期,胸骨和脊椎骨、肋骨的发育不平衡造成了胸廓的畸形。膈肌附着胸骨的中央腱发育不全是次要原因,如膈肌的前部发育不全,不是附着在剑突和肋弓上,而是附着在腹直肌鞘的背侧,就会使胸骨下部因无膈肌支持而前移,导致形成鸡胸畸形。也有少数与结缔组织疾病、Noonan 综合征、先天性心脏畸形相关。

(二)后天性因素

1. 营养不良 一般认为鸡胸发病与钙磷代谢障碍有关,可能是由于婴幼儿在出生后缺乏钙质和维生素 D 的营养障碍所导致。出生后婴幼儿得不到足够的营养,患有某些营养不良性疾病,例如小儿佝偻病,久之可影响胸骨等的发育,以致胸廓畸形。

2. 继发于胸腔内的疾病 如某些先天性心脏病,扩大的心脏压迫胸壁,形成鸡胸畸形;慢性脓胸所致的扁平胸畸形等。长期慢性呼吸道感染可使呼吸功能减弱,为满足呼吸需要,膈肌运动加强,牵拉郝氏沟内陷,逐渐形成鸡胸畸形。也有继发于心脏或胸部手术者。

二、临床特点及分型

(一)症状

多数鸡胸不像漏斗胸那样在出生后即能发现,往往在 3~6 岁以后才逐渐被注意到。畸形轻者对心肺功能无影响,也无临床症状。重症者因胸廓前后径加长,导致呼吸幅度减弱,肺组织弹性减退,产生气促、乏力症状,患儿常出现反复上呼吸道感染和哮喘,活动耐力较差,易疲劳。大部分患者因胸壁畸形而在精神上负担较重,常有自卑感,缺乏自信,行走、坐立为掩盖凸起的胸部,造成驼背,不愿游泳和参加户外活动。异常的姿势及缺乏锻炼会加重畸形。

（二）临床分型

1. 对称型　为最常见类型，又叫船形胸（keel chest），因偃如船之龙骨而得名。胸骨体和下部肋软骨对称性向前突出，肋软骨的外侧部分和肋骨向内凹陷。以胸骨与剑突交界处突起为甚，又名"椎体胸"。常伴有相应的肋软骨凹陷，严重者胸腔容量减小。

2. 非对称型　较少见，又叫单侧鸡胸（lateral petus carinatum），表现为一侧肋软骨向前突，常伴有胸骨向对侧旋转，对侧肋软骨正常或接近正常。

3. 球形鸽胸（pouter pigeon breast）　又被称为鸡胸和漏斗胸混合畸形。特征为胸骨柄与胸骨体连接处与相邻肋软骨隆起，胸骨角（louis angle）减小，导致胸骨体下 2/3 相对下陷，胸骨可呈"Z"形或"逗号"状。常有胸骨的早期骨化，特别是胸骨柄与胸骨体连接处。

4. 上部肋软骨胸骨畸形　少见，为第 2~3 肋软骨和胸骨柄向前突，胸骨体相对向内凹陷，胸骨侧面呈弓形。该畸形常伴先天性心脏病、杵状指/趾或躯体过小畸形。

三、诊　断

一般肉眼即可诊断鸡胸。轻微的鸡胸由于不受患者及家长的重视往往不就诊，较重的鸡胸畸形明显，临床上很容易确诊，但是严重程度尚无公认的统一标准。可以参考漏斗胸测量的方法，即测量胸廓最突起处内侧横径与前后径之比，一般认为：轻度 ≥2.3，中度为 2.0~2.3，重度为1.7~2.0，极重度 <1.7（图 5-2-1）。一些鸡胸可合并胸部及心血管等系统和脏器的多发畸形。

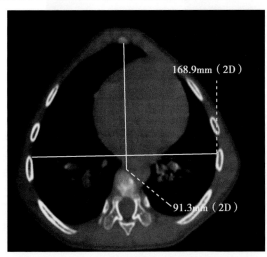

169.9mm（2D）

91.3mm（2D）

图 5-2-1　横截面横径与长径相比

四、治　疗

较轻而对称的鸡胸畸形可通过体育锻炼及户外活动获得矫正，因其与漏斗胸不同，心肺功能的影响相对较小，仅重度鸡胸患儿或心理负担较重者需要手术修复。

（一）手术治疗

1. 手术时机　手术治疗年龄一般在 7~8 岁以后，因为此时钙、磷代谢相对稳定，胸壁发育尚未完成，胸骨、肋骨弹性尚好。但对特别严重者或少数先天性鸡胸，3 岁以后即可接受手术。

2. 手术指征　轻者一般不需要手术治疗。器具矫形失败、症状明显、肺功能显著受损者，应及时手术治疗。

3. 手术方式　传统的矫正手术方法有胸骨翻转法和胸骨沉降法两种。近年来开展的鸡胸微创手术（即反 Nuss 手术）取得了较好的治疗效果。与传统手术方式相比，微创手术具有切口小而隐蔽、手术时间短、并发症少、恢复快等优点，但远期效果还有待于进一步观察。

传统手术治疗鸡胸胸骨沉降法是切除前凸的肋软骨后，用胸壁肌肉或医用钢板将胸骨下压，矫正畸形。

反 Nuss 手术是由阿根廷医师率先使用的一种微创鸡胸矫正术，其基本采用与 Nuss 手术治疗漏斗胸相似的原理，具体方法也类似 Nuss 手术，但是因矫正方向相反，所以又被称为"反 Nuss 手术"。一般先用手掌向下按压前胸壁最突出处至需要矫正的理想平面，了解胸廓弹性（如果弹性太差则矫正困难），再选择适当长度型号的 Nuss 钢板，根据胸壁轮廓来塑型。取胸壁两边切口的位置（一般位于腋前线至腋中线之间约 2cm 左右长度），切开皮肤皮下后，经皮下逐步向胸骨方向游离汇合，钝性游离出一个隧道，此时可将长弯血管钳（或其他工具如手术环钳）经此隧道穿出，血管钳套上胸引管拉回，使胸引管置入隧道备用。游离并暴露出两侧切口相应 2 根肋骨，剥离少许肋骨骨膜。接着胸引管套住预制钢板并回拖到对侧并翻转（180°）后，将固定片用与预制钢板连接，再放入切口内肋骨处，将固定片用医用钢丝包绕预先暴露的肋骨，并缝合固定至适当位置，调整并固定钢板与两端固定片，使固定后的钢板能够将胸壁维持固定于外观正常平面的水平。同 Nuss

手术一样,妥善封闭伤口,完成手术。一般术后3个月内不剧烈活动,术后处理同"漏斗胸"。术后2年左右可以取出固定钢板。这种"反NUSS手术"与过去所有方法相比,创伤小,更美观(图5-2-2~图5-2-5)。

（二）胸廓加压器械矫形

对年龄较小的、畸形程度较轻的患儿可以使用外部器械(如佩戴特制矫形背心等),来缓解或矫正畸形。早期矫形治疗在鸡胸患儿中效果明显,但有复发的可能,需要长时间佩戴。长期效果尚需要长时间追踪观察,比较大量的病例资料后才能确定。

（三）保守治疗

一些轻度鸡胸,可通过锻炼逐步矫正。

1. 呼吸起落操,两脚与肩同宽站立,身体放松,微闭双眼,两臂轻轻向前平举至头顶,同时吸气,停一会儿,两臂自然下落,伴以深呼气,每日数次,每次10分钟。

2. 俯卧撑或持哑铃做两臂前平举练习,每天3~4次,每次10分钟。

3. 单、双杠上翻筋斗,每日清晨空腹进行,但不可过于劳累。

4. 慢跑有助于增强内脏活动,扩大呼吸量,改善胸廓发育不良状况。

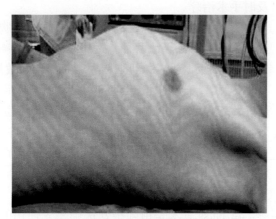

图 5-2-2　鸡胸术前

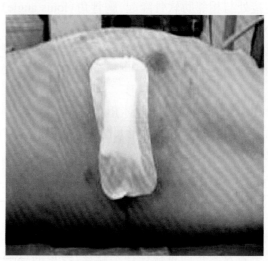

图 5-2-3　鸡胸术后

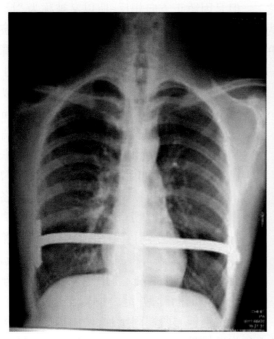

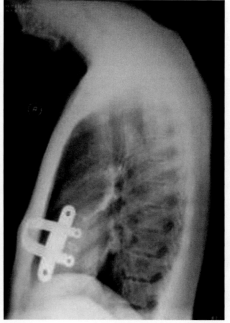

图 5-2-4　鸡胸术后胸片

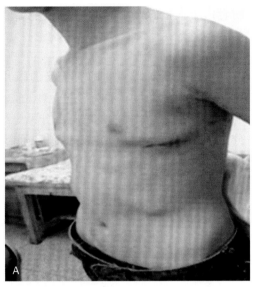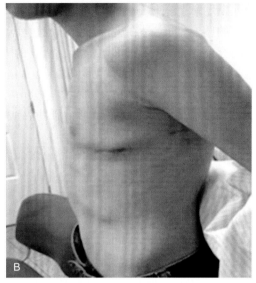

图 5-2-5 鸡胸术后
A. 鸡胸术后钢板取出之前;B. 取出后

五、预 防

母亲在孕末期要注意营养,多吃蛋类、动物肝脏等富含维生素 D 及蛋白质的食物,经常晒太阳。新生儿从出生半个月开始,每天服维生素 D 400~600IU,一直到 2~3 岁,如果奶量(包括母奶和配方奶)每天 600ml 以上,奶中的钙能满足婴儿的需要,不需要另外补充钙。如果每日奶少于600ml,应适当补充钙剂。

晒太阳是预防佝偻病最方便经济、安全有效的方法。婴儿满月后,可逐步增加日晒时间。在正常天气下,每日晒太阳 2 小时左右就可以满足维生素 D 的需要。夏季避免阳光直晒,可在树荫下玩耍。晒太阳时不要隔着玻璃、戴着帽子或口罩,否则达不到抗佝偻病的效果。

六、预 后

微创鸡胸矫正手术的效果,与矫正漏斗胸的Nuss 手术类似,因为对外观的要求和感觉因人而异,因此存在主观与客观的评判标准,主观上需要手术的医师与患者及家长在术前充分沟通,尽量寻求互相理解及目的一致,客观上同样以一般正常人胸廓的 Haller 指数约 2.7~2.8(中位数)作为参考。一般临床上需要手术的鸡胸患者 Haller 指数常为 2.1 左右,参考术前术后 Haller 指数的变化,同样可以以此作为对手术效果进行客观评价

的主要标准。

(刘文英)

第三节 叉状肋

视频五 叉状肋

叉状肋(bifid rib)是临床比较少见的肋骨畸形。文献报道叉状肋的发病率约为 0.15%~3.4%。其他肋骨畸形还包括腰肋、颈肋、肋骨融合等,叉状肋约占肋骨畸形的 20%。由于叉状肋临床较少见,多数病例在体检或拍胸片时偶然发现,有关叉状肋的文献报道较少,多数为病例报告。

叉状肋通常以单发多见,也可以是其他畸形,如脊柱侧弯、小耳畸形或 Gorlin-Goltz 综合征、Jeune 综合征等疾病的一种表现。大部分叉状肋临床无症状。通常为单侧病变,男性多于女性,右侧多于左侧。文献报道叉状肋最常出现在第 3 或4 肋,依次为第 5 肋、第 6 肋、第 2 肋。

一、病因与病理

肋骨的胚胎学发育和脊柱发育关系密切,肋

骨是由胎儿期肋软骨前体细胞骨化形成,其来源于椎骨水平的肋突,肋突是在胸椎体节形成过程中侧方的间充质组织,可以提供肋骨形成所需的所有细胞。只有在胸部的肋突才能形成肋骨。肋骨畸形的发生,文献报道可能是在发育体节分节与再分节过程中。最常见的肋骨畸形为腰肋、颈肋,其他包括肋骨分叉、肋骨融合等。

有文献报道从叉状肋的解剖发现并提出新的假说,分叉的上部分肋骨可能来源于分叉的下部分肋骨。

二、临床分型

叉状肋之间肋间肌的动脉供应来源于上一肋的肋间动脉,提示叉状肋之间肋间隙的肌肉来源于上一肋的肋间肌,并被分叉的上部肋骨分开。分叉的下部分肋骨下缘可见相应的肋间神经走行,而分叉的上部肋骨通常无神经走行,如有神经走行,多来源于上肋下缘的肋间神经分支并走行分布于分叉肋骨间的肋间肌。

从畸形肋骨的形态分型,叉状肋可分为分叉型、环型两种。分叉型包括硬肋分叉、软骨分叉。环型通常多为软骨分叉呈环形,远端融合并与胸骨相连。

从胸壁外观分型,可以分为凸起型、凹陷型及外观正常型。外观正常型通常在 X 线检查或体检时偶然发现,查体无异常的凸起或凹陷;凸起或凹陷型通常会引起胸廓外观的畸形,引起胸壁不对称,造成不对称漏斗胸或鸡胸,严重者可影响胸廓发育,对胸腔内脏器造成压迫,影响心肺功能。

三、诊　断

(一)临床表现

1. **症状**　多数叉状肋患儿婴幼儿期由于皮下脂肪厚,不易被发现。随着年龄增长,生长发育加快,逐渐在学龄前期表现出来。主要表现为胸壁外观不对称,一侧胸壁凸起,也有部分患儿表现为一侧胸壁的局部凹陷。通常无其他如呼吸道反复感染等表现。

2. **体征**　一侧胸壁凸起或凹陷,通常以凸起表现最为常见,表现为前胸壁肋软骨部的隆起包块,查体无压痛。触诊时常可触及分叉的肋骨。通常凸起最高位置为分叉的上部肋骨,且该

肋骨由于上抬的作用,上一正常肋骨常与其同时凸起。

(二)辅助检查

1. **X 线**　对于硬肋即有分叉的患儿通常拍胸部 X 线平片即可显示畸形肋骨(图 5-3-1),表现为软硬肋骨交界处硬肋的增宽或分叉。对于软骨分叉的患儿,由于软骨组织的特性,通常 X 线不能很好显示。

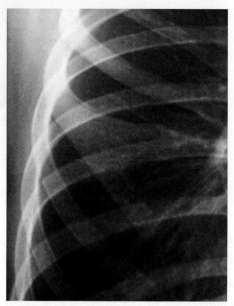

图 5-3-1　胸片检查发现第 5 肋硬肋分叉

2. **CT**　胸廓 CT 扫描加肋骨三维重建能更准确地显示软、硬肋骨,特别是肋骨分叉的形态、位置等情况,以及有无合并其他椎体等畸形(图 5-3-2)。

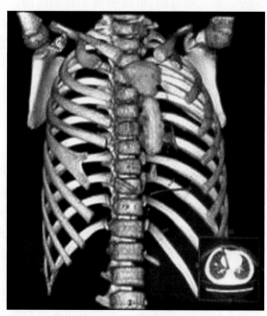

图 5-3-2　CT 三维重建直观显示
第 5 肋硬肋分叉

四、鉴别诊断

（一）鸡胸

鸡胸通常为胸骨体下段向前凸起,可伴有胸骨旋转。部分叉状肋由于凸起严重可造成鸡胸,胸部 CT 肋骨重建可加以鉴别。

（二）胸壁肿瘤

多为软组织包块,胸壁 B 超、CT 等检查可鉴别。

（三）Poland 综合征

胸壁的不对称或凹陷,多为胸壁肌肉或肋骨的缺如引起,常伴有并指畸形、乳头缺如等,根据查体及胸部影像学检查可鉴别。

五、治　疗

对于影像学检查偶然发现,胸壁并未发现异常凸起或凹陷的叉状肋患儿,通常可以随诊观察,无须特殊处理。如随着患儿生长发育,畸形肋骨逐渐发生隆起或凹陷,引起胸壁不对称,则需考虑是否手术治疗。

对于以胸壁凸起为主要表现的叉状肋患儿,通常建议在 3 岁以后,根据凸起的严重程度,以及凸起的进展情况,择期手术治疗。手术方式可采用前胸壁(图 5-3-3)切口开放手术或侧胸壁切口无注气悬吊技术(图 5-3-4),将畸形的分叉上部肋骨切除,同时修整增宽的硬骨。

对于以胸壁凹陷为主要表现的叉状肋患儿,需要根据畸形的特点,必要时需放置内植入支架,将凹陷胸壁顶起。

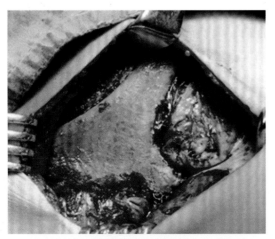

图 5-3-3　前胸壁手术切口暴露分叉肋骨

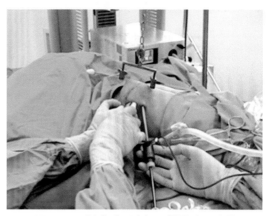

图 5-3-4　侧胸壁手术切口暴露分叉肋骨

【专家提示】叉状肋预后良好,手术治疗效果满意,复发率低。叉状肋的病因尚不明确,主要原因考虑是肋骨的先天发育异常所致,无特别预防方法。

（曾　骐　陈诚豪）

第四节　胸骨裂

胸骨裂(sternoschisis)是一种胸壁畸形,临床上相对少见,占先天性胸壁畸形的 0.15%,新生儿中发病率低于十万分之一。该疾病在 1740 年首次被报道,1858 年 Groux 对该病进行了病理学描述。国内文献目前仅有个案报道。

一、病理及分型

胚胎时期,胸骨始基形成左、右胸骨板,妊娠第 6 周,胸骨为分离开的两列胸骨嵴。妊娠第 8 周,若胸骨嵴从上向下融合过程发生障碍,胸骨嵴腹侧未融合,则形成胸骨裂,通常胸骨的其余部分和肋骨发育正常。出生后,婴儿胸骨部分或完全分离,但心脏位于胸内正常位置,胸骨裂表面覆盖皮肤,心包完整,膈肌正常,无脐疝。临床上可见胸骨全部或部分、半侧缺如、窗形缺损等,其部位可分别位于胸上段、胸下段或胸骨全长。

胸骨裂可表现为单纯的胸骨部分裂开,也可以合并多种复杂畸形的 Cantrell 五联症(胸骨下裂、心包缺损、心血管病变、膈肌前部缺损、腹壁缺损)。单纯发生在胸骨上部的胸骨裂,很少伴有先天性心脏病。

二、临床表现及诊断

临床上可无症状，部分患儿以反常呼吸、发绀、呼吸困难和反复呼吸道感染等呼吸道症状为主要表现，查体时发现患儿胸骨区有软组织裂隙即可确诊。合并有 Cantrell 五联症等其他畸形者，可有相应畸形的临床症状。

本病通过外观、X 线、CT 检查等很容易诊断。

三、治 疗

手术修复是治疗胸骨裂的唯一有效方法。单纯而不严重的胸骨裂手术修复成功率高，但是如果合并其他畸形，则需要综合评估预后及效果。胸骨裂的手术目的是重建新的"胸骨屏障"，保证心脏功能不受影响。

胸骨裂手术方式：①对胸骨裂小、年龄小者，可直接胸骨直接缝合法修复；②对胸骨裂大者，则可采用 Verska 前胸壁重建术，可能需要植入肋软骨、肋弓修复。现在临床多不应用人工材料，因为人工材料不随组织生长，而植入后增加感染风险。但是随着人工材料的进步，将来应用也可能增加。

胸骨裂手术时机、手术方式选择需要综合患儿年龄、胸骨裂病变的范围，以及是否合并其他疾病后确定。根据患儿不同情况制订个体化治疗方案，以求尽量获得满意治疗效果。

1. **手术适应证** 胸骨部分或完全裂。

2. **手术禁忌证** 有其他疾病不能耐受手术，术前检查有手术禁忌。

3. **术前准备** 术前常规行血常规、出凝血时间、胸片、心电图、心脏彩超检查。呼吸道准备。

4. **麻醉及体位** 气管插管静脉复合全身麻醉。仰卧位。

5. **手术步骤** ①沿胸骨裂取纵行切口，切开皮肤、皮下，分离皮瓣至胸骨裂的两侧胸骨支；深层分离胸内筋膜、心包。同时楔形切除分叉部的部分胸骨，使胸骨裂容易对合。②骨膜下切断肋软骨：较大婴儿或儿童，因胸廓弹性和可塑性差，在骨膜下切断部分肋软骨，胸骨裂更容易缝合。胸骨裂处自体肋软骨或肋弓移植，适用于胸骨分叉处楔形切除后，胸骨裂仍不能直接对合者，即将自体部分肋软骨取下，纵行劈开，植入胸骨裂处。也可切除胸骨裂两侧胸骨支内侧缘或切除骨膜造

出新创缘，有利于胸骨裂愈合。

6. **术中注意事项** ①胸骨缝合是否有张力。②行胸骨裂缝合时，可充分游离心包，注意观察缝合后胸骨对心脏是否造成压迫。如有压迫，不必勉强缝合，可在裂间植入自体肋软骨行肋弓修复。③如果合并严重的心脏、大血管畸形或其他畸形，需要综合考虑手术的风险及选择时间，一般宜与心脏外科医师共同讨论、协商后，再制订可行的治疗方案。

7. **术后注意事项** 切口愈合情况，生命体征的监测。

8. **并发症** ①出血：切口各层均可能出血，导致切口附近皮下呈青紫色。积血可能导致皮下感染，术中彻底止血，术后需要及时换药。若发现切口渗血量大或血肿形成时，则需手术止血。②切口感染：表现为切口处红肿、皮温增高，轻压后患者诉切口疼痛明显，若脓肿形成，应拆除部分缝线，纱条引流，每日换药，直至伤口自行愈合或待创面新鲜后行二期清创缝合。如果人工材料排斥感染，则需要二次手术取出人工材料。

【**专家提示**】胸骨裂临床诊断并不困难，但需警惕合并其他畸形，特别是注意观察是否存在 Cantrell 五联症。胸骨裂手术原则是建立胸骨屏障，保护心肺功能，无论何种手术方式，术后都应密切观察生命体征。由于缺乏大样本统计数据，其预后不详。

（刘文英）

第五节 波伦综合征

波伦综合征（Poland syndrome，PS）是一种少见但并不罕见的先天性畸形，又称胸大肌缺如短指并指综合征。该病于 1841 年由英国医学生 Alfred Poland 在做尸体解剖时首先发现，1962 年被整形外科医生 Clarkson 命名为 Poland 综合征。

一、病因及分类

波伦综合征的病因目前尚不清楚，普遍认为是胚胎时期锁骨下动脉的血液供应被破坏，造成血液的流动速度减弱和血管发育不全，导致随后的解剖缺陷。也有学者认为可能的病因还包括常

染色体显性遗传、单基因缺陷、外伤、病毒感染、人工流产造成的宫内损伤等。

心、肺疝、肾脏发育不良等。

二、合并症

波伦综合征常合并其他综合征同时出现,其中 Mobius 综合征已被认为是波伦综合征最常见的合并症。Mobius 综合征又称先天性双侧面神经并外展神经瘫痪综合征,也是一种少见且病因不明的先天性畸形。临床表现为程度不等的双侧或单侧面神经及外展神经瘫痪。严重者可涉及三叉神经、动眼神经等,患儿常被称为"面具娃娃"。

另一个是 Poland-Klippel-Feil 综合征,又称短颈综合征、先天性颈胸椎融合综合征,其典型的三联征是短颈、后发迹低及颈部活动受限。该综合征的发生可能与发自锁骨下动脉的椎动脉发育不良有关。除此之外,PS 还可合并副乳、肿瘤、右位

三、临床表现

波伦综合征可分为简单型和复杂型,其中简单型更常见,又称部分波伦综合征(图 5-5-1)。该型患者胸部的畸形仅为胸大肌胸骨部的肌肉扇形缺如,胸大肌锁骨部较薄,导致同侧腋窝处凹陷,同侧锁骨下凹陷。伴有同侧的乳头较正常发育小或者位置向腋窝偏移,乳晕颜色浅,伴有或不伴有胸小肌的缺如。同侧的肋骨无畸形。可伴有同侧上肢骨骼的长度较正常短。复杂型波伦综合征的特点是胸大肌缺如伴有同侧肋骨及胸骨畸形,同侧第 2 至 5 肋骨发育不良,并伴有肋软骨缺如。由于部分肋软骨的缺失,取而代之的为一层坚韧的膜状结构,可伴随呼吸运动而运动。同侧乳房、乳头、乳晕明显发育不良,甚至完全缺失(图 5-5-2)。

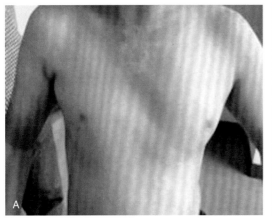
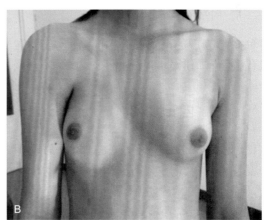
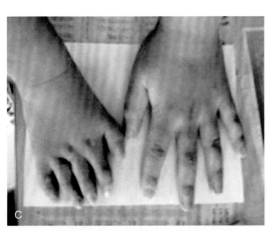
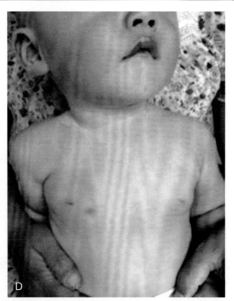

图 5-5-1　波伦综合征

A. 右侧胸肌缺失;B. 右侧胸肌缺失;C. 合并并指畸形术后;D. 合并右侧副乳

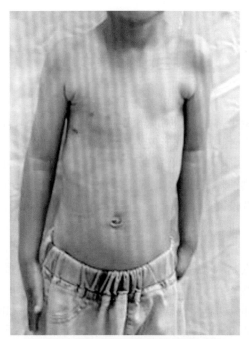

图 5-5-2　复杂型波伦综合征
左侧大范围肋骨缺损及广泛的肌肉缺损，
同侧乳头缺失，同侧手畸形

各种畸形表现的严重程度不同，并且很少在一个患者中所有畸形全部表现出来。

四、诊　断

波伦综合征的诊断并不难，主要特征为胸部及乳头发育不良，胸部主要肌肉组织缺如，肋骨软骨发育不良。但是由于波伦综合征的病变多部位、多系统，故应行全面检查是否合并其他畸形，以免出现漏诊、误诊。

1. **X 线检查**　显示胸骨和肋骨的大致情况，有无合并右位心。

2. **CT 检查**　能更准确地评价胸壁畸形，特别是肋骨、肋软骨缺失及胸骨旋转的情况。

3. **MR 检查**　可评价背阔肌畸形程度，并可发现心血管系统和泌尿系统有无合并畸形。

4. **心脏超声检查和 CT 血管造影检查**　可观察心脏有无其他畸形。

五、治　疗

波伦综合征的治疗包括手部畸形矫正和胸部畸形矫正两部分。

手部畸形的治疗重点在于改善功能，最好在学龄前完成，主要矫正并指畸形，对短指和缺指畸

形一般不需要处理。一般在手部畸形矫正后再行胸部矫形。

胸部畸形的治疗，与病变的严重程度、年龄、性别及患者的个性化需求有很大关系。对于简单型波伦综合征患儿，由于他们的症状仅限于胸部肌肉部分缺如，手术需延迟至进入青春期后进行。对于患有严重肋骨及胸廓凹陷的复杂型患儿，由于缺少对心肺的足够保护，可考虑提前手术治疗，修复需要两个阶段：

1. **第一阶段**　重建骨性胸廓的完整性和稳定性，即肋骨及肋软骨缺损的修复治疗，该手术应在患儿进入青春期前完成，从而防止呼吸紊乱和保护胸部重要脏器。常用的术式为自体肋骨移植及网状补片修补术。

2. **第二阶段**　进行肌肉的移植，可延期至成年后完成。女性患者应待健侧胸壁及乳房发育完成后再进行手术，这样可保证一次手术重建的双侧对称。术式包括乳房假体植入术或乳房再造术，由于乳房再造时需同时矫正胸部凹陷，需要大量的组织，因此应选用能提供足够组织量的肌瓣，如背阔肌、腹直肌、臀大肌等。由于背阔肌形状扁平，面积较大，并可形成腋前皱襞，故为最佳的胸大肌替代物。男性患者应在青春期发育结束后进行手术，若胸部畸形严重可提早进行，以尽早消除患者的心理障碍，术式包括自体脂肪移植术或背阔肌肌瓣转移术。

3. 如合并其他畸形，则根据其他畸形的手术时机，综合考虑，选择合适的手术时间。

【专家提示】波伦综合征主要异常特征为胸部主要肌肉组织缺如、肋骨软骨发育不良及乳头发育不良，临床诊断不复杂。对于合并其他综合征或复杂型波伦综合征需分阶段手术治疗，手术原则是重建胸廓的完整性和稳定性，以及肌肉的移植。对于大龄儿童，更需要关注家庭及心理问题。

（曾骐　于洁）

第六节　胸廓出口综合征

胸廓出口综合征（thoracic outlet syndrome, TOS）又称臂丛神经血管受压征、颈肩综合征，指臂丛神经和锁骨下动静脉在胸廓出口部位因各种

原因受压,引起上肢和颈肩疼痛、手部麻木、无力、感觉异常、肌肉萎缩或肢端缺血为主要表现的综合征。1956年,Peet首次采用胸廓出口综合征这一术语并沿用至今。该综合征因临床表现多样,易误诊、漏诊。临床症状常见于中年妇女,小儿少见,多有颈部外伤史及先天异常。

一、病理生理

胸廓出口定义为从第1肋的外侧边到上纵隔内侧并向上到第5颈神经,上界为锁骨,下界为第1肋骨,前方为肋锁韧带,后方为中斜角肌,包含以下重要结构:前斜角肌、中斜角肌、臂丛、膈神经、胸长神经和肩胛背神经、星状神经节、锁骨下动、静脉、胸导管和斜角肌淋巴结、肺尖等(图5-6-1)。臂丛血管神经经肋锁间隙到达腋窝三角底部,在斜角肌间隙、肋锁间隙、胸小肌后间隙最易受压。任何可使胸廓出口通道狭窄的先天(图5-6-2)或后天性因素(图5-6-3),均会导致压迫锁骨下血管及臂丛神经产生临床症状。

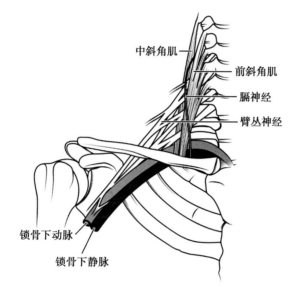

图 5-6-1 胸廓出口正常解剖

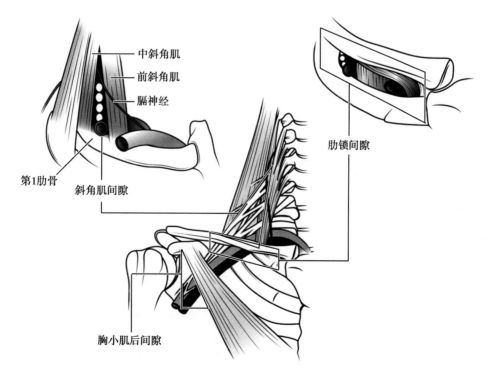

图 5-6-2 胸廓出口狭窄的先天性因素

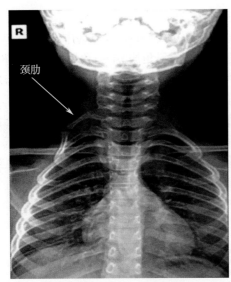

图 5-6-3　胸廓出口狭窄的
后天性因素（锁骨骨折）

二、分　型

（一）根据压迫结构的不同分型

1. **神经型**　最常见，约占发病人数的 90% 以上，有典型的临床症状、体征、影像学表现和肌电图改变，其中影像学检查示胸廓出口处结构异常，又分为臂丛上干型、下干型和全臂丛型三类。上干型多与前中斜角肌起点的腱性组织有关，腱性组织因外伤、牵拉而造成对神经根的压迫。臂丛的 C_4、C_5 神经受压迫，疼痛发生在三角肌和上臂的侧面，从而引起症状。下干型和全臂丛型约占发病人数的 85%~90%，是多因素综合引起的。前中斜角肌挛缩使斜角肌间隙狭窄，并向上抬高第 1 肋骨，使臂丛神经在纵行空间受到限制，合并第 7 颈椎横突过长时，可引起臂丛血管束在水平空间也受到限制。

2. **血管型**　占发病人数的 4%~8%，主要为锁骨下动静脉压迫，通过超声及 CT 血管造影（CT angiography，CTA）检查确诊，常为单侧。

3. **非特异型**　约占 1%~2%，包括假性心绞痛型、椎动脉受压型及交感神经刺激型等。假性心绞痛型指累及前胸部和肩周区域，出现类似心绞痛的症状，但患者的冠状动脉造影正常，检测尺神经传导速度低于 48m/s 时，提示胸廓出口综合征。

（二）根据病情程度分型

1. **轻度**　指前壁内侧麻木感觉间歇性刺痛减退，两点分辨觉<4mm，精细动作差，无肌萎缩、爪形手，无明显血管体征（Adson、Wright、Roos 试验）。

2. **中度**　指持续性痛触觉减退，两点分辨觉>4mm，捏力减退，可有肌萎缩，无爪形手，有血管体征表现。

3. **重度**　指持续性痛触觉消失，两点分辨觉>10mm，捏力及握力减退，肌萎缩明显，出现爪形手，血管体征呈强阳性表现。

三、发病机制

TOS 发生为胸廓出口处骨性组织和软组织的解剖变异所致，造成臂丛神经、锁骨下动静脉不同程度受压而产生神经及血管受压表现。其中骨性组织变异约占 30%，包括第 7 颈椎横突过长、颈肋、第 1 肋骨变异，以及第 1 肋骨、锁骨骨折后骨痂形成，锁骨两叉畸形，外生骨疣，肱骨头脱位。目前儿童胸廓出口综合征还没有颈肋、第 7 颈椎横突过长引起的报道；软组织变异主要是指异常纤维束带或前、中斜角肌异常引起，如斜角肌痉挛、纤维化、肩带下垂和上肢过度外展均可引起胸廓出口变狭窄，以及颈肩部外伤史，颈肩部的长期姿势不正确、颈肩部的肌肉失衡、肥胖、长颈及肩胛带下垂人群等；上肢正常动作如上臂外展、肩部向后下垂、颈部伸展、面部转向对侧及深吸气等也可使肋锁间隙缩小，神经和血管受压迫的程度加重。小儿多以先天性异常为主。

四、辅助检查

（一）影像学检查

X 线及 CT 检查无特异性，可检查是否存在颈肋、第 7 颈椎横突过长、锁骨异常、第 1 肋骨畸形或其他骨性病；血管多普勒超声检查可检测受压部位的锁骨下动脉及静脉血管内径及血流动力学变化，为超声诊断 TOS 最主要的声像特点，尤其是血流速度的改变对血管轻度受压狭窄有极强的敏感性；无创性多普勒超声对于 TOS 患者的筛查、定性诊断及手术后复查有着重要的临床意义，尤其在没有条件行血管造影的基层医院更应得到推广和应用；选择性血管造影检查用于严重动静脉受压合并动脉瘤、粥样斑块、栓塞和静脉血栓形成患者，以明确病变性质，确定受压狭窄部位，排除其他血管病变。

（二）神经电生理检查

电生理检查在 TOS 的早期无特殊价值,可能会出现 F 波延长,其他常无异常发现。晚期如尺神经运动传导速度在锁骨部减慢有较大的诊断价值。分别测定胸廓出口、肘部、前臂处尺神经传导速度。正常胸廓出口为 72m/s,肘部为 55m/s,前臂为 59m/s。胸廓出口综合征患者胸廓出口尺神经传导速度减少至 32~65m/s,平均为 53m/s。

五、诊　断

目前尚无统一的诊断标准,需要根据病史、体检、胸部和颈椎 X 线、血管超声和尺神经传导速度测定等,综合评估后予以明确诊断。

神经型 TOS 患者主观症状较多,其诊断往往建立在患者的主诉及各项物理检查上,临床表现各异,如上肢麻木、疼痛、乏力、上肢缺血、瘀血水肿、肩臂部运动障碍、头颈部不适及上胸壁疼痛等。血管型 TOS 患者可出现肢端肿胀、皮肤颜色改变、静脉曲张、肩部交通支增多等锁骨下静脉受压表现,也可出现明显颈肋、锁骨上血管杂音、指甲皱缩、上肢温度降低、易疲劳等,血管造影、血管超声等辅助检查结果可支持诊断。

常用的查体方法:① Adson 试验;② Halstead 试验;③ Wright 试验;④ Roos 试验;⑤ Moslege 试验;⑥锁骨上压迫试验。其中 Roos 试验较为可靠,方法为患者取坐位、挺胸、屈肘,抬起双上肢,缓缓握拳和松拳 3 分钟,正常人除有轻度疲劳外无任何症状,而 TOS 患者自试验开始即感患肢沉重、疲劳,逐渐出现手指麻木、臂肩部疼痛或手指发白,受试后不久即不自主的自由下落。Adson 试验是检查血管是否受压的另一种检查方法,由于第 1 肋骨和斜角肌压迫锁骨下动脉,同时压迫臂丛神经。嘱患者端坐,头部延伸并转向患侧,如患侧桡动脉搏动减弱或完全消失,则应高度疑诊颈肋的存在。Halstead 试验也称肋锁骨部压迫试验,患者双肩向后向下,如桡动脉搏动减弱或消失或出现锁骨下区杂音则说明肋锁骨受压。Wright 试验也称过度外展试验,上肢被动地置于过度外展姿势,如桡动脉搏动减弱或消失和腋部出现杂音表明胸小肌肌腱压迫动脉。但由于儿童叙述不清,也不能配合作感觉和肌力的检查,因此早期诊断困难。

六、鉴别诊断

1. **产瘫**　多有难产的病史,出生后即出现上肢神经损伤的表现,而本病为慢性过程,可与之鉴别。

2. **先天性肌性斜颈**　主要由胸锁乳突肌的挛缩引起,导致头部向一侧倾斜、下颌转向对侧的特征改变,可触及挛缩呈硬索状的胸锁乳突肌,没有臂丛神经的卡压症状,可予以鉴别。

七、治　疗

（一）非手术治疗

患儿首选非手术治疗,即进行一段时间的保守治疗。自觉症状轻微、无神经损伤的表现者也可选择非手术治疗,治疗原则为通过非手术方式增加胸廓出口处的空间,恢复颈肩部肌肉的平衡,包括按摩、悬吊上肢、适当休息、局部理疗、前斜角肌局部封闭、加强肩部功能锻炼、通过体态的训练纠正患儿的不良姿势、生理性功能锻炼以增加斜角肌和肩胛带肌的力量达到正常的活动范围和长度等方法。保守治疗需要制订循序渐进的治疗计划,注意不能负荷过重,造成协同肌的损伤,导致新的肌肉失衡,注意保护性措施,预防症状的复发。由于儿童胸廓出口综合征的病理改变,这种保守治疗的方法可能很难取得疗效,很多患儿往往最后还是需要进行手术松解。手术治疗是彻底解决其病理改变的治疗方法,一旦保守治疗无效,应及早手术,以防影响患肢的生长发育。

（二）手术治疗

一般建议对有严重神经或血管并发症和试行非手术治疗 4 个月及以上无效的 TOS 患者,应行手术治疗。

1. 原则是解除对血管神经束的骨性压迫而缓解症状,可有斜角肌切断,颈肋、第 7 颈椎横突、第 1 肋骨切除等手术方式,截除第 1 肋骨全长和解除有关压迫因素,使臂丛和锁骨下动脉下移而又不产生畸形并发症。

2. 一般应采用损伤较小的斜角肌切断手术,其中多以切断前斜角肌为主,具体手术方式应根据手术中的具体情况来定,甚少应用第 1 肋骨切除术式,如需要切除第 1 肋骨,可选择经腋入路切除第 1 肋骨,即于胸大肌和背阔肌间进入,可充分显露,容易探查,减少神经牵拉损伤,方便切断前中斜角肌,同时切除第 1 肋骨,松解异常纤维束带,损伤较小,操作安全,对肩关节影响小。

3. 也可经过颈部及背侧肩胛骨下入路行手术切除,近年来也有报道应用腔镜经胸腔行手术切除,但在无腔隙环境下切断紧贴臂丛神经和锁骨下动脉的前、中小斜角肌以及第 1 肋骨,风险较大,存在争议。为防止术后瘢痕形成,神经、血管的粘连,术后当天应开始进行颈肩部的活动,予以康复训练和力量训练,促进功能恢复。

4. **手术疗效** 可按 Roos 的疗效评定标准评定。

(1)症状完全消失,能胜任原来的工作及日常生活;

(2)症状显著减轻,能胜任原来工作;

(3)症状部分缓解,影响工作;

(4)症状无缓解或加重。

5. **手术相关并发症**

(1)气胸:颈部臂丛神经松解,易损伤胸膜顶部造成气胸。术后关注患儿有无呼吸困难表现,监测生命体征及脉氧饱和度,完善胸片检查,严重者可行胸腔闭式引流。

(2)乳糜漏:左侧锁骨上颈静脉角的胸导管入口发生变异,引起术中损伤,造成乳糜漏或淋巴积液,可从术后引流液表现予以诊断,需延长拔管时间,反复穿刺吸出引流液,并进行颈部压迫可治愈。

(3)手术伤口血肿:胸廓出口综合征术后伤口血肿或出血需要关注并立即处理,与手术疗效及患者预后有关,出血后易积聚在游离的间隙中,包绕臂丛神经根干部,血块就对臂丛神经会产生刺激,血肿的机化后再次形成压迫,导致症状持续存在。

(4)神经损伤:可引起臂丛神经、颈丛神经及膈神经损伤,发生率较低,通常与术中牵拉导致神经受损有关。

【专家提示】总体来说 TOS 症状极少为持续性,患者不易被及时诊断,容易漏诊、误诊。另外,有专家认为肢体远端的神经卡压症状,如腕管、尺管、肘管、旋前肌处卡压,应警惕为可能为 TOS 早期信号。对于胸廓出口综合征的明确诊断尤为重要,患儿先采取非手术方法治疗,需严格掌握手术适应证,可得到良好疗效,手术治疗存在一定的并

发症,与手术操作、个体差异等有关,积累手术经验,术后严密监测患儿情况,可防止或减少并发症发生,同时及时处理后,预后良好。

(曾 骐)

第七节 多汗症

多汗症(hyperhidrosis)是指局部或全身皮肤出汗量异常增多的现象,是由多种病因导致的自发性多汗,主要表现为阵发性、局限性或全身性出汗增多。真正全身性多汗症少见,即使是全身性疾病所致的多汗症也主要发生在某些部位。通常为双侧对称性多汗,也可见偏身多汗。出汗的量及程度从轻度到严重不等,尤其在面对压力、精神紧张、高温环境及情绪焦虑时,出汗的程度会进一步加重。

多汗症的发病率约为 1%~3%。流行病学调查结果显示,我国原发性手汗症的发生率为 2.08%,首发高峰年龄是 7~15 岁,占原发性手汗症患者的 97.3%,其中有阳性家族史的患者约为 25.4%。

一、病 因

多汗症根据发病原因不同,可分为原发性及继发性多汗症。原发性多汗症是没有任何可辨别病因的出汗增多,通常涉及手掌、腋窝和足底,也可能涉及面部、腹股沟或身体的其他任何区域。继发性多汗症具有潜在的病因,如内分泌功能紊乱、分泌性肿瘤、交感神经功能紊乱、原发性神经病、脊柱疾病或损伤、精神性疾病等,通常全身均可出现多汗(即不限于身体的任何特定区域)。

二、病理分型

(一)根据出汗部位的不同分为

1. **局限性多汗症** 常始于儿童期或青春期,男女均可发生,部分有家族史,可持续几年,至 25 岁后有自然减轻的倾向。最常见的部位是掌跖和摩擦面,如腋下、腹股沟、会阴部,其次为前额、鼻尖和胸部。掌跖多汗主要由情绪波动造成,呈持

续性或短暂性,无季节区别,常出现手足发冷甚至发绀现象,日久可伴手足角化表现。

2. **泛发性多汗症**　主要由其他疾病引起的全身广泛性多汗。在儿童中极为罕见,但淋巴瘤、甲状腺功能亢进、嗜铬细胞瘤和焦虑症在鉴别诊断中应予以考虑。此外,如中枢神经系统异常,包括皮质、基底节、脊髓或周围神经损伤等可造成全身性多汗。

(二)根据产生汗液过多的原因不同分为

1. **神经性多汗症**(neural hyperhidrosis)　包括皮层性多汗症、下丘脑多汗症(hypothalamic hyperhidrosis)和髓性多汗症。

2. **非神经性多汗症**(non-neural hyperhidrosis)　汗腺不受交感神经支配而是对热敏感引起的显性出汗;或是胆碱能、肾上腺素能等药物直接刺激汗腺引起的显性出汗。此外,器官样痣(organoid nevus)和痣样血管瘤损害、Maffucci综合征、动静脉瘤、Hippdl-Trenaunay综合征、血管球瘤、蓝色橡皮疱痣综合征等,可出现局限性多汗,主要与受累部位的病变有关。

3. **代偿性多汗症**(compensatory hyperhidrosis)　某部位的汗腺失去功能后,其他部位的汗腺代偿性出汗增多,以保持体温。

三、病理生理

多汗症患者的汗腺在数量和组织学外观上与正常人相同,体温调节功能正常,主要是由汗腺功能亢进引起的基础出汗量高于正常水平,并且对情绪或身体压力有过度反应。

原发性多汗症主要与外泌汗腺分泌汗液量增加有关,外泌汗腺在手掌、足跖、腋窝最为密集,因此原发性局限性多汗症主要发生于这些部位。外泌汗腺的分泌单元位于真皮深部及皮下脂肪,通过导管开口于皮肤表面。外泌汗腺主要由节后神经元释放的乙酰胆碱激活汗腺透明细胞上的毒蕈碱型受体(M受体),促进汗液排泄。

头颈部的主要交感神经供应来自星状神经节的白色分支。T_2和T_1之间可变的连接支被称为Kuntz神经,该神经将交感神经纤维不通过交感神经链传递给臂丛,并通过T_1神经节的灰色支流出。上肢和手掌的交感神经支配主要来自T_2和T_3神经节,部分来自T_1、T_4和T_5神经节。腋窝主要由T_4和T_5神经节支配。

四、诊　断

(一)症状及体征

原发性多汗症表现为机体汗腺自主分泌增多,超过生理需要量。按受累部位不同,分为头汗症、手汗症、腋汗症和足汗症。主要发生在有家族史的年轻、健康患者中,在儿童期或青春期发病。手掌、足底和/或腋窝可见双侧对称的牵涉。原发性多汗症患者的皮肤浸渍和皮肤感染很常见(特别是手和足),但他们在睡眠过程中不会过度出汗。

使用多汗症严重程度量表(Hyperhidrosis Disease Severity Scale,HDSS)对患者症状及主要累及部位进行分类和评分,制订相应的诊疗流程(表5-7-1)。询问患者日常衣物的更换次数、出汗模式、抓持物品的难度,以及对日常活动的影响。轻中度患者,应考虑保守治疗;反复保守治疗无效、症状严重且影响生活质量者(HDSS评分3~4分),方考虑手术。该量表已被临床广泛接受,作为多汗症的术前评估标准。

表5-7-1　多汗症严重程度量表(HDSS)

级别	内容
1级	出汗不明显,从不干扰患者的日常活动
2级	出汗可以忍受,但有时会干扰患者的日常活动
3级	出汗几乎不能容忍,经常干扰患者的日常活动
4级	出汗无法忍受,总是干扰患者的日常活动

(二)实验室检查

血、尿、粪、脑脊液常规检查及血生化检查多无特异性。继发性多汗症实验室检查与原发病相关。包括全血细胞计数、红细胞沉降率(erythrocyte sedimentation rate,ESR)、尿素和电解质、肝功能、甲状腺功能检查和随机血糖等。

(三)其他辅助检查

1. 头颅、肢体影像学检查绝大多数是正常结果,继发性多汗症则有与原发病相关的表现。

2. 自主神经功能检查,对多汗症的辅助诊断及鉴别诊断有一定意义。

五、鉴别诊断

主要是继发性多汗症的病因鉴别,如内分泌

疾病(甲状腺功能亢进症、肢端肥大症、糖尿病、嗜铬细胞瘤)、感染性疾病(结核、布鲁氏菌病)、遗传病(家族性自主神经异常、指甲-髌骨综合征)、神经源性疾病(下丘脑损伤、脊髓损伤)、恶性肿瘤(霍奇金病、类癌)、焦虑症、心力衰竭等,应依据不同的临床表现做出判断。如糖尿病有血糖和尿糖检验结果的异常,脑部器质性病变应存在定位症状和体征。

六、治 疗

(一)保守治疗

1. 建议减少摄入含有兴奋剂的食物,如咖啡、茶等含咖啡因的软饮料和巧克力等。

2. 建议超重的人适度减肥。

3. 建议穿着宽松的衣物,避免穿戴合成纤维制品,适当使用止汗剂。袜子和鞋类的透气排汗性能很重要。

(二)药物治疗

1. **局部止汗剂** 以其经济方便作为治疗多汗症的一线药物,主要通过阻塞毛孔或者使汗腺分泌细胞萎缩达到抑制汗腺分泌的作用。含有六水合氯化铝的制剂最有效。适合于腋窝的六水合氯化铝浓度为10%~15%,手掌和足底浓度需要高达30%,每24~48小时重新使用一次。缺点是时效短、药效低,长期使用会引起皮疹、瘙痒或疼痛等症状。

具有收敛性的鞣剂也可用于治疗多汗症,主要通过变性角蛋白暂时堵塞毛孔,但接触性皮炎相当常见。

2. **全身用药** 可用于治疗全身性或局限性多汗症。但副作用很常见,限制了广泛使用。目前主要是抗胆碱能药,通过阻止乙酰胆碱受体结合位点抑制汗腺分泌,但头痛、口干、便秘、尿潴留等不良反应较严重。近年研究发现,格隆溴铵和奥昔布宁作为竞争性抗毒蕈碱受体拮抗剂,不良反应相对较小且药效高,常用于临床。Kumar等研究发现,格隆溴铵使92%的原发性多汗症患儿出汗明显减少。Wolosker等调查发现,大多数掌跖、腋窝多汗症患者在接受奥昔布宁治疗6周后出汗明显减少,生活质量有不同程度的提高。

3. **局部注射用药** 目前主要使用肉毒杆菌毒素,肉毒素可通过阻止汗腺的交感神经分泌乙酰胆碱,使注射部位长时间地出汗减少。目前,

临床上治疗一般间隔4~6个月,重复注射3次以上,疗效显著,且使用肉毒素治疗后几乎不会出现代偿性多汗。治疗不良反应,包括治疗后疼痛、麻木、瘀血、注射部位肌肉无力等。研究发现,选用肉毒素有效治疗的最小剂量和最大剂量间隔使用,可减少患者并发症的出现,并取得最佳疗效。但肉毒素在儿童人群中研究较少,且缺少随机对照试验数据,其有效性仍需观察。

(三)离子电渗疗法

离子电渗疗法是用电流通过完整的皮肤吸引离子化分子,同时和抗胆碱能药物、肉毒素注射或氯化铝联合应用可以增强疗效。有效期2~14个月,需多次重复保证疗效。如果单独使用自来水效果不佳,可以在水中添加格隆溴铵。治疗期间可能有刺激皮肤、干燥、脱皮、红斑等不良反应,大多持续时间短,停用后逐渐消退。

(四)外科治疗

1. **局部切除术** 仅适用于腋窝汗腺。切除或刮除腋窝皮肤表面的汗腺是治疗多汗症有效而持久的方法。但并发症发生率较高,尤其是切口感染和裂开。

2. **胸交感神经切除术**

(1)英国国家健康与保健研究所(National Institute for Health and Care Excellence,NICE)介入治疗指南推荐使用胸腔镜胸交感神经切除术(endoscopic thoracic sympathectomy,ETS)治疗上肢原发性多汗症,主要适用于对其他治疗方式无效的严重患者。

(2)ETS的理想患者人群:①起病时<16岁;②手术时<25岁;③体质指数<28kg/m^2;④无盗汗、心动过缓及其他合并症。

(3)ETS的优势:①术后疼痛较少;②住院时间较短且美容效果更佳;③连续双侧ETS可在相同的麻醉剂下安全进行,不需要单肺通气。

(4)手术方式:患者仰卧位,头部抬高45°,手臂外展,肩胛骨后方垫高,将腋窝从手术台抬起,成像屏位于患者头部上方。交感神经切除术可使用1~3个孔位,二氧化碳压力为8~12mmHg,以实现部分肺不张。中心孔内置30°胸腔镜,其他孔分别内置小弧形抓握器和单钩烧灼器。如果使用单孔,最好在第4或第5肋间隙的腋前线位置打孔。

胸腔镜下第1肋通常不可见,星状神经节隐藏在锁骨下动脉后方,可以通过第2肋识别沿肋

椎关节的肋骨颈延伸的交感链。沿交感链侧面3~4cm进行解剖和固定,能够可靠地分开副交通支。通常,T_2 和 T_3 神经节之间的交感链上有一条

小静脉。如果要在此水平中断交感链,应将其固定并分离以避免出血。损伤星状神经节后会导致Horner 综合征,手术过程中应注意避免(图 5-7-1)。

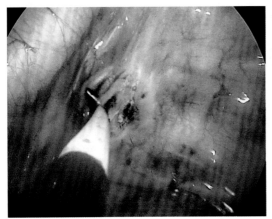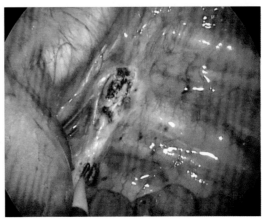

图 5-7-1　胸腔镜交感神经切除术

T_2 和 T_3 神经节发出节后纤维支配上肢血管收缩与汗腺分泌,ETS 使神经节后兴奋性降低,同侧肢体血管舒张、血流增加,汗液分泌减少,掌温升高。因此,术中应监测掌温或使用激光多普勒血流仪,可预测疗效。手术完成后在直视下胀肺,移除套管针,闭合伤口,保持高水平的呼气末正压通气。根据手术情况,术后胸腔引流并非必须,但术后应在恢复室行胸部 X 线检查以确认肺扩张完全。ETS 中转开放手术的发生率在有经验的外科医生中小于 1%。

(5)术后并发症

1)代偿性多汗(compensatory hyperhidrosis,CH):是最常见的并发症。代偿性多汗是指患者在术后手汗症状有所改善,但身体的其他部位如背部、胸部、腹部、腿部、面部和臀部等出汗较原来更多。发生率约为 8.0%~57.8%。治疗复杂,13.5% 患者因此后悔手术。研究指出,若术前存在腹股沟区、臀部、背部或者大腿上部的多汗症状,术后易发生代偿性多汗。

2)Horner 综合征:是最严重的并发症。Horner综合征是指下丘脑、桥脑直至交感神经节发生侧性病变时所产生的一种并发症。患者主要表现为瞳孔缩小、眼睑下垂和面部无汗等症状。主要是术中误伤患者的星状神经节时出现。虽然发生率较低,一旦发生,对患者的日常生活造成严重的影响。因此在 ETS 过程中,应对 T_2 神经节进行准确定位,电灼时尽可能加快速度,避免热能沿神经传递对星状神经节造成损伤。术后 Horner 综合征的发生率

约为 0~17%。大多数研究者认为,ETS 可以降低Horner 综合征的发生率。

3)味觉性出汗:味觉性出汗主要是面部出汗,通常在吃典型的辛辣或酸性食物时发生。Licht 等通过问卷调查研究交感神经切除术后的味觉性出汗,发现其影响 1/3 的患者,治疗方案包括口服抗胆碱能药、外用氯化铝和肉毒杆菌毒素注射。

4)心脏相关并发症:静息心率轻微下降及轻微的支气管收缩,大多无功能性后果。血管损伤、大出血、心搏骤停、术后永久性心动过缓等极为罕见。

5)其他并发症:气胸、胸腔积液、急性出血及迟发型出血的概率约为 1%;乳糜胸、肋间神经痛的概率小于 1%;缺氧性脑损伤等并发症极为罕见。

七、预　后

ETS 是治疗原发性多汗症非常有效的治疗方法。手汗症的疗效方面,术后长期随访结果表明:①T_4 节段较 T_3 节段切除组术后代偿性多汗的发生率更低(2.9% *vs.* 14.5%),但 T_4 节段较 T_3 节段切除组术后残留症状的患者更多(59.4% *vs.* 25.8%);②$T_{3~4}$ 节段较 $T_{2~4}$ 节段切断组术后中重度代偿性多汗的发生率更低;③T_3 节段切断术后效果优于 T_2,T_4 节段切断术术后效果优于 T_3;④单节段切断术术后代偿性多汗的发生率较多节段切除术

更低。单纯腋汗症的 ETS 初始成功率很高,但复发率为 65%,因此局部治疗应为腋汗症的首选治疗方法。头汗症中,T_2 切除有效率为 70%~100%,复发仅为 0~8%。

此外,交感神经切除术后代偿性多汗发生的时间方面,50% 的患者立即发生,80% 的患者 3 个月内发生,90% 的患者 3 个月后发生。在术后前两年,代偿性多汗的严重程度方面,70% 的患者保持不变,10% 的患者严重程度增加,20% 的患者严重程度降低。

【专家提示】胸腔镜交感神经切除术是治疗严重手汗症的安全有效的方法。越来越多的证据表明,交感神经切除术(T_3 或 T_4 水平)治疗手汗症有效,与传统的 T_2 交感神经切除术相比,代偿性多汗等术后并发症的发生率更低。在儿童多汗症的治疗方面,尽管儿童解剖结构与成人相比较小,发表的文章也相对较少,但治疗结果和并发症具有可参考性。

(贾慧敏)

参考文献

[1] 曾骐,段贤伦,张娜,等.大年龄组漏斗胸的微创 Nuss 手术.中华胸心血管外科杂志,2007,23 (3):193.

[2] 曾骐,张娜,陈诚豪,等.漏斗胸的分型和微创 Nuss 手术.中华外科杂志,2008,46 (15):1160.

[3] 戚继荣,莫绪明,顾海涛.Nuss 手术矫治复杂漏斗胸.中华胸心血管外科杂志,2010,26 (6):393-395.

[4] 陶麒麟,贾兵,陈张根,等.儿童胸骨裂外科矫治 4 例报道.复旦学报 (医学版),2014,41 (3):365.

[5] 陈德松.关于 TOS 的病因和诊治.中华手外科杂志,2005,21 (6):321.

[6] 周枫,张云庆,杨惠光,等.胸廓出口综合征非手术和手术治疗的长期随访.中华手外科杂志,2005,21 (6):331.

[7] 刘玉丹,周平玉.原发性多汗症治疗进展.国际皮肤性病学杂志,2016,42 (4):205.

[8] 史靖涵,蔡健,谢冬,等.微创交感神经切除术的应用现状.中华胸心血管外科杂志,2018,34 (2):125.

[9] Nuss D, Croitoru DP, Kelly RJ, et al. Review and discussion of the complications of minimally invasive pectus excavatum repair. European Journal of Pediatric Surgery, 2002, 12 (4): 230.

[10] Park HJ, Lee SY, Lee CS, et al. The Nuss procedure for pectus excavatum: evolution of techniques and early results on 322 patients. Annals of Thoracic Surgery, 2004, 77 (1): 289.

[11] Hebra A, Gauderer MW, Tagge EP, et al. A simple technique for preventing bar displacement with the Nuss repair of pectus excavatum. Journal of Pediatric Surgery, 2001, 36 (8): 1266.

[12] Croitoru DP, Kelly RJ, Goretsky MJ, et al. The minimally invasive Nuss technique for recurrent or failed pectus excavatum repair in 50 patients. Journal of Pediatric Surgery, 2005, 40 (1): 181, 186.

[13] Coln D, Gunning T, Ramsay M, et al. Early experience with the Nuss minimally invasive correction of pectus excavatum in adults. World Journal of Surgery, 2002, 26 (10): 1217.

[14] Fonkalsrud EW. Current management of pectus excavatum. World Journal of Surgery, 2003, 27 (5): 502.

[15] Schaarschmidt K, Kolberg-Schwerdt A, Dimitrov G, et al. Submuscular bar, multiple pericostal bar fixation, bilateral thoracoscopy: A modified Nuss repair in adolescents. Journal of Pediatric Surgery, 2002, 37 (9): 1276.

[16] Lawson ML, Mellins RB, Tabangin M, et al. Impact of pectus excavatum on pulmonary function before and after repair with the Nuss procedure. Journal of Pediatric Surgery, 2005, 40 (1): 174.

[17] Malek MH, Fonkalsrud EW, Cooper CB. Ventilatory and cardiovascular responses to exercise in patients with pectus excavatum. Chest, 2003, 124 (3): 870.

[18] Miller KA, Ostlie DJ, Wade K, et al. Minimally invasive bar repair for 'redo' correction of pectus excavatum. Journal of Pediatric Surgery, 2002, 37 (7): 1090.

[19] Engum S, Rescorla F, West K, et al. Is the grass greener? Early results of the Nuss procedure. Journal of Pediatric Surgery, 2000, 35 (2): 246, 257.

[20] Haecker FM, Sesia S. Non-surgical treatment of pectus excavatum. J Vis Surg, 2016, 2: 63.

[21] Fokin AA, Steuerwald NM, Ahrens WA, et al. Anatomical, histologic, and genetic characteristics of congenital chest wall deformities. Semin Thorac Cardiovasc Surg, 2009, 21 (1): 44.

[22] Kuru P, Cakiroglu A, Er A, et al. Pectus Excavatum and Pectus Carinatum: Associated Conditions, Family History, and Postoperative Patient Satisfaction. Korean J Thorac Cardiovasc Surg, 2016, 49 (1): 29.

[23] Kryger M, Kosiak W, Batko T. Bifid rib-usefulness of chest ultrasound. A case report. J Ultrason, 2013, 13 (55): 446.

[24] Aignatoaei AM, Moldoveanu CE, Caruntu ID, et al. Incidental imaging findings of congenital rib

abnormalities-a case series and review of developmental concepts. Folia Morphol (Warsz), 2018, 77 (2): 386.

[25] Gindes L, Benoit B, Pretorius DH, et al. Abnormal number of fetal ribs on 3-dimensional ultrasonography: associated anomalies and outcomes in 75 fetuses. J Ultrasound Med, 2008, 27 (9): 1263.

[26] Tsirikos AI, Mcmaster MJ. Congenital anomalies of the ribs and chest wall associated with congenital deformities of the spine. Journal of Bone And Joint Surgery-American Volume, 2005, 87 (11): 2523.

[27] Glass RB, Norton KI, Mitre SA, et al. Pediatric ribs: a spectrum of abnormalities. Radiographics, 2002, 22 (1): 87.

[28] Cosson MA, Breton S, Aprahamian A, et al. Unusual presentation of rib malformation. Arch Pediatr, 2012, 19 (11): 1208.

[29] Wattanasirichaigoon D, Prasad C, Schneider G, et al. Rib defects in patterns of multiple malformations: a retrospective review and phenotypic analysis of 47 cases. American Journal of Medical Genetics Part A, 2003, 122A (1): 63.

[30] Song WC, Kim SH, Park DK, et al. Bifid rib: anatomical considerations in three cases. Yonsei Medical Journal, 2009, 50 (2): 300.

[31] Dumitrescu A, Ryan CA, Green A. Sternal cleft malformation in a newborn. BMJ Case Rep, 2017, 2017.

[32] Yuksel M, Kuru P, Ermerak NO, et al. Intrauterine diagnosed sternal cleft patient and her management. J Vis Surg, 2016, 2: 48.

[33] Klein T, Kellner M, Boemers TM, et al. Surgical Repair of a Superior Sternal Cleft in an Infant. European J Pediatr Surg Rep, 2015, 3 (2): 64.

[34] Clarkson P. Poland's syndactyly. Guys Hosp Rep, 1962, 111: 335.

[35] Shamberger RC, Welch KJ, Upton JR. Surgical treatment of thoracic deformity in Poland's syndrome. Journal Of Pediatric Surgery, 1989, 24 (8): 760, 766.

[36] Ravitch MM. Poland's syndrome--a study of an eponym. Plastic And Reconstructive Surgery, 1977, 59 (4): 508.

[37] Shalak L, Kaddoura I, Obeid M, et al. Complete cleft sternum and congenital heart disease: review of the literature. Pediatrics International, 2002, 44 (3): 314.

[38] Fokin AA, Robicsek F. Poland's syndrome revisited. Annals Of Thoracic Surgery, 2002, 74 (6): 2218.

[39] Schmidt AI, Jesch NK, Gluer S, et al. Surgical repair of combined gastroschisis and sternal cleft. Journal Of Pediatric Surgery, 2005, 40 (6): e21.

[40] Urschel HJ. Poland syndrome. Semin Thorac Cardiovasc Surg, 2009, 21 (1): 89.

[41] Stevens DB, Fink BA, Prevel C. Poland's syndrome in one identical twin. J Pediatr Orthop, 2000, 20 (3): 392.

[42] Kuklik M. Poland-Mobius syndrome and disruption spectrum affecting the face and extremities: a review paper and presentation of five cases. Acta Chir Plast, 2000, 42 (3): 95.

[43] Ailiwadi M, Arildsen RC, Greelish JP. Poland syndrome: a contraindication to the use of the internal thoracic artery in coronary artery bypass grafting? J Thorac Cardiovasc Surg, 2005, 130 (2): 578.

[44] Rosa RF, Travi GM, Valiatti F, et al. Poland syndrome associated with an aberrant subclavian artery and vascular abnormalities of the retina in a child exposed to misoprostol during pregnancy. Birth Defects Res A Clin Mol Teratol, 2007, 79 (6): 507.

[45] Remy-Jardin M, Remy J, Masson P, et al. CT angiography of thoracic outlet syndrome: evaluation of imaging protocols for the detection of arterial stenosis. J Comput Assist Tomogr, 2000, 24 (3): 349.

[46] Wadhwani R, Chaubal N, Sukthankar R, et al. Color Doppler and duplex sonography in 5 patients with thoracic outlet syndrome. J Ultrasound Med, 2001, 20 (7): 795.

[47] Raninen RO, Kupari MM, Pamilo MS, et al. Ultrasonography in the quantification of arterial involvement in Takayasu's arteritis. Scandinavian Journal Of Rheumatology, 2000, 29 (1): 56.

[48] Kemp CD, Rushing GD, Rodic N, et al. Thoracic outlet syndrome caused by fibrous dysplasia of the first rib. Annals Of Thoracic Surgery, 2012, 93 (3): 994.

[49] Birkeland P, Stiasny J. Surgical treatment of thoracic outlet syndrome. Ugeskr Laeger, 2012, 174 (25): 1746.

[50] Nord KM, Kapoor P, Fisher J, et al. False positive rate of thoracic outlet syndrome diagnostic maneuvers. Electromyogr Clin Neurophysiol, 2008, 48 (2): 67.

[51] Vogelin E, Haldemann L, Constantinescu MA, et al. Long-term outcome analysis of the supraclavicular surgical release for the treatment of thoracic outlet syndrome. Neurosurgery, 2010, 66 (6): 1085-1091.

[52] Skalicka L, Lubanda JC, Jirat S, et al. Endovascular treatment combined with stratified surgery is effective in the management of venous thoracic outlet syndrome complications: a long term ultrasound follow-up study in patients with thrombotic events due to venous thoracic outlet syndrome. Heart And Vessels, 2011, 26 (6): 616.

[53] Archie MM, Gelabert HA. Endovascular Reconstruction of Subclavian Artery Aneurysms in Patients with Arterial Thoracic Outlet Syndrome. Annals Of Vascular Surgery, 2019, 57: 10.

［54］ Viswanath O, Simpao AF, Rosen GP. Cervical rib and the risk for undiagnosed thoracic outlet syndrome. J Anaesthesiol Clin Pharmacol, 2018, 34 (3): 419.

［55］ Akkus M, Yagmurlu K, Ozarslan M, et al. Surgical outcomes of neurogenic thoracic outlet syndrome based on electrodiagnostic tests and QuickDASH scores. Journal Of Clinical Neuroscience, 2018, 58: 75.

［56］ Yin ZG, Gong KT, Zhang JB. Outcomes of Surgical Management of Neurogenic Thoracic Outlet Syndrome: A Systematic Review and Bayesian Perspective. J Hand Surg Am, 2019, 44 (5): 411.

［57］ Matos JM, Gonzalez L, Kfoury E, et al. Outcomes following operative management of thoracic outlet syndrome in the pediatric patients. Vascular, 2018, 26 (4): 410.

［58］ Perchoc A, Andro C, Letissier H, et al. Long-term functional outcomes after surgical treatment of nonspecific thoracic outlet syndrome: Retrospective study of 70 cases at a mean of 8 years' follow-up. Hand Surgery & Rehabilitation, 2019, 38 (3): 195.

［59］ Kumar MG, Foreman RS, Berk DR, et al. Oral glycopyrrolate for refractory pediatric and adolescent hyperhidrosis. Pediatric Dermatology, 2014, 31 (1): e28.

［60］ Wolosker N, de Campos J R, Kauffman P, et al. Use of oxybutynin for treating plantar hyperhidrosis. International Journal Of Dermatology, 2013, 52 (5): 620.

［61］ Strutton DR, Kowalski JW, Glaser DA, et al. US prevalence of hyperhidrosis and impact on individuals with axillary hyperhidrosis: results from a national survey. Journal Of The American Academy Of Dermatology, 2004, 51 (2): 241.

［62］ Wade R, Rice S, Llewellyn A, et al. Interventions for hyperhidrosis in secondary care: a systematic review and value-of-information analysis. Health Technol Assess, 2017, 21 (80): 1.

［63］ Joo S, Lee GD, Haam S, et al. Comparisons of the clinical outcomes of thoracoscopic sympathetic surgery for palmar hyperhidrosis: R4 sympathicotomy versus R4 sympathetic clipping versus R3 sympathetic clipping. Journal of Thoracic Disease, 2016, 8 (5): 934.

［64］ Cerfolio RJ, De Campos JR, Bryant AS, et al. The Society of Thoracic Surgeons expert consensus for the surgical treatment of hyperhidrosis. Annals Of Thoracic Surgery, 2011, 91 (5): 1642.

第六章 乳腺疾病

第一节 乳腺肿物

一、乳房发育

（一）胚胎发育

乳房发育始于胚胎第5~6周,沿胚体两侧的腹外侧面各出现一条表皮增厚区,形成从腋窝到腹股沟间两条平行的乳线,乳线在胸壁上发育成乳腺嵴,其他部位的乳线逐渐退化。原始乳线上的不完全退化或者散布形成副乳腺,2%~6%的妇女遗留副乳头或者腋窝乳腺组织。在胚胎7~8周,乳腺胚基发生增厚(乳丘阶段),接着乳腺嵴表皮细胞群增生进入胸壁间叶细胞(圆盘阶段)并呈三维增生(球形阶段),至10~14周胸壁间叶细胞进一步增殖形成扁平的边缘(锥形阶段)。12~16周,间叶细胞分化成乳头和网眼状平滑肌。到16周时,上皮细胞形成"乳腺芽"(萌芽阶段)和接下来分支形成15~25个条索状上皮性分支(分支阶段),上皮索逐渐形成输乳管原基,细胞索终末细胞继续增生、分化,形成乳腺导管和腺泡上皮,输乳管分支即构成乳腺叶。妊娠20~32周胎儿乳腺组织对其母体雌性激素较为敏感,胎盘性激素进入胎儿血液循环,诱导分支上皮组织形成(分支阶段),最终形成15~20个乳腺导管。主质分化发生在32~40周,内含初乳的腺泡结构形成(末梢小泡阶段),此时乳房腺体以4倍的速度增长,乳头乳晕体发育,颜色加深。尽管蒙氏结节和皮脂腺存在,乳头仍旧比较小和扁平,此时乳头部环状平滑肌纤维开始形成。出生前,由于乳晕区间充质增生并长入输乳管开口周围,使此浅窝逐渐向外突出,形成乳头。

新生儿期,由于受刺激的乳腺组织分泌乳汁样物质(又被称为新生儿乳),在产后4~7天,男女新生儿均可从乳头挤出乳汁。随着母体胎盘激素的降低,乳腺复旧,这一现象3~4周后开始减少。出生时两性乳房结构差别不大。在青春期前,女性乳腺不发育,青春期后在发育激素规律的刺激下,乳腺周围脂肪增多,故而体积迅速增大。男性乳房生后多数不发育,肥胖儿童乳腺亦可增大。大多数女性乳房疾病在男性也可能发生。

（二）青春期乳腺发育

随着下丘脑促性腺激素释放激素分泌进入下丘脑-垂体静脉系统,女孩在10~12岁开始进入青春期。前垂体的嗜碱性粒细胞释放卵泡刺激素和黄体生成素,卵泡刺激素使原始卵巢滤泡成熟,形成囊状卵泡,分泌以17-雌二醇为主的雌激素诱导乳房和性器官的发育和成熟。月经初潮后1~2年,下丘脑-垂体功能尚不稳定,因为原始卵泡的成熟没有促成排卵或进入黄体阶段,而且卵巢雌激素合成控制着孕激素合成。雌激素对成熟中乳房的生理作用是刺激导管上皮的纵向生长,末梢导管先于乳腺小叶形成萌芽;与此同时,血管分布增多,脂肪沉积,导管周围结缔组织的数量和弹性增加,这些最初的变化是由不成熟卵泡合成的阻止排卵的雌激素所诱发,随后成熟卵泡排出,黄体小体释放孕激素,这两种激素共同作用引起乳腺组织完整的导管-小叶-腺泡发育。

（三）乳腺发育异常

乳腺发育异常可以是单侧的,也可以是双侧的,可以累及乳头或者乳腺,也可同时受累。大多数发育异常孤立存在于乳腺组织中,也有与其他异常相关的伴发畸形。

1. **多乳头畸形和多乳房** 在两性中最常见

的畸形是副乳头（多乳头畸形）。多乳头畸形常见于腋窝，异位乳头组织可能被误认为是色素痣，并且可以发生在沿乳线从腋窝到腹股沟的任何位置。临床报道多乳头畸形变异性很广，常伴有泌尿生殖道畸形。副乳组织很少发育，在妊娠与哺乳期间，副乳可能会增大。

2. 乳房发育不良与缺如 乳房发育不良及乳腺发育不完全，乳房先天缺如即乳房缺失，乳腺组织缺失而乳头存在的情况被称为无乳腺畸形。广义的乳房畸形可分为以下类型：①一侧发育不全，对侧正常；②双侧不对称发育不良；③一侧肥大，对侧正常；④双侧不对称肥大；⑤一侧发育不良，对侧肥大；⑥一侧乳房、胸部、胸肌发育不良，即波伦综合征。

3. 乳头缺如 乳头乳晕的先天缺如非常少见，通常与乳房的缺失相关，同时这种缺如与其他一些发育异常相关。

二、新生儿乳房肿胀

新生儿乳房肿胀是指新生儿出生后第 3~5 天出现乳房肿大，男女均可发生，多于生后 2~3 周自行消退，一般不需治疗和处理。

新生儿乳房肿胀是由于母亲孕酮和催乳素经胎盘进入胎儿体内，出生后母亲雌激素影响中断所致。新生儿刚出生时，体内都有一定数量来自母体的雌激素、孕激素和催乳激素，而雌激素和孕激素在一定程度上起着抑制催乳激素的作用，母亲在妊娠末期，雌激素和孕激素可通过胎盘传给胎儿，使胎儿乳腺肿大，出生离开母体后，新生儿体内的雌激素和孕激素很快消失，但催乳激素却能维持较长时间，因失去雌激素和孕激素的抑制，促使新生儿分泌乳汁造成乳房肿胀。

新生儿乳房肿胀表现在生后 3~5 天，通常为双侧对称性肿大，从蚕豆到鸽蛋大小不等，有时还会分泌少量似乳汁的液体，数量从数滴至 1ml 不等，一般在生后 8~18 天时最明显，2~3 周自然消失，少数新生儿也可能要持续 1 个月左右，待新生儿体内的催乳激素水平逐渐降低，最后全部分泌并排出体外，乳房肿大的现象也就自动消失。这种乳腺肿大的现象是一种正常的生理现象，称为生理性乳腺肿大，且不分男女。女婴同时还可见阴道有少量出血或白带的黏液。

新生儿出现乳腺肿大后，应进行密切观察，

如发现肿大的乳腺不对称，泌乳的同时伴有乳房处皮肤发红、肿胀，触之婴儿哭闹，局部发红、发热，甚至抚摸时有波动的感觉，同时新生儿有哭闹不安等不适表现，很可能继发感染形成化脓性乳腺炎（purulent mastitis）。因此，切忌为新生儿挤乳汁，招致乳腺组织发炎、化脓，严重时可导致败血症，其结果非常严重。即使不发生细菌感染，用力挤压，也有可能损害乳房的生理结构和功能。

此外，需要注意新生儿的乳房卫生，每晚用温的生理盐水清洗乳房，防止挤压、感染，随着时间推移，新生儿体内催乳激素的撤退，乳腺肿大和泌乳的现象可以逐渐自行改善。

三、性 早 熟

性早熟（precocious puberty）即青春期发育明显提前。由于每个正常儿童青春期发育的开始时间变异较大，故很难确定青春期发育开始的正常和早熟时间的绝对界限。一般认为女孩 8 岁以前出现乳腺增大、阴毛生长等第二性征，或月经初潮开始于 10 岁以前，即认为女性性早熟。

（一）病因

女孩大多为非器质性病变的特发性性早熟，少儿时期是饮食行为建立和发展的关键时期，不良饮食行为是引起女性性早熟的常见病因。其营养不合理主要表现在以下几个方面：

1. 脂肪和蛋白质摄入过多，碳水化合物摄入不足 脂肪和蛋白质的过多摄入对生长发育是有害的。少年儿童处于发育过程，误认为身体需要大量的蛋白质和脂肪，尤其是蛋白质，摄入得越多越好，其最终结果是过剩的热量转化成过多的脂肪导致超重或肥胖。目前，我国少年儿童饮食普遍存在低碳水化合物和高脂高蛋白现象，应注意调整上述物质的摄入比例。

2. 部分维生素和矿物质摄入不足 B 族维生素在体内以辅酶或酶前体形式存在，有助于营养素转化为能量，当碳水化合物摄入不足时，维生素 B 的缺乏会引起发育需要的能量供应不足。维生素 A 对机体免疫功能也非常重要。另外，钙、铁、锌等矿物质摄入不足也是少年儿童营养结构不合理的突出问题，它们的缺乏将直接影响少年儿童的骨骼、大脑等重要器官的发育。

3. 高热能物质摄入过多 许多孩子每天摄

入的油炸、膨化等食品,甚至多于正常饮食。

4. 三餐热能分配不合理

5. 避孕药和化妆品导致性早熟

6. 性信息

(二)临床表现

女孩发生性早熟往往先出现乳房增大,可有触痛,多为两侧乳房同时增大,但也有部分女孩开始时仅一侧乳房增大,以后才发展到另一侧。随着病程的进展,乳房进一步增大,阴道分泌物增多,同时身高增长加速。如果未及时恰当治疗,以后还会出现阴毛、腋毛及阴道出血。分型及特点:

1. 假性性早熟

(1)同性性早熟:①外源性雌激素引起者,乳晕、乳头及小阴唇呈褐色,女性性征发育不完全,或伴有不规则阴道出血;②有原发疾病的体征,如盆腔肿物,多发性骨纤维发育不良者,皮肤上有咖啡色色素斑,其大小、形状及数目不同,并易发生骨折。

(2)异性性早熟:①男性化的表现,女孩出现喉结、胡须、多毛、痤疮、阴蒂增大等男性化的表现;②肾上腺疾患或卵巢肿瘤。

2. 真性性早熟

(1)女性第二性征发育情况:出现阴毛及腋毛,乳房发育明显,体型似成年妇女(臀宽)。

(2)身高情况:早期超过同龄儿童。

(3)内、外生殖器发育:子宫体占全子宫的2/3,宫颈占1/3,大阴唇丰满。

(4)排卵月经:基础体温呈双相型时,月经规则,表明为排卵月经。

(三)诊断

本病需依赖详细的病史、全面的体检和必要的实验室检查及其他辅助检查做出诊断。同时需要严密的随访观察,方能对其病因作出诊断。乳房发育是女孩开始进入青春发育的标志。在刚开始青春发育的女孩,乳晕下可扪及小的乳核。

(四)辅助检查

1. 血浆卵泡细胞生成素(FSH)、黄体生成素(LH)测定

(1)FSH:由腺垂体分泌,可促进卵泡发育。

(2)LH:由腺垂体分泌,可促进排卵。

特发性性早熟患儿血浆 FSH、LH 基础值可高于正常,常常不易判断,需借助于促性腺激素释放激素(GnRH)刺激试验,也称黄体生成素释放激素(LHRH)刺激试验。一般采用静脉注射

GnRH,按 $2.5\mu g/kg$(最大剂量 $\leqslant 100\mu g$),于注射前(基础值)和注射后 30、60、90 及 120 分钟分别测定血清 LH 和 FSH,当 LH 峰值>$15U/L$(女),LH/FSH 峰值>0.7,LH 峰值/基值>3 时,可以认为其性腺轴功能已经启动。

2. 骨龄测定 根据手和腕部 X 线片评定骨龄,评估骨骼发育是否超前,性早熟患儿一般骨龄超过实际年龄。

3. B 超检查 选择盆腔 B 超检查女孩卵巢、子宫的发育情况,若盆腔 B 超显示卵巢内可见多个 $\geqslant 4mm$ 的卵泡,则为性早熟;若发现单个直径>$9mm$ 的卵泡,则多为囊肿;若卵巢不大而子宫长度>$3.5cm$ 并见内膜增厚则多为外源性雌激素作用。

4. CT 或 MRI 检查 怀疑颅内肿瘤或肾上腺疾病所致者,应进行头颅或腹部 CT 或 MRI 检查。

5. 其他检查 根据患儿的临床表现可进一步选择其他检查,如怀疑甲状腺功能低下可测定 T_3、T_4、TSH,性腺肿瘤睾酮和雌二醇浓度增高,先天性肾上腺皮质增生症患儿血 17-羟孕酮(17-OHP)和尿 17-酮类固醇(17-KS)明显增高。

(五)治疗

性早熟的发病原因很多,但有些因素是能避免的。例如洗涤剂、农药、塑料会产生环境类激素污染物,这些污染物里可能含有雌性激素,孩子通过水、食物、皮肤吸收进体内,可能诱发性早熟。

在饮食中,不要给孩子吃反季节的水果和蔬菜,这些蔬果中不少是用激素催熟的。有些特别大的甲鱼、黄鳝也不要让孩子吃。另外,激素会蓄积在动物的性腺等内分泌腺体,最好别给孩子吃动物内脏。

(六)预后

针对病因治疗。若系肿瘤引起,能够完全切除者治疗效果及预后一般良好;肿瘤不能完全切除者的预后不佳。

四、女性青春期乳腺增生性疾病

女性青春期乳腺增生性疾病(hyperplasia of breast)属于一种非炎症、非肿瘤良性疾病,因卵巢内分泌紊乱引起乳腺实质和间质不同程度增生以及复旧不全,乳腺结构在数量和形态上的异常。

（一）病因

可能与内分泌失调和精神因素有关。雌激素促进乳腺导管向周围结缔组织生长，黄体酮使乳腺小叶及腺泡组织发育，正常情况下两者处于平衡状态。当雌激素过高和黄体酮分泌过少，导致乳腺导管上皮和纤维组织不同程度增生，随月经来潮而出现增生和复旧不全。本病有自限性，一般 1~3 年可自行消失。

（二）生理与病理

正常青春期为 8~14 岁。乳腺于 9~12 岁初潮和阴毛出现前开始发育，月经来潮后发育趋成熟。一般为单侧先后发育，乳头下可触及小于 1cm 肿物，有疼痛或压痛。乳腺早发育是 8 岁前双乳增大，无其他青春期月经和排卵表现，原因是丘脑 - 垂体 - 性腺轴和卵泡刺激素一过性刺激。

青春期乳腺组织在显微镜下可见发育的复合管状腺，其基质有大量脂肪沉着，乳管末端细胞增生形成泡芽，但乳腺小叶尚未形成。从月经来潮到下次来潮前为乳腺增生期，出现腺小叶是此期特征。

乳腺增生的主要病理改变为末端乳管和腺泡上皮增生和脱落，使乳管膨胀，周围纤维组织增生，其间可有淋巴细胞浸润，乳腺变硬或呈结节状。有时与乳腺纤维瘤并存。

（三）临床表现

周期性乳痛及乳胀是本病的特点。

1. **乳痛** 多为自觉痛，单侧或双侧，双侧多见，有时仅部分乳房疼痛。多在月经来潮 1 周左右出现，经期后逐渐缓解消失。少数也有不规律疼痛或部分乳房疼痛，触痛或衣物摩擦痛。

2. **乳痛部位** 位于一侧乳房的上部外侧或乳尾部位，甚至全乳。也可以伴有患侧胸部疼痛且常放射到同侧上肢、颈部、背部及腋窝处。

3. **乳房检查** 少数偶见乳头溢出浆液性或牙膏样分泌物。外形无特殊变化，在不同部位可触及乳腺组织增厚，呈颗粒状多个不平滑的结节，质韧软，周界不清，触不到具体肿块。有时月经前疼痛，伴有乳房肿胀而坚挺，触诊乳房皮温可略高，乳房触痛明显。乳腺内密布颗粒状结节，以触痛明显区（多为外上象限）最为典型，但无明显的肿块，故有人称之为肿胀颗粒状乳腺、小颗粒状乳腺。月经来潮后，症状逐渐消失。

（四）诊断

根据局部症状，X 线检查乳腺部分或全部呈斑片状密度增高影，边缘模糊，棉花絮状或毛玻璃状，一般无钙化及肿块影。近红外线扫描可见乳腺呈浅灰影。

（五）治疗

一般不需特殊治疗，向家属和患儿说明本病是一种生理范畴的良性改变，并具有一定的自限性，解除思想顾虑。疼痛时间长、反复发作或影响日常生活，可采用下列方法：

1. **内科治疗**

（1）一般治疗：胸罩支持乳房、减少咖啡等刺激食物摄入、避免上臂过度运动等。必要时用镇静剂、止痛药或非甾体抗炎药物，如吲哚美辛、芬必得等。

（2）中药治疗：通过疏肝理气、活血化瘀及软坚散结等作用，缓解症状。

（3）性激素治疗：主要机制是利用雄激素或孕激素对抗增高的雌激素，调节体内激素平衡减轻疼痛，软化结节。激素起效快，但使用不当可产生体内激素紊乱，甚至远期影响，不宜常规应用。仅疼痛较重，其他治疗无效时，在内分泌专家指导下使用，慎用雄激素、黄体酮或雌激素类药物。

（4）维生素类药物：维生素 A、维生素 B、维生素 C、维生素 E 等，能改善肝功能，调节性激素代谢、卵巢和自主神经功能，可作为辅助用药。维生素 E 使乳房在月经前疼痛减轻或缓解，部分病例使乳房结节缩小、消散。维生素 B_6 与维生素 A 有拮抗雌激素作用，对调节性激素平衡有一定作用，均可试用。具体用法：维生素 B_6 20mg，维生 E 100mg，维生素 A 1 500U，每天 3 次，月经结束后连用 2 周。

2. **饮食治疗** 此病也与脂肪代谢紊乱有关，宜适当减少饮食中的脂肪，合理摄入碳水化合物。

3. **心理治疗** 消除心理障碍，替代药物治疗。

五、男性乳腺发育

男性乳房发育的组织学特点是乳房腺体组织的良性增生，如果增生严重，临床上表现可触及的或可见的乳房膨大。男性的乳房腺体组织同样也对激素产生反应，激素环境、刺激的持续时间和强度，以及个体乳腺组织的敏感性决定腺体增生的类型和程度。在雌激素的影响下，导管延长出现分支,导管上皮细胞增生,导管周围成纤维细胞也增生,并且血管分布增加。因此,男性乳房发育被认为是体现雌激素的乳腺刺激作用和雄激素的抑制作用两者之间的不平衡。

(一)青春前期女性化乳房

男孩青春前期女性化乳房比较少见,多由中枢性性早熟所致。中枢性性早熟是缘于下丘脑提前增加了促性腺激素释放激素(GnRH)的分泌和释放,提前激活性腺轴功能,导致性腺发育和分泌性激素,使内、外生殖器发育和第二性征呈现,因此中枢性性早熟又称为 GnRH 依赖性性早熟,其过程呈进行性发展,直至生殖系统发育成熟。此外,还应注意排除肾上腺、睾丸和肝脏的性腺肿瘤或转移性肿瘤。治疗前,特别是考虑外科手术时,需进行全面内分泌方面检查。

(二)青少年女性化乳房

1. **病因** 可能是组织雄激素向雌激素转化增加。见于内分泌紊乱和 Klinefelter 综合征,后者睾丸小,60% 于青春期后 1~2 年发生,90% 为双侧,有时可不对称。青少年男性睾丸每天分泌 95% 的睾酮、15% 的雌二醇和小于 5% 的雌酮。雄激素和雌激素的平衡不仅依赖于游离雄激素和雌激素的数量和可利用率,还依赖于其在靶组织水平发生作用的能力。此外,雄激素受体缺陷或雄激素被具有抗雄激素作用的药物(如安体舒通)从受体部位置换,导致雄激素作用的减低,并且在乳房腺体的细胞水平降低对雌激素的拮抗作用,即使在雌激素和雄激素水平正常的情况下也倾向于发展为男性乳房发育。

2. **诊断**

(1)仔细询问病史和全面体检有助于诊断:局部特点是乳腺组织增生呈盘状,并非脂肪组织或胸肌发育。本病可分 3 级:Ⅰ级,局部盘状乳腺组织和少量脂肪;Ⅱ级,在增厚的胸壁脂肪上乳腺弥漫增大,两者无明显分界;Ⅲ级,胸部脂肪组织和乳腺弥漫增生更明显,体重显著超过标准。

(2)乳房 X 线和超声检查:可以区别本病与脂肪增生。

(3)病理检查:可与胸壁脂肪瘤、神经纤维瘤、血肿或淋巴管瘤等鉴别。

3. **治疗** 针对病因进行治疗。仅 1% 病例由于乳房太大,导致生理和心理不适,或社会因素要求手术治疗。术前需减轻体重,选用乳腺下或环乳晕切口。前者将皮瓣提起,切除全部乳腺组织

包括腋尾,直达胸大肌;后者暴露差,但美容效果好。术中按前胸壁外形逐步修剪分离边缘,也有主张用脂肪吸引法,以减少手术后局部"盘样"畸形。多余皮肤可自然回缩,不必切除。

六、乳腺肿瘤性疾病

儿童原发性乳腺癌极其罕见,大多数儿童乳腺肿瘤是良性的,常与乳房发育有关。由于发育中的青少年乳腺对电离辐射高度敏感,青少年乳房致密,纤维腺组织丰富,因此,乳房 X 线照相术一般不在儿科人群中进行,超声检查是其首选方法。

(一)纤维腺瘤

纤维腺瘤(fibroadenomas)是儿童和青少年乳腺中最常见的良性肿瘤,占 54%~94%。纤维腺瘤对雌激素敏感,在怀孕和青春期生长迅速。纤维腺瘤根据其大小和组织学特征进行分类。通常为 2~3cm 大小,为实性、有完整包囊、活动无压痛、生长缓慢的肿物。如果纤维腺瘤大于 5~10cm 为巨大纤维腺瘤。幼年(细胞)纤维腺瘤是纤维腺瘤的一种相对罕见的变体,具有高细胞基质增殖和快速生长,占病例的 7%~8%。典型纤维腺瘤的超声表现包括低回声肿块,呈圆形或椭圆形,边界清晰,常见回声增强,彩色多普勒超声可以观察到血流改变。对小于 3cm 的纤维腺瘤可进行随访超声检查,这些腺瘤在影像学和症状上具有典型的外观。

鉴别诊断包括叶状肿瘤或假血管瘤样间质增生,由于其共同的影像学特征难以区分。假血管瘤样间质增生(pseudohemangioma-like interstitial hyperplasia)是一种罕见的儿童疾病,其特征是乳腺组织背景中存在的激素介导的间充质细胞增殖,并与其他乳腺病变相关。据报道与Ⅰ型神经纤维瘤病和免疫缺陷状态有关。

纤维腺瘤多采用保守治疗,在第 1 年,可以每 6 个月进行一次超声检查,并在下 1 年进行后续超声检查,以确认病变在两年内的稳定性。如果有快速生长或症状可疑的影像学特征,应考虑活检或手术切除。

青少年乳头状瘤病是一种非常罕见的良性疾病。它也被称为瑞士奶酪病(Swiss cheese disease),其特征是纤维质小块,有局限性的多个囊肿和扩张的导管。它发生在青春期后期,平均

年龄为 19 岁,可能与潜在的良性乳腺肿瘤有关。临床上,它是一种坚硬且可移动的肿瘤,不能与纤维腺瘤区分开来。超声可以通过显示边缘不明确的多个周围小囊肿来促进青少年乳头状瘤病的诊断。大约 5%~15% 的患者同时患有乳腺癌和青少年乳头状瘤病,因此需要持续监测。治疗应该完全切除,因为病变部分切除可能会复发。

(二)叶状肿瘤

叶状肿瘤是一种罕见的纤维上皮肿瘤。典型的叶状肿瘤是局限性椭圆形的低回声的实体瘤。叶状肿瘤比纤维腺瘤更常见外周囊性成分和裂缝,但并非叶状肿瘤独有。组织学上,叶状肿瘤分为低级、中级和高级。所有组织学类型都可以复发,但很少转移。叶状肿瘤有一种非常罕见的恶性亚型,其特征是低度梭形细胞肉瘤,常见于 30 岁以上的女性。约占儿童乳腺疾病的 1%,但却是青春期最常见的原发性恶性乳腺肿瘤。尽管儿童和青少年中 85% 的叶状肿瘤是良性的,但是已有报道浸润、转移或复发的病例,死亡率约为 3%。

叶状肿瘤的特征与纤维腺瘤相似,可以使用针芯活检来区分该肿瘤和纤维腺瘤。如果肿瘤迅速扩大或在肿瘤内可见囊肿,则需要超声引导下的针吸活检。如果大于 5cm,则需要手术切除,因为穿刺活检区分纤维腺瘤和叶状肿瘤的能力有限。如果活检诊断为叶状肿瘤,无论组织学亚型如何,都应进行安全范围为 1~2cm 的扩大手术切除。预后一般良好。然而,至少 20% 的良性叶状肿瘤在完全切除后仍会复发,但罕见转移。

(三)恶性肿瘤

恶性乳腺肿块在儿科人群中非常罕见。在儿童和青少年中,转移性肿瘤或血液恶性肿瘤是比乳腺癌更常见的恶性乳腺肿瘤。由于血液系统恶性肿瘤(通常是淋巴瘤/白血病)、横纹肌肉瘤或神经母细胞瘤的转移,儿童患者偶尔会出现恶性乳房肿块。尽管多灶性和双侧肿瘤往往提示转移性恶性肿瘤,但良性纤维腺瘤也可表现为多灶性和双侧病变。乳腺转移瘤超声可显示不规则、不均匀和低回声的肿块。白血病或淋巴瘤患者乳腺转移可被视为局限性低回声实体瘤。MRI 检查有助于辅助诊断。但转移性乳腺肿瘤具有可变的影像学特征,这些特征通常提示病变可能是良性的。因此,即使影像学特征表明病变可能是良性的,但对于潜在原发性乳房恶性肿瘤患者应考虑乳房活检。

原发性乳腺癌在儿童和青少年中极为罕见。20 岁以下女性的乳腺癌发病率为 1/100 万,但 25 岁以上女性的发病率明显增高。儿童原发性乳腺癌最常见的组织学亚型是分泌型乳腺癌,其预后相对较好。胸壁放射治疗是一个主要的危险因素。此外,据报道,当 10~16 岁的患儿接受霍奇金病放射治疗时,乳腺癌的风险增加了 75 倍。乳腺癌的危险因素包括基因突变,如 BRCA1 或 BRCA2。原发性乳腺癌超声检查常呈形状不规则,边缘无界限,异源性低回声,后方有阴影,血流增加。其他相关特征,如结构扭曲、导管改变和同侧腋窝淋巴结肿大,提示恶性肿瘤可能性大。BRCA1 基因突变患者乳腺癌的影像学特征与纤维腺瘤等良性病变相似,因此在治疗中考虑临床和影像学特征非常重要。保乳手术是可行的,但就此还没有达成共识,鉴于 20%~30% 的病例有腋窝转移,现主张前哨淋巴结取样活检进一步明确诊断。

(李索林　张永婷)

第二节　副乳畸形

副乳腺(accessory breast)是指正常乳腺以外的乳腺组织,也称多乳腺症、异位乳腺、多乳畸形。副乳畸形在乳腺先天畸形中最多见,发生率为 1%~2%,男、女皆可发生,男女比例约为 1∶5,并有一定的遗传性。

一、生理与病理

人类胚胎在第 6 周时沿躯干前壁自腋窝至腹股沟连线上(及乳线)发生 6~8 对乳房始基,随胚胎的生长发育,除胸前一对乳房始基发育为正常乳房,其他的逐渐退化消失。除正常乳房外的乳房始基不退化,即发育成副乳或多乳畸形。副乳发生部位多位于乳腺下部及腋窝周围,一般多在正常乳腺的附近。但也发生在面、颈、臂等部位的报道,临床上比较少见。一般认为由于胚胎发育过程中乳基分化不完全而导致产生副乳,其有一定遗传性。副乳畸形可表现为:①腺体、乳头及乳晕俱全;②仅有腺体及乳头;③仅有腺体及乳晕;④仅有腺体;⑤假乳腺(有乳头乳晕而无腺体);⑥多乳头。

二、临床表现与诊断

临床上多见为一侧或双侧腋下组织增多局部隆起,可扪及肿块,患者描述肿块可出现与月经周期相关的胀痛、刺痛。也可见沿躯干前壁自腋窝至腹股沟连线上乳头样包块,局部色素沉着。辅助检查 B 超可提示包块位置表浅,呈长椭圆形或长梭形,边界欠清,位于皮下脂肪层内,回声与正常乳腺组织相似。钼靶 X 线提示腋下副乳腺通常表现为与正常乳腺腺体样的密度增高影。

三、治 疗

对于包块无异常表现,检查也未见异常肿块征象者可以先进行严密随访观察,然后根据具体变化情况再决定处理方案。但对虽然无明显不适症状,却因外观异常、导致明显心理影响者,应积极考虑外科手术处理。临床上有人观察到部分患者似乎对中成药物治疗有一定效果,如果患儿及其家长愿意,也可以观察下试行中成药物治疗。但是体积较大的副乳腺,不仅会严重影响美观,使患者出现心理症状,而且较大的副乳腺还可能随月经周期出现类似乳腺增生的胀痛感,甚至此类副乳腺还可能继发恶性病变,因此此类副乳腺应及时予以手术切除。

(一)手术适应证

1. 腺体型副乳或完全型副乳。

2. 明显硬结,有疼痛等明显不适症状,或者诊断不明疑有恶变的。

3. 副乳腺体积较大或有乳晕影响外观的。

4. 钼靶、B 超检查提示囊性增生肿块和低回声区包块。

5. 患者外观要求。

术前检查发现有凝血功能障碍,或者有感染或其他基础疾病不能耐受手术时,则为手术禁忌,应纠正后再考虑安排手术。

(二)术前准备

术前常规行血常规、出凝血时间、胸片、心电图、B 超、钼靶 X 线。

(三)麻醉及体位

局麻、气管插管全身麻醉、连续硬膜外阻滞麻醉,仰卧位。

(四)手术步骤

1. 术前标记范围(图 6-2-1)。

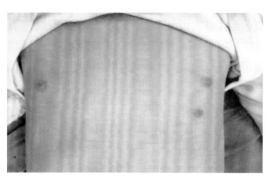

图 6-2-1 副乳畸形术前

2. **全层切除** 根据术前副乳被标记的位置和范围,通过该切口将副乳、以及邻近呈慢性炎症反应的淋巴结完整地摘除,彻底止血,逐层缝合,必要时放置引流条,包扎(图 6-2-2)。

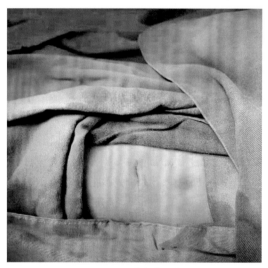

图 6-2-2 副乳畸形术后

3. 组织送病理检查。

(五)术中注意事项

由于副乳切除手术有一定(外观)美容功能,因此手术切口应与皮纹一致、隐蔽,以尽量减少术后瘢痕。术中副乳组织、增生脂肪及周围异常组织应尽量全部切除。

(六)术后处理

切除范围大时术后适当制动,留置引流条者保持引流通畅,可适当加压包扎,防止术后出血以及切口积液。

(七)并发症

1. **切口出血** 切口各层均可能出现出血,导致切口附近皮下青紫色。积血可能导致皮下感染,需要及时换药。若发现切口渗血量大或血肿形成时,则需手术止血。

2. 切口感染　表现为切口处红肿、皮温增高,轻压后患者诉切口疼痛明显,积脓后触之有波动感。多因手术时切口部位感染所致,一经发现,应拆除部分皮肤缝线,可使用纱条填塞。

3. 复发

(八) 其他手术方式

由于传统的副乳腺手术通常采用沿副乳腺区域周围做梭形切口,将凸起的副乳腺区域皮肤、皮下脂肪组织及副乳腺腺体一并切除,手术方式切口较长,切除范围较大,手术后容易形成切口瘢痕,影响整体美观。而目前对自身美的追求越来越高,为此,目前也有学者开展一种损伤小并且满足美学要求的副乳腺手术方式。由于传统开放式梭形切除术治疗副乳,梭形切除术切口范围一般比实际副乳腺外周区域要大,手术切口也较长较大,还容易发生其他并发症。为减少瘢痕与创伤,有学者设计了膨胀脂肪抽吸术治疗副乳腺,是在膨胀麻醉技术辅助下,通过吸脂机对机体脂肪组织进行负压抽吸的手术方式。膨胀麻醉术中的膨胀液用利多卡因、肾上腺素及碳酸氢钠溶液混合配制,既可以预防局麻药的毒性,又能减少手术中出血,另外含有的碳酸氢钠溶液可增加游离碱基浓度,增大混合液 pH 值,可以减轻麻醉液注射时的不适,并增加局麻效果,使膨胀液既有良好的麻醉效果,又具有溶脂作用。

具体方法是先通过膨胀麻醉先对副乳腺进行注射浸润麻醉,待副乳腺组织内脂肪组织与腺体组织分离后,用尖刀在副乳腺隐蔽处做一小切口,将吸脂机的吸脂针通过小切口逐渐进入副乳腺组织内部,然后不断进行拉锯式抽吸,当副乳腺组织完全清除以后,切口用无菌酒精纱布卷压迫固定,无菌敷料外部充分加压固定包扎。一般不需要缝合伤口。这类微创方法由于创伤小、外形美观,受到欢迎,现在开展逐渐广泛。

(刘文英)

参考文献

[1] 蒋小平, 江泽熙. 小儿胸部外科学: 湖北科学技术出版社, 2008.

[2] Odle TG. Breast disease in children and adolescents. Radiologic technology, 2015, 86 (3): 301.

[3] Lee EJ, Chang YW, Oh JH, et al. Breast Lesions in Children and Adolescents: Diagnosis and Management. Korean J Radiol, 2018, 19 (5): 978-991.

[4] Kreipe HH, Christgen M. Ektopien des Mammagewebes. Der Pathologe, 2018, 39: 398-401.

[5] Lim HS, Kim SJ, Baek JM, et al. Sonographic Findings of Accessory Breast Tissue in Axilla and Related Diseases. Journal of Ultrasound in Medicine, 2017, 36 (7): 1469-1478.

第七章 气道疾病

第一节 气道异物

气道异物是指喉、气管和支气管异物(图7-1-1)。国内文献报道甚多,以往死亡率较高。近年来,由于我国医疗保健事业的飞速发展,卫生知识日益普及,诊疗技术不断进步,就医机会大增,误诊、失治者很少,此病死亡率已明显下降。

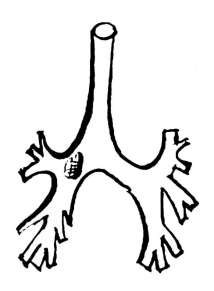

图 7-1-1　气道异物示意图

一、病　因

气道异物(foreign body of respiratory tract)多发生于儿童,尤以1~5岁以下者较多,最小报道年龄为3个月,一般男性多于女性,男女比例约为5:3。

(一) 儿童的特点

儿童喜欢将物品或者玩具放置口中尝试;常因突然啼哭或欢笑;磨牙尚未成长,不能细嚼食物;咳嗽反射不健全而又无自制力;好跳、跑、跌扑或做游戏,因而异物易吸入下呼吸道。此外家长或较大儿童给予幼儿不恰当的食物,如瓜子、花生及豆类等,或在喂食时故意逗戏、惊吓或大骂,以致食物吸入下呼吸道,也是重要原因。

(二) 异物本身所具的特殊条件

如花生米、西瓜子、豆类、针、钉及小橡皮盖等,表面光滑,体小质轻,均具有容易吸入呼吸道的条件。

(三) 不合适的挽救

如用手指伸入口内或咽部企图挖出异物,或钳取鼻腔内异物不得法,可促使其被吸入下呼吸道。

二、异物的种类

随着地区与季节的不同,异物的常见种类也有差异。据国内报道和我们以往病例统计中的56种异物,以植物性异物最多见,如花生米、西瓜子、豆类、葵花子、南瓜子、玉米及菱角米等(图7-1-2);矿物性异物居第2位,如螺丝钉、注射针头、别针、图钉、大针头、毛笔套、硬币、弹头、石头碎片及玻璃片等(图7-1-3);化学合成品类异物居第3位,如塑料笔套、小橡皮塞、珍珠及塑料玩具等。动物性异物较少,如鱼刺、虾、肉、谷及蛋壳等。随着社会经济条件的改善和生活、文化水平的提高,异物的种类也有某些变化,如首饰之类的断丝、裂片、碎珠等将会有所增多。

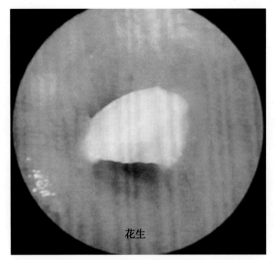
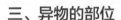

图 7-1-2　气管镜下气管异物（花生）

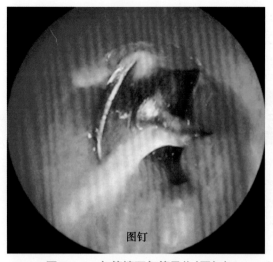

图 7-1-3　气管镜下气管异物（图钉）

三、异物的部位

　　气道异物所在部位常与异物的大小、形状、轻重、异物吸入时患者的体位及解剖学因素等有密切关系。右主支气管与气管长轴相交角度小，几乎位于气管的延长线上；左主支气管则与气管长轴相交角度较大；同时右主支气管较左主支气管短而管径较粗，气管隆嵴偏于左侧，吸气时气体进入右侧者较左侧为多（图 7-1-4）。因此，气道异物中除主气管异物最多外，其次即属右侧支气管异物，停留于声门裂或喉腔的异物最少见。较大而形状不规则的异物易发生嵌顿。尖锐异物可刺入黏膜内而停留于固定部位。光滑而较

小的异物易随呼吸气流活动，但多数异物均可活动变位，有时由一侧支气管咳出而进入另一侧支气管内。

四、症　状

　　徐荫祥将气管支气管异物所产生的症状分为 4 期：①异物进入期：必有咽气及剧咳；②安静期：症状消失或极轻微；③刺激或炎症期：可有咳嗽和肺不张或肺气肿的一切症状；④并发症期：可出现相应肺部并发症的症状。因异物必须先通过喉部方能进入下呼吸道，故呼吸道异物的首见症状是喉痉挛，严重者可于吸入异物后很快发生窒息而死亡。若异物过喉而入支气管内，则继而

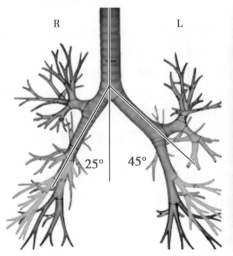
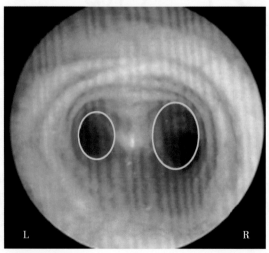

图 7-1-4　支气管解剖

右支气管管径较大，与气管所成角度小而直；气管分叉隆嵴偏左，右支气管呼吸出入气流较左侧大

出现一段或长或短的无症状期,故诊断易于疏忽。之后发生的症状,视异物阻塞的部位和程度、诱发炎症的轻重,以及有无并发症而定。因异物可随呼吸气流发生变位活动,故常交替出现下述异物症状。

1. **喉异物** 当异物进入喉内时,因反射性喉痉挛而引起吸气性呼吸困难及刺激性剧咳。异物停留在喉入口,则有咽下疼痛或咽下困难。若异物存留于声门裂,大者立刻发生窒息,小者出现高声呛咳、呼吸困难、发绀、喘鸣、声嘶或失声,发声时可有异物感及喉痛出现。在小儿,呼吸困难及喘鸣特别严重。尖锐异物刺伤喉部者,可发生咯血,甚至皮下气肿。异物尚可在喉腔引起炎症反应,加重喉阻塞和引起下行感染。

2. **主气管异物** 因异物刺激呼吸道黏膜而发生呛咳(有时可咳出血液)、气喘、呼吸困难和异常呼吸声。异物阻塞气管,或位于气管隆嵴而使两侧主支气管通气受到严重障碍者,可发生严重呼吸困难甚至窒息。如异物较小,可在声门裂和支气管之间随呼吸气流上下活动,则出现阵发性咳嗽和典型的异常呼吸声。即当呼气时异物随气流向上冲撞声带,张口咳嗽时可听到撞击声;在喉部和气管部位触诊,也可触到碰撞振动感;有时尚可听到哮喘样喘鸣声。异物体轻而小(如西瓜子、葵花子等),能随呼吸气流在气管内上下飘荡者,有时可闻拍扑气管声或鼓翼声(拍翅声)。此时,若用听诊器放在颈前听诊,更易清晰地听到此种拍击声。

3. **支气管异物** 支气管异物以位于右侧支气管者多见。异物进入支气管后依其大小、种类和位置的不同而出现各种症状。当异物尚能活动时,则有痉挛性高声呛咳,呼吸虽有部分阻塞现象,但不引起明显肺部病变,若部分阻塞支气管腔,则可能发生轻度呼吸困难或胸部不适感。异物停定后则症状消失或显著减轻,只有轻度咳嗽。若在昏迷或麻醉时吸入异物,则常无此种症状,在此期中检查,可能发现明显的早期体征,如类似哮喘样声,张口呼吸时特别清楚;主支气管完全阻塞时患侧呼吸声消失,吸气时患侧胸部扩张受限,患侧胸部语颤减弱,叩诊有时呈浊音。

五、检查与诊断

主要根据异物吸入病史或可疑病史及典型症状,辅以必要的体格检查和X线检查或CT扫描;对疑难病例,可行诊断性内镜检查。

1. **详细询问病史** 病史最重要,应详细追问有无异物吸入史或异物接触史,以及突发高声呛咳、气急、声嘶等症状。尤其是当小儿进食或玩耍中突然发生上述症状者更为可疑。此外,因异物位置可能多变,故可产生症状的多样性和多变性,即"有症状期"和"无症状期",严重症状与轻微症状可交替出现,须予以注意。

2. **体格检查** 特别注意听诊及触诊。气管内活动异物可听到撞击声,张口咳嗽时更明显;触诊气管时有碰撞振动感;张口呼吸可听到哮喘样喘鸣。支气管异物可有肺炎、肺气肿或肺不张等体征。

3. **影像学检查** 金属异物在正位及侧位X线透视或拍片下多可见(图7-1-5),必要时可行CT检查。对放射线能透过的异物,则采用透视下观察纵隔及横膈的运动情况加以推断,即注意呼吸时,纵隔有无矛盾运动(因心脏在纵隔中占据重要位置,阴影较易观察,故也有称心脏矛盾运动者)及有无肺部病变等,可以帮助诊断(图7-1-6,图7-1-7)。

4. **喉镜及支气管镜检查** 儿童喉部异物常以直接喉镜诊断。至于气管和支气管异物的确切诊断,常需要依靠直接喉镜和支气管镜检查。在做喉镜和支气管镜检查时,必须同时预备合适的钳取异物器械,以便发现异物时可随时取出。

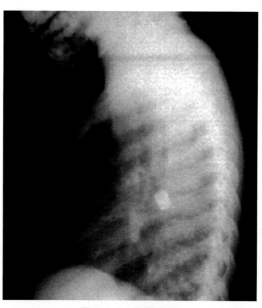

图 7-1-5 显影异物

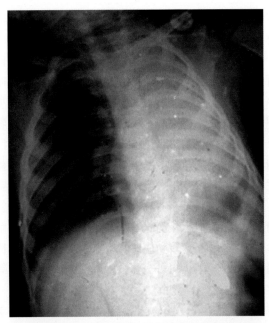

图 7-1-6 左肺不张,右侧代偿性肺气肿

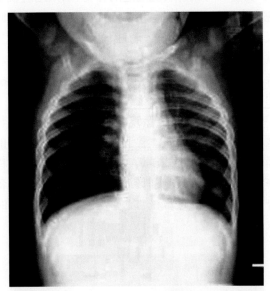

图 7-1-7 纵隔摆动

吸气时健侧肺进气多,胸腔压力大,纵隔移向患侧;呼气时健侧肺收缩明显,患侧气体排出受阻,胸腔压力患侧大,纵隔移向健侧;常伴有肺气肿或肺不张

六、异物取出前注意事项

1. 呼吸道异物一般均应尽早取出,以避免或减少发生窒息及并发症的机会。

2. 患者如无明显呼吸困难,但因支气管炎、肺炎等严重并发症而有高热和一般情况衰弱(如多日未进食或失水现象严重等)者,即时取出异物虽非绝对禁忌,但仍宜先行抗炎及输液等疗法,密切观察有无突发性呼吸困难,待体温下降,一般情况好转后再行异物取出术。

3. 病情严重、呼吸极度困难,再加设备不全时,可先行气管切开术,以免发生窒息。

4. 已有气胸、纵隔气肿等并发症,肺被大部分压缩者,应先治疗气胸或纵隔气肿,等积气消失或明显缓解后再行异物取出术。若有心力衰竭,应予以适当治疗,以免术中发生意外。其他如术前安静、给氧等,均有助于缺氧现象的改善。

5. 术前应详细检查患者,了解异物的位置、种类、大小及形状等。

6. 挑选适当器械,如按患儿年龄选择适当的直接喉镜、支气管镜、喉与支气管异物钳及吸引器等。研讨急救措施与准备急救用品。

七、手术治疗

用直接喉镜或支气管镜(图 7-1-8)经由口腔,或个别情况下由气管切开取出异物,是治疗呼吸道异物最有效的办法。凡通过支气管镜无法取出的异物,可行开胸手术、切开支气管取出异物或行肺叶切除术。

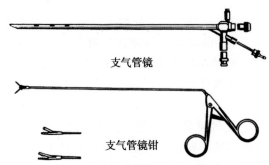

图 7-1-8 硬管支气管镜取异物所用器械

支气管镜须保持温暖,以减少冷凝,因为冷凝会使内镜的视野变得模糊。吸入异物取出失败有可能造成完全气道阻塞,后果可想而知,因此外科医生和麻醉师应在术前讨论策略。

监测心电图、脉搏血氧仪和血压是全身麻醉所必需的。常规建立静脉通道。吸入诱导建议在100% 氧气下使用七氟醚或氟烷。当气道阻塞时可能需要较长的时间。自发通气不太可能引起异物向远端迁移,同时也降低了空气滞留和气胸的风险。

通气式支气管镜是内镜下取出异物的最佳选择。支气管镜大小不一,但对异物提取应该使用 3.5mm、3.7mm 和 4.0mm 直径支气管镜。将麻醉三通管连接到支气管镜的侧孔来维持氧合和麻醉。

对咽部和喉部的初步检查应使用麻醉插管喉镜,偶尔可以使用 McGill 钳从该区域取出异物。下一步是探查气道以确认或排除异物的存在。必须非常小心,以确保呼吸道管腔始终处于视野中,以避免将异物进一步推下气管。一旦异物被定位,术者将支气管镜放置在梗阻上方约 2cm 处,然后装配光学活检钳并将其引入支气管镜。当镊子从支气管镜的末端出来,钳口就会被打开,异物在直视下被抓住(图 7-1-9)。在球形或球状异物的情况下,重要的是要确保镊子的钳口大于物体的直径,以减少在取出时异物碎裂的风险。麻醉师此时应暂停通气。如果异物很小,不太可能碎裂,可以通过支气管镜直接取出。异物和支气管镜必须同时抽离,在摘除支气管镜后,麻醉师应在检查取出物体时戴上面罩控制呼吸道。

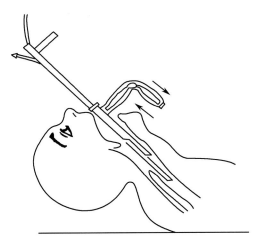

图 7-1-9　硬管支气管镜取异物的常规方法
插入支气管镜,检查气管支气管窥见异物后,
伸入异物钳夹住,后退经声门取出

如果不能通过支气管镜取出异物,可以尝试用取物球囊。取物球囊可以通过支气管镜,球囊被推进到异物之外,打开球囊,对球囊进行牵拉取出异物。当物体出现在喉部入口时,应抽出支气管镜,插入麻醉喉镜,用 McGill 钳子抓住并取回。纤维支气管镜也已被用于取出异物,某些情况下可能是成功的。然而,取出异物的范围是有限的。

对异物进行支气管镜检查取出后,儿童应留院过夜观察。应持续监测氧饱和度数小时。吸入氧气需要加湿。如果有明显的肺叶不张,肺部理疗和抗生素在术后需要应用几天。通常不需要类固醇类激素。

八、并发症及预后

异物阻塞导致肺气肿为肺内压力突然增大所致。异物呛入即刻或几天之后出现自发性气胸、纵隔气肿和皮下气肿。手术过程中,因气管内镜、异物钳造成气管、支气管损伤;患儿挣扎哭闹,巨大的肺内压力引起肺泡破裂所致。当手术中突然出现呼吸困难、发绀,同时出现皮下气肿时,应先考虑纵隔气肿及气胸的可能。

气管异物刺激黏膜常导致炎症肿胀、充血,易出血。病程越长,此类情况越多。出血多时影响手术视野,增加异物取出难度。不影响观察时可继续钳夹取出异物,但出血量多时可往气管内注入 1:10 000 肾上腺素溶液,出血可以明显减轻。同时抬高健肺避免血液淹肺。

支气管镜检取出异物的并发症包括取出失败、气道损伤和持续性肺不张。如果异物长期存在,并发症更容易发生。持续的肺叶不张可能表明异物残留、支气管狭窄,病程较长者甚至出现支气管扩张。经过数周的强化治疗后,可能需要再次支气管镜检查。对于症状严重的支气管扩张症,则可能需要肺叶切除。

花生会在气道内引起炎症反应,并迅速被肉芽组织包围。肉芽组织遮挡了探查异物的视线,一旦试图抓住异物很有可能会出血。将冰生理盐水注入可止血。如果视野完全被出血掩盖,最安全的做法是放弃支气管镜检取出,48~72 小时后再做进一步尝试异物取出,异物取出后,肉芽组织颗粒会自动溶解。

有机物质,特别是花生,在气道中变得潮湿易碎。夹取要非常小心,以免碎裂。建议使用花生钳,外科医生应确保钳口大于待取物的直径以外,钳口应轻轻闭合,异物、支气管镜和光学钳一起取出。必须检查该物体以确认其完整性,并重新插入支气管镜以排除气管内残余碎片。尖锐的物体并不常见,应先取出钝端,然后再取出。

在气道远端或上肺叶支气管内的异物是罕见的。它们最好通过纤维支气管镜定位,根据异物的性质,可以用球囊挤出。偶尔可以通过支气管镜进行抽吸,将异物移到更容易接近的位置。如果所有这些措施都失败了,可能需要支气管切开术或肺叶切除术。如果异物在取出过程中丢失,应重新插入支气管镜。如果未见异物,应将支气管镜取出,仔细检查喉部和下咽。检查口、鼻和食管,以确保异物被取出。

九、预　防

广泛开展宣教工作,教育小儿勿将细小物件放入口内。家长及保育人员应管理好小儿的食物及玩具。因为小儿磨牙尚未成长,如瓜子、核果、花生、蚕豆等硬东西有时嚼不烂,容易形成异物,对 3 岁以下的小儿尤应注意。吃饭宜细嚼缓咽,勿高声谈笑。小儿吃东西时不要嬉戏打闹,不可诱其发笑、恐吓或打骂。

如咽内有异物,绝不可用手指挖取,也不可用大块食物咽压,应设法诱其吐出或咳出。

全身麻醉及昏迷的患者,须注意是否有义齿或松动的牙齿;施行上呼吸道手术时应注意检查器械,防止松脱;切除的组织,应以钳夹持,勿使滑落。

（文　平）

第二节　气管狭窄与软化

视频六　气管狭窄与软化 1

视频七　气管狭窄与软化 2

一、先天性气管狭窄

先天性气管狭窄(congenital tracheal stenosis, CTS)是指气管在胚胎发育过程中,由于完全型气管环及气管黏膜缺失导致的管腔狭窄(图 7-2-1)。1941 年,Wolman 首次报道 CTS,其发病率较低,在活产婴儿中发病率约为 1/64 500。CTS 需要及时诊断和治疗。早期由于人们对疾病认识的不足,患儿长期依赖呼吸机进行保守治疗,易引发呼吸道感染导致呼吸衰竭,最终死亡。自 20 世纪 90 年代起,治疗理念发生变化,开始积极推崇手术治疗,并且优化出几种手术方法,极大地改善了患儿预后。

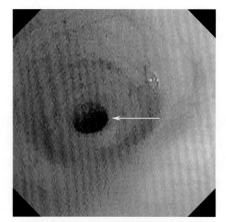

图 7-2-1　先天性气管狭窄
箭头所指处为气管狭窄

(一)病因

目前的研究一致认为 CTS 的发生可能与第 4 周胚胎异常发育相关。气管的发育过程类似于消化道发育,即可能存在一个管腔暂时闭塞,而后再出现重新管腔化的过程,在重新管腔化时如出现部分组织发育停滞,则导致气管狭窄或闭锁发生;此外,药理学研究发现,某些药物缺乏可以诱发胚胎气管的异常发育,如阿霉素、维生素 A 等缺乏;在基因分子学研究中,则认为某些分子通道及转录因子可以调控气管发育,如 7q36 位点 *Shh* 基因、2q14 位点 *Gli2* 基因、7p13 位点 *Gli3* 基因等与气管狭窄的形成密切相关。

(二)病理分型

根据 CTS 的解剖结构,临床病理分型主要有以下五种。

1. 1964 年,由 Cantrell 和 Guild 提出经典分型,每种分型均存在完全性气管环,而主支气管形态正常,未受累及。主要包括:弥漫型,整个气管广泛发育不全;漏斗型,气管近端正常,远端狭窄至隆突;节段性狭窄,最多累及 3 个气管软骨环。

2. 1984 年,Cotton 根据气管最窄处横截面积,将喉气管狭窄分为四型,而未考虑狭窄段的位置和长度。Cotton 分型主要应用于长期插管后声门下狭窄的病例,并不适用于隆突处气管及支气管狭窄。

3. 1992 年,Anand 借鉴了 Cotton 的分型系统,但补充了狭窄长度和部位。狭窄口径:轻(<70%),中(71%~90%),重(>90%);狭窄部位:声门下,颈部,胸部;狭窄长度:轻(<1cm),中(1~3cm),重(>3cm)。

4. 2003 年,基于患儿临床表现和气管功能,

Anton-Pacheco 提出了临床分型。根据临床表现分为 3 度：轻，偶有或无临床表现；中，有临床表现，但无呼吸窘迫；重，有呼吸窘迫。是否合并畸形分为两型：A，合并相关的畸形；B，无相关的畸形。

5. 2012 年，Speggiorin 认为支气管狭窄程度和预后密切相关，而 Cantrell 分型和 Anton-Pacheco 分型并不能清晰地描述狭窄程度超过 30% 的气管形态，尤其是形态变异的气管。他根据支气管形态学异常，提出新的分型：Ⅰ 型，正常支气管分叉型；Ⅱ 型，含右上支气管分叉；Ⅲ 型，隆突处三叉分支型；Ⅳ 型，单侧支气管树型即单侧肺。

目前 Anton Pacheco 分型和 Cantrell 分型广泛地应用于临床，作为选择手术方法的依据。

（三）病理生理

CTS 存在解剖结构的异常：完全性气管软骨环，即 "O" 形环的出现代替了正常的 "C" 形气管软骨环，气管后壁膜性结构消失使得狭窄段气管顺应性显著下降。同时气管黏膜下层腺体和结缔组织增生，导致管腔进一步狭窄。其他因素如插管后声门下狭窄、血管环压迫及气管软化等造成气管狭窄甚至闭塞。

（四）诊断

1. **临床表现** CTS 患儿的临床症状不一，通常取决于管腔狭窄程度，以及是否合并其他畸形。严重者在出生后即出现呼吸窘迫，可伴有喘鸣、发绀及犬吠样声嘶。而轻度的临床症状并不典型，多见于年长患儿，表现为间歇性喘息、活动耐力下降等。此外，即使气管病变不进一步加重，随患儿年龄增长，

活动量增加，氧供需求增加，临床症状会逐渐加重，尤其是长段 CTS 患儿更容易早期出现临床症状。

轻度狭窄患儿无明显阳性体征；中重度狭窄可见吸气性三凹征，双肺可闻及哮鸣音；合并先天性心脏病患儿心前区可闻及心脏杂音；合并气管食管瘘的患儿则伴有腹胀以及呛咳等。

2. **合并畸形和预后**

（1）合并畸形：60% 的 CTS 患儿合并有其他先天畸形。

1）心血管畸形：包括完全性血管环、不完全性血管环及先天性心脏畸形等。

A. 双主动脉弓：是由右背主动脉持续存在引起的，这类患儿同时存在左、右主动脉弓。右弓发出右颈总动脉和右锁骨下动脉，而左弓发出左侧颈总动脉和左侧锁骨下动脉（图 7-2-2）。在大约 70% 的病例中，占主导性的右弓和发育不全（甚至是闭锁）的左弓从食管后缘在动脉韧带附近汇入降主动脉。降主动脉通常位于脊柱左侧，但也可以在脊柱右侧或在中线。

B. 右主动脉弓、迷走左锁骨下动脉和左位动脉韧带畸形：这一异常源于右第 4 主动脉弓的持续存在和左第 4 主动脉弓的退化。左侧颈总动脉、右侧颈总动脉、右锁骨下动脉、穿过食管后方越过中线的左锁骨下动脉及动脉韧带，形成一个完整的环形包围气管和食管。

C. 血管压迫综合征：无名动脉、右侧锁骨下动脉变异走行导致气管受压。

D. 肺动脉吊带（pulmonary artery sling, PAS）：

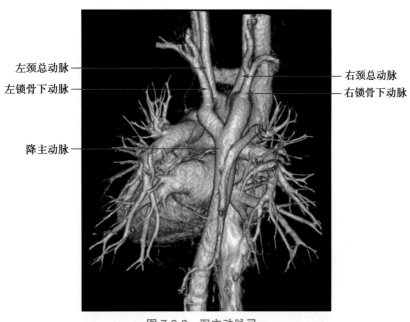

左颈总动脉 —— 　　—— 右颈总动脉
左锁骨下动脉 —— 　　—— 右锁骨下动脉

降主动脉 ——

图 7-2-2 双主动脉弓

约有 50% 的患儿存在 CTS。肺动脉吊带是主动脉弓和 / 或第 6 主动脉弓的发育异常。异常起源的右肺动脉会对气管造成不同程度的压迫(图 7-2-3)。

E. 室间隔缺损、房间隔缺损、法洛四联症等各

种先天性心脏病。

2) 纵隔肿块：支气管囊肿、胸腺囊肿、淋巴管畸形、畸胎瘤、淋巴瘤和神经母细胞瘤等。

3) 伴有气管食管瘘的食管闭锁。

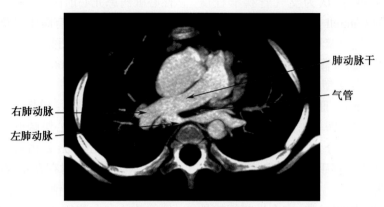

右肺动脉 —

左肺动脉 —

— 肺动脉干

— 气管

图 7-2-3　肺动脉吊带

(2) 预后：CTS 预后与狭窄程度和狭窄长度密切相关。Anton-Pacheco Ⅰ 型和 Ⅱ 型患儿的预后明显优于Ⅲ型患儿。

3. **纤维支气管镜检查**　支气管镜检查是诊断气管狭窄的金标准，可以确定狭窄部位及程度。尤其对于新生儿气管发育异常，其临床表现及影像学检查缺乏特异性，易误诊，纤维支气管镜检查可明确诊断。由于纤维支气管镜检查为有创性操作，可能损伤气管使呼吸功能失代偿，所以操作时要尽量避免损伤气管壁。

4. **光学相干层析技术**(opticalcoherencetomography，OCT)　OCT 是评估软骨环形态的"金标准"。在内镜辅助下，向气管内插入一根红外细光纤，通过气管壁对光的反射可以反映气管壁的组成。此操作相对轻柔，并且可以清楚地看到气管软骨形态。此外，OCT 可以提供气管和支气管一致性的有效信息，可用于检测气管支气管软化。

5. **CT 与 MRI**　CT 与 MRI 是目前最常用的技术，应用广泛。其中 CT 不仅能够显示气管各层面解剖关系，还可以显示血管异常。MRI 技术可以重建气管形态，根据同年龄的正常气管面积，比较其实际的气管面积判断狭窄程度。如果 CTS 患儿正在呼吸机辅助通气，行 CT 与 MRI 检查时应加强监护。

6. **气管内造影**　气管内造影可确诊气管狭窄及气管分支的异常，同时显示气管狭窄的程度和范围，但属创伤性操作，气管造影术有加重梗阻的危险，因为造影剂注入狭窄的气管后，可能会阻塞气管，使气管由部分狭窄变为完全闭塞，或在管壁上引起炎症反应。应在监测下适量应用造影剂，并检查结束后及时彻底吸出造影剂。

7. **超声心动图**　超声心动图除了解心内畸形外，还可发现肺动脉吊带或其他血管异常。

(五) 鉴别诊断

CTS 的鉴别诊断，见表 7-2-1。

表 7-2-1　CTS 的鉴别诊断

鉴别名称	鉴别要点
先天性心脏病	可有发绀、呼吸困难表现，体格检查心前区可闻及心脏杂音。CTS 体格检查无心脏杂音。CTS 合并先心两者症状、体征均可存在
哮喘	正规治疗症状可消失，但反复发作。CTS 经治疗后症状有好转，但喘憋不能完全消失
气管异物	呼吸困难，胸片可发现异物存在
吸入性肺炎	引起发绀、呕吐，经吸痰、抗感染治疗可好转

(六) 治疗

根据严重程度及病因的不同，目前 CTS 的治疗方法主要包括手术治疗、内镜辅助下治疗、保守治疗及新技术探索。

1. **外科治疗**　手术技术包括滑动气管成形术、节段切除术、补片气管成形术、楔形切除术、气管自体移植术和组织工程化气管等。

(1) 滑动气管成形术(Slide 气管成形术)：Slide

气管成形术是长段以及弥漫型气管狭窄的首选方法（图 7-2-4）。手术步骤：正中胸骨切开，切除右侧或两侧胸腺，切开心包，游离升主动脉、上腔静脉、右肺动脉，全身肝素化后升主动脉及心房插管建立体外循环。游离气管及左、右支气管。气管镜下确定狭窄起始位置，在狭窄中点切断气管，将上端气管后壁从正中剪开，略超过狭窄段，下端气管前壁从正中剪开，略超过狭窄段。使用可吸收缝线将下端前壁剪开的最低点和上端后壁剪开的最高点缝合打结。随后两侧分别向下连续缝合（缝合时注意将吻合口外翻，缝合完毕后气管镜在气管内基本看不到缝线，这样可最大限度避免肉芽组织生长），吻合结束后需膨肺检查吻合口是否漏气，如有漏气，进行加固缝合（图 7-2-5）。停止体外循环，逐层关胸。术后气道重建提示 Slide 气管成形术术后效果确切（图 7-2-6）。

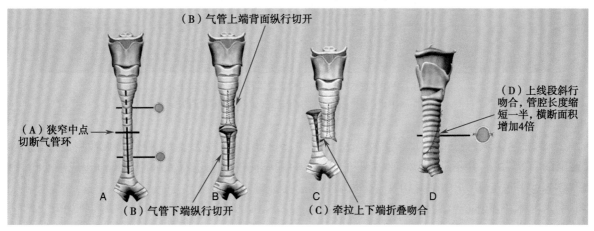

（B）气管上端背面纵行切开

（A）狭窄中点切断气管环

（B）气管下端纵行切开

（C）牵拉上下端折叠吻合

（D）上线段斜行吻合，管腔长度缩短一半，横断面积增加4倍

A　B　C　D

图 7-2-4　滑动气管成形术

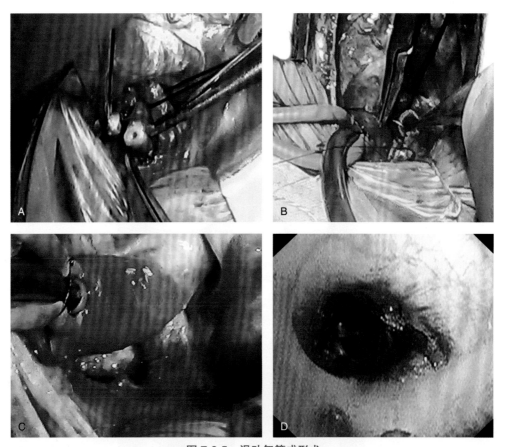

A　B

C　D

图 7-2-5　滑动气管成形术
A. 气管狭窄中点切断狭窄的气管环；B. 气管下端纵行切开，上端背面切开；
C. 气管吻合重建完毕；D. 吻合完毕

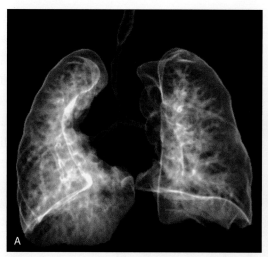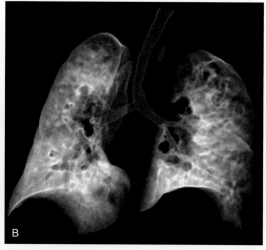

图 7-2-6　滑动气管成形术前及术后气道重建对比

A. 术前气管长段狭窄；B. 术后气管狭窄基本消失

（2）节段性切除术：节段性切除术是短段气管狭窄的首选方法，并不适用于其他类型的治疗（图 7-2-7）。手术步骤：正中胸骨切开，体外循环辅助下手术。术中纤维支气管镜检查，将针穿入狭窄长度的中间以确认正确的位置。在确定的中点上方和下方进行垂直中线切口，并切除狭窄的气管，上、下段行端端吻合。游离气管上段时注意保护喉返神经。

（3）贴片气管成形术：正中胸骨切开，体外循环下手术。获取部分肋软骨作为气管成形的材料。将软骨修剪成合适的大小，间断缝合，固定在

纵行切开的气管壁上，避免凸入管腔，肋骨的软骨膜朝向内侧。也有人采用自体心包或牛心包片作为修补材料。

（4）气管自体移植术：正中胸骨切开，体外循环下手术。首先在气管狭窄的部分做一个垂直的正中切口，然后将管腔最狭窄的中心部分切除，为避免吻合时的张力过大，仅切除不超过 1/3 的气管。气管的两个断端吻合，结打在气管壁的外侧。用切下来的气管作为自体移植材料修补气管前壁。该手术可用于纠治长段气管狭窄，但目前已较少使用。

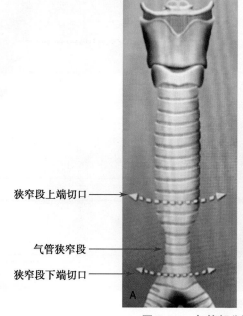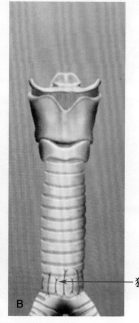

狭窄段上端切口

气管狭窄段

狭窄段下端切口

狭窄段切除吻合

图 7-2-7　气管部分切除后端端吻合

A. 切除狭窄段的气管至位置正常的软骨环；B. 可吸收线间断吻合，交替吻合避免张力过大

(5)组织工程化气管:组织工程化气管是利用组织工程技术,将细胞与生物支架材料相结合,进而构建出合适的人工气管,再将其移植入患儿体内的方法。

2. 内镜辅助下治疗 包括内镜下球囊扩张与支架植入术、内镜下激光和冷冻疗法。对于治疗获得性气管狭窄具有一定价值,但是对于 CTS 的治疗作用有限。

(1)内镜下球囊扩张成形术及气管支架置入术

1)球囊扩张是用较高恒定的扩张压力,反复扩张狭窄的气管,使狭窄部位产生多处纵向小裂伤,而裂伤处则被纤维组织充填,从而达到扩张狭窄气管的目的。

2)理想的气管支架一般认为应具备如下特点:易于放置,必要时容易取出;长度和内径有多种规格,适于不同狭窄;放置后不会移位;既要有足够的支撑力,又要有一定的柔韧性适应气管轮廓;材料组织相容性好,以免诱发或加重感染和刺激肉芽组织增生;具有与正常气管相同的特性,以利于分泌物排出。目前临床中常用的气管支架包括金属支架、硅酮支架及生物材料支架。

(2)内镜下激光和冷冻疗法

1)激光治疗通常用于气管狭窄术后增生的肉芽组织及瘢痕。相对禁忌包括长度超过 1cm 的瘢痕组织、软骨缺损或畸形,以及隆突处的病变。目前激光治疗完整气管环的经验有限,主要作为其他内镜治疗的辅助手段。

2)冷冻疗法探针已用于治疗气管腔的阻塞,但是目前存在的技术障碍阻碍了其广泛使用,例如探针直接应用于气管黏膜所需的时间并没有明确的标准。文献报道,冷冻疗法比热能疗法产生更少的瘢痕组织,即经由柔性支气管镜的冷冻导管将冷冻剂(通常为液氮)直接施加到增生的腔内组织上,快速冷冻组织进而导致细胞死亡。目前冷冻疗法技术在国内小儿领域还应用较少。

3. 保守治疗 对于 Anton-Pacheco 临床分型无临床表现轻度气管狭窄的患儿,如无相关的畸形,随着生长发育,相关病变可在 2 岁以内逐渐改善,所以首选保守治疗。保守治疗方法侧重于加强体质、预防及对症治疗,包括肺部理疗、湿化氧气吸入、呼吸道感染治疗及适当补充维生素 D 等。

4. CTS 治疗新技术的探索 随着 CTS 手术方法的改进,以及对流体力学特征不断深入了解,CTS 患儿个体化手术设计的需求也日渐突出。3D 打印技术在医学领域迅速发展,生物打印是 3D 打印技术最前沿的领域。利用干细胞作为打印材料,制作的组织和器官会自动形成血供和其他内部结构。2012 年美国一名先天性左侧支气管软化的男婴接受了 3D 合成支气管的移植,这是世界首次将 3D 打印模型成功植入患者体内的案例,但是其远期效果并不明确,尚需要进一步的探索和发展。

5. 合并其他畸形的手术方法

(1)双主动脉弓:术中钳夹发育差的弓远端部分,检查上、下肢压力无明显变化,在两钳夹之间断开,两断端分别缝闭(图 7-2-8)。

(2)肺动脉吊带:将左肺动脉源自右肺动脉根部分离,对右肺动脉切口连续缝合,将分离的左肺动脉自气管背部左侧绕出,再进行左肺动脉和肺总动脉的端侧吻合。

(3)房间隔缺损、室间隔缺损、法洛四联症等心内畸形:常规行心内畸形矫治。

(4)纵隔肿块:良性肿物正中或侧开胸行肿块切除术,恶性肿瘤可先行化疗后再行手术切除。

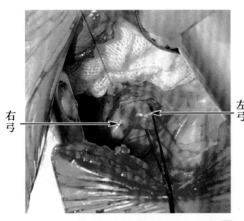
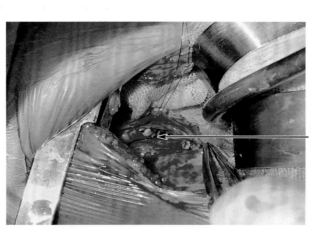

图 7-2-8　双主动脉弓矫治术

(5) 伴有气管食管瘘的食管闭锁：手术时注意保护气管，避免术后气管狭窄。

(6) 血管压迫综合征：正中开胸，非体外循环下将变异的无名动脉或变异的右锁骨下动脉移植到正常位置，解除对气管的压迫。

（七）术后并发症

1. 气管再狭窄　最常见于贴片气管成形术，多数患儿因补片的瘢痕化和挛缩作用，发生了气管再狭窄，患儿逐渐出现呼吸困难，最终导致呼吸衰竭。术后出现再狭窄需要行支气管镜检查，确定狭窄部位，必要时再次手术处理。

2. 气管塌陷　常见于使用移植物修补气管，过早拔出气管插管引起。移植物需悬吊固定，术后 10 天以上拔除气管插管避免气管前壁的塌陷。

3. 肉芽组织增生　文献报道气管成形术后肉芽形成的发生率约为 38%，Slide 气管成形术后肉芽发生率较低，为 0~23%。由于异物反应，包括缝线、心包、软骨等均可能引起肉芽组织增生，可采用内镜下球囊扩张、气管内支架或再次气管成形术。

4. 吻合口瘘（anastomotic leakage）　吻合口瘘可导致皮下气肿、纵隔气肿等，吻合完毕后注射生理盐水，膨肺检查是否出现吻合口漏气。晚期出现吻合口瘘与感染有一定关系，术后应使用足量、敏感抗生素。

5. 乳糜胸　常见于合并其他畸形同期手术引起，术中注意避免损伤胸导管。一般保守治疗可愈合。1 个月以上不愈合者常需再次手术干预。

（八）预后

CTS 发病率较低，治疗方法多样，目前缺乏多中心的临床研究来证实其预后效果。

1989 年 Tsang 和 Goldstraw 首次采用了 Slide 气管成形术，而后此式式在 1994 年被 Grillo 改进。Slide 气管成形术极大改善了长段及弥漫型气管狭窄的预后，它具有其他术式不可替代的优点：

1. 完全由自身气管组织扩大管径，不需要其他组织作为补片修补，因此成形术后管壁内有正常气管纤毛及上皮细胞，减小了术后肉芽形成的风险。

2. 减少了术后气管再狭窄的概率。

3. 术后不需要用气管插管支撑，可以早期拔管，撤除呼吸机，早期恢复患儿的自主呼吸。

Butler 和 Chung 也肯定了 Slide 术式在治疗

长段狭窄的优势，但也提出部分 Slide 术后患儿需要球囊扩张等内镜辅助治疗以避免再狭窄，他们还观察到少数患儿术后发生气管软化，需要行支架植入术和气管切开术，而气管软化和术后死亡率密切相关。文献报道心包气管成形术后支架置入的发生率为 11.5%，而在 Slide 气管成形术后支架置入的发生率为 7.4%~11.2%。心包气管成形术后需要进一步手术的比例为 9.5%~28%，而 Slide 气管成形术后需要进一步手术的人数仅为 2.5%。

Cantrell 在 1964 年、Carcassone 在 1973 年，以及其他外科团队在 20 世纪 80 年代早期，先后成功完成了节段型气管狭窄切除后吻合手术，这种术式适用于 Cantrell Ⅲ 型的患儿。通常未超过气管全长 1/3 的狭窄气管可被安全地切除，但切除超过 1/3 的狭窄气管会明显增加术后并发症，如术后再狭窄、吻合口瘘等。

贴片气管成形术的缺点包括需要延长术后插管或支架以支撑移植物，特别是在早期报道中，有多种组织材料，包括软骨、心包、骨膜等被用于修补气管前壁和侧壁，而位于气管后的食管作为天然的长段"补片"被用于修补气管后壁。这种手术方法虽然得到了很好的短期疗效，但大多数患儿最终都因补片的瘢痕化和挛缩，发生了气管再狭窄，甚至引起呼吸衰竭。

气管自体移植的优点是使用自体上皮衬里，软骨轮廓的内在维持，自体移植物的保持生长以及随时可用。在自体移植物不足的情况下，可以用心包封闭残余缺陷。

组织工程气管与其他种类的气管替代物相比，具有多种优势：无免疫原性，无排斥反应，有生物活性，解决了供体不足的问题并能维持良好的气管形态。但也有相当多的问题亟待解决：如何有效使其血管生长、被覆内皮、植入后感染的控制、如何使其长期存活等，仍需进一步研究。目前仅有为数不多的临床案例报道。组织工程气管的细胞和支架材料多种多样，近来旋转式生物反应器复合培养方法得到许多学者推崇，并取得了一定成果。Elliott 等根据体内生物反应器的原理，将气管上皮细胞及骨髓间质细胞注入支架后得到的组织工程气管替代 CTS 患儿的气管软骨环，术后 12 周随访发现该处气管已完成血管再生、上皮被覆等生理改变。

Lang 和 Brietzke 等研究结果显示气管狭窄

的程度与球囊扩张成形术成功率呈负相关；在Avelino等关于气管狭窄球囊扩张术的成功率预测中，急性气管狭窄、较轻的气管狭窄、患儿年龄小、无经历气管切除手术等是术后成功的积极因素。

【专家提示】目前关于婴幼儿支气管狭窄，在诊疗与预后相较以往有了较大的进步，但目前关于其发病原因、发病机制仍不够明确；对于严重CTS的根治手术，对其治疗方案的选择，尚缺乏高证据水平的治疗指南。CTS的外科处理较为困难，通常认为对于狭窄段小于1/3气管全长的短段狭窄，切除狭窄后端端吻合是较为安全可靠的方法；而对于长段狭窄大多数临床中心广泛接受的标准术式为Slide术。纤维支气管镜下球囊扩张术、支架置入术也是目前临床应用较广且有较好效果的治疗方法。

二、先天性气管软化

先天性气管软化（congenital tracheomalacia，CTM）是指呼吸时超过50%的气管管腔出现塌陷。在有CTS临床表现的患儿中，约50%的患儿是先天性气管软化。

（一）病因

目前气管软化病因主要包括原发性和继发性因素。其中原发性气管软化是因为气管环发育未成熟所致，而继发性气管软化与长期气管插管、心血管压迫（如血管环、扩大的肺动脉等）、纵隔肿块、伴有气管食管瘘的食管闭锁等相关。

（二）病理生理

气管软化分为原发性和继发性两种类型。原发性气管软化罕见，多见于早产儿，通常表现为弥漫性气管软化。通常具有轻度至中度症状，大多数健康早产儿的症状随年龄增长自行消退。继发性气管软化是各种原因导致正常气管软骨退化而产生的气管一部分节段性塌陷。继发性气管软化较原发性气管软化更为常见，20%~58%的心脏病患儿伴有气管软化。

由于气管环发育未成熟，以及气管穿窿松弛造成气管膜部逐渐增宽，导致气管肌张力减低，引发气管膜部运动障碍，阻碍气管分泌物的排除。产生气流涡流，有气管分泌物时产生痰鸣音，无气管分泌物时产生低调、单音性喘鸣音。肺泡内气体受阻不易排出，易导致肺泡容积增大，严重者形成肺气肿。

（三）诊断

1. 临床表现 气管软化的临床症状，取决于发病位置、长度和塌陷程度。管腔直径减少50%通常会出现相应临床症状。主要症状包括吸气三凹征、剧烈咳嗽、青紫、嘈杂或哮吼样呼吸音，甚至发生严重威胁生命的事件，如呼吸暂停或窒息，以及反复发作的肺部感染。患儿可以有安静和几乎无症状的时期。喂食和哭闹通常会加重症状。其他症状与原发病相关。

患儿几乎无症状的时期，无阳性体征。出现临床症状时，双肺可闻及两相的喘鸣音、呼气相延长。

2. 合并畸形及预后分级

（1）合并畸形：①心血管畸形、血管压迫综合征：完全性血管环（双主动脉弓、右侧主动脉弓）、不完全性血管环（变异的无名动脉压迫、变异的右侧锁骨下动脉压迫、肺动脉吊带）和心脏增大（左心房扩大、肺动脉扩大）；②纵隔肿块：包括支气管囊肿、胸腺囊肿、淋巴管畸形、畸胎瘤、淋巴瘤、神经母细胞瘤；③伴有气管食管瘘的食管闭锁。

（2）预后：大多数健康早产儿自然病程随年龄增长其症状自行消退。轻到中度气管软化的患儿，随着生长发育气管软骨将逐渐发育完全而得以坚固，相关临床症状可在2岁以内逐渐改善，预后良好。对于严重气管软化保守治疗失败的患儿，可选择气管内支架植入、外科治疗等多种治疗方案，但预后欠佳。

3. 纤维支气管镜检查 纤维支气管镜是诊断气管软化的金标准。通过自主呼吸下纤维支气管镜检查显示气管软化导致气管狭窄（图7-2-9）。使用镇静药物时应当保留自主呼吸，根据内镜检查时气管压力的变化可帮助重现呼吸动力学，从而更好地观察气管壁的塌陷程度。在内镜下评估时，必须排除相关因素（如气管食管瘘、憩室、血管压迫和其他气管异常）。

4. 支气管造影 支气管造影可以帮助定义和显示气管支气管树的形态及其在不同呼吸阶段的形态，可以与支气管镜检查联合进行。

5. 其他相关检查 包括超声、CT和MRI检查，用以了解纵隔和心血管解剖结构。

（四）鉴别诊断

气管软化的鉴别诊断，见表7-2-2。

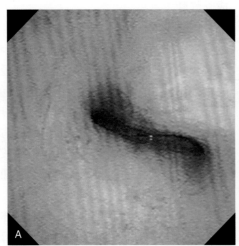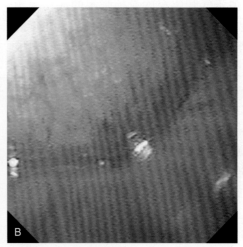

图 7-2-9　气管软化
A. 中度；B. 重度

表 7-2-2　气管软化的鉴别诊断

鉴别名称	鉴别要点
先天性心脏病	可有发绀、呼吸困难表现，体格检查心前区可闻及心脏杂音；气管软化体格检查无心脏杂音
哮喘	正规治疗可缓解，气管软化经治疗后仅好转，不能完全缓解症状
肺炎	出现咳嗽、发热症状，经抗感染治疗可痊愈；气管软化多伴有顽固性咳嗽症状，伴有感染时加重

（五）治疗

目前针对气管软化患儿的治疗，临床上仍缺乏统一的标准，治疗方案大多根据患儿的临床症状程度、气管软化程度、是否存在外在气管压迫因素而制订。

1. **保守治疗**　对于轻到中度气管软化的患儿，随着生长发育，气管软骨将逐渐发育完全而得以坚固，相关临床症状可在 2 岁以内逐渐改善，所以首选保守治疗。保守治疗方法侧重于加强体质、预防及对症治疗，包括肺部理疗、湿化氧气吸入、呼吸道感染治疗及适当补充维生素 D 等。

2. **持续气道正压通气**　对于严重气管软化保守治疗无效的患儿，可选择持续气道正压通气（CPAP）。CPAP 是治疗中重度气管软化的有效手段，其通过建立气流支撑保持气管通畅。持续正压通气可降低肺通气阻力，改善呼气气流受限，降低吸气时跨肺压，从而使呼吸省力。

3. **气管内支架植入术**　气管内支架植入可支撑软骨薄弱处从而保持气管开放，可迅速有效缓解气管软化导致的呼吸困难等症状，延长生存期，提高生活质量。气管内支架植入最大优点在于创伤小、术后恢复时间短。目前临床上主要应用的支架种类有硅酮类支架（图 7-2-10）、金属类支架、动力类支架及药物洗脱生物可吸收支架。图 7-2-11 为 1 例患儿金属支架植入后胸部平片。目前多主张使用硅酮类支架，其置入手术步骤：①支架安装：先将硅酮支架放入安置盒内，放置管插入安置盒，用短杆把支架顶入放置管。②支架置入：患儿全麻，在硬镜下插入外鞘管。插入到位后，用软镜观察是否插入到气管狭窄部位，确认位置后，取出软镜，在外鞘管的引导下插入放置管，到位后用长顶杆把硅酮支架顶出放置管，再用软镜观察支架放置情况。如果位置不佳，可用长钳子钳住硅酮支架，进行位置调整。位置恰当后用球囊对支架作适当的扩张。术中注意事项：支架安置过程中注意通气，防止患儿缺氧；支架推入气管后，尽快扩张支架。

4. **外科治疗**　对于常规药物治疗无效或出现威胁生命症状的重度气管软化患儿，手术干预是唯一的选择。手术适应证：反复肺部感染、间断呼吸道梗阻、拔管困难、反射性呼吸暂停、其他治疗手段无效。目前可供选择的手术方式有气管切开、气管成形术、主动脉固定术、腔外支架固定等。

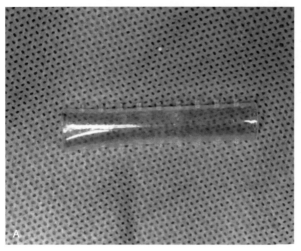 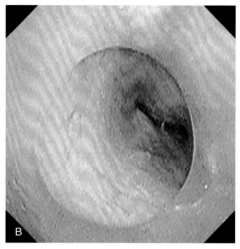

图 7-2-10　硅酮支架
A. 硅酮支架;B. 硅酮支架置入气管内镜图

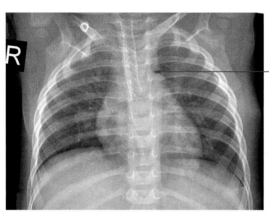

箭头所指为金属支架

图 7-2-11　金属支架置入后胸片

（1）气管切开术：单独气管切开对治疗气管软化症有效，可通过支撑软化气管使气管保持开放，若软化气管过长可用加长气管套管。气管切开可结合 CPAP 维持气管开放。

（2）气管成形术：适合弥漫性气管软化的外科治疗，气管成形术治疗气管软化临床资料较少。

（3）主动脉固定术：即通过缝合固定主动脉前部和胸骨后面，进而将主动脉抬起的技术，是治疗重度气管软化尤其是伴有血管畸形者安全有效的治疗手段。它并不改变气管结构，而是通过将主动脉拉向前方扩大气管前后径，从而改善呼吸道症状。目前，同时加用可吸收外支架。

（4）腔外支架固定：与腔内支架相反，腔外支架固定可以避免损伤气管黏膜。常用的气管外支架有软骨、马氏夹板及生物可吸收的支架。

5. 新技术展望　文献报道，使用 3D 打印技术制作了一种新型的生物可吸收夹板，并已经成功地用于治疗危及生命的气管软化。这种夹板是专门设计的，在抵抗外部压力的同时可以允许患儿气管的发育生长，并不受年龄的限制。3D 打印技术制作支架、细胞、组织和气管的方法，具有精确控制、可重复性和个体化设计的优势，有一定的发展前景。

（六）术后并发症

1. 肉芽组织增生　支架置入后，由于机体对支架的过度反应而产生肉芽组织，可发生于支架的任何部位。过度的肉芽组织增生可导致气管管腔再狭窄，可能需要高频电凝、微波局部注药、腔内照射、冷冻配合定期适时的球囊扩张等治疗。

2. 支架移位　支架移位后需要取出或重新放置。

3. 支架本身的机械性损伤　气管内支架持续受到各种程度和各个方向上的压力，可使支架产生疲劳性折断，需要取出后再重新放置新的支架。

4. 支架嵌入和穿透气管壁　随着患儿生长发育,气管内径发生变化,可能出现支架嵌入,但支架的上皮定植给支架的取出造成很大的困难。支架穿透气管壁为最危险的并发症,常会导致气管、支气管瘘,侵及气管周围的大血管时可引起致命性的大咯血,所以目前多数选择可吸收支架。

5. 气管黏液清除功能障碍　由于气管内支架影响气管的纤毛运动,阻碍黏液清除,可导致支架远端分泌物积聚和阻塞。术后需要及时吸痰治疗。

(七) 预后

CPAP 无法作为治疗严重气管软化患儿的独立手段,只可作为初步治疗或其他治疗的辅助方案。文献报道,早产儿需要 CPAP 的平均时间为 21.4 个月,足月儿约为 22 个月。长期 CPAP 可能导致喂养延迟、语言发育迟滞及潜在的生长发育迟缓等问题。

主动脉固定术虽然明显扩大了气管前后径,改善呼吸道症状,但是术后气管软化及坍塌可能仍然存在,需要进一步的监测和治疗。近 10 年,主动脉固定加可吸收外支架技术被众多学者认为是治疗重度气管软化,尤其是伴有血管畸形者安全有效的治疗手段。

自 1965 年 Montgomery 第一次成功尝试在气管内放置硅酮支架以来,不同种类的支架被应用于临床。气管支架内肉芽肿和支架内狭窄是常见的并发症,需要内镜下切除肉芽肿或支架内扩张。为了克服这些问题,可吸收支架已成为目前研究的方向,不仅具有组织相容性好、避免对气道的长久刺激、减少肉芽组织增生的优点,还减少了对放置支架的气管段清除黏液分泌物的影响。

气管切开术对气管上段软化有效,对于远端气管软化无济于事,手术创伤较大,且术后可造成继发性气管软化、气管纤维化及肉芽组织形成。肋软骨气管成形术主要采用自体肋软骨移植重塑气管管壁和加强气管膜部,目前手术报道很少。

【专家点评】TM 治疗以保持气管通畅为原则。原发性气管软化以保守治疗为主,继发性气管软化以去除原发病为宜,解除压迫后气管软化的症状可得以改善。外科手术治疗气管软化及放置支架为目前容易接受的治疗方法。

(张儒舫　李小兵)

第三节　气管假膜

气管假膜较为少见,一般见于两种情况:一是气管阻塞性纤维素性假膜(obstructive fibrinous tracheal pseudomembrane,OFTP),是由气管插管引起的罕见并发症,特征是气管壁上形成厚管状假膜,气管插管拔除后形成不同程度的气管阻塞,进而产生呼吸困难、喘鸣、急性呼吸衰竭或窒息死亡等,如不及时采取措施进行救治,可引起患者窒息死亡;二是假膜性气管支气管曲霉菌病(pseudomembranous tracheobronchial aspergillosis,PMATB),支气管镜表现以灰白色假膜和气道黏膜炎症为主,易进展,死亡率高。

一、气管阻塞性纤维素性假膜

气管插管可引起多种气管的并发症,如气管肉芽组织增生、瘢痕狭窄、软化,然而 OFTP 罕见。1981 年,Sigrist 等首次在气管切开插管后发现阻塞气管的假膜,2000 年 Deslee 等将其命名为气管阻塞性纤维素性假膜(obstructive fibrinous tracheal pseudomembrane,OFTP)。有文献报道除外科手术外,因呼吸衰竭、社区获得性肺炎、外伤等行气管插管,诱发 OFTP 的可能性大。

所有关于 OFTP 的研究都明确指出 OFTP 是一种罕见的但具有典型的临床、影像学、支气管镜和转归特征的良性疾病。Soong 等研究发现在儿童气管插管拔管后其发生率约为 1.48%,但目前成人的发生率尚不清楚。

OFTP 的主要特点:①即使是短期插管 OFTP 也能发生发展;②拔管后可能立即发生不同程度的呼吸系统症状或无症状;③拔管后支气管镜检查显示厚的管状伪膜引起气管阻塞;④组织病理学证据表明病灶中存在无菌的纤维素性蛋白、多形核炎症细胞浸润,以及坏死脱落的气管上皮细胞。

(一) 病因

OFTP 的发生机制尚不清楚,多数认为其好发于气管插管拔除后的患者,因气管插管的气囊压迫气管壁,当气囊压 >30cmH$_2$O(1cmH$_2$O=0.098kPa),致气管黏膜缺血损伤,随后气管黏膜下出血、坏死并发严重的炎症反应,大量纤维素蛋白渗出及中性粒细胞浸润,最终导致 OFTP 的形成。随着高容量低压力气囊的发明,OFTP 的发病率可能会下降。然而,在 2009 年的调查显示,只有 30% 的插管患者气囊压力>30cmH₂O。另外,有报道 OFTP 可继发于低灌注低血压。即使使用了高容量低压力气囊,低灌注和低血压也可能会造成黏膜缺血性损害。插管的患者因误吸造成的腐蚀性损伤,可能是加重病情的因素。Kang 描述了一个病例插管时气囊压力维持在 15cmH₂O,患者拔管后 72 小时后出现 OFTP。因为插管是创伤性的,患者有呕吐史,对气管黏膜腐蚀性损伤被认为是 OFTP 发生的病因学因素。

压力增加导致气管黏膜和黏膜下层的缺血性坏死。病理可见黏膜下层出血性坏死及中性粒细胞浸润和纤维蛋白渗出物。如果不治疗,在很多情况下,愈合是通过瘢痕形成,会导致气管狭窄。

少数学者认为 OFTP 并不一定好发于气管插管的患者,长期吸烟也可能成为 OFTP 形成的诱因,烟草中含有的某些成分长期刺激气管,诱发炎症反应,可在气管壁上形成类似 OFTP 的假膜;还有研究结果表明,OFTP 的形成可能与呕吐误吸有关,胃酸对气管黏膜造成的化学性损伤诱发的炎症反应可能是原因之一。

(二)临床表现

气管插管患者拔管后数分钟至数天出现不同程度的呼吸困难和 / 或喘鸣等症状,除考虑气管插管引起的喉头水肿、气管肉芽组织增生、气管软化外,还需要警惕 OFTP。OFTP 大多数患者表现为拔管后立即出现喘鸣、气喘或呼吸衰竭。症状的发作在拔管后 3 小时到 9 天不等。如果阻塞像瓣膜样,临床表现为间歇性的体位性呼吸困难,可能会误诊为充血性心力衰竭。如果患者呼吸衰竭严重,由于空气在气管内流动弱可听不到喘鸣音。

(三)辅助检查

X 线胸片常不能明确气管狭窄,有的胸片看不到异常改变,有的表现为肺野密度增高,气管透亮度减低,隆突显示不清,心影向一侧偏移(图 7-3-1)。

颈部和胸部 CT 有时可见气管狭窄等特征性的改变,显示气管上段局部气管腔变窄并管壁不规则,其内见多发贴壁小结节状、条索状高密度影,边缘不清(图 7-3-2),但结果不可靠,需行支气管镜检查确诊。

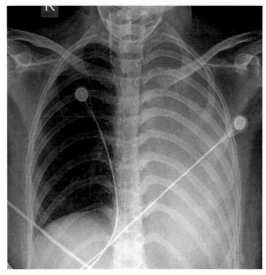

图 7-3-1　X 线胸片

示气管透亮度减低,隆突显示不清,左主支气管不可见,左肺野示大片密度增高影,心影向左偏移

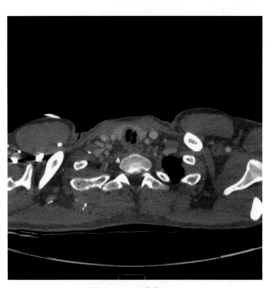

图 7-3-2　胸部 CT

示气管上段管壁增厚,管腔狭窄,其内可见条状密度增高影连接于气管前后壁

支气管镜检查通常可见气管插管气囊压迫处有橡胶膜状物,呈白色、黄白色或粉红色,有管状、环状或片状等不同形状(图 7-3-3,图 7-3-4)。多数文献报道 OFTP 好发于声门附近,但少数学者报道其位置不一定在声门下,可能位于气管中段、末端或整个气管,这可能与气管插管的位置深浅有关。支气管镜取出假膜样坏死物,组织病理学检查为纤维素性蛋白、多核白细胞浸润,以及坏死脱落的上皮组织(图 7-3-5)。文献报道,气管坏死假膜行微生物学培养常无细菌、真菌等生长。

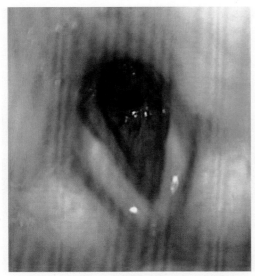

图 7-3-3 声门下区膜样增生,血管显露

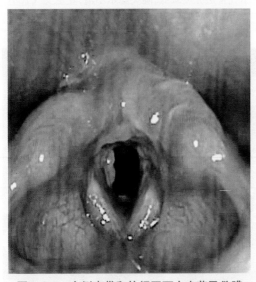

图 7-3-4 右侧声带和杓间区下方肉芽及伪膜

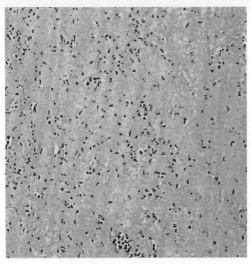

图 7-3-5 组织病理学检查
示纤维素样变性、坏死及中性粒细胞
渗出(HE 低倍放大)

（四）诊断

气管插管患者拔管后数分钟至数天可出现不同程度的呼吸困难和 / 或喘鸣等症状。X 线胸片常不能明确气管狭窄,而颈部和胸部 CT 有时可见气管狭窄等特征性的改变,但结果不可靠,诊断需要支气管镜检查和活检材料的病理证实。

（五）鉴别诊断

1. **气管狭窄** 临床表现为气急、呼吸困难,活动或呼吸道内分泌物增多时可加重。随着狭窄程度加重,呈现进行性呼吸困难,吸气时出现喘鸣。严重者吸气时,锁骨上窝、肋间软组织、上腹部同时凹陷(三凹征),可通过气管镜检和气管 CT 重建确诊。

2. **气管软化** 表现为呼气性喘鸣、发作性窒息、青紫和心动过缓,甚至猝死。气管镜可确诊,典型征象是呼气时气管成鱼嘴样塌陷。病理机制可能由于气管插管长期压迫气管软骨环,使局部供血不足或局部缺血,久则造成缺血性无菌坏死,使气管环局部消失。

3. **肺动脉吊带**(pulmonary artery sling, PAS) 是一种少见的先天性心血管畸形,又名迷走左肺动脉,是左肺动脉异常起源于右肺动脉的后方,呈半环形跨过右主支气管向左穿行于食管前和气管后到达左肺门,常合并气管下段、右主支气管和食管不同程度的压迫。临床上,气道不全梗阻引起的通气障碍是本病患儿最突出的表现,气管内分泌物的滞留可引起肺不张(atelectasis)和肺炎,阵发性呼吸困难和反复肺部感染是患儿就诊的最常见原因,超声心动图和 CT 检查可明确诊断。

4. **喉部溃疡和肉芽肿** 喉部肉芽肿以声带突内侧面常见,一般由于气管插管、误用嗓音或反流性喉炎等引起。研究发现气管插管时误伤声带突黏膜,导管置留时间过长或导管过粗造成局部受压、摩擦、缺血或感染,形成溃疡和肉芽肿。一旦形成继发性感染或溃疡,若上皮细胞不能及时覆盖创面,表面的肉芽增生可能形成蒂状物,双侧肉芽融合,则可能形成喉后部粘连狭窄。临床表现以声嘶和呼吸困难为主。喉镜检查见声带突有肉芽样组织,结合气管插管病史,均可确诊。

5. **喉头水肿** 喉头水肿是气管插管引起的最严重的并发症,严重者可危及生命,需要紧急处理。喉头水肿实际指喉声门区域发生水肿。儿童发生率远高于成人。当喉头水肿引起声门狭窄,声门截面积小于正常 50% 时,患者临床表现主要为吸气性喘鸣、呼吸困难,并进行性加重。一般在气管插管拔除后随即出现症状,水肿在数小时内达到极限,而后逐渐缓解。

(六) 治疗和预后

大多数情况下 OFTP 需行支气管镜下治疗,但也有报道患者可自行咳出气管内坏死物或气管拔管时可将坏死物带出。文献报道在治疗 OFTP 过程中,硬质气管镜相对于可弯曲支气管镜的优势在于其可维持气道持续通气,因此约 3/5 的患者经硬质气管镜将气管内坏死物直接清除,约 2/5 的患者经可弯曲支气管镜清除气管内坏死物。文献报道一组患儿,经可弯曲支气管镜治疗,采用激光、球囊扩张各 4 例,1 例采用冷冻治疗。因坏死物质地疏松,以活检钳夹取易碎,且每次仅能钳取一小部分,操作时间长,气管阻塞严重的患者容易发生窒息风险,而冷冻切除可迅速清除气管内坏死物,通畅管腔,高效、安全。

二、假膜性气管支气管曲霉菌病

侵袭性曲霉菌病常发生于重度免疫损害宿主,但也可发生于慢性阻塞性肺疾病(COPD)、糖尿病和免疫功能完全正常等低危宿主。低危宿主假膜性气管支气管曲霉菌病(pseudomembranous tracheobronchial aspergillosis,PMATB) 是侵袭性曲霉菌感染的一种特殊类型,约占侵袭性曲霉菌病的 5.0%。曲霉菌属感染后先累及气道,菌丝侵犯气道形成菌栓,若不及时采用有效的抗真菌药物治疗,会迅速进展成急性曲霉菌性肺炎和急性呼吸衰竭。

PMATB 是侵袭性气道曲霉菌病的一种类型,气道表面覆盖有菌丝、红细胞和白细胞、坏死物质和黏液共同组成的伪膜,菌丝侵犯达黏膜和黏膜下层,可完全阻塞气道。伪膜性气管支气管曲霉菌病多见于重度免疫抑制宿主,但随着支气管镜的广泛开展,以及对曲霉菌病认识的提高,无免疫损害宿主并发 PMATB 的病例也逐渐增多,尤其在发展中国家,可能同环境和本身的免疫状态的检查较少有关系。

(一) 临床表现

患者常以呼吸困难、发热和咳嗽为主要表现,实验室检查提示血白细胞和 CRP 明显升高,PMATB 患者常有喘息,支气管扩张剂效果差,部分病例还伴有 IgE 轻度升高,但又不同于变应性支气管肺曲霉菌病既有感染的症状和实验室炎症指标升高,又有对抗原过敏的症状(喘息),这是 PMATB 独特的临床特点。

(二) 诊断与治疗

PMATB 初始的影像学表现无特异性,如不及时予抗真菌治疗,影像学易进展,支气管镜检查对 PMATB 的诊断和治疗具有重要的价值,支气管镜下重要特征为气道伪膜附着,以及气管支气管黏膜炎症性改变,PMATB 一旦确诊,需立即予抗真菌药物静脉使用,对临床以不典型的支气管炎或肺炎为表现,影像学表现为沿着气道分布的渗出、实变,甚至空洞形成,需立即行支气管镜检查,以便早期诊断,及早治疗。

【专家提示】OFTP 是一种罕见疾病,极易漏诊或误诊。对于有气管插管史、拔管后数小时至数天出现不同程度呼吸困难、喘鸣、急性呼吸衰竭、窒息等症状的患者,支气管镜、颈部和胸部 CT 发现气管阻塞时需考虑 OFTP 的可能,需及时行支气管镜检查,确诊者要立即清除气管内坏死物。经支气管镜介入治疗可明显缓解患者症状,改善预后。治疗之后不会复发。与气管狭窄相比,扩张和激光、支架植入效果不显著。对于 PMATB 病例,影像学易进展,支气管镜检查具有重要意义,PMATB 需早发现、早诊断、早治疗。

(陈 瑞)

第四节 支气管扩张

视频八
支气管扩张

支气管扩张(bronchiectasis)这一术语来源于希腊语单词"bronchos"(支气管)和"ektasis"(扩张),最初由法国内科医生 René Laënnec 于 1819 年提出,用来描述他在呼吸系统慢性坏死性感染中所看到的病理性支气管扩张。该病大多是由于支气管及其周围肺组织反复、慢性化脓性炎症和纤维化,使支气管壁的肌肉和弹力组织破坏,导致支气管变形及持久性异常扩张,多在小儿期发病,为小儿呼吸系统常见疾病,发病率约为0.5%。近年来,由于抗生素的广泛使用及儿童及时的免疫接种,严重的支气管扩张症已较少见。支气管扩张合并其他肺部疾病的问题也日益受到关注。高分辨率CT检查结果显示,临床诊断为慢性支气管炎或慢性阻塞性肺疾病(COPD)的患者中,约15%~30%的患者可发现支气管扩张病变,重度COPD患者合并支气管扩张甚至可达50%。

一、病因及发病机制

支气管扩张主要与感染和阻塞有关,部分是先天因素所致,故病因主要分为先天性与继发性因素两种。

(一)先天性支气管扩张

较少见,是由于先天性支气管发育不良,支气管软骨及其支持组织发育存在缺陷,或存在遗传性疾病,使肺的外周不能进一步发育,导致已发育支气管扩张。有的患者支气管扩张在出生后发生,但也有先天异常的因素存在。患者除支气管扩张外可伴有内脏异位和胰腺囊性纤维化病变。支气管扩张症也可见于Young综合征。部分支气管扩张症患者显示免疫球蛋白IgG缺乏,易于反复细菌感染,其中IgG2和IgG4缺乏更为重要。

(二)继发性支气管扩张症

主要发病因素是支气管和肺的反复感染,各种原因造成的一定程度的支气管阻塞,以及支气管受到牵拉,几种因素相互影响,造成支气管壁及结构的破坏和持久性的支气管扩张。反复或严重的肺部感染,造成支气管壁各层组织,尤其是平滑肌纤维和弹力纤维、软骨组织遭到破坏,削弱了管壁的支撑作用,黏液纤毛清除功能也降低,同时支气管壁与肺泡之间大量的淋巴细胞浸润,淋巴细胞聚集形成淋巴滤泡,并向管腔突起而造成一定程度的支气管狭窄、阻塞,吸气、咳嗽时管腔内压力增加管腔扩张,而呼气时不能回缩,分泌物引流不畅长期积存于管腔内,最终导致支气管扩张。

二、病理生理

临床上根据支气管扩张的病理形态将其分为3型:①柱状扩张,支气管稍宽而管壁较厚,向

肺的外围延伸,在末端呈矩方形扩张,支气管与伴随的肺动脉支的投影构成"印戒"征,支气管比伴随肺动脉粗,多见于轻症的患者(图7-4-1)。②囊状扩张,随病情进展,支气管炎症扩展到外周肺组织,导致其破坏及纤维化,在远端形成囊状扩张,呈蜂窝状,常有痰液潴留和继发感染,使囊腔进一步扩大(图7-4-2)。炎症蔓延到邻近肺实质,引起不同程度的肺炎、小脓肿和小叶肺不张。病情较重。③蔓状扩张,支气管壁更不规则,呈串珠样或蔓状。

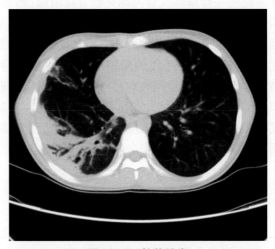

图7-4-1　柱状扩张

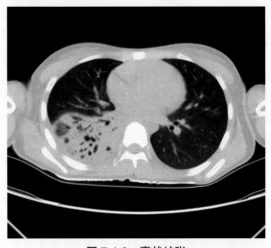

图7-4-2　囊状扩张

支气管扩张多见于下叶。左下叶支气管较为细长,与主支气管的夹角大且受心脏、血管压迫,引流不畅,诱发感染机会较多,故左下叶支气管扩张较右下叶多见。左舌叶支气管开口接近下叶背段支气管,易受下叶的感染影响,故左下叶与舌叶支气管常同时扩张。右肺中叶支气管开口较细,其内、外、前有三组淋巴结环绕,因此非特

异性或结核性感染时淋巴结常肿大,压迫右中叶支气管,使其阻塞发生肺不张,继之支气管扩张,称为"中叶综合征"(middle lobe syndrome;Brock syndrome)。

支气管扩张部位的小肺动脉常有血栓形成,以致病变区域部分血液由支气管动脉供应,该处肺动脉和支气管动脉分支常有扩张、扭曲和吻合支增多,在管壁黏膜下形成小血管瘤,极易受损局部出现溃疡、破裂而成为支气管扩张咯血的病理基础。

病变早期主要表现为阻塞性通气障碍,肺容积缩小,气体流速下降,吸入气体分布不均匀,生理分流增加,通气/血流比例失调,该病变区域支气管动脉与肺动脉吻合支增多,交通支开放,肺的解剖分流亦增加,常导致低氧血症。疾病晚期,伴有肺泡毛细血管广泛破坏,肺组织纤维化,肺循环阻力增加,同时低氧血症加重,最终导致肺动脉高压(pulmonary arterial hypertension)及肺源性心脏病,甚至心肺功能衰竭。

三、临床表现

(一)症状

最常见的症状为慢性咳嗽、咳痰、咯血和反复肺部感染。咳嗽是炎症刺激所致,主要为了排痰,当清晨排痰或体位引流时有阵咳,取患侧在低位的侧卧位,咳嗽即减轻,病变加重痰增加时咳嗽加剧。咳痰与病变轻重、范围与支气管引流是否通畅有关,病变轻的患者每天有少量黄痰,重症痰量1天可达数百毫升。目前由于有多种高效抗生素,大量脓痰的已不多。

部分患者以咯血为唯一症状。咯血量可从痰中带血至一次数百毫升,甚至因窒息死亡,病程长者可有不同程度的贫血和营养不良。咯血量与病情的严重程度、病变范围不一定平行。

因肺的慢性感染及反复恶化,常有全身中毒症状,如低热、乏力、食欲减退、消瘦、贫血等。在儿童可致生长发育迟缓及营养不良。病变波及胸膜的有胸膜炎及脓胸,胸痛是患者常有的主诉。病变反复恶化,最终使全肺或部分肺毁损,可形成肺心病,甚至右心衰竭。在抗生素应用前时代,感染有血行播散,产生脑脓肿者,现已极少见。

合并的症状有上呼吸道感染及鼻窦炎、扁桃体炎等。

(二)体征

早期及轻症支气管扩张无特异性体征。一般患者局部有持久存在的湿啰音,咳嗽排痰后短暂消失,双侧叩诊呈浊音,有广泛的干性啰音,则说明有支气管扩张合并支气管炎。在肺基底部也可闻及捻发音、喘鸣音和粗糙的呼气期干啰音。长期病变者可有杵状指/趾出现。偶可见到慢性鼻窦炎所致的鼻息肉,肺心病和营养不良多提示为晚期病例。

当支气管扩张并发代偿性或阻塞性肺气肿时,患者可有呼吸困难、气急或发绀,以及心肺功能衰竭的表现。

四、辅助检查

(一)肺功能检查

肺功能损害为渐进性,表现为阻塞性通气障碍,FEV_1、FEV_1/FVC、PEF 降低。残气量/肺总量比值残气占肺总量百分比增高,后期可有低氧血症。

(二)X 线胸片

敏感性及特异性均较差。约 10% 可表现无异常,更多地表现为肺不张或扩张的囊状阴影,肺纹理增多、增粗,排列紊乱。囊状支气管扩张在胸片上可见粗乱肺纹理中有多个不规则蜂窝状(卷发状)阴影,或圆形、卵圆形透明区,甚至出现小液平,多见于肺底或肺门附近。柱状支气管扩张常表现为"轨道征",即在增多纹理中出现 2 条平行的线状阴影(中央透明的管状影)。

(三)胸部 CT 检查

可显示支气管向周边延伸,在肺的边缘仍然可见;管腔增大,气道的内径比邻近的动脉更大,称为"印戒征"。CT 敏感性为 64%~97%,特异性为 93%~100%,诊断囊状支气管扩张较柱状扩张可靠性更大,另外还可判断有无感染及管腔内有无黏液。高分辨率 CT(high resolution CT,HRCT)较普通 CT 诊断支气管扩张敏感性、特异性更高,可达 90% 以上,尤其对临床疑为轻度支气管扩张患者,其诊断准确性可超过支气管造影;此外,HRCT 操作简单,安全无痛苦,且能同时观察支气管壁及周围肺实质的异常,这更是支气管造影所不具备的,因此,对临床疑为支气管扩张的患者,摄 X 线胸片后首选的确诊方法是 HRCT 而非支气管造影。当 HRCT 显示为弥漫性支气管扩张时已无手术指征；当 HRCT 显示阴性且临床症状不典型时，则可完全排除支气管扩张。螺旋 CT 在诊断支气管扩张的程度和在某一肺段中的分布方面优于 HRCT。

（四）支气管碘油造影

支气管碘油造影是传统的确诊支气管扩张的方法，可确定病变的存在，明确病变的部位、性质及范围，可为外科手术指征和切除范围提供重要的参考依据。在感染及咯血期不宜做，造影前要控制急性炎症，尽可能减少痰量，造影后应采取体位引流，使造影剂能及时排出。由于此检查为有创性检查，合并症多，近年来，有被 HRCT 或螺旋 CT 检查取代的趋势。

（五）支气管镜

通过支气管镜可明确扩张、出血和阻塞部位。镜下可见黏膜充血，脓液从患处流出等；同时可进行局部灌洗，取得灌洗液作涂片革兰氏染色或细菌培养，对协助诊断及治疗均有帮助；支气管黏膜活检有助于纤毛功能障碍的诊断。

（六）实验室检查

包括血炎症标记物、血清免疫球蛋白测定、血清蛋白电泳过敏原皮试、抗核抗体等。

五、诊 断

1. 幼年有诱发支气管扩张的呼吸道感染史，如麻疹、百日咳，或流感后肺炎病史、肺结核病史等。

2. 出现长期慢性咳嗽、咳脓痰或反复咯血症状。

3. 体检肺部听诊有固定性持久不变的湿啰音，杵状指 / 趾。

4. X 线检查示肺纹理增多、增粗，排列紊乱，其中可见到卷发状阴影，并发感染出现小液平。

5. CT 典型表现为"轨道征""戒指征"或"葡萄征"。确诊有赖于 HRCT 或支气管碘油造影。

6. 怀疑先天因素应做相关检查，如血清 Ig 浓度测定、血清 γ - 球蛋白测定、胰腺功能检查、鼻或支气管黏膜活检等。

六、鉴别诊断

1. **慢性支气管炎** 多见于大龄患者，冬春季

节出现咳嗽、咳痰或伴有喘息，多为白色黏液痰，并发感染时可有脓痰。急性发作时两肺底均有散在的干湿啰音，与支气管扩张症的固定性湿啰音不同，本病湿啰音为易变性，咳嗽后湿啰音可消失。

2. **肺脓肿**（lung abscess） 有急性起病过程，畏寒、高热，当咳出大量脓痰后体温下降，全身毒血症状减轻。X 线检查可见大片致密炎症阴影，其间有空腔及液平面，急性期经有效抗生素治疗后，可完全消退。慢性肺脓肿者以往曾有急性肺脓肿病史，常可并发支气管扩张，支气管扩张也可并发肺脓肿，明确诊断有赖于 HRCT 或支气管碘油造影。

3. **肺结核** 多有低热、盗汗、全身乏力、消瘦等结核中毒症状，伴咳嗽、咳痰、咯血，痰量一般较少。啰音一般位于肺尖，胸片多为肺上部斑片状浸润阴影，痰中可找到结核分枝杆菌，或 PCK 法结核分枝杆菌 DNA 阳性。

4. **先天性肺囊性变** 多于继发感染后出现咳嗽、咳痰、咯血，病情控制后胸片表现为多个边界清晰的圆形壁薄阴影，周围肺组织无浸润。

七、治 疗

（一）非手术治疗

1. **控制感染** 抗生素的选择应根据感染细菌的种类以及对肺组织和气道分泌物的穿透力而定，轻者口服为主，重者静脉用药。通常选用的药物：广谱抗生素，如磺胺甲噁唑 / 甲氧苄啶；新型大环内酯类，如克拉霉素、阿奇霉素；二、三代头孢等。必要时经纤维支气管镜局部灌洗后注入抗生素可有显著疗效。

2. **物理治疗** 包括体位引流、拍背咳痰、呼吸锻炼、宣教呼吸保健原则等。

3. **支气管扩张药** 解除气道痉挛，有利于痰液排出，如氨茶碱、β_2 受体激动药等。

4. **祛痰药** 可增加黏液流动性的湿化，如溴己新、氨溴索等。

5. **治疗相关疾病** 如鼻窦炎、胃食管反流、免疫球蛋白缺乏症等，每年注射百日咳、麻疹及流感相关疫苗，减少刺激物的接触。

6. **咯血的治疗** 咯血是支气管扩张的常见症状，且为威胁生命的主要原因，咯血常无明确的诱因，也不一定与其他症状，如发热、咳脓痰等平

行。少量咯血经休息及镇静药、止血药应用,一般都能止住。大量咯血可行气管镜检查,局部注冰水,用细长条纱布或气囊导管堵塞,有条件者可行支气管动脉栓塞术。

(二)手术治疗

手术切除病肺是根治支气管扩张的有效方法,目的是尽量消除所有的病变,同时保留尽可能多的正常肺组织。可选用开胸手术、胸腔镜手术等。

1. 手术适应证 ①积极的药物治疗仍然难以控制症状,或经药物、介入治疗无效;②大咯血危及生命;③支气管扩张术后至少能保留 10 个肺段;④病变相对局限,一般局限于 1 个或 2 个肺叶,但有明显症状,或肺部反复感染。

小儿对肺切除耐受性较好,术后因肺泡的再生使肺功能得到代偿,一般来说肺的显著生长可持续到 8 岁左右。

手术治疗对弥漫性支气管扩张症、痰培养有铜绿假单胞菌生长及术后有残留病变的患儿手术效果不佳,甚至可能使病情加重。对于肺部病变严重而广泛、临床症状重的患儿,如 $FEV_1 < 30\%$,或经积极治疗仍出现迅速进展的呼吸衰竭,肺移植可能是最后的治疗手段。

2. 术前准备 ①各种常规化验,特别注意痰培养及药物过敏试验;②肺功能、血气分析、放射性核素、肺灌注检查;③支持治疗改善营养;④痰量最好减少至 30ml/d 以下,痰由脓性变为黏液性时再手术;⑤呼吸训练及理疗,改善肺功能;⑥如近期才做支气管造影,用碘油的要待碘油排空再做,一般需 3 天左右。

3. 手术方案的设计 ①如为一侧局限性病变,手术可以彻底切除病变肺组织,取得良好效果,可切除一段至一侧全肺,最常切除的是左下叶加舌段,或右下叶及右中叶。下叶基底段有病变,一般也不做单个基底段的切除,因段间界限不太清楚,每个基底段的体积又不大,勉强分离则保留的肺功能有限,并发症可明显增加。如果背段正常,背段可以保留。如舌下段病变而舌上段未波及,可单独行舌下段切除。②双侧病变,如都比较局限,一般情况良好的可以一次同时切除。如一般情况不允许,可先做一侧,对侧过 3~6 个月后再做,间隔长短根据体力恢复情况而定。个别患者因术侧有并发症或肺功能损害较大,最终可能做不了对侧手术。③双侧均有病变,症状主要来自病重一侧,且病变较重侧肺总容量 <50% 者,可以先切除严重一侧,并观察疗效,术后如对侧病变仍有症状可药物治疗,如病变进展再切除。④双侧有广泛病变,患者一般情况及肺功能不断恶化,内科治疗无效,估计存活时间不超过 1~2 年,可以考虑双侧肺移植手术。⑤大咯血如无支气管造影,病变部位及范围不明,大部分可先用支气管动脉栓塞术,止血后改为择期手术。原来有支气管造影,病变明确的,也可以急诊切除。支扩切除多少肺组织主要应根据术前支气管检查所见而定,手术开胸探查所见往往有局限,故仅供参考。

八、随诊及预后

出院后 1、3、6、12 个月门诊随诊,发现问题需及时治疗。术后部分有残余症状,其原因一般与术前检查不足、手术未切除干净,部分肺切除后余肺过度膨胀后支气管扭曲引流不畅有新支气管扩张形成,肺切除后支气管残端留得较长有分泌物潴留,原引起支气管扩张的有关因素如鼻窦炎、慢性支气管炎或与免疫有关的缺陷未处理等形成新的支气管扩张等,必要时需再次手术。

支气管扩张为良性疾病,但因该病是许多不同病因的最后病理结果,各地患者情况及治疗方法也不同,预后也有很大不同,有关预后的报道较多,意见很不一致。一些观察性的结论:①不同病情预后不一,如结核引起的预后较好,而遗传的囊性纤维化,至今死亡率仍较高;②病变广的往往预后较差,病变恶化,有时伴肺心病,终致死亡;③广谱抗生素应用后,支气管扩张发病率明显下降;④小儿对肺叶切除的耐受性较好,术后可通过肺泡的再生而代偿,不致发生胸廓畸形。术中应彻底切除病肺,否则术后仍可复发。一般外科手术死亡率 <1%,术后 80% 症状消失,15% 改善,5% 无改善或恶化。

【专家提示】支气管扩张是可以有效治疗的疾病,但要做到早诊断、早治疗。同时,积极防治婴幼儿期呼吸道感染,定期预防接种,避免异物吸入,及时清除鼻咽部病灶等,均可有效预防支气管扩张的发生。

(翟 波)

第五节 前肠重复畸形

视频九 前肠 重复囊肿1 视频十 前肠 重复囊肿2

前肠重复畸形（foreguct duplication）为罕见的囊性或管状纵隔肿物，其中囊性较多，此类畸形占到纵隔肿物的20%。通常包括肠源性囊肿（enterogenous cyst）、支气管源性囊肿、神经管原肠囊肿。肠源性囊肿起源于上消化道（食管、胃或十二指肠球部），可能与食管相交通。极罕见的情况是肠源性囊肿延伸入腹部。支气管源性囊肿最为常见，占到50%~60%，可位于食管旁、气管旁、肺门周围、肺实质内等部位。此类畸形以往命名较多，但均不能充分解释前肠重复畸形的胚胎原因、发生部位及症状。1968年，Gerle创造了"支气管肺前肠畸形"一词。在Gerle之前，Ladd还曾采用过"消化道重复畸形"一词。1674年，Blasius首次用"重复畸形"来定义食管囊肿。

一、病因与病理

所有前肠重复畸形胚胎起源均相似，胃肠道和消化道均起源于同一原始前肠。前肠重复畸形多发生于妊娠第4~8周，形成原因有下列几种学说。

（一）部分孪生学说

这一学说可以解释有些病例出现口腔、泌尿生殖道及下消化道的重复畸形。重复范围取决于这一过程的起始时刻。

（二）脊索分裂学说

胚胎第3周外胚层与内胚层间出现脊索向头端生长。外胚层与内胚层间如局部发生粘连，脊索就分裂成两支从粘连两侧绕过，再合并向头端生长。外胚层形成神经管，脊索被中胚层包裹形成脊柱。原肠受粘连索带牵拉产生憩室样突起，并不断演变形成不同形态的前肠重复畸形。脊索形成的椎体在中线融合受粘连阻碍而发生椎体裂，此即大部分肠源性囊肿并发脊柱畸形的原因。

（三）胚胎期原肠腔化过程异常

原始食管在胚胎第5~6周时，内胚层上皮增殖管腔暂时闭塞，以后在实质组织中出现许多空泡，相互融合使管腔再贯通，如部分空泡未能与正常消化道融合、贯通，则形成单囊或多囊囊肿。

覆有食管黏膜上皮者为食管囊肿，覆有胃黏膜上皮者为胃囊肿，覆有肠黏膜上皮者为肠囊肿。当以上几种黏膜上皮混合存在时则称为混合性肠源性囊肿。支气管源性囊肿被覆假复层纤毛柱状上皮细胞并包含气管支气管树的成分，有时有黏液性或者气液平面。神经管原肠囊肿包含异位的胃肠黏膜和呼吸道组织（柱状或立方上皮，有/无纤毛和黏液腺）。

二、病理生理

病理生理改变取决于前肠重复畸形囊肿发生的部位、大小及有无囊肿合并症。囊肿位于颈部和纵隔中上部往往以压迫呼吸道引起的症状为主，在纵隔中下部主要以引起食管压迫导致吞咽困难的症状为主；如果合并出血或穿孔则要根据其出血量、穿孔邻近脏器不同，可能会引起呼吸系统、上消化道、胸腔出血或感染、血气胸等为主的症状。

三、诊 断

前肠重复畸形主要根据临床表现和辅助检查进行诊断，约30%的病例是在体检时偶然发现。

（一）临床表现

临床症状主要取决于前肠重复畸形的部位、大小和对相邻脏器的压迫程度，以及有无异位胃黏膜引发的腐蚀性出血。20%~35%的患儿无症状。在颈部、纵隔中上部的前肠重复畸形往往以呼吸系统的压迫症状为主，部分患儿由于前肠重复畸形囊肿压迫气管支气管或者感染表现为呼吸道症状，呼吸急促、持续咳嗽、喘鸣，甚至呼吸困难，占55%，2岁以下者多见。纵隔中下部的前肠重复畸形以吞咽困难为主要症状，甚至呕吐，也可能合并胸骨后疼痛或上腹部不适。前肠重复畸形囊肿巨大时可致纵隔移位、心脏受压出现心律失常。较大儿童偶诉胸痛或上腹部疼痛。约1/3患儿异位胃黏膜腐蚀可导致消化道出血、溃疡和狭窄、贫血等。根据其破裂出血的部位不同会有不同症状：如进入食管腔，可有呕血、黑便；如进入气管，可导致咯血，甚至窒息危及生命；如进入胸腔，可导致血气胸等。如果出现疼痛、活动受限、脊柱侧凸等神经系统症状则考虑神经管原肠囊肿。罕见的情况是肠源性囊肿穿过膈肌与腹腔脏器相连，可导致恶心、呕吐等症状。

（二）辅助检查

部分患儿因为呼吸系统症状，行胸片检查时意外发现，但这仅仅提供间接诊断，不能确诊。必须行食管造影、B超、CT或MRI检查，可提供相对准确的信息，为准确诊断打下基础。鉴于MRI检查对软组织的高分辨率，以及没有放射线损伤，建议有条件的医疗机构作为优先选择。MRI检查不但能提供病变本身的组织结构信息，还能明确病变与周围组织器官的关系，为下一步的手术计划制订明确方向。食管超声内镜检查对前肠重复畸形的诊断有意义，可以显示前肠重复畸形囊肿的大小及其组织层次，根据其超声结构可以准确地提示食管黏膜下肿物的性质。

1. X线检查及消化道造影 显示胸腔内密度均匀肿物影，边界清楚，将纵隔推向对侧；侧位片肿物位于后纵隔，肿物巨大时占据整个胸腔，很难与肺内肿瘤区分。钡餐检查可见食管压迹。合并脊椎畸形者约占60%（椎管裂、半椎体多见），对诊断意义很大。

2. B超 对于鉴别肿物性质（囊性或实性）有重要参考价值。

3. CT和MRI 不仅可以鉴别肿物性质（囊性或实性），可以清晰显示肿物的具体情况，以及与周围组织的关系，并易于与畸胎瘤、先天性肺气道畸形、肺隔离症、淋巴瘤、淋巴管瘤、生殖细胞瘤等相鉴别，还可以进行三维重建，对术前准确评估有重要意义。合并椎体畸形者应做MRI检查，因42%患儿有椎管内囊肿（图7-5-1～图7-5-4）。

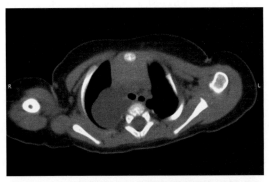

图 7-5-1 右后纵隔支气管源性囊肿胸部平扫 CT

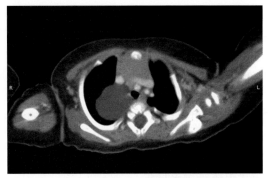

图 7-5-2 右后纵隔支气管源性囊肿胸部增强 CT

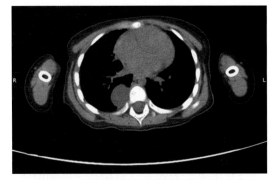

图 7-5-3 右后纵隔肠源性囊肿胸部平扫 CT

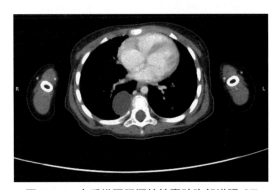

图 7-5-4 右后纵隔肠源性囊肿胸部增强 CT

4. ^{99m}Tc扫描 对囊壁异位胃黏膜者有特异性诊断价值。

5. 囊液检查 正常囊液浅黄色、清亮、稍黏、pH偏酸。当有陈旧性内出血时呈暗紫色或褐色。

四、治 疗

手术完整切除是治疗前肠重复畸形的唯一选择，原则上确诊后不论有无症状均应及时手术切除。单纯囊肿造口或抽吸囊液复发率高。曾有文献报道该病变有恶变可能，而且尽早切除囊肿后，之前被侵占空间的肺组织可以继续生长发育。

1. 胸腔镜手术或机器人手术 前肠重复畸形首选腔镜手术。取侧俯卧位，患侧向上，腋下垫高,肩胛下角处做小切口放一 Trocar 置入 30° 胸腔镜,入 CO_2 气体使肺萎陷,充分显露视野。在胸腔镜直视下根据囊肿位置置入 2~3 个操作 Trocar,使形成一个倒三角形操作空间。游离囊肿过程中注意勿损伤食管或气管壁。若囊肿与食管或气管共壁,可保留基底部黏膜用电烙或碘酒、石炭酸烧灼。切除后可进行囊肿内抽吸使之变小,以便从 Trocar 处取出,经下端 Trocar 位置放置胸腔闭式引流管接水封瓶。

2. 开胸手术 取胸部后外侧切口,根据囊肿位置高低选相应肋间进胸。若囊肿位于食管中段取右侧卧位,若囊肿位于食管远端或同时存在腹部囊肿取左侧卧位。切除囊肿后应通过注气试验检测黏膜的完整性。对于合并椎管内病变或腹部囊肿者需要格外加以注意,囊肿与消化道的交通可发生于膈上或膈下,有时需分期手术。神经管原肠囊肿较罕见,需要多学科协作手术。

3. 术前、术中注意事项

(1)凡手术前有严重呼吸困难或吞咽困难者,可先行囊肿穿刺抽液减压,待感染控制或一般情况改善后再手术。

(2)术中发现囊肿与腹腔相通时应先探明情况,如为盲端争取一并切除。如与肠管相通(可注入亚甲蓝溶液证实),切除有困难者,可先切除胸部囊肿,延期切除腹腔重复段。

(3)警惕存在多发囊肿。因囊肿相互挤压,一侧囊肿切除后,原相邻受压的另一囊肿壁尚处于瘪缩状态,不易察觉,以致术后又有囊肿出现。必要时可在术中对可疑肿物穿刺造影、摄片,以免漏诊。

(4)术中应注意囊液性质,以鉴别内向型脊膜膨出症。

(5)手术要尽可能完全切除囊肿,避免邻近组织器官的损伤,对于出血、反复感染、组织粘连重的病例,周围组织或器官损伤难以避免,应尽可能做好修复,预防严重并发症的发生。

(6)建议手术在胃镜引导下行囊肿切除,可以为预防食管黏膜损伤提供帮助。

(7)预防胸段乳糜管的损伤。术中如发现有无色透明渗液时,应仔细寻找乳糜管,予以缝扎,以防止术后乳糜胸。

五、预 后

如能早诊断、早治疗,前肠重复囊肿死亡率很低。术后随访结果良好,复发率低。术后可能出现的并发症,包括疼痛、感染、肺水肿、心律失常、气胸、胸腔积液、迷走神经和膈神经损伤、食管和支气管损伤,以及肿物复发等。胸腔镜微创手术的广泛应用使开胸手术引起的疼痛明显减轻。如果怀疑食管瘘,则需进一步行造影检查,并放置胸腔闭式引流,有助于除外气道瘘,气道瘘大多可自行愈合。

【专家提示】前肠重复畸形通常包括肠源性囊肿或支气管源性囊肿、神经管原肠囊肿,临床表现主要取决于囊肿的部位、大小、对相邻脏器的压迫程度,罕见的情况是囊肿可穿过膈肌与腹腔脏器相连,术中发现囊肿与腹腔相通时应先探明情况,如为盲端,争取一并切除。如与肠管相通切除有困难者,也可先切除胸部囊肿,延期切除腹腔重复段。胸腔镜下前肠重复畸形切除手术已经越来越得到大家认可。

(刘彩霞 张利兵)

第六节 支气管胸膜瘘

视频十一
支气管胸膜瘘

支气管胸膜瘘(bronchopleural fistula,BPF)是因某种原因导致支气管与胸膜腔相通,气体由支气管进入胸膜腔内形成支气管胸膜瘘。如若肺泡与胸膜腔相通,气体由肺泡进入胸膜腔则称为肺泡胸膜瘘。目前,对于支气管胸膜瘘是否包括肺泡胸膜瘘仍存在分歧,本节中所指支气管胸膜瘘不包括肺泡胸膜瘘。

一、病 因

造成支气管胸膜瘘发生的有关因素很多,常见的有以下几种:

1. 感染因素 活动性肺结核、肺炎、肺脓肿等感染性肺病。

2. **全身性因素** 糖尿病、免疫功能缺陷、营养不良、肿瘤化疗等。

3. **肺部手术并发症** 缝合技术不当、过度解剖影响残端血供、残端保留过长、残端缝合张力过大等。

4. **其他因素** 新生儿肺透明膜病、不典型肺炎、长时间机械通气、急性呼吸窘迫综合征、自发性气胸持续漏气、外伤等。

二、分 类

按病因可分为自发性和继发性。自发性通常指未行肺部手术的,如肺结核、肺脓肿所致,继发性指机械通气后、肺部手术后出现的瘘等。

按发生位置可以将支气管胸膜瘘分为中央型和周围型。中央型为发生于段支气管及其近端的瘘,周围型为段支气管远端的瘘。

三、病理生理

支气管胸膜瘘发生时,气体由瘘口进入胸膜腔、纵隔及皮下,形成气胸、纵隔气肿、皮下气肿等,严重时形成张力性气胸,挤压患肺,使纵隔向健侧移位,影响呼吸功能。患侧胸腔内负压消失,静脉回流受阻,降低心脏前负荷,导致心输出量下降,影响循环功能。气管内分泌物经瘘口进入胸膜腔,可继发感染,形成脓胸(empyema)。如同时伴有脓胸,胸腔内脓性分泌物可经由瘘口进入对侧肺导致吸入性肺炎。进行胸腔闭式引流患者,气体由引流管引出,造成潮气量降低,导致肺膨胀不全,影响呼吸功能。

四、诊 断

支气管胸膜瘘的病因很多,小儿临床上主要以肺炎、脓胸等感染因素为主,肺部手术引起的相对并不多见,这和成人患者的情况似乎正相反。可能是由于小儿咳嗽能力不充分,导致气管内分泌物无法及时排出,堵塞气道,加重感染所致。近年来由甲型流感、手足口病等引起的急性呼吸窘迫及使用机械通气支持导致的支气管胸膜瘘也占一定比例。结合病史、症状、胸片及胸部CT检查结果,小儿支气管胸膜瘘的诊断并不难,早期诊断对支气管胸膜瘘的治疗具有重要指导

意义。

(一)临床表现

不同病因引发的支气管胸膜瘘,具有不同的临床表现。典型的临床表现为随体位改变的咳嗽、咳痰,健侧卧位时加重,患侧卧位时减轻,咳出物与胸腔引流液性质相同。

1. **咳嗽、咳痰,偶有痰中带血** 咳嗽、咳痰为最常见症状,术后患者多为刺激性咳嗽,痰中带血量一般较少,多见于术后患者,少有大咯血。

2. **胸闷、呼吸困难**

3. **脓胸** 部分支气管胸膜瘘继发于脓胸导致的支气管残端感染,支气管胸膜瘘也可以加重脓胸感染,两者互为因果。

4. **全身症状** 肺结核及肺脓肿等可存在寒战、发热、食欲欠佳、营养不良、乏力、消耗状态。

(二)辅助检查

1. **胸部 X 线** 是诊断支气管胸膜瘘最常用的方法。常表现为胸膜腔残腔逐渐扩大;残腔消失后再次出现胸膜腔残腔,出现新的液气平面或已经存在的液气平面下降(图 7-6-1)。

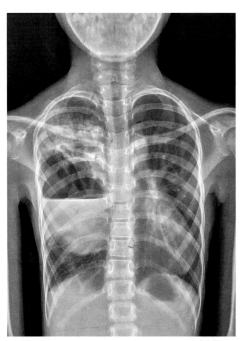

图 7-6-1 支气管胸膜瘘胸部 X 线检查

2. **胸部 CT** 与胸片相比其定位更准确(图 7-6-2)。

3. **气管镜** 气管镜下见到瘘口逸出气泡可证实诊断。

4. **亚甲蓝试验** 向胸腔内注入亚甲蓝后嘱患者改变体位,如咳出痰液蓝染可证实诊断。

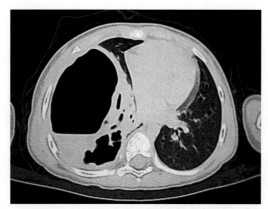

图 7-6-2 支气管胸膜瘘胸部 CT 检查

五、治 疗

在选择支气管胸膜瘘的治疗方法时应综合考虑患儿的一般状态、发生时间、瘘的大小、病因，以及外科医生对瘘修复手术掌握的熟练程度等。支气管胸膜瘘的治疗可分为非手术治疗、内镜治疗及外科治疗。

（一）非手术治疗

1. **体位** 头高卧位，必要时患侧卧位，避免吸入性肺炎。

2. **引流** 建立通畅的引流是支气管胸膜瘘治疗重要的手段。通常胸腔闭式引流即可，尽可能选取粗口径的引流管，引流位置尽可能在感染灶最低位置。如引流效果不满意，可在静脉麻醉下行开窗引流。

3. **胸腔冲洗** 引流的同时可以经另一根引流管用碘伏盐水进行胸腔冲洗，可以达到净化胸腔、缩短治疗周期的效果。

4. **抗感染治疗** 在未能明确病原微生物之前应用广谱抗生素，明确病原菌后根据药敏结果选用敏感抗生素。

5. **营养支持治疗** 长期消耗、营养状态差的患儿可根据情况采取肠内营养或静脉营养改善营养状态。

（二）内镜治疗

在纤维支气管镜下对局部应用硝酸银化学灼烧、生物胶，黏膜下注射硬化剂，以及应用支架瓣膜、支气管封堵器等。

（三）外科手术

1. **胸腔镜治疗** 目前临床针对支气管胸膜瘘的应用不多。

2. **常规手术治疗** 包括瘘口直接缝合；借助周围肌瓣、网膜等填塞关闭瘘口；消灭残腔；支气管成形；病变严重没有恢复可能的肺段予以切除等。

【专家提示】关于小儿支气管胸膜瘘的治疗，一般认为，支气管胸膜瘘由外伤、机械通气等非感染因素导致的，如发现及时，患儿状态能耐受手术治疗，则在早期进行外科手术干预闭合瘘口、修复残腔效果较好，能及时有效改善呼吸循环状态，缩短治疗时间。如支气管胸膜瘘是由肺炎、肺脓肿、肺结核等感染性因素引起的，应以营养支持、积极控制感染、加强引流等非手术疗法为主，期待其自行愈合。或待患者一般状态改善、感染得到有效控制后再行手术治疗，实际上，在多年的临床工作中这一类患儿经非手术治疗而获得治愈的并不少见，由此不得不感叹小儿自我修复的能力。如若患者一般状态持续恶化，感染难以控制，往往预示患者预后不佳，即使进行外科手术也难以奏效。

（李怀宁 戚家峰）

第七节 先天性血管环畸形

由于主动脉弓及其分支的发育异常造成气管和 / 或食管压迫并产生一系列相应症状的血管畸形称为血管环（vascular ring），发病率约占先天性心脏病的 0.8%~1.3%。1737 年，Hommel 首次报道了双主动脉弓的病例。1939 年，Wolman 描述了一例双主动脉弓伴有气管和食管压迫综合征。"血管环"一词由美国 Gross 教授在 1945 年首次提出，他成功地对一位双主动脉弓压迫气管的患儿进行了离断手术治疗，为血管环疾病外科治疗的先驱。

肺动脉吊带是左肺动脉异常起源于右肺动脉，并向后经气管分叉后方、食管前方向左行走，最后到达左侧肺门处，形成气管周围的吊带压迫。这种左肺动脉压迫气管的畸形最早在 1897 年由 Glaevecke 和 Doehle 在一例 7 月龄的婴儿尸检中发现。1954 年，Pott 和他的同事成功完成了第一例肺动脉吊带，他们将左肺动脉在右肺动脉起源处离断，将其转移到气管前重新吻合到右肺动脉起源处。1958 年，Contro 提出了"肺动脉吊带"这一名词，以有别于"血管环"。1983 年，Campbell 报道了一期纠治肺动脉吊带和气管狭窄。2000 年以来，国内外一期矫治术已越来越成熟，合并气管严重狭窄者同期行 Slide 气管成形术,取得了较好的疗效。

一、胚　胎　学

1922 年,Condon 首次报道了主动脉弓系统胚胎发育的研究结果。1948 年,Edwards 发表了双主动脉弓理论的假设。这一假设于 1950 年和 1964 年被 Kirkin 和 Steward 先后证实并进一步完善。在主动脉弓的胚胎发育过程中,6 对主动脉弓连接腹侧和背侧主动脉。血管环是由于主动脉

弓特殊节段的保留或缺失造成。第 1、第 2 和第 5 对主动脉弓的相继退化,第 3 弓形成主动脉,第 6 弓腹侧芽分支配合肺芽形成肺动脉。右侧第 6 弓背侧消失,左侧形成动脉导管。起源于背侧主动脉的第 7 节段间动脉形成锁骨下动脉。正常在 36~38 天胚胎 16mm 时右侧第 4 弓部分消失,留有正常左位主动脉弓构型。这种情况下主动脉弓顶点位于气管左侧。如果双侧第 4 主动脉弓持续存在,则形成双主动脉弓。如果左侧第 4 主动脉弓退化,则形成右位主动脉弓(图 7-7-1)。

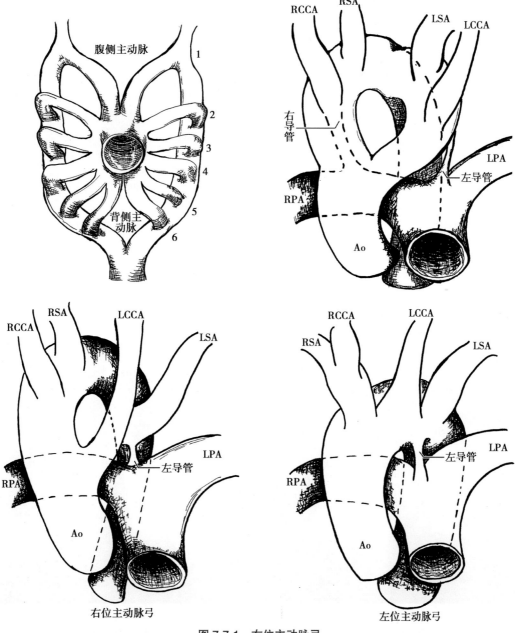

图 7-7-1　右位主动脉弓

6 对主动脉弓在背侧主动脉和腹侧主动脉之间开始发育,第 1、第 2 和第 5 弓退化,未发育弓不同节段的保留或消失导致双主动脉弓,右位主动脉弓,或"正常"左位主动脉弓。Ao:主动脉;LCCA:左颈总动脉;RCCA:右颈总动脉;LPA:左肺动脉;RPA:右肺动脉;LSA:左锁骨下动脉;RSA:右锁骨下动脉

二、病理解剖分型

根据病理解剖可分为完全性血管环（complete vascular ring）和部分性血管环，双主动脉弓构成完整的环状血管，常引起明显的气管阻塞和呼吸窘迫，是引起婴幼儿难以解释的呼吸道症状的原因之一；部分性血管环只有部分包绕，多数临床症状较轻微；肺动脉吊带是一种特殊类型的血管环，但常合并不同程度的气管狭窄及心脏畸形，需要早期手术治疗。以下按照主动脉弓的位置、降主动脉走行、主动脉弓分支模式，以及动脉导管的位置和走行进行分类，大多数血管环主要的血管成分是右位主动脉弓，最常见的血管环是双主动脉弓和右位主动脉弓伴迷走左侧锁骨下动脉。

（一）完全性血管环

1. **双主动脉弓** 是血管环中最常见的类型，约占 40%~50%，其形成完整的血管环，表现为左侧和右侧的主动脉弓并存，从气管前方的升主动脉发出，经气管和食管两侧向背侧环绕，在后面相连形成降主动脉。左、右弓均发出各自的颈总动脉和锁骨下动脉。75% 的患儿以右弓为主，20% 的患儿以左弓为主，5% 的患儿为左右弓均衡型（图 7-7-2）。

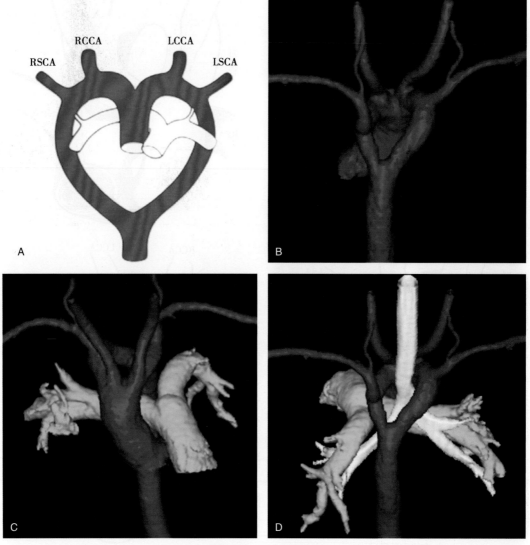

图 7-7-2 双主动脉弓

A. 升主动脉于气管前方分成两支，形成左弓和右弓，右弓发出右颈总动脉（RCCA）和右锁骨下动脉（RSCA），左弓发出左颈总动脉（LCCA）和左锁骨下动脉（LSCA）；B~D. CT 大血管 VR（虚拟容积成像）直观显示主动脉、肺动脉及气管之间的关系，见升主动脉于气管前方分成两支，形成左弓和右弓，两者形成血管环压迫气管，并于气管后方汇合成降主动脉

2. 右位主动脉弓 是从气管和食管的右侧向后走行而与降主动脉相连的。右位主动脉弓、迷走左锁骨下动脉及左侧动脉导管也形成完整的血管环(图 7-7-3)。迷走的锁骨下动脉在根部可能存在一个球状畸形(Kommerell 憩室),形成一个大而凹陷的食管后切迹。分为:①右位主动脉弓伴迷走左侧锁骨下动脉;②右位主动脉弓伴迷走无名动脉;③镜像右位主动脉弓;④镜像右位主动脉弓伴右侧降主动脉;⑤主动脉憩室及左侧动脉导管;⑥右位主动脉弓伴左侧降主动脉;⑦颈部主动脉弓。

3. 左位主动脉弓(正常位置) 左位主动脉弓和右侧降主动脉,是一种罕见畸形,升主动脉向上延伸,主动脉弓向左延伸并绕过气管,进而向后,绕道食管后方再向右,延续为右侧降主动脉上段,动脉导管连接右肺动脉与右侧降主动脉或迷走右锁骨下动脉起源处,形成一个环绕气管或食管的完整环。

(二)不完全性血管环

1. 迷走右锁骨下动脉 是主动脉畸形中最常见的类型,约占人群的 0.5%。当胚胎发育时期右锁骨下动脉与右颈总动脉之间的第 4 弓缺失,会导致右锁骨下动脉成为降主动脉的分支并行走于食管后方,造成食管压迫,左位主动脉弓伴右侧锁骨下动脉由左向右斜向上进入右臂,而未造成完全性血管环(图 7-7-4,图 7-7-5)。

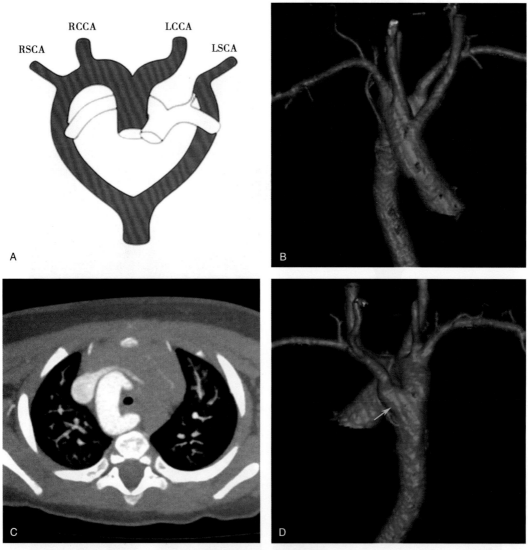

图 7-7-3 右位主动脉弓

A. 主动脉弓从近到远依次发出左颈总动脉(LCCA)、右颈总动脉(RCCA)和右锁骨下动脉(RSCA),左锁骨下动脉(LSCA)作为第 4 支起自降主动脉上段;B~D. CT 增强大血管横断面和 VR(虚拟容积成像)直观显示主动脉弓位于气管右侧,左锁骨下动脉起自降主动脉近端,气管食管后方向左上行,起始部瘤样扩张形成主动脉憩室,VR 图清晰显示左锁骨下动脉起始部局部瘤样扩张(箭头)

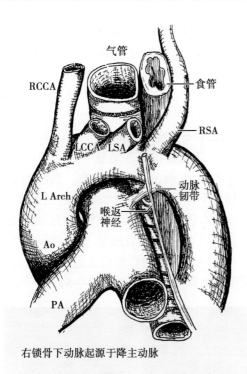

气管

食管

RCCA

RSA

LCCA LSA

动脉韧带

L Arch

喉返神经

Ao

PA

右锁骨下动脉起源于降主动脉

图 7-7-4 左位主动脉弓伴迷走右锁骨下动脉压迫食管

Ao：主动脉；L：左；LCCA：左颈动脉；RCCA：右颈动脉；LSA：左锁骨下动脉；RSA：右锁骨下动脉；PA：肺动脉

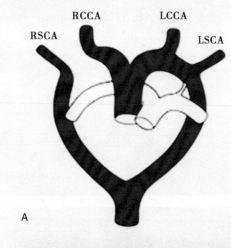

RCCA LCCA

RSCA LSCA

A

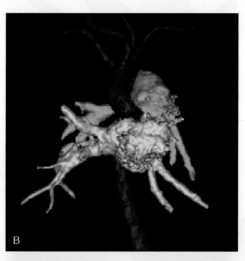

B

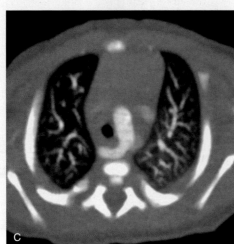

C

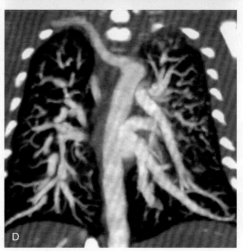

D

图 7-7-5 左位主动脉弓并迷走右锁骨下动脉

A. 主动脉弓从近到远依次发出右颈总动脉(RCCA)、左颈总动脉(LCCA)和左锁骨下动脉(LSCA)，右锁骨下动脉(RSCA)作为第 4 支起自降主动脉上段；B~D. CT 增强大血管 VR(虚拟容积成像)和横断面、冠状面影像，直观显示主动脉弓从近到远依次发出 RCCA、LCCA、LSCA 和 RSCA，右锁骨下动脉起自降主动脉近端

2. 无名动脉压迫 其导致气管压迫的解剖学基础仍有争议，无名动脉正常走行于气管前方，一些患者无名动脉起源较正常靠后，另一些患者则因先天性的动脉短缩造成对气管的压迫（图 7-7-6）。

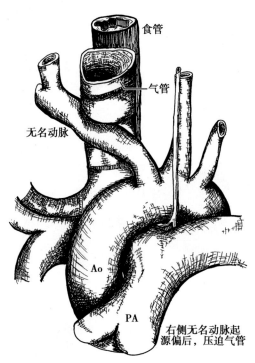

图 7-7-6 无名动脉压迫气管前壁
Ao：主动脉；PA：肺动脉

3. 左颈总动脉异常 同前者相似。

（三）肺动脉吊带

右肺动脉正常起自主肺动脉，迷走的左肺动脉起源于右肺动脉，从右主支气管后上方走行至左侧，穿过气管与食管间的纵隔进入左肺门形成吊带，造成对右主支气管近端和主气管远端的压迫（图 7-7-7）。通常合并远端气管发育不全及完整的软骨环，50%~65% 的肺动脉吊带患者有完整的气管环，由 Berdon 等人提出了"环 - 吊带综合征"这个概念。常合并其他的心血管畸形，如室间隔缺损、房间隔缺损、法洛四联症、右室双出口等（图 7-7-8）。

当肺动脉吊带伴有动脉导管或动脉韧带，其一端位于主肺动脉与右肺动脉连接部，另一端向上经左主支气管和左肺动脉后方与降主动脉相连时，则构成完全性血管环，但这一血管环仅造成气管压迫，很少伴有食管压迫。由于起源及行走异常的左肺动脉压迫气管后壁，肺动脉吊带患者常伴有气管狭窄，尤其是在隆突上和右主支气管起始部，气管后壁膜性组织缺如和气管环软骨失去正常"U"形而变成"O"形。

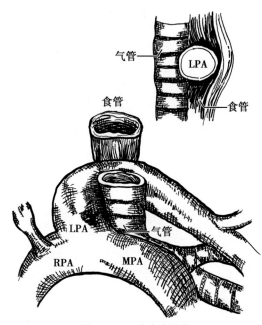

图 7-7-7 肺动脉吊带
LPA：左肺动脉；MPA 肺总动脉；RPA：右肺动脉；
小图：侧位观食管前壁压迫

三、临床表现

血管环可能无症状，当气管、食管受到压迫时，才出现对应症状，故临床容易漏诊或误诊。症状出现一般在 6 个月内，严重者 1 个月甚至出生时即有吸气时喘鸣表现。大多数病例的典型表现是呼吸窘迫，发绀伴有特殊体位，喜仰卧，抬高头部，以减轻气道梗阻；部分患儿会出现"海豹咆哮"样咳嗽，呼吸暂停。食管压迫症状主要为喂养困难和吞咽困难，甚至在进食时压迫气管而发生气道梗阻。

四、诊 断

血管环和肺动脉吊带的诊断除了临床表现外，主要依靠影像学方法，包括胸部正侧位 X 线、食管造影、CT、MRI、超声心动图、心脏大血管造影、心导管造影、气管造影及气管镜检查等。CTA 和 MRI 被认为是替代气管造影的良好的无创检查气管解剖的方法。

1. X 线检查 可以根据主动脉弓的位置及

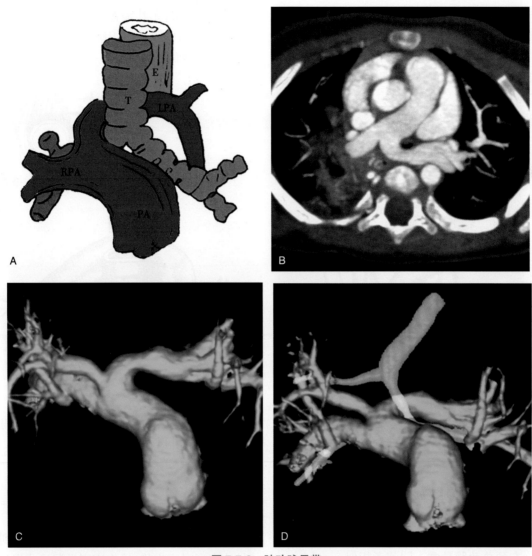

图 7-7-8 肺动脉吊带

A. 左肺动脉（LPA）起自右肺动脉,经气管和食管之间到达左肺门;B~D.CT 增强大血管横断面和 VR（虚拟容积成像）,直观显示左肺动脉（LPA）起自右肺动脉后缘,环绕气管,于气管和食管间行至左肺门,其中另见右肺动脉一支起源于左肺动脉,支气管桥形成并气管受压改变

与气管的关系是左位主动脉弓还是右位或是双主动脉弓,尤其是侧位片。92% 的病例可见到气管前压迹,77% 可以发现存在气管狭窄。肺动脉吊带患者可以表现有右肺过度充气。

2. 食管钡餐造影检查 可以判断特异的血管环类型。如双主动脉弓在正位片上可见食管左右两侧的压迹,而在右位主动脉弓的病例其压迹位置常较高较深。食管后异常走行的血管可形成显著的食管后压迹。

3. CTA 检查 在诊断主动脉弓和大血管畸形方面可以提供完美的三维图像和影像学资料。CT 横断面上可显示主动脉弓及分支的关系,可以相对直观地评估异常血管的走行、气道形态学狭

窄的部位、范围,以及两者之间的关系。阻塞性肺气肿和肺不张（atelectasis）也与支气管受压有关。现今已主张胸部 CT 三维重建诊断。

4. MRI 检查 有助于诊断血管畸形和气管狭窄。近年来应用 MRI、CTA 检查对血管环和肺动脉吊带的确诊有很大帮助。MRI 的不足之处是检查时间相对比 CTA 长,患儿必须镇静,如果镇静不够患儿移动会影响图像质量。而对于血管环和肺动脉吊带的患儿,本身气道有狭窄,完全镇静会加重呼吸困难,甚至发生呼吸暂停而造成生命危险。

5. 超声心动图检查 对血管环和肺动脉吊带的诊断是有效的,但由于透声窗口的限制仍然存有局限。多普勒彩色血流有助于评价动脉导

管和弓的开放。血管环无腔段无血流显示,但可以除外或诊断合并的心内畸形。有学者认为超声心动图是对钡剂食管造影有益的无创的补充检查方法。

6. 心导管造影检查 通过心导管造影检查可以诊断双主动脉弓,明确是哪一侧弓占优势。可以清楚显示左肺动脉的异常起源和走行,并明确和排除心内其他畸形。但随着 CTA、MRI 等无创性检查的发展和完善,心导管造影也已被逐步替代,仅在并发其他心内畸形时应用。

7. 气管镜检查 在患儿出现呼吸窘迫但又没有最终明确诊断时通常可以进行支气管镜检查。不同水平的气管外部压迫有助于判断双主动脉弓或是右位主动脉弓伴左侧韧带。无名动脉压迫的初步诊断往往依靠支气管镜检查。镜检发现靠近声带处从左到右搏动性的前壁压迫。只有当气管腔压迫超过 70%~80% 以上时,才可诊断无名动脉压迫综合征。肺动脉吊带时支气管镜检是用于评估气管及支气管病变或狭窄程度的"金标准",也常用于手术后评估气管管腔及气管成形术后吻合口情况。但须注意明显狭窄的气管可能因为支气管镜检后黏膜水肿引发呼吸窘迫。

五、手术治疗

(一)手术适应证

手术时机及预后主要取决于气管或食管受累的程度和范围,对所有有症状的血管环患者都有手术指征。早期无症状或轻微症状患儿,远期都会出现明显呼吸道症状。因此早期手术对避免缺氧所致的严重并发症极为重要。手术目标是打断环形结构,或将异常走行的血管吻合于同侧对应位置,从而解除对气管或食管的压迫。手术效果不仅取决于松解压迫是否彻底,更重要的是气管本身病变(O 形气管环、狭窄等)或受累软化程度。

(二)术前准备

术前必须保持呼吸道通畅,控制呼吸道感染,必要时行气管插管,纠正高碳酸血症和低氧血症,纠正酸中毒和电解质紊乱。

(三)手术方法

因病变类型不同而异。

1. 双主动脉弓 临床多以右弓为主,手术一般可选择经左后外侧第 4 肋间进胸,对于左弓占优势的病例可从右后外侧第 4 肋间进胸。伴有心内畸形者,经胸骨正中切口,先离断次弓后再建立体外循环,可以减少体外循环的时间。解剖左右弓的前后缘,所有病例均应切断动脉导管或动脉韧带,以便更充分地游离大血管。如有闭锁节段,则在该水平切断血管环,其他情况下,通常在锁骨下动脉远端切断较小的弓,如果两弓大小相等,最好切断右弓以还原正常解剖并充分减轻压迫。彻底解剖气管和食管,切除两种之间的所有纤维束。如果松解后对气管食管仍有压迫,可将降主动脉侧壁固定到侧胸壁以减轻压迫。术中要仔细确认并避免损伤左侧喉返神经。双主动脉弓患者也可能合并 Kommerell 憩室,术中一并切除憩室,将左锁骨下动脉移植到左颈总动脉(图 7-7-9)。

2. 右位主动脉弓 右位主动脉弓伴迷走左锁骨下动脉,左侧动脉导管也形成完整的血管环。手术经左后外侧切口,第 3 或 4 肋间入胸,充分游离动脉导管或韧带并予缝闭切断,游离松解两残端周围粘连,注意保护喉返神经。对于右位主动脉弓伴左侧韧带形成 Kommerell 憩室者,必须予以切除憩室,否则术后易于复发造成压迫气道。部分病例切除憩室同时需要将左锁骨下动脉移植到左颈总动脉,以便解除左锁骨下动脉对气管的"吊带样"作用(图 7-7-10)。

3. 左主动脉弓 手术径路采用右后外侧切口。方法与右位主动脉弓相同。当左位主动脉弓伴迷走右锁骨下动脉时,往往于右锁骨下动脉起始部充分游离后切断,两端缝闭。这一方法较适用于婴幼儿和儿童,因为术后可形成较多的侧支循环保证上肢的血液供应。

4. 无名动脉压迫 矫治此畸形有两种经典的手术方法:无名动脉悬吊于胸骨后和无名动脉移植。悬吊的复发率较高,但移植可引起早期出血、脑卒中,以及潜在的吻合口后期狭窄的风险,所以还是建议悬吊法为多。该技术由 Gross 描述,经左或右前侧开胸,切除位置异常和扩大的右侧胸腺,在膈神经前切开心包,带垫缝线间断缝合,把主动脉或无名动脉外膜固定在胸骨柄后方。其中最主要 3 针分别位于:与无名动脉起始成一直线的主动脉弓前壁;无名动脉与主动脉的连接处;无名动脉起始部远端 0.5cm 处。术中同时行气管镜检查,了解无名动脉悬吊后气管压迫的松解情况。

5. 迷走右锁骨下动脉 左侧开胸切断左侧迷走右锁骨下动脉,术后可能会引起远期的锁骨下动脉窃血综合征,有人建议行锁骨下动脉再植术。

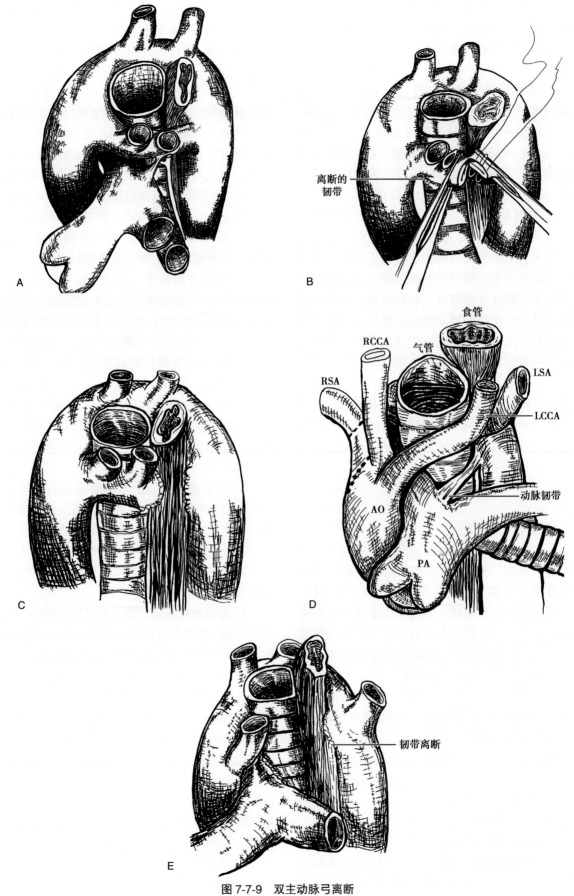

图 7-7-9　双主动脉弓离断

A. 双主动脉弓, 右位弓；B. 离断左弓；C. 弓离断；D、E. 右位主动脉弓 - 韧带的离断和缝合

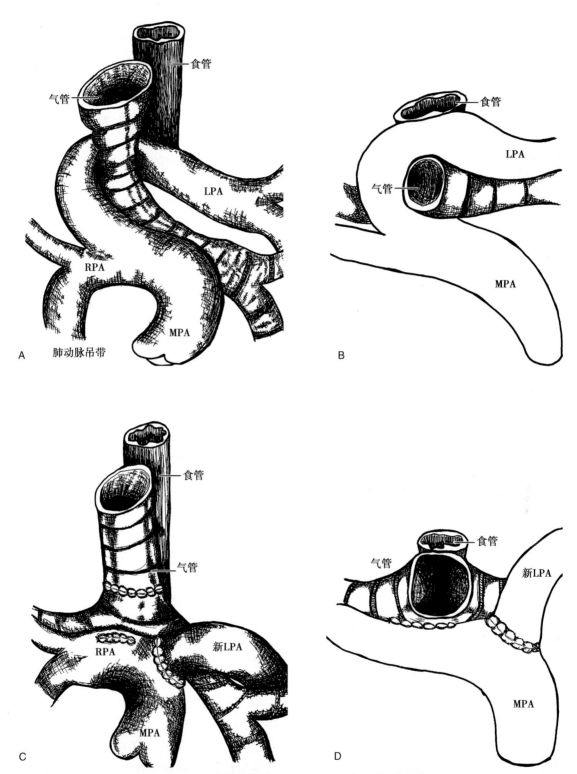

图 7-7-10　肺动脉吊带及气管切除手术(体外循环下进行)

A. 左肺动脉(LPA)圈套并压迫气管远端部分和右主支气管;B. 左肺动脉和气管食管的关系;C. 将左肺动脉于其右肺动脉(RPA)起始处横断,并将其吻合到肺总动脉(MPA)大约其通常的位置处,气管狭窄予以切除,并进行气管端端吻合;D. 术后新左肺动脉和肺总动脉的关系显示左肺动脉起始处与右肺动脉较长的距离

6. 肺动脉吊带 肺动脉吊带是一种罕见的血管环常合并不同程度的气管狭窄,有症状的新生儿和小婴儿如不及时手术干预有很高的死亡率、致残率。目前对于手术方式仍存争议,争议的焦点集中在左肺动脉是否需要再植和气管重建技术上。合并心内畸形需体外循环下同期矫治。传统的方法是切断并再植左肺动脉。1954 年,Potts 首次报道对婴儿肺动脉吊带实施手术治疗。经左侧第 4 肋间进胸,切开纵隔胸膜,缝闭切断动脉韧带或未闭的动脉导管,在气管食管间游离左肺动脉,全身肝素化后尽量靠近右肺动脉,用两把血管钳阻断左肺动脉后,将其切下再植。整个过程中注意保护喉返神经和膈神经。对于需要行气管或心内畸形矫治的患者,采用正中胸骨切口,在体外循环辅助下修复血管环。近年来一些学者对于无心内畸形者,采用升主动脉置动脉灌注管、右心房内单根静脉插管的体外循环,浅低温 32~34℃,维持心脏搏动,充分游离左、右肺动脉及其气管后壁和食管前壁周围组织,缝闭切断动脉韧带或未闭的动脉导管。于起始部切断左肺动脉,双层缝闭右肺动脉切口,将左肺动脉自气管食管间拖入左侧,在膈神经附近打开左侧心包,将左肺动脉于心包孔穿入,直接吻合在肺总动脉。可以使术者准确离断左肺动脉并有足够的时间进行吻合操作,从而保证左肺动脉通畅。在气管离断后左肺动脉向前移位至气管前方而非再植吻合是安全有效的选择。

近年来文献报道表明,肺动脉吊带大多合并气管狭窄,但并非所有患者都需要气管成形,经评估伴有严重气管狭窄时,才需行气管狭窄成形术,而其中 Slide 气管成形术疗效优良可做首选(图 7-7-11)。

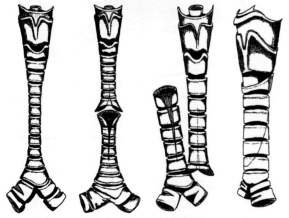

图 7-7-11 Slide 气管成形术

上端气管后壁向上作纵行切开直到狭窄气管环以上,下端气管前壁向下纵行切开直达狭窄气管环以下,再将上、下两端气管经拖拉、滑行后以 PDS 线间断或连续缝合吻合口

六、术后监护

血管环术后监护包括呼吸机辅助呼吸、湿化氧疗、控制出入量、及时有效的呼吸道管理和预防感染。除了气管 Slide 成形术,应尽早撤除呼吸机,术后一般恢复比较顺利。对于同期行气管 Slide 成形术,术后常规进行纤维支气管镜检查,以证实拔除气管插管的安全性。在相对缺血的气管吻合口重建稳定的血运之前,肉芽组织阻塞气管的风险很高,在此期间可能需要常规的气囊扩张,从而压迫肉芽组织,预防缺血性缩窄。

撤除气管插管后应积极应用无创 CPAP 或高流量湿化氧疗,可以帮助患儿顺利度过术后气道水肿高峰期。使用支气管扩张药等药物定期雾化吸入有助于缓解支气管痉挛,改善症状同时促进排痰。盐酸氨溴索类药物虽然可能改善肺顺应性,但可使患儿痰量明显增多,对于自主排痰能力较差的婴幼儿来说不仅明显增加了呼吸负担和人工吸痰的频率,还增加了肺内感染的概率,应慎重选用。虽然术后即刻可能不会完全缓解症状,但是多数患者的症状一般都会得到改善。

七、术后并发症

1. 气管软化、气管狭窄 血管环患者术前存在气管压迫,异常血管复位或松解后原有狭小的气管术后又极易发生气管软化。而全麻气管插管和手术操作也可能导致术后喉水肿。术后监护应加强气管内湿化,吸除分泌物,肺部理疗,应用适当有效抗生素预防和治疗肺部感染。气管软化程度严重者则需要介入方法置入气管支架。

2. 气管食管残余梗阻或狭窄 血管环及肺动脉吊带患者术前本身存在不同程度的气管狭窄,除了严重气管狭窄术中同时行气管成形术外,未行气管成形术的患者术后也不同程度有气道高阻力,甚至继发支气管肺炎,治疗原则与气管软化者相同。若由于术中松解粘连带不够引起气管食管残余梗阻,或 Kommerell 憩室术中切除不彻底导致术后复发引起血管环症状者,需再次手术。

3. 气管成形术后吻合口肉芽组织 儿童与成人不同,气管直径小,气管成形术后吻合口肉芽组织形成容易导致气管腔明显狭窄,甚至猝死,而且术后需反复多次处理增生的肉芽组织,并定期气管镜检查,术后气管插管拔管前、出院前、出院后每3个月1次,术后1年后改为每年一次。

4. 气管吻合口瘘　肺动脉吊带伴严重气管狭窄,术中行气管成形术后可能发生吻合口瘘,严重者导致纵隔感染而死亡。一旦证实应积极再次手术修补。

5. 乳糜胸　由于手术操作范围较大,异常血管游离以及气管食管游离,粘连带松解,术后部分病例会出现乳糜胸。大多数病例可经保守治疗,禁食、静脉营养或低脂饮食、胸腔引流后胸膜粘连疗法可治愈。

八、预　后

完全性血管环和部分性血管环伴轻度气管狭窄者手术疗效好。预后主要取决于气管受压和狭窄的程度,以及是否并发其他严重的心脏畸形。手术中彻底解除异常血管环绕,并充分松解周围粘连带组织,均能取得满意的早期手术疗效。最近,学者们越来越重视 Kommerell 憩室,这种结构需要手术切除完善,并将左锁骨下动脉转移到左颈总动脉,若憩室切除不完善可导致气管受压狭窄复发并再次手术。

肺动脉吊带术后的早期死亡率与气管手术并发症有关,主要是气管内吻合口处反复肉芽肿形成。尽管晚期生存率很高,而且大多数存活者无症状,但仍需要对这些患者进行长期的呼吸评估和随访。

【专家提示】先天性血管环是一组较少见的易漏诊的先天性心血管畸形,早期手术治疗是安全、有效的。婴儿和儿童一旦出现呼吸窘迫的症状,应怀疑存在血管环。诊断主要依靠 CT 检查。支气管镜检查对所有患儿是必需的,特别是无名动脉压迫综合征和完全性血管环。外科手术可以解除 95% 以上患儿的气管食管压迫。气管软化可能持续数月,术后气管食管压迫的症状都能长期缓解。先天性血管环合并的气管软化和狭窄的程度及范围是影响患儿预后的关键。

(张泽伟)

参考文献

［1］ 江泽熙. 小儿胸部外科学. 武汉:湖北科学技术出版社, 2008.

［2］ 郁迪,莫绪明,彭卫,等. 儿童气道狭窄的外科治疗. 中华胸心血管外科杂志, 2021, 37(11): 649-653.

［3］ 中华医学会儿科学分会呼吸学组疑难少见病协作组,国家呼吸系统疾病临床医学研究中心,《中华实用儿科临床杂志》编辑委员会. 儿童支气管扩张症诊断与治疗专家共识. 中华实用儿科临床杂志, 2018, 33 (1): 21.

［4］ 林强. 临床胸部外科学. 北京:人民卫生出版社, 2013.

［5］ 张龙江,卢光明. 先天性血管环. 放射学实践, 2011, 26 (8): 806-809.

［6］ Wirking for a safer world. 23rd report of the home accident surveillance system. London: Department of Trade and Industry, 1999.

［7］ American Academy of Pediatrics Committee on Accident and Poison Prevention: First aid for the choking child, 1988. Pediatrics, 1988, 81 (5): 740.

［8］ Heimlich HJ. A life-saving maneuver to prevent food-choking. JAMA, 1975, 234 (4): 398.

［9］ Quintana S, Alvarez M. European Resuscitation Council guidelines for resuscitation 2005. Resuscitation, 2006, 69 (2): 347.

［10］ Fernandez JI, Gutierrez SC, Alvarez MV, et al. Foreign body aspiration in childhood. Review of 210 cases. An Esp Pediatr, 2000, 53 (4): 335.

［11］ 2005 American Heart Association (AHA) guidelines for cardiopulmonary resuscitation (CPR) and emergency cardiovascular care (ECC) of pediatric and neonatal patients: pediatric basic life support. Pediatrics, 2006, 117 (5): e989.

［12］ Reilly BK, Stool D, Chen X, et al. Foreign body injury in children in the twentieth century: a modern comparison to the Jackson collection. Int J Pediatr Otorhinolaryngol, 2003, 67 (Suppl 1): 171.

［13］ Berkowitz RG, Lim WK. Laryngeal foreign bodies in children revisited. Ann Otol Rhinol Laryngol, 2003, 112 (10): 866.

［14］ Pasaoglu I, Dogan R, Demircin M, et al. Bronchoscopic removal of foreign bodies in children: retrospective analysis of 822 cases. Thorac Cardiovasc Surg, 1991, 39 (2): 95.

［15］ Tomaske M, Gerber AC, Stocker S, et al. Tracheobronchial foreign body aspiration in children-diagnostic value of symptoms and signs. Swiss Medical Weekly, 2006, 136 (33-34): 533.

［16］ Byard RW. Mechanisms of unexpected death in infants and young children following foreign body ingestion. Journal of Forensic Sciences, 1996, 41 (3): 438.

［17］ Fernandez JI, Gutierrez SC, Alvarez MV, et al.

Foreign body aspiration in childhood. Review of 210 cases. An Esp Pediatr, 2000, 53 (4): 335.

[18] Zissin R, Shapiro-Feinberg M, Rozenman J, et al. CT findings of the chest in adults with aspirated foreign bodies. European Radiology, 2001, 11 (4): 606.

[19] Kitanaka S, Mikami I, Tokumaru A, et al. Diagnosis of peanut inhalation by MRI. Pediatric Radiology, 1992, 22 (4): 300.

[20] Kimura H, Aso S, Asai M, et al. Magnetic resonance imaging of an inhaled peanut. Ann Otol Rhinol Laryngol, 1996, 105 (7): 574.

[21] Kosloske AM. The Fogarty balloon technique for the removal of foreign bodies from the tracheobronchial tree. Surg Gynecol Obstet, 1982, 155 (1): 72.

[22] Fraga JC, Neto AM, Seitz E, et al. Bronchoscopy and tracheotomy removal of bronchial foreign body. Journal of Pediatric Surgery, 2002, 37 (8): 1239.

[23] Tang LF, Xu YC, Wang YS, et al. Airway foreign body removal by flexible bronchoscopy: experience with 1027 children during 2000-2008. World Journal of Pediatrics, 2009, 5 (3): 191.

[24] Karakoc F, Karadag B, Akbenlioglu C, et al. Foreign body aspiration: what is the outcome? Pediatr Pulmonol, 2002, 34 (1): 30.

[25] Cantrell JR, Guild HG. Congenital Stenosis of The Trachea. American Journal Of Surgery, 1964, 108: 297.

[26] Anton-Pacheco JL, Cano I, Garcia A, et al. Patterns of management of congenital tracheal stenosis. Journal of Pediatric Surgery, 2003, 38 (10): 1452.

[27] Speggiorin S, Torre M, Roebuck DJ, et al. A new morphologic classification of congenital tracheobronchial stenosis. Annals of Thoracic Surgery, 2012, 93 (3): 958.

[28] Chung SR, Yang JH, Jun TG, et al. Clinical outcomes of slide tracheoplasty in congenital tracheal stenosis. Eur J Cardiothorac Surg, 2015, 47 (3): 537-542.

[29] Elliott MJ, De Coppi P, Speggiorin S, et al. Stem-cell-based, tissue engineered tracheal replacement in a child: a 2-year follow-up study. Lancet, 2012, 380 (9846): 994.

[30] Lang M, Brietzke SE. A systematic review and meta-analysis of endoscopic balloon dilation of pediatric subglottic stenosis. Otolaryngol Head Neck Surg, 2014, 150 (2): 174.

[31] Avelino M, Maunsell R, Jube WI. Predicting outcomes of balloon laryngoplasty in children with subglottic stenosis. Int J Pediatr Otorhinolaryngol, 2015, 79 (4): 532.

[32] Ammar Y, Vella-Boucaud J, Launois C, et al. Obstructive Fibrinous Tracheal Pseudomembrane. Anesthesia And Analgesia, 2017, 125 (1): 172.

[33] Sigrist T, Dirnhofer R, Patscheider H. Rare complications following tracheotomy and intubation (author's transl). Anaesthesist, 1981, 30 (10): 523.

[34] Deslee G, Brichet A, Lebuffe G, et al. Obstructive fibrinous tracheal pseudomembrane. A potentially fatal complication of tracheal intubation. Am J Respir Crit Care Med, 2000, 162 (3 Pt 1): 1169.

[35] Sehgal IS, Dhooria S, Bal A, et al. Obstructive Fibrinous Tracheal Pseudomembrane After Endotracheal Intubation. Respir Care, 2016, 61 (9): 1260.

[36] Soong WJ, Jeng MJ, Lee YS, et al. Pediatric obstructive fibrinous tracheal pseudomembrane-characteristics and management with flexible bronchoscopy. Int J Pediatr Otorhinolaryngol, 2011, 75 (8): 1005.

[37] Patolia S, Enriquez D, Schmidt F, et al. Obstructive fibrinous tracheal pseudomembrane. J Bronchology Interv Pulmonol, 2013, 20 (1): 63.

[38] Raynham OW, Lubbe DE, Fagan JJ. Tracheal stenosis: preventable morbidity on the increase in our intensive care units. S Afr Med J, 2009, 99 (9): 645.

[39] Rice BL, Culver DA, Santacruz JF, et al. Obstructive fibrinous tracheal pseudomembrane. Annals of Thoracic Surgery, 2011, 92 (6): 115.

[40] Robin E, Guieu LV, Le Boedec K. Recurrent Obstructive Fibrinous Tracheal Pseudomembranes in a Young English Bulldog. Journal of Veterinary Internal Medicine, 2017, 31 (2): 550.

[41] Kang HH, Kim JW, Kang JY, et al. Obstructive fibrinous tracheal pseudomembrane after tracheal intubation: a case report. Journal of Korean Medical Science, 2010, 25 (9): 1384.

[42] Vanderheyde K, Pieters T, Rodenstein D. A 19-year-old man with dyspnea and stridor after surgery. Respiration, 2011, 81 (1): 63.

[43] Lins M, Dobbeleir I, Germonpre P, et al. Postextubation obstructive pseudomembranes: a case series and review of a rare complication after endotracheal intubation. Lung, 2011, 189 (1): 81.

[44] Byington CL, Spencer LY, Johnson TA, et al. An epidemiological investigation of a sustained high rate of pediatric parapneumonic empyema: risk factors and microbiological associations. Clinical Infectious Diseases, 2002, 34 (4): 434.

[45] Karakoc GB, Yilmaz M, Altintas DU, et al. Bronchiectasis: still a problem. Pediatr Pulmonol, 2001, 32 (2): 175.

[46] Kuhn JP, Brody AS. High-resolution CT of pediatric lung disease. Radiol Clin North Am, 2002, 40 (1): 89.

[47] Scarpa AA, Ram AD, Soccorso G, et al. Surgical Experience and Learning Points in the Management of Foregut Duplication Cysts. European Journal of

Pediatric Surgery, 2018, 28 (6): 515.

[48] Choi JE, Lim S, Park CR, et al. Foregut duplication cyst: a novel computed tomography finding mimicking a small bowel hernia: A case report. Medicine (Baltimore), 2017, 96 (50): 9184.

[49] Backer CL, Bharadwaj SN, Eltayeb OM, et al. Double Aortic Arch With Kommerell Diverticulum. Annals of Thoracic Surgery, 2019, 108 (1): 161.

[50] Bratu I, Laberge JM, Flageole H, et al. Foregut duplications: is there an advantage to thoracoscopic resection? Journal of Pediatric Surgery, 2005, 40 (1): 138.

[51] Azzie G, Beasley S. Diagnosis and treatment of foregut duplications. Seminars in Pediatric Surgery, 2003, 12 (1): 46.

[52] Hirose S, Clifton MS, Bratton B, et al. Thoracoscopic resection of foregut duplication cysts. J Laparoendosc Adv Surg Tech A, 2006, 16 (5): 526.

[53] Agarwal P, Bagdi R. Thoracoscopic removal of oesophageal duplication cyst. Journal of Minimal Access Surgery, 2011, 7 (2): 147.

[54] Gupta B, Meher R, Raj A, et al. Duplication cyst of oesophagus: a case report. J Paediatr Child Health, 2010, 46 (3): 134.

[55] Merry C, Spurbeck W, Lobe TE. Resection of foregut-derived duplications by minimal-access surgery. Pediatric Surgery International, 1999, 15 (3-4): 224.

[56] Muramatsu T, Shimamura M, Furuichi M, et al. Thoracoscopic resection of mediastinal bronchogenic cysts in adults. Asian Journal of Surgery, 2011, 34 (1): 11.

[57] Woods RK, Glynn L, Andrews WS, et al. Thoracotomy for persistent bronchopleural fistula in the very low birth weight infant. J Pediatr, 2000, 136 (6): 832.

[58] Toth JW, Podany AB, Reed MF, et al. Endobronchial occlusion with one-way endobronchial valves: a novel technique for persistent air leaks in children. Journal Of Pediatric Surgery, 2015, 50 (1): 82.

[59] Backer CL, Monge MC, Popescu AR, et al. Vascular rings. Seminars in Pediatric Surgery, 2016, 25 (3): 165.

[60] Priya S, Thomas R, Nagpal P, et al. Congenital anomalies of the aortic arch. Cardiovasc Diagn Ther, 2018, 8 (Suppl 1): S26.

[61] Berdon WE, Baker DH, Wung JT, et al. Complete cartilage-ring tracheal stenosis associated with anomalous left pulmonary artery: the ring-sling complex. Radiology, 1984, 152 (1): 57.

[62] Vu HV, Huynh QK, Nguyen V. Surgical reconstruction for congenital tracheal malformation and pulmonary artery sling. Journal of Cardiothoracic Surgery, 2019, 14 (1): 49.

[63] Naimo PS, Fricke TA, Donald JS, et al. Long-term outcomes of complete vascular ring division in children: a 36-year experience from a single institution. Interact Cardiovasc Thorac Surg, 2017, 24 (2): 234.

[64] Yong MS, Zhu M, Bell D, et al. Long-term outcomes of surgery for pulmonary artery sling in children. Eur J Cardiothorac Surg, 2019.

[65] Hofferberth SC, Watters K, Rahbar R, et al. Evolution of Surgical Approaches in the Management of Congenital Tracheal Stenosis: Single-Center Experience. World J Pediatr Congenit Heart Surg, 2016, 7 (1): 16.

第八章 肺及胸膜疾病

第一节 先天性肺气道畸形

视频十二 先天性肺气道畸形

先天性肺囊性病变(congenital cystic lung malformations,CCLM)是肺内囊性疾病的统称,包括多种畸形,其中临床上较为常见的是先天性肺气道畸形(congenital pulmonary airway malformation,CPAM)、肺隔离症(pulmonary sequestration,PS)、先天性大叶性肺气肿(congenital lobar emphysema,CLE)、支气管闭锁(bronchial atresia,BA)、支气管源性囊肿(bronchogenic cysts,BC)等。近年来发病率呈上升趋势,有研究表明 CCLM 的发病率为4.15/10 000 活产儿。

一、病 因

胎儿肺发育自妊娠第 3~4 周开始,可大致分为 5 个阶段:胚胎期、假腺泡期、微管期、囊状期和肺泡期。其中,肺泡Ⅰ型和Ⅱ型上皮细胞在囊状期逐渐完成分化。肺泡期可持续至出生后。该过程与肺血管发育过程相互影响,受多种调节因子的调控。多数观点认为 CPAM 的发生与支气管树形态发生异常有关,而不同级别的支气管树在不同肺发育阶段发生异常,可能是 CPAM 存在多种类型的原因。具体机制包括细胞增生与凋亡失衡,CPAM 细胞增生增加且凋亡减少,这一过

程可能由神经胶质细胞源性神经因子(glial cell derived neurotropic factor,GDNF)所介导。另有研究发现与正常胎儿肺组织相比,在进展迅速并导致胎儿水肿的 CPAM 中血小板源性生长因子 -B (platelet derived growth factor-B,PDGF-B)基因表达增加。然而,目前的已有研究不能完全解释 CPAM 的发病机制,仍需要大量研究工作进一步探讨。

二、病理分型

CPAM 是一种由囊性组织和末端支气管过度增长所形成的腺瘤样组织共同构成的错构瘤样畸形,每叶肺均可受累,没有左、右肺的倾向性。少数情况下累及一叶以上或双侧肺。与肺隔离症区别在于 CPAM 血供来源于正常的肺血管而非异常的体循环动脉。

典型的 CPAM 病理表现包括 5 个主要特点:囊壁内黏膜呈息肉状突起、平滑肌和弹性纤维组织增生、囊实质中软骨组织缺失、出现具有分泌功能的黏膜细胞和炎症反应缺失。病灶区域不具备气体交换功能,但是由于其与正常支气管树存在交通,所以可存在气体潴留。

Stoker 基于囊腔大小和细胞特征对 CPAM 进行了分类。最初分型中仅包括 3 型,之后根据病灶起源的位置不同,增加 0 型和 4 型,共分为 5型。各分型特点如下:

0 型:非常罕见,占所有病例的 3% 以下。可能起源于气管,囊肿极小,最大直径<0.5cm;囊壁被覆带有纤毛的假复层上皮,可见黏液和软骨但缺少骨骼肌。

1 型:最为常见(65%),多起源于远端支气管或近端细支气管。囊肿体积大,直径为 2~10cm,

可以为单个囊腔或多房性囊腔。囊腔内被覆带有纤毛的假复层柱状上皮,含有平滑肌和弹性纤维组织。少数病例中可见异常软骨形成的岛状结构。近 1/3 病例中可见黏液分泌细胞。周边组织多正常,但囊肿较大时可压迫正常组织并引起纵隔移位。

2 型:约占 20%~25%,多起源于细支气管,由直径为 0.5~2cm 的中等大小囊肿构成。囊腔内被覆带有纤毛的立方状或柱状上皮。缺少黏液分泌细胞和软骨组织。对周边正常组织压迫较少。Stocker 发现 60% 的 CPAM 2 型病例伴发其他先天性畸形(如食管闭锁、肾缺如、肠闭锁等)。

3 型:约占 10% 以下,多起源于肺泡管细胞。病灶范围较大,可以累及整个肺叶或多个肺叶,为囊实性或实性包块。囊肿极小,直径多 <0.5cm,囊腔被覆不带有纤毛的立方状上皮组织,缺少黏液分泌细胞和软骨组织。病灶整体分化较差,故推测其可能发生在孕早期(孕 4 周以前)。

4 型:非常罕见(2%~4%),可能起源于肺泡或远端腺泡。囊肿直径最大可达 7cm,内附不带纤毛的扁平肺泡细胞,缺少黏液分泌细胞和骨骼肌细胞。

CPAM 与肿瘤:构成 CPAM 的腺瘤样组织存在癌变的可能,最常见的肿瘤类型为胸膜肺母细胞瘤(pleuropulmonary blastoma,PPB),其中囊性 PPB 与 CPAM 非常难以鉴别。PPB 常见于年长儿,仅有极为罕见的 PPB 病例发生在婴儿期。腺泡细胞癌(bronchoalveolar carcinoma,BAC)与 CPAM 也存在一定联系。这有可能是由于两者均有可分泌黏液的上皮细胞有关。

三、病理生理

CPAM 胎儿期可能伴有不同程度的肺发育不良、肺动脉分支血管壁增厚和肺动脉高压。若 CPAM 病灶较大,造成纵隔移位,可影响心脏泵血功能。由于肺血管阻力增大,右心室为保证心输出量做功增加,同时通过卵圆孔和动脉导管进行分流。

四、诊 断

(一)临床表现

CPAM 临床表现多样,时间跨度大(从胎儿早期到成年后),症状轻重不一,可仅为无症状患者健康体检胸片时偶然发现,也可在新生儿期即出现呼吸窘迫。

随着超声检查技术的发展,多数 CPAM 可在产前(孕 20~24 周时)发现获得诊断。超声表现取决于病情的严重程度。病情较轻者可仅表现为肺部囊性包块,病情较重者可因病灶累及范围过大,引起纵隔移位并影响胸腔内静脉回流,导致中心静脉压升高,出现胎儿水肿。研究认为,体积较大的小囊性病灶比大囊性病灶更容易引起胎儿水肿且预后较差。目前,胎儿肺瘤头比(CPAM volume ratio,CVR)即 CPAM 病灶体积与胎儿头围之比乘以相应系数的数值可以用于预后的判断,具体公式为 CVR= [(长 × 高 × 宽 ×0.523)/ 头围],单位为厘米(cm)。当 CVR>1.6 时,80% 的胎儿可出现胎儿水肿。

约有 60% 产前检查发现 CPAM 的胎儿在出生后可能出现不同程度的呼吸系统症状。在新生儿期即出现临床症状的多为 CPAM1 型,可表现为哭声低弱,出现吸气性呼吸困难,偶有发绀。部分病例出现呼气性呼吸困难,可能进展为急性呼吸衰竭。CPAM2 型的症状表现与 1 型类似。CPAM3 型病灶体积大,有时甚至累及整个肺叶,可能引起死胎或胎儿出生时即因肺发育不良出现严重的呼吸窘迫。

在产前检查未能诊断的 CPAM 病例中,约有 1/3 患儿可能在婴幼儿期因发生肺炎而明确诊断。其他症状包括慢性咳嗽、运动时呼吸困难、胸痛。较大病灶还可能引起胸壁发育畸形。

症状的严重程度和出现的时间主要取决于病灶累及的范围。部分患儿在新生儿期即可出现进行性加重的呼吸窘迫,但大部分患儿是逐渐出现症状或在几年内无症状。

婴幼儿最早出现的症状一般为呼吸急促和呼吸费力,在哭闹或喂养时出现发绀,还可能出现反复的肺部感染或喂养困难,以及生长发育受限等。其他症状包括咳嗽、喘息和呼吸暂停。体格检查视诊时可见三凹征、呼吸幅度降低,叩诊时出现过清音、肺界扩大,听诊时患侧呼吸音减低。出现严重的纵隔移位时可导致心尖冲动位置移位。

(二)X 线和核磁检查

对于无症状 CPAM,仅进行胸片检查可能无法发现异常,而 CT 扫描诊断的灵敏度几乎达到了 100%。因此,CT 扫描是术前明确诊断的首选影像学检查手段。典型 CPAM 胸部 CT 可能有多种表现（图 8-1-1）：肺野内巨大单发含气囊腔，最大直径可达 10cm 以上，囊壁菲薄，囊内可见弯曲细线样分隔，可导致纵隔移位；也可表现为肺野内多个较大类圆形薄壁含气囊腔，大囊周围可有多个小含气囊腔；有时也可表现为多囊性病灶，以小囊为主，伴发周围蜂窝状小囊泡。新生儿期因婴儿肺内液体尚未完全吸收或后期伴发感染，囊腔内可见气液平面。然而，最终诊断仍应基于手术中所见及病理结果。

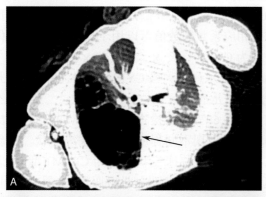

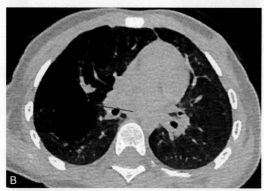

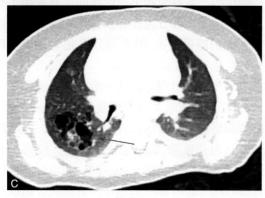

图 8-1-1

A. 肺野内巨大单发含气囊腔，最大直径甚至可达 10cm 以上，囊壁菲薄，囊内可见弯曲细线样分隔，可导致纵隔移位；B. 肺野内多个较大类圆形薄壁含气囊腔，大囊周围可有多个小含气囊腔；C. 多囊性病灶，以小囊为主，伴发周围蜂窝状小囊泡

五、治　疗

对于有症状的新生儿需要尽早手术。目前的争议主要集中于无症状患儿的治疗。若患儿出生后无任何症状且病灶较小，在已经明确告知父母相关风险且可以保持密切随访的前提下，可暂时不进行手术干预，仅进行观察随访。

对于手术时机的选择仍存在较大争议，但几乎没有证据支持延迟手术会对患儿有益，而早期手术可降低患儿发生感染或呼吸窘迫的危险并有助于残余正常肺组织的代偿性生长。目前的麻醉和手术技术的发展已经可以保证患儿在手术过程中的安全性，故而多个儿童中心建议早期（出生后 6~12 个月）切除病灶。

通常情况下，由于囊腔内被覆具有分泌功能的上皮组织，缺少与支气管树的正常交通，故 CPAM 发生感染、气胸或出血并发症的可能性增加，因此多数学者建议 CPAM 应考虑手术。手术方式包括楔形切除术、解剖性肺段切除术和肺叶切除术。开胸手术是传统治疗的主要方法，但会导致胸廓畸形、脊柱侧弯、肩胛带肌萎缩等并发症。随着小儿胸腔镜手术器械的发展和技术的进步，尤其是血管闭合系统，如 Ligasure 血管闭合系统、超声刀、腔镜下 Stapler 及 Hemolock 的出现，手术时间与开胸手术时间已经相近，甚至比开胸手术时间还短，且胸腔镜手术术中并未出现高碳酸血症、低氧血症等问题，手术方式也越来越精准，包括胸腔镜下肺叶部分切除术、肺叶切除术、肺段切除术等。胸腔镜手术具有美容效果好、出血少、远期并发症发生率低等优势，胸腔镜手术已逐渐替代开胸手术成为主要手术方法。小儿胸腔镜患儿最佳手术年龄和最佳体重的观念也在不断更新，最初认为患儿体重应大于 10kg，年龄应大于 6 月龄，患儿有相对较大的麻醉耐受能力和手术操作空间，但随着经验积累和设备的不断更新，如 3mm Ligasure 和 5mm Stapler 的出现，发现患儿体重小于 5kg 和年龄小于 6 个月时，解剖更加清楚，而且该年龄段患儿多数还没有出现肺部感染等并发症，病灶周围多数没有粘连，支气管和血管更加纤细，手术操作的难度并没有增加，反而更加容易。

小儿胸腔镜肺叶切除已有较多文献报道，其安全性、有效性已得到共识。虽然肺叶切除能够完整切除病灶,但是在切除病灶的同时不可避免地要切除部分正常肺组织,而且病灶越小,切除的正常的肺组织就越多,对患儿的肺功能造成不同程度的影响。在肺功能代偿恢复阶段,由于患儿柔软的肋软骨和较大未被正常肺组织充填的胸腔内空间,有可能造成继发性漏斗胸或一侧胸廓塌陷的并发症;另外,肺叶切除术后,如果患侧残留肺组织发生其他需要手术切除的疾病,就会出现患侧全肺切除导致严重后果。随着术前影像成像和后处理技术的发展、新型手术器械的革新,以及小儿胸外科医生经验的积累,另基于对患儿正常肺组织和肺功能的保护,肺段切除术出现增多的趋势,尤其是针对累及多叶的病灶,小儿全胸腔镜下肺叶切除术或肺段切除术的安全性和有效性已得到了充分的验证。CPAM 是胚胎发育过程中某个肺芽异常发育的结果,所以进行完整的肺段切除,彻底切除 CPAM 的病灶有胚胎学和解剖学的理论依据;成人肺脏外科因肺部 I 期或 II 期孤立的恶性肿瘤行胸腔镜肺段切除已有较多文献报道,获得了与肺叶切除同样的效果,其安全性和有效性也得到验证。小儿胸腔镜肺段切除起步较晚,早期阶段是非解剖性肺段切除,即沿着病灶边缘用 Stapler 楔形切除病变肺组织,但是由于 CPAM 与正常肺组织交界处往往是微囊性病变,术中病变肺组织的界限判断有一定的难度,而且交界处支气管较为纤细,较难辨认,术后漏气和病变残留等并发症的发生率较高。近期阶段是解剖性肺段切除,这一进步得益于影像技术的发展,能够清晰辨认肺段气管和血管,以及新型手术器械的出现,如 Ligasure 血管闭合系统不仅能够切断直径在 5mm 以下的血管,而且能够离断肺实质。解剖性肺段切除术后支气管胸膜瘘,以及漏气和病灶残留等并发症的发生率明显降低,最大限度地保留了正常肺组织,减少了因过多肺组织切除可能导致的并发症。关于肺段切除的手术指征,多数学者建议当病变肺组织局限于所在肺叶的 1~2 肺段之内,病变肺组织的体积小于所在肺叶体积的 40%,且不涉及重要的气管和血管时可以考虑肺段切除,否则应选肺叶切除。

术后常规放置胸腔闭式引流,放置时间一般为 1~3 天。若考虑双侧病变或进行了肺段切除术,应在术后 3~6 个月后进行 CT 检查并评估有无残余病灶。若需要二次手术,一般在首次手术 6 个月后进行。

六、预 后

婴幼儿手术后肺功能与切除肺体积的大小、是否有肺发育不良,以及肺组织代偿性生长等因素有关。已有研究证明肺泡的发育至少从胚胎的第 5 周持续到 8 岁之前,所以婴幼儿肺切除术后,健康肺组织可以进一步发育。尽管如此,很少有关于婴幼儿肺切除术后长期肺功能的文献报道。有文献报道婴幼儿肺切除术后肺功能生理参数不能完全正常化。Mcbride 等报道婴幼儿肺叶切除术后肺容积完全可以达到正常。Nakajima 等报道婴幼儿肺叶切除术后正常肺脏组织代偿性生长在 4 年之内完成。虽然上述研究结果不一,但是均支持对无症状的 CPAM 早期手术,有利于肺功能的恢复。考虑到 CPAM 有发生并发症的潜在风险及微创技术越来越成熟,在婴幼儿期完成手术治疗的病例越来越多,而且是首选精准解剖性肺段切除,在发生感染等并发症之前已经完成手术。目前仍缺乏无症状的 CPAM 患儿实施手术后长期肺功能监测的有力数据,所以对这些患儿进行长期随访,并与未手术的患儿进行对比研究,评价两者之间肺功能以及远期并发症的差异是一个长期的课题。

【专家点评】由于产前诊断技术的提高,CPAM 的产前检出率呈逐渐增高的趋势,但是对于 CPAM 的认识,目前还比较粗浅和简单,对 CPAM 的病因和发病机制的认识近年来未获得明显的进展,胎儿肺发育过程认知不足和缺乏理想的动物模型等因素都极大地限制了 CPAM 的深入研究。对于 CPAM 治疗缺乏统一的共识,如 CPAM 产前产后治疗的适应证、时机和方法。小儿胸腔镜技术尚不普及,肺叶切除还是肺段切除也有很大的争议。上述问题都需要多中心、前瞻性、长期随访和潜心研究。

(李 鹏 杨薇粒)

第二节 肺隔离症

肺隔离症(pulmonary sequestration,PS)又称支气管肺隔离症(bronchopulmonary sequestration,BPS),

是一种比较少见的支气管肺发育畸形。特点是畸形发育的肺组织与正常的气管支气管无连接,其血供来源于主动脉分支,而非肺动脉分支。

PS 的确切发病率不详,文献报道为 0.15%~1.8%,是先天性肺气道畸形(CPAM)的先天性肺畸形,占先天性肺畸形的 0.15%~6.40%。男性患儿 PS 发生率高于女性,男女比例为(1.5~2.0):1。新生儿至成人均可发病,多见于青少年,80% 患者在 13 岁以内发病。由于胎儿超声筛查的逐渐普及,PS 的发病率近年来明显升高。

1861 年,Rokitansky 和 Rektorzik 首次报道了肺隔离症病例。1877 年,Huber 描述了肺隔离症异常的血供。"隔离"(sequestration)最早由 Pryce 于 1946 年命名,用于描述与正常肺血管和支气管分离的一部分肺组织。1968 年,Gerle 将肺组织失去与正常支气管、肺动脉或静脉的连接,而保留与前肠或体循环血管的连接命名为隔离症或支气管肺前肠畸形。1974 年,Sade 将肺组织体循环动脉供血、肺组织体循环静脉引流、正常和异常的肺组织、胃肠瘘及膈肌缺陷的不同组合称为"隔离族"。1984 年,Thilenius 等将正常肺动脉供血的异常肺组织列入肺隔离症。1987 年,Clements 将更多非典型的多样化的肺支气管、异常动静脉列入"肺隔离症及其相关支气管肺血管畸形"。2001 年,Bratu 等为方便疾病的诊治,提出根据异常肺组织与气管支气管树的连接类型、脏层胸膜的分布、动脉供血、静脉引流、与前肠的连接、组织学、混杂或多发病变,以及合并畸形等因素相结合进行分类。PS 临床表现不同,治疗包括观察随访、手术切除及栓塞治疗等不同策略。

一、胚 胎 学

PS 的发生机制及胚胎学基础尚不明确。Prvce 的牵引学说得到大多数学者的支持,该学说认为在胚胎发育初期,原始前肠及肺芽周围有大量毛细血管网与背侧主动脉相连,随着肺芽的发育,肺组织发生脱离时,这些相连的血管相应衰退吸收。由于某些因素的影响,导致部分血管未正常吸收而残留,成为主动脉的异常分支,其供血牵引的肺组织与正常支气管和肺动脉隔离开,形成肺隔离。在胚胎早期,肺组织与原始前肠发生脱离时受到牵引,隔离的肺组织就位于脏层胸膜内,形成叶内型隔离肺。在肺组织与原始前肠脱离后,脏层胸膜已经形成,此时受牵引的异常肺组织将不与正常肺组织共存于脏层胸膜内,成为叶外型隔离肺。除了牵引学说,还存在副肺芽学说、血管发育不全学说、异常动脉和肺囊肿并存等学说,均不能完全解释 PS 的发生机制。

二、病 因

导致 PS 的分子和遗传因素尚不清楚。过去认为胚胎期炎症导致 PS,近年来,更多观点支持 PS 属胚胎发育异常。有证据表明 PS 与 CPAM 和其他前肠畸形的形成有大量相同的分子和遗传因素。*Hox* 基因、Hoxb5 蛋白在 PS 和 CPAM 组织中均有异常升高。与 Hox5 相关的细胞黏附分子 α(2)-整合素和 E-钙黏蛋白也可能参与了该病的发生。

三、病理及分型

隔离肺组织内存在塌陷的支气管和细支气管导管,偶尔有内衬假复层柱状纤毛上皮的囊,其内黏液成分与 CPAM 相似。异常动脉则富含弹性纤维,这与他们的体循环血管起源一致。通常根据隔离的肺组织与脏层胸膜的关系,将 PS 分为叶内型(intralobar pulmonary sequestration,ILS)与叶外型(extralobar pulmonary sequestration,ELS):

1. ILS 是指隔离肺组织位于肺叶内,或与正常肺组织包裹于共同的脏层胸膜,约占 PS 的 70% 以上。ILS 与支气管可存在病理性通道,或与正常肺组织间通过 Kohn 孔交通。叶内型 PS 约 60% 位于左肺下叶的后基底段,约 35% 位于右肺下叶。约 73% 的 ILS 血供来自胸主动脉异常分支,20% 来自腹主动脉异常分支,其余则可来源于主动脉弓、无名动脉、内乳动脉、肋间动脉、锁骨下动脉、胃左动脉、冠状动脉、肠系膜上动脉、腹腔干、膈动脉或肾动脉等,其静脉回流至肺下静脉。

2. ELS 是指隔离肺组织与正常肺组织之间存在明确的间隔,由独立的脏层胸膜包裹。可位于胸部任何部位,甚至在膈肌内或膈下。胸内型 ELS 约 64%~77% 位于左侧,常位于膈肌与下叶之间。异常血管来源于膈上或膈下,常较细小且多发,静脉回流至奇静脉、半奇静脉或腔静脉。腹内型 ELS 发病率约为 10%~15%,常位于膈下或腹膜后。

很少情况下,作为其前肠起源的证据,畸形的隔离肺组织(ILS 或 ELS)通过不同发育程度的支气管与食管或胃肠道相连,也被称为支气管肺前肠畸形(bronchopulmonary foregut malformation, BPFM)。2001 年,Bratu 等为方便疾病的处理,提出根据异常肺组织与气管支气管树的连接类型、脏层胸膜的分布、动脉供血、静脉引流、与前肠的连接、组织学、混杂或多发病变,以及合并畸形等因素综合进行分类。

PS 伴发畸形包括先天性膈疝、其他肺部畸形如 CPAM、先天性大叶性肺气肿、肺发育不良或支气管源性囊肿,以及其他畸形包括漏斗胸、心包缺陷、先天性心脏病、右位心、脊柱畸形、副脾、胸部或腹部内脏重复畸形。

四、诊　断

(一)临床表现

PS 的临床表现取决于 PS 的类型、病灶大小和位置。

巨大 PS 胎儿,心脏、血管受压可导致胎儿水肿或浆膜腔积液。部分 PS 在胎儿期可缩小,甚至自行消退。病灶巨大且合并肺发育不良的新生儿和小婴儿主要表现为喂养困难及呼吸窘迫,如气促、呼吸困难、发绀、鼻翼翕动、三凹征等。大多数 PS(尤其是 ELS)患儿,临床症状轻微或没有症状,常为偶然发现。不合并 CPAM 的 PS 不分泌黏液,出生后不会持续增大,而与气道连接的 ILS 可充气膨胀。年长儿的临床表现缺乏特异性。较大的病灶可压迫邻近正常肺组织,出现胸闷、气短。与支气管或肺组织交通的 IPS 可发生反复的病灶感染或感染迁延不愈,出现发热、咳嗽、咳痰、气促,并可伴有咯血、胸痛、腹痛等,严重者出现全身感染中毒症状、病灶坏死、胸膜炎、血气胸及恶性变等。ELS 临床多无症状,病灶扭转出现梗死后可出现相应的呼吸道症状、胸痛及其他系统症状。异常动脉粗大的年长儿可出现充血性心力衰竭的表现。

体格检查可能为阴性,或胸部固定部位叩诊浊音,呼吸音减低或消失,有时可听到湿啰音。反复肺部感染、气促和咯血会在更晚的时候,甚至成年后出现。

(二)辅助检查

1. 胎儿期　随着胎儿超声检查的日益普及,

大量 PS 病例在出生前就获得诊断。孕 16 周即可通过超声诊断 PS,其胎儿期声像图表现为胸腔或腹腔内稍强回声或强回声的实性肿块,回声均匀,边界清晰。彩色多普勒探查显示肿块血供来自主动脉或其分支是诊断特征(图 8-2-1)。如果肿块体积与胎儿头围比值(CVR)>1.6 提示高风险,可能出现胎儿水肿及生后早期呼吸道症状。巨大的隔离肺可压迫心脏、胸内静脉和食管,出现纵隔移位、胎儿水肿和羊水过多。一旦出现胎儿胸腔积液或水肿,则需要评估胎儿肺的发育,如果肺头比(LHR)<15% 提示胎儿肺发育不良。超声对 PS 细小供血动脉的探测易受操作者经验、超声分辨率、孕妇腹壁厚度及胎儿运动等因素影响,有一定的局限性。三维超声图像重建更加立体、直观、清晰,对异常血管的显示具有更高的灵敏度。MRI 检查不受胎儿位置、羊水量、母亲体型等限制,且具有组织分辨率高、扫描视野大等优点,能直观显示病灶位置、大小、数目、内容物、胸腔脏器受压、胎儿水肿、病灶的血供和引流静脉,具有独特

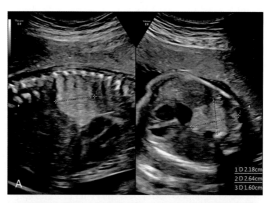
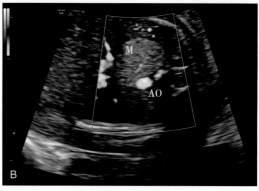

图 8-2-1　胎儿期

A. 胎儿右侧胸腔可见一个强回声团块,大小约 2.18cm×2.64cm×1.60cm,边界清楚,形状呈三角形,心脏稍受压;B. 彩色多普勒显示强回声包块供血动脉来自胸主动脉,静脉回流入左心房,胎儿双侧胸腔内未见积液回声,腹腔内未见积液,全身皮肤无明显水肿,CVR 为 0.21

的优越性,有助于区分 PS、CPAM 和先天性膈疝(congenital diaphragmatic hernia,CDH)。但超声和 MRI 检查都没有 100% 的特异性。

PS 在胎儿时期的消退并不罕见,尤其是在混合有腺瘤样成分的病例中。

2. 出生后

(1)X 线检查:普通胸片对 PS 有提示价值,但不能明确诊断。ILS 胸片通常表现为囊性病变或实性肿块影,囊腔较小者可呈"蜂窝状",合并感染表现为液气囊或液性囊肿伴周围斑片影,病变多位于肺下叶后基底段;反复发作或迁延不愈的下肺炎症,经充分抗感染治疗后肺内阴影固定不能完全吸收。ELS 的胸部平片常表现为脊柱旁不含气的致密肿块状。如病变与膈、主动脉有索状影连接,应考虑 PS 的可能。疑似 PS 的患者应接受进一步检查。

(2)CT 检查:X 胸片检查提示 PS 的患者,应及时接受胸部 CT 检查。产前筛查出 PS,即便出生后无明显临床症状,最好是在生后 1~6 月龄进行胸部 CT 检查。ILS 的 CT 平扫表现为囊性、实性或囊实性,囊性者可为单个囊或多个囊,气囊或液气囊,可有炎症、支气管扩张等表现。ELS 的 CT 平扫多表现为边缘清楚、密度较均匀的实性软组织块影,多位于肺下叶与膈之间或脊柱旁,也可见于胸腔其他位置,偶发于纵隔、心包腔、膈肌或腹腔(图 8-2-2)。CT 平扫常不能发现异常血管,而 CT 血管造影(CT angiography,CTA)的三维血管重建可以完整、详尽地绘制出 PS 的动静脉流向细节,成为生后 PS 诊断及术前评估首选的影像学检查(图 8-2-3)。

(3)其他影像学检查:数字减影血管造影(digital subtraction angiography,DSA)作为一项有创性的检查,可以清晰地显示 PS 患儿的异常血管,非诊断必须,是经皮导管介入封堵异常血管的基础。MRI 和 MRA 作为无创性的检查方法能显示 PS 异常血管及走行,但对肺内病变的评价不如 CT,且扫描时间长、费用高,一般仅适用于碘剂过敏的患者。支气管造影可明确 PS 的位置、是否与支气管交通,但该检查有一定风险,不作为一线检查。文献报道,多普勒超声对生后 PS 的诊断也有帮助。由于极佳的敏感性和特异性,CT 和 CTA 被认为是诊断生后 PS 的最佳检查方法。支气管镜检查帮助不大,一般是不必要的。如果怀疑 PS 与消化道有交通,应完善上消化道造影。

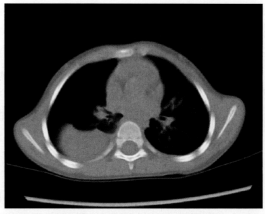

图 8-2-2 右肺实性占位性病变

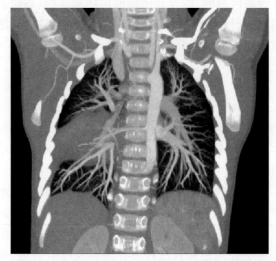

图 8-2-3 降主动脉发出异常分支供应右肺内实质性病变

五、鉴别诊断

PS 的主要鉴别诊断及要点,见表 8-2-1。

六、治 疗

(一)胎儿期

绝大多数 PS 胎儿无须手术干预。大量胸腔积液合并胎儿水肿的病例,可行胸腔穿刺引流术和胸腔 - 羊膜分流术。有文献报道,个别合并严重肺发育不良的巨大 PS 胎儿,可以施行胎儿镜下气管球囊堵塞(fetoscopic tracheal occlusion,FETO)或开放手术,但目前存在争议。

(二)出生后

1. 手术适应证

(1)有症状的 PS 是绝对的手术适应证,如新生儿呼吸窘迫、婴儿或儿童期间反复肺部感染、咯血、气促、心功能不全等。

表 8-2-1　PS 的主要鉴别诊断及要点

疾病名称	鉴别要点
其他肺囊性病变	胎儿期或生后影像学检查,病灶无来源于体循环动脉的异常血供
先天性膈疝	胎儿期超声或磁共振显示膈不连续,胸腔内出现腹腔脏器。生后胸片、CT 或消化道造影检查可鉴别
肺脓肿	感染中毒症状重,影像学检查显示病变多位于上叶后段及下叶背段,经有效、足疗程的抗感染治疗后脓肿可吸收
肿瘤	影像学检查显示形状不规则、基底位于纵隔;病理组织检查明确诊断
肺炎	主要症状为咳嗽、发热,影像学表现为渗出、实变。抗感染治疗后病变可吸收;PS 合并感染经抗感染治疗后病灶可缩小,但不会消失

(2)与肿瘤及其他肺部、食管畸形难以鉴别者。

(3)无症状的 PS 是否应接受治疗尚有争议。有些学者建议观察随访,因为部分 PS 有自发消退的可能,尤其是小的、无症状的 ELS。更多的学者倾向于手术切除 PS 病灶,基于如下原因:① 1/2~2/3 的病例可分泌黏液,并发感染的风险;② PS 有发生恶变的风险,尽管概率小;③微创手术技术成熟,安全性高,婴幼儿期手术后肺脏代偿性生长,肺功能无显著影响。

2. 手术时机

(1)出现症状的 PS,一经发现应尽早手术,无年龄和体重的限制。感染急性期患儿于感染消退后择期手术。

(2)无症状 PS 的手术时机尚无共识,多数学者倾向于 3~6 月龄手术,依据如下:①部分 PS 在生后的前 3 个月有消退的潜能。②年龄低于 6 个月的患儿,病灶感染的概率相对较低,充血水肿、组织粘连少,手术操作更便利。③年龄大于 3 个月的患儿较新生儿能更好地耐受手术和麻醉的创伤应激。文献显示,3~6 月龄手术与 6 月龄以后手术的安全性无差异。④早期手术,肺泡随患儿年龄的增长可获得更好的发育,有利于肺功能的恢复。

3. 手术方式　手术切除是治疗肺隔离症的首选方案,介入栓塞术也被应用于一些特定病例的治疗。

完整切除受累肺组织是 PS 手术的目的,安全妥善处理异常血管则是 PS 手术的关键所在。病灶的异常动脉血管可能比较粗大,但管壁弹性纤维较正常动脉血管薄弱,一旦异常动脉出血并回缩到膈下,处理将变得异常困难,结果可能是灾难性的。因此,术中需要仔细的分离,并双重

结扎异常动脉的近心端后予以切断。异常动脉被切断后,可以常规进行下一步操作。ELS 首选单纯病灶切除,ILS 首选肺叶切除。手术途径可以选择传统开放手术,也可以实施胸腔镜微创手术。近年来,部分学者尝试选择性实施亚肺叶切除(sublobar resection),亚肺叶切除较经典的肺叶切除能保留更多的正常肺组织。亚肺叶切除包括非解剖性的楔形切除或解剖性的肺段切除。为了避免病灶的残留,非解剖性的楔形切除范围需要较病灶边界适当扩大。随着 CT 薄层扫面、气道和血管三维成像技术的发展,术前可以清楚地判断 PS 的病变范围及其所在肺段,使得解剖性亚肺叶(肺段)切除成为可能。如果 PS 病变位于单一肺段,或者病灶体积小于单一肺叶体积的 40%,不累及叶支气管和血管,可施行解剖性肺段切除。文献显示,亚肺叶切除较肺叶切除技术要求更高,术后支气管胸膜瘘、肺创面漏气和病灶残留等并发症的风险更高。对婴幼儿患者,亚肺叶切除较肺叶切除带来的获益有待进一步研究证实。

(1)PS 的开放手术:剖胸或剖腹进行 PS 切除是 PS 传统而经典的手术方式,适用于所有类型的 PS,尤其是胸腔或腹腔粘连、腔镜下操作困难的病例。进胸或进腹后,应小心牵引病灶,仔细识别,妥善处理异常动脉。开放手术可根据病变的类型和范围,相应的实施单纯病灶切除、肺叶切除或亚肺叶切除。近年来,随着腔镜技术的发展和成熟,开放手术由于创伤大、切口美容效果不佳、术后恢复时间长,以及远期的胸廓畸形等不足,已逐渐成为次选的手术方式。

(2)PS 的胸腔镜手术:随着儿童麻醉技术和胸腔镜技术的发展和成熟,胸腔镜肺叶切除逐渐被大量的小儿胸外科医生作为儿童肺部病变的常

规手术和首选术式。研究显示,胸腔镜肺叶切除较传统的开放手术,具有切口美观、微创、出血少、术后恢复快、住院时间短、不切断胸壁肌肉、无继发胸廓畸形和脊柱侧弯等风险。

（3）介入栓塞术:通过介入技术,使用弹簧圈、明胶海绵、组织胶等材料栓塞 PS 的异常动脉,阻断其血供,使病灶组织缺血、变性、机化,可能有助于 PS 的自行消退。介入栓塞术已被应用于以咯血为主、难以耐受外科手术及无临床症状的 PS 患者。对于 PS 所致高输出型心衰患者,该术式可以挽救生命。目前,介入栓塞术治疗 PS 还缺乏长期随访及远期效果的报道。由于未能直接清除病灶,对于已发生感染的患者,栓塞治疗易出现感染的复发,故已有病灶感染的 PS 患者不宜接受介入栓塞治疗。介入栓塞也有发生异位栓塞、感染、下肢缺血等潜在风险。

七、预　后

PS 属于先天性支气管肺的发育畸形,为良性疾病,尽管可发生致命性的大出血或者心功能衰竭,及时手术治疗,均可取得良好的近、远期效果。无论开放或者胸腔镜微创手术,PS 手术治疗的安全性高,术后并发症发生率低。PS 的癌变极为罕见,可能与 PS-CPAM 混合病变有关。病例报告显示,PS 发生肿瘤的性质多样,包括硬化性血管瘤、胸膜肺母细胞瘤、腺癌或支气管肺泡癌、类癌、多神经内分泌肿瘤、纤维间皮瘤或淋巴上皮瘤样癌,预防癌变是手术切除 PS 病变组织的原因之一。

【专家点评】肺隔离症是一种少见的先天性支气管肺发育畸形,分为叶外型隔离肺（ELS）和叶内型隔离肺（ILS）。PS 症状常缺乏特异性,临床上容易误诊,结合胎儿期超声检查、生后 CTA 及 MRA 等检查可明确诊断。及时诊断并手术切除病灶可取得良好的近、远期效果。结扎血管蒂后行手术切除是 ELS 首选的方案,肺叶切除术则是 ILS 的一线治疗手段。胸腔镜微创手术基本成熟,亚肺叶切除和体动脉介入血管栓塞治疗正逐渐发展。

（李勇刚）

第三节　先天性大叶性肺气肿

先天性大叶性肺气肿(congenital lobar emphysema,CLE)又称先天性肺叶膨胀或肺大叶性气肿,是一种少见的肺发育异常,在新生儿期常表现为一个或多个肺叶极度膨胀。肺过度膨胀部分所占体积的大小不同,可导致相邻肺组织受压,引起不同程度的通气障碍。

CLE 发病率为 1/20 000~1/30 000,常见于男性患儿,男女比例 3:1。该病由 Bartholinus 在 1687 年和 Kaufman 在 1904 年报道,Nelson 在 1932 年首次准确描述了 CLE。1945 年,Gross 和 Lewis 首次报道了对一名 4 岁女性 CLE 患儿进行肺叶切除术。

一、病　因

先天性大叶性肺气肿以左上叶最为多见(40%~50%),其次为右中叶(25%~30%)和右上叶(20%),通常单个肺叶受累,罕见多个肺叶或双侧受累。先天性大叶性肺气肿的病因是多因素的,可能与下列因素有关:支气管软骨发育不良或支气管闭锁导致呼气时支气管塌陷是内源性阻塞的最常见原因;支气管黏膜皱襞活瓣样作用,气体进入而排出受阻;支气管管腔被炎性渗出物或肉芽组织阻塞;支气管外源性压迫,如异常血管、肿瘤等;局部肺泡增生或肺叶肺泡增多。

二、病理生理

先天性大叶性肺气肿的发病机制是肺叶或肺段支气管的球瓣阻塞。支气管发生部分梗阻,吸气时肺内压力与外界气压的差距增大。同时,支气管因反射作用而致管腔暂时扩张,空气较易流经梗阻部位而进入肺泡。呼气时,支气管呈收缩状态,加之肺部压缩的力量不够强。因此,肺泡内的气体受阻而不能排出。如此交替肺泡容积因积气而逐渐增加,终致肺泡壁失去弹性,严重者肺泡壁破裂而形成局限性肺气肿。

三、诊　断

（一）临床表现

CLE 症状的严重程度和发病时间取决于病变肺组织膨胀的程度。常见的症状包括呼吸困难、急促、发绀、喘息、咳嗽、吸气时胸部或上腹部凹陷、鼻翼扇动等，患儿也常表现为精神不振、发育迟缓、胸廓畸形和反复的肺内感染。约 23% 的患儿在出生时即出现症状，约 50% 的患儿症状发生在新生儿期。部分患儿无前驱感染史迅速出现呼吸困难、喘息或喘鸣，负荷性或持续性发绀，刺激性咳嗽，进而出现呼吸窘迫，甚至危及生命。而发病稍晚的患儿，除上述表现外，更易出现进食及喂养困难，呼吸急促、心率增快。气管及心脏向健侧移位。仅 5% 的患儿在 6 个月以后发病，主要表现为肺部感染的症状。少数患儿可多年没有症状。

先天性大叶性肺气肿患儿查体可见胸廓不对称，患侧胸廓稍隆起，三凹征阳性，气管移位，严重者可出现发绀。叩诊呈鼓音，呼吸音降低，可有哮鸣音及啰音，心尖冲动移位。

（二）合并畸形

CLE 大约有 20% 的病例伴有先天性心脏畸形，或有大血管的异常，也可能出现肾脏、胃肠道、肌肉骨骼及皮肤异常。

（三）超声检查

随着产前超声检查的普及，越来越多的 CLE 得以在产前或出生后早期发现，但其与 CPAM Ⅲ型均表现为肺部回声均匀的高回声团块，两者难以鉴别。由于 CPAM 的发病率远高于 CLE，所以产前超声通常会按照 CPAM Ⅲ型诊断而很少考虑 CLE。心脏 B 超、心血管造影也有助于显示压迫支气管的异常肺动静脉以及先天性心脏病的并存情况。

（四）X 线检查

胸片可诊断本病，表现为受累肺叶过度膨胀，体积增大，透亮度增加，可见稀少纤细肺纹理（图 8-3-1）。同时相邻的肺叶受压致体积缩小和密度增高，为压迫性肺不张，纵隔向健侧推移，可有纵隔疝形成。新生儿期由于肺内胎液未被完全吸收，胸片暗影较透亮影多，易误诊为胸腔积液或肿瘤。如定期复查摄片，可见暗影逐渐消退，数日后出现典型的肺叶气肿征象。

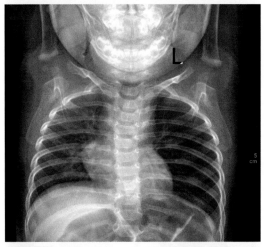
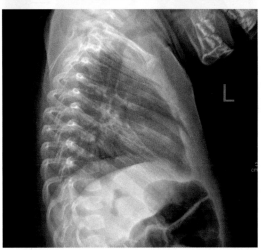

图 8-3-1　X 线检查
左肺上叶透亮度增加，肺纹理稀疏，提示肺气肿

（五）CT 检查

CT 可更加清晰地显示先天性大叶性肺气肿的肺部异常，并可为 CLE 与其他肺部占位性病变的鉴别提供帮助。CT 还可以发现畸形的血管及肿物造成的外部压迫，且 CT 的气管重建可排除气管异物（图 8-3-2）。

（六）支气管镜检查

支气管镜检查能发现支气管梗阻部位，某些情况下还可起治疗作用，但支气管镜检查一般不用做初筛（图 8-3-3）。

（七）其他检查

MRI 检查对明确诊断也很有帮助；特殊的检查方法有吸入放射性气溶胶扫描，患儿通过麻醉气囊呼吸两分钟放射性气溶胶 ^{99m}Tc 硫胶体，然后拍片，能显示不通气的肺段。

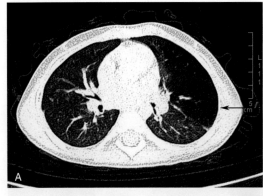

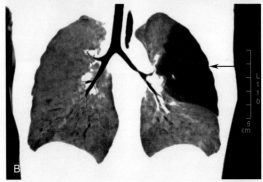

图 8-3-2 CT 检查
CT 示左肺上叶先天性大叶性肺气肿

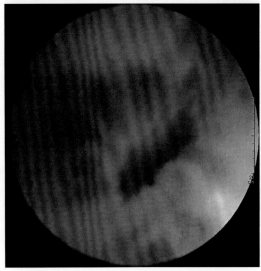

图 8-3-3 支气管镜示先天性大叶性肺气肿
患儿左上叶支气管开口狭窄

左肺：各支气管开口位置正常，黏膜充血，外径 2.8mm 内镜可视范围内未见异物，上叶支气管开口狭窄，外径 2.8mm内镜不能进入舌叶及固有支气管管腔，灌洗探查通气可，于下叶各段支气管灌洗探查通气良好，灌洗液略混浊

四、鉴别诊断

（一）张力性气胸

先天性大叶性肺气肿影像学表现为病变肺组织向四周膨胀，相邻的肺叶受压致体积缩小和密度增高，表现为压迫性肺不张，纵隔向健侧推移，可形成纵隔疝。而张力性气胸则主要是大量气体进入胸腔，而将肺组织向肺内推压，形成"向心性"压迫，通常可见肺组织被推向肺门附近。胸片及胸部 CT 可明确诊断。

（二）气管支气管异物

多有异物吸入史及典型异物吸入症状，症状表现为发热、咳嗽、咳痰等急性支气管或肺炎症状。查体：患侧胸廓呼吸动度差，呼吸音弱，可有肺不张或肺气肿、气胸或纵隔气肿体征。X 线检查可能有纵隔摆动、肺不张、肺气肿，异物如为金属可确诊。支气管镜检查可确诊。

（三）先天性肺气道畸形

先天性肺气道畸形影像学检查一般表现为单发或多发囊性病变。而大叶性肺气肿均在影像学表现为患肺透亮度增加、体积膨胀，但大叶性肺气肿其内可见稀疏肺纹理向四周伸展可鉴别。

五、治 疗

一般情况下，新生儿期出现症状的先天性大叶性肺气肿患儿病情发展较快，易发展为张力性病变，威胁生命，应积极手术治疗。近年来随着微创技术的成熟，胸腔镜治疗先天性大叶性肺气肿的报道越来越多。

胸腔镜手术麻醉建议选择气管内插管全麻，采用单肺通气。

手术步骤：手术取健侧卧位，多采用 3 孔法，一般观察孔在中间，两个操作孔分居两侧，与观察孔呈三角关系，可根据病变所在位置给予个性化调整。建立人工气胸，CO_2 压力为 4~6mmHg。处理顺序常为叶间裂—动脉—静脉—气管。对于叶间裂发育好，血管暴露清楚者，可以电钩分离；叶间裂发育差，肺组织融合明显者，可以用 5mm Ligasure 或切割闭合器离断。血管和气管的处理可采取 Hemolock 夹闭，也可缝扎或切割闭合器处理。病变肺叶体积较大者，术中显露困难，可充分利用牵引线悬吊协助暴露，或增加穿刺通道，助手协助暴露。术后常规留置胸腔闭式引流管。

传统开胸手术，取健侧卧位，一般取患侧后外侧切口，由于肺内压力高，开胸后病变肺叶立即"疝出"切口外，患儿呼吸及循环症状即获改善，术后恢复快,手术疗效好。小婴儿并非手术禁忌,新生儿可较好耐受肺叶切除术。

对于症状较轻或没有症状的先天性大叶性肺气肿患儿,可暂不手术,内科治疗观察,必要时使用低容量低压力机械通气;如 X 线或 CT 检查有严重的纵隔肺疝,压迫正常肺组织者应积极手术治疗。

六、术后并发症

(一)支气管胸膜瘘

在处理支气管残端时要严格处理,避免遗漏,避免胸腔内感染。发生脓胸及支气管瘘时应立即彻底引流,必要时行瘘修补术、胸廓成形术或肺切除术。

(二)肺不张

鼓励患儿咳嗽排痰,定期吸痰及拍背,必要时支气管镜协助吸痰,尽量早下床活动。

(三)出血

术后密切观察血压、引流液的性质及容量。如少量出血,可应用止血药物治疗;如出血量较大,出现血压下降、心率加快等症状,应及时补充血容量,并急诊手术止血。

(四)肺水肿

术中低血压、缺氧,术中及术后输液过量等均可引起肺水肿。肺切除术后肺血管床减少,早期也易发生肺水肿。一旦有肺水肿迹象的发生,应及时给予吸氧,采取强心利尿等措施。

七、预 后

Ozcelik U 等回顾分析了 27 年来 30 例 CLE 患者的随访,其中 21 例患者接受了肺叶切除术,9 例随访保守。在接受手术治疗的患者中,所有病理标本均检出肺气肿,2 例患者合并支气管软骨缺损。手术治疗组 2 例死亡,2 例失访。在保守治疗组,1 例患者失访。在随访中,所有患者情况良好。在保守治疗组中,所有病例均发现受影响的肺叶过度扩张有所减轻。

【专家点评】CLE 是一种少见的肺发育异常,除了少部分患儿没有症状,大部分患儿在出生或新生儿期即出现呼吸困难、喘息或喘鸣等症状,严重者可出现呼吸窘迫,甚至危及生命。对于

CLE,手术治疗预后良好,随着胸腔镜手术技术的成熟,极大地提高了患儿的生活质量。

(武玉睿)

第四节 肺囊性纤维化

肺囊性纤维化(cystic fibrosis,CF)是一种具有家族常染色体隐性遗传性的先天性疾病。在北美洲白人中最常见,在我国罕见。肺囊性纤维化是一种外分泌腺的病变,可表现为多个系统异常,最常累及消化道和呼吸道。主要特征是汗液中 NaCl 含量增高,反映外分泌腺的功能异常。由于支气管中的黏液增多,可使支气管阻塞,某些细菌(如金黄色葡萄球菌、铜绿假单胞菌等)易于生长繁殖,进一步引起肺、支气管的反复感染,继之引起肺囊性纤维化,严重损害肺功能。随着肺部疾病及肺功能损害的加重,进一步导致右心肥大、心力衰竭。由于其他器官外分泌腺的功能异常,患儿可出现胎粪性肠梗阻、直肠脱垂、胰酶缺乏等临床表现。2018 年 5 月,国家卫生健康委制订的《第一批罕见病目录》将肺囊性纤维化收录其中。

一、病 因

1938 年,通过对一批因营养不良而死亡的婴儿进行尸检,CF 首次被报道。尸检发现,CF 的患儿均表现为呼吸道、胰管被黏液栓所阻塞,导致患儿出现脂肪泻、吸收不良、呼吸道感染、营养不良等症状,并最终因反复呼吸道感染而死亡。1948 年的研究发现,CF 的患儿在环境温度较高时,易因出汗而导致钠的大量丢失,进而发现 CF 患儿的汗腺存在异常,会排出过多钠和氯。但具体机制不明。1983 年研究发现 CF 的病变中存在外分泌腺钠和氯的转运存在异常,并在 1987 年进一步将 CF 的病变基因定位在第 7 对常染色体。目前认为肺 CF 的发生与跨膜调节因子基因(CFTR)突变而直接导致钠、氯转运障碍有关。由于大量钠、氯的丢失,气道黏膜脱水,使其内黏液分泌增多,黏膜的黏液清除能力和防御能力降低,最终导致气道黏液梗阻,反复感染和进行性肺组织破坏与纤维化。

二、发病机制

CFTR 基因最早于 1989 年由 Riordan 等发现，该基因位于 7 号染色体长臂，全长约 250kb。其产物 CFTR 是一种环磷酸腺苷依赖的 Cl^- 通道蛋白，位于细胞膜顶端。CFTR 通过吸收 Na^+、分泌 Cl^- 的方式进行离子转运。目前已有 2 000 余个 CFTR 基因突变位点报道，新的突变还在不断发现中，并有专门网站供登记和查询。欧美人群中 70% 以上存在 ΔF508 位点突变。中国 CF 患者的突变基因与欧美人群相差极大，常见的为 c.1766+5G>T，占 24.138%，其次为 c.2909G>A、c.2684G>A、c.2083dupG、c.595C>T，均为欧美人群中少见的突变。

目前，依据 CFTR 合成、结构、功能的异常将 CFTR 基因突变分为 6 类。Ⅰ型为 CFTR 蛋白合成异常；Ⅱ型为影响 CFTR 翻译过程；Ⅲ型为破坏 CFTR 的调节区；以上三型可导致 CFTR 功能丧失，临床变现较重。Ⅳ型为 Cl^- 转运降低，Ⅴ型为 RNA 剪接异常导致正常 CFTR 功能减少；Ⅵ型为 CFTR 在细胞膜结构不稳定；后三种类型均存在部分功能正常的 Cl^- 通道，症状较轻，胰腺功能也大多正常。此外，还有一些不伴典型 CF 表线或仅有轻微病变和单系统病变的患者，称为 CFTR 相关疾病或 CFTR 相关代谢综合征。

三、临床表现

典型的临床表现是患儿有反复呼吸道及肺部感染（recurrent respiratory infections），合并有胎粪性肠梗阻、胰外分泌腺不足，如大量脂肪便等其他器官外分泌腺异常表现。呼吸道初发症状为咳嗽，主要为干咳，痰黏稠不易咳出，以后呈阵发性咳嗽，痰量增多。可以有胸闷、憋气及呼吸困难等缺氧表现，这些症状可持续数周甚至数月。如合并支气管扩张时有反复咯血，后期可以有发绀、胸廓变形和杵状指，往往合并肺源性心脏病及心力衰竭等严重并发症。

四、诊 断

除了典型的临床表现外，CF 诊断主要依靠具有典型性的实验室和影像学检查。

（一）汗液试验

汗液试验（sweat test）为诊断 CF 的金标准。该实验采用定量的毛果芸香碱电渗入法收集汗液并进行氯离子含量检测。$Cl^- < 40mmol/L$（婴儿<30mmol/L）为正常值；Cl^- 为 40~60mmol/L 为临界值，提示可疑 CF；$Cl^- > 60mmol/L$ 为诊断 CF 的阳性值。

（二）胰腺刺激试验

胰腺刺激试验（immunoreactive trypsin）是通过刺激胰腺外分泌腺体分泌，测定胰酶。CF 患儿由于胰管的堵塞，分泌的胰酶难以通过胰管排出，肠道内的胰酶显著降低，但血液中的胰酶却较正常升高，根据这一特点，可帮助诊断 CF，目前国外常用于新生儿患儿的筛查。

（三）基因检测

对于所有汗液检测阳性或达到临界值的儿童，均应进行该检查。但 CFTR 很多，目前已知的就有超过 1 400 种，还有大量未知的 CFTR，所以该检测假阳性与假阴性率较高。

（四）影像学检查

胸部 X 线、CT 及 MRI 检查均有助于发现肺内感染、痰栓、肺纤维化、肺囊性变、支气管扩张等表现。

五、鉴别诊断

（一）支气管扩张症

肺囊性纤维化常会出现囊性支气管扩张，需和一些引起囊性支气管扩张的疾病鉴别，囊性支气管扩张是复发性或慢性感染的并发症，其表现类似多发性空洞，但不是真正的空洞，而是多发性支气管扩张伴有囊状腔隙的表现。

（二）丙种球蛋白缺乏症

患者易于发生复发性细菌感染，继发气道阻塞和囊性支气管扩张，有时和肺囊性纤维化不易鉴别，但血中丙种球蛋白明显减少或缺乏，且汗液中无高浓度的 NaCl 存在，可以鉴别。

（三）复发性细菌性肺炎

反复发作时可以造成支气管扩张，早期这种支气管扩张可呈圆柱形，并且是可逆的，但在多次肺炎发作后，由于支气管损害可发展为静脉曲张状或囊性支气管扩张，位于下叶是其特点。行高分辨率 CT（high resolution CT，HRCT）检查可获得诊断。

（四）过敏性支气管肺曲菌病

发生哮喘时可伴有支气管囊状扩张,但一般发病年龄较晚,无家族遗传史,纤维支气管镜检查可找到曲菌丝,糖皮质激素治疗有效。

（五）结核性支气管扩张症

结核是囊状支气管扩张症的另一原因,在长期结核菌感染后,在肺尖及全肺可发生空洞,这些透明区除了坏死性空洞外,还必须考虑有支气管扩张,尤其是囊状支气管扩张症,但结核引起的支气管扩张一般有中毒症状,如低热、盗汗等,痰中可找到结核分枝杆菌。

六、治　疗

肺囊性纤维化如果能详细询问病史,得到早期诊断和合理的综合治疗,预后还是乐观的,多数患者可存活到 20 多岁甚至更长。否则很多患儿多在 10 岁前因反复呼吸道感染,最后导致严重肺功能损害、右心负荷过大、肺源性心脏病、心功能不全而死亡。在欧美发达国家,已逐渐形成一套针对该病的筛查标准,以期达到对该病的早诊断、早干预,并在部分患者中取得了较好的疗效,甚至部分患者存活时间超过 40 岁。

（一）内科治疗

1. 呼吸道清理　应用黏液溶解剂、支气管扩张剂、胸部物理治疗等可促进黏液排出,保持气道通畅,起到避免反复呼吸道感染的重要作用。重组人 DNA 酶对于降低呼吸道分泌物黏稠度、促进黏液清除有效,但只用于 5 岁以上患者。幼儿和儿童也可使用高渗盐水雾化,促使纤毛周围层重新水化,改善纤毛 - 黏液系统的清除功能。

2. 抗感染治疗　患儿有反复呼吸道感染,必须应用抗生素治疗,以控制呼吸道及肺部炎症,防止疾病进一步发展。由于慢性持续感染和反复长期使用抗生素,较多患者可存在铜绿假单胞菌感染。一旦明确有铜绿假单胞菌感染存在,即使无临床症状,也应给予抗生素治疗。吸入妥布霉素或氨曲南对于慢性铜绿假单胞菌感染有效,感染加重时应静脉给药。同时对于有铜绿假单胞菌定植的患儿应长期小剂量使用大环内酯类抗生素。无铜绿假单胞菌定植患儿是否应长期预防性使用抗生素尚存在争议。

3. 营养支持治疗　良好的营养状况与 CF 患者远期生存率和肺功能有相关性。对于存在胰腺功能不全和脂肪泻的患者,应及时适量补充胰酶。补充多种维生素,尤其是维生素 C、维生素 E。

4. 纠正 CFTR 突变的治疗

（1）CFTR 增效剂:Kalydeco（ivacaftor）是治疗 CFTR 基因特异性突变的药物,被称为 CFTR 增效剂,是一种口服药物,旨在使 CFTR 蛋白在细胞表面保持更长时间的开放,以改善盐和水在细胞膜上的转运,从而有助于水合和清除气道中的黏液。既往主要用于 6 岁以上患儿,该药于 2018 年获美国食品和药物管理局批准用于患有 CF 的 12~24 个月婴儿。患儿基于临床和 / 或体外测定数据显示其 CFTR 基因中至少有一个突变对 ivacaftor 有反应。

（2）CFTR 校正剂:Lumacaftor 监控或调节蛋白使得基因结构维持稳定（lumacaftor;VX661）。

（3）诱导转录通读类药物:代表药物 Ataluren（PTC124）,可以使核糖体“忽视”异常终止密码子的作用,选择性诱导核糖体转录通读从而产生完整的蛋白质,不影响正常的终止密码子。

5. CFTR 基因的治疗　目前已有多个临床试验开展,多数针对分子或电生理缺陷。但目前仍处于临床前试验阶段,未知风险较大。

（二）手术治疗

疾病后期若有局部严重肺组织破坏,导致反复发生难以控制的严重感染或气胸者,可考虑行肺切除术;双肺完全毁损,肺功能恶化进入终末期者,可考虑行双肺移植术。

七、预　后

该病总体来说预后不佳,如果能得到早期诊断和合理的综合治疗,多数患者可生存至 20 多岁或更长。

【专家点评】肺囊性纤维化在我国是一种较为罕见的疾病,但随着认识的提高,近年来报道也有逐渐增加的趋势。作为一种外分泌腺的病变,可表现为多个系统异常,最常累及消化道和呼吸道。目前对该病的诊断和治疗已经深入基因和分子水平。治疗上应重视多学科协作、严格随访、规范用药,可以明显延长患者生存期。

（徐　畅）

第五节　肺间质疾病

肺间质疾病(interstitial lung disease,ILD)是一大类在临床(氧合障碍)、影像(弥漫性病变征象)、病理(炎症和纤维化)上具有共同特征,而病因不同的异质性疾病的总称。已知 ILD 病因谱约 200 余种,广泛而复杂,诊断和治疗的难度大,一直被视为呼吸专业的疑难病症。一些 ILD 病变在侵犯肺间质的同时,还可累及肺泡、肺毛细血管内皮细胞和细支气管等,而出现如肺泡炎、肺泡腔内蛋白渗出等肺实质改变,在胸部影像学上表现为肺泡 - 间质性疾病类型,故 ILD 也被称为弥漫性肺实质疾病(diffuse parenehymal lung disease,DPLD)或弥漫性肺疾病(diffuse lung disease,DLD)。

儿童肺间质疾病属临床少见病,目前尚无准确的发病率。据英国儿科罕见肺疾病登记制度 BPOLD REGISTRY 资料显示,儿童肺间质疾病发病率为 1.4/100 000,其中大约 50% 的患儿是特发的,病死率为 15%;法国新近统计的发病率为 0.36/100 000。

ILD 通常不是恶性的,也不是由已知的感染性致病源所引起的。虽然此疾病存在着急性期,但起病常隐匿,病程发展呈慢性表现,机体对其最初反应在肺和肺泡壁内表现为炎症反应,导致肺泡炎,后炎症蔓延到邻近的间质部分和血管,最终产生间质性纤维化,导致瘢痕产生和肺组织破坏,使通气功能降低;炎症也可累及气管、毛细支气管,往往伴机化性肺炎。这一组疾病有许多共同的特点,包括类似的症状、X 线征象及肺功能检查特点。继发感染时可有黏液脓痰,伴明显消瘦、乏力、厌食、四肢关节痛等全身症状,急性期可伴有发热。

儿童并非成人的缩影,其间质性肺疾病与成人的不尽相同。儿童肺间质疾病的高诊治难度和高病死率给儿科呼吸专业提出了巨大挑战。

一、发病机制

ILD 确切的发病机制尚未完全阐明。启动 ILD 的致病因子通常是毒素和 / 或抗原,已知的抗原吸入如无机粉尘与石棉肺、尘肺相关,有机粉尘与外源性过敏性肺泡炎相关等,而特发性肺纤维化(idiopathic pulmonary fibrosis,IPF)和结节病等的特异性抗原尚不清楚。一旦接触了最初的致病因子,则产生一个复杂的炎症过程——肺泡炎,这是 ILD 发病的中心环节,肺泡炎的性质决定着肺损伤的类型、修复及纤维化程度等。炎性及免疫细胞的活化,不仅释放氧自由基等毒性物质,直接损伤 I 型肺泡上皮细胞和毛细血管内皮细胞;还释放蛋白酶等直接损伤间质、胶原组织和基底膜等;同时释放各种炎性介质,已发现的包括单核因子(monokines)、白介素 -1(IL-1)、白介素 -8(IL-8)、白介素 -2(IL-2)、血小板衍化生长因子(platelet-derived growth factor,PDGF)、纤维连接蛋白(fibronectin,FN)、胰岛素样生长因子 -1(insulin-like growth factor,IGF-1)、间叶生长因子(mesenchymal growth factor,MGF)、转化生长因子 -β(transforming growth factor,TGF-β)及 γ- 干扰素(INF-γ)等。这些细胞因子在 ILD 发病中的生物活性及作用尚未完全阐明,但其继发性和 / 或反馈性作用于炎性、免疫细胞,对肺泡炎症反应的放大和减弱起调节作用。若肺泡炎属自限性或病变轻微,且在肺实质严重破坏前得到有效治疗,则肺泡炎能得到控制,肺泡及小气道的结构可得以重建和恢复正常,肺功能免遭进一步损害并恢复。若炎症广泛和损伤严重,肺泡壁中成纤维细胞聚集和增殖,胶原组织增生、修复紊乱并沉积,肺泡壁增厚,瘢痕和纤维化形成,这种受损的肺泡壁将难以修复和恢复。"致病因子 - 肺泡炎 - 纤维化"的假设过程,也类似于肺气肿、急性肺损伤或 ARDS 的发病机制,但仍不清楚究竟是什么根本因素决定了一个致病因子导致最终结局性病种的取向。

二、分　类

肺间质疾病包括二百余种不同的疾病,小儿间质性肺疾病的病因与成人不同,小儿间质性疾病中包含一些先天性、代谢性和吸入性的因素。至今没有令人满意的小儿间质性肺疾病的分类,以往分为未知原因和已知原因的两类,目前较理想的分类方法仍存争议。儿科常见的病因归为以下四大类:①与暴露相关的 ILD,主要包括过敏性肺泡炎和药物性肺损害;②与全身疾病相关的 ILD,常见为结缔组织疾病、朗格汉斯细胞组织细胞增多症,以及遗传代谢性疾病如糖原贮积症等;

③与肺泡结构紊乱相关的ILD,包括感染性病因、肺泡蛋白沉积症、嗜酸细胞性肺炎、特发性间质性肺炎等;④婴儿期特殊ILD,包括神经内分泌细胞增生症等。

三、临床表现

非特异性,常见咳嗽,可伴有发热,随着疾病进展,可出现呼吸急促和呼吸困难、发绀,双肺中下部可闻及 Velcro 啰音(连续、高调的爆裂音),可有杵状指 / 趾,其中 Velcro 啰音最具特征性。

四、辅助检查

(一)影像学表现

胸部 X 线检查是诊断间质性肺疾病的重要依据,早期呈毛玻璃状,典型表现为弥漫性线条状、结节状、云絮样、网状阴影,肺容积缩小(图 8-5-1,图 8-5-2)。肺部 X 线无异常或无特征性发现者,可行 CT 检查,尤其是高分辨 CT(HRCT)。CT 能够更清楚地显示疾病的部位、程度、性质和特征,高分辨 CT(HRCT)能显示小叶水平的病变和细微的间质或结节性改变,对于间质性肺疾病的病因诊断如过敏性肺泡炎、朗格汉斯组织细胞增生症等有提示意义(图 8-5-3,图 8-5-4)。HRCT 的特征性表现有磨玻璃样影、网状影、实变影,可显示肺间隔的增厚。HRCT 还可确定病变的范围,指导肺活检部位和方法的选择。婴幼儿由于配合差可行薄层 CT,也可明显地显示肺结构的异常。

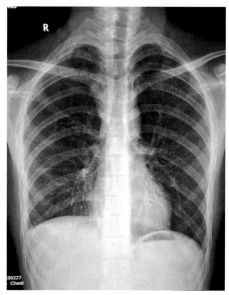

图 8-5-2 肺间质纤维化改变

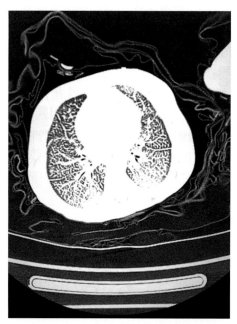

图 8-5-3 双肺弥漫性间质性病变

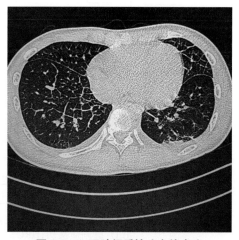

图 8-5-4 双肺间质性改变伴炎症

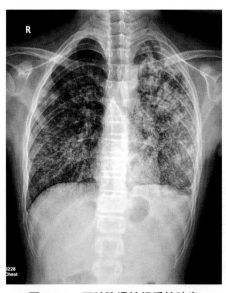

图 8-5-1 双肺弥漫性间质性肺炎

（二）肺功能表现

限制性或混合性通气功能障碍。

（三）病理表现

特征为肺组织炎症和损伤,经治疗后可消失或进展为间质纤维化,引起肺氧合障碍。

五、诊　断

肺间质疾病的诊断包括完整的病史采集、症状、体征、无创检查和有创检查,其中肺活检是诊断间质性肺疾病的金标准,也是分类和分型的依据(图 8-5-5)。

首先根据临床、影像学表现及肺功能表现判断是否为肺间质疾病,一旦明确为肺间质疾病,应行进一步检查以确定具体疾病。诊断小儿间质性肺疾病时,一定要先详细询问病史有无环境因素的暴露,如有害气体的吸入、大量的吸入真菌孢子等,以确定继发性的因素。在具体疾病的诊断中,应先考虑与暴露有关的 ILD,如过敏性肺泡炎和药物性肺损害。若能除外与暴露有关的 ILD,其次应考虑与全身疾病有关的 ILD,再次考虑感染性病因、肺泡蛋白沉积症、嗜酸细胞性肺炎等。儿童特发性间质性肺炎少见,诊断之前须除外上述疾病。美国的儿童 ILD 协作组及欧洲呼吸学会特别课题组提出了"儿童间质性肺疾病综合征"这一定义,即在未知原因肺疾病的前提下,至少包括以下四条标准中的三条即可临床诊断:①呼吸道症状,如咳嗽、气促、活动不耐受;②体征,如静息时气促、啰音、杵状指/趾、生长发育迟缓、呼吸衰竭;③低氧血症;④胸片或 CT 上的弥漫性异常。

进一步需要寻找病因,确定是继发性或特发性的间质性肺疾病。先进行非侵入性的检查,如病原学检查 HIV、CMV、EBV 等的感染。可结合血清免疫学的检查来诊断结缔组织病、血管炎、原发性免疫缺陷病。若非侵入性的检查不能明确病因和病理类型,可进一步行确诊的侵入性检查,如纤维支气管镜肺泡灌洗液的获取、肺组织病理检查。在确定间质性肺疾病的同时可选择血气分析、肺功能、心脏彩超以了解病情的轻重,如有无低氧血症、肺动脉高压。儿童还要注意吸入的因素,如 24 小时食管下端 pH 的监测。

目前,国际化的诊断模式是由临床医生、放射科医生和病理科医生多科综合对患者进行临床-放射-病理学诊断(clinico-radiologic-pathologic diagnosis,C-R-P diagnosis)。

（一）病史

起病缓急、病程长短、症状和治疗等病史有助

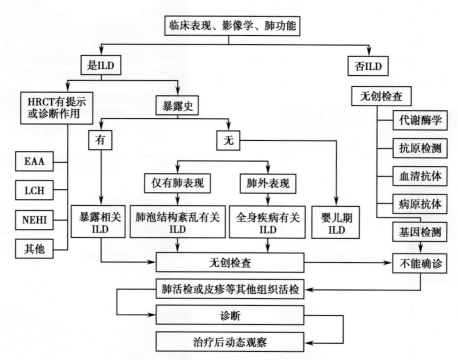

图 8-5-5　儿童间质性肺疾病的诊断程序

ILD:肺间质疾病;HRCT:高分辨 CT;EAA:外源性过敏性肺泡炎;
LCH:郎格罕细胞组织细胞增生症;NEHI:神经内分泌细胞增生症

于确定病因范围,如与引起过敏性肺泡炎的环境接触及用药史,有助于过敏性肺泡炎及药物肺损害的诊断。

（二）体格检查

能辅助病因诊断,如特征性皮疹有助于朗格汉斯组织细胞增多症、SLE、韦格纳肉芽肿等诊断;贫血有助于肺出血诊断;杵状指/趾提示IPF和肺血管疾病;关节炎提示JRA、SLE等;爆裂音提示特发性间质性肺炎。

（三）影像学表现

表现为双肺弥漫性间质病变,多见磨玻璃影、结节阴影、斑片阴影及网结状阴影等,也可以表现为肺泡实变阴影。

（四）实验室检查

常规项目为血、尿、便常规,以及血沉和CRP,可见ESR、LDH增高,一般意义不大。选择项目为病原体培养(细菌、真菌)、血清检查(病原体抗体、自身抗体、ANCA等)、血气分析、肺功能检查、免疫功能检查。怀疑肺血管疾病时,可行心电图、超声心动图检查。肺功能为诊断和治疗监测的有效工具。

（五）基因诊断

在婴幼儿期,遗传因素所致的ILD占有重要的地位,相关基因的突变或缺失与部分婴幼儿ILD密切相关,近年来基因技术的不断更新,也使得婴幼儿ILD的诊断水平进一步提高,美国的指南已经把基因诊断列为婴幼儿ILD的主要诊断手段。尤其是先天性肺表面活性物质(pulmonary surfactant,PS)代谢障碍,遗传方式为常染色体隐性或显性遗传,散发,起病年龄从新生儿、婴儿、儿童至成年人,临床上表现为急性RDS或慢性ILD,病理表现也多种多样,如肺泡蛋白沉积症(pulmonary alveolar proteinosis,PAP)、非特异性间质性肺炎(NSIP)、脱屑型间质性肺炎(DIP)、慢性肺炎等,有时即使采用国际化诊断模式C-R-P诊断程序也难以做出正确诊断,而基因突变是可以确诊的。因此目前主张对于病因不明的婴幼儿ILD应先做*SFTPB*、*SFTPC*、*ABCA3*、*TTF1*、*GMCSFR*基因筛查,而肺活检则是在上述基因检测无异常的情况下才考虑进行。

（六）有创性检查

如果实验室检查不能做出明确诊断,又没有禁忌证,可进行有创性检查,包括支气管镜检查、肺外组织(皮肤、表浅淋巴结)活检和肺活检。肺活检为确诊的依据,开胸或经胸腔镜肺活检的标本有利于诊断,可清晰观察肺泡结构中的炎性和免疫效应细胞的分类及变化。开胸肺活检的创面大,儿科很少采用。经皮肺穿刺或经纤维支气管镜肺活检,取材均不理想。胸腔镜的肺活检不仅创面小、无并发症,且能取到理想的肺组织,因此应用较多。有学者将经支气管壁的肺活检、开胸肺活检和胸腔镜引导的肺活检进行比较,发现胸腔镜引导的肺活检的诊断率更好。肺活检不仅可为原因不明的间质性疾病提供确诊的依据,还可为特发性间质性肺炎提供病理分型。外科医师需要和呼吸科医师合作,根据肺HRCT提供的影像资料选取活检的部位。临床上还可进行肺组织病理的原位核酸杂交,检测EBV、CMV和腺病毒的感染,进一步寻找感染的原因。

六、治　疗

肺间质病变的治疗目的:争取可逆部分和时间,控制病情发展,改善症状,提高生存质量。临床最常见的是与自身免疫性疾病相关的肺泡炎和肺间质纤维化。可以先于自身免疫性疾病出现,也可以在自身免疫病发病数年之后出现。早期常常被作为肺部感染治疗。

（一）一般治疗

去除病因,避免接触和积极处理各种诱发因素。对有基础疾病者需积极处理原发病,一般治疗包括营养支持、适当运动、适宜的氧疗。可逆性气道疾病可用支气管扩张剂治疗。

（二）药物治疗

小儿间质性肺疾病无特异性的治疗,有些无须特殊治疗,如神经内分泌细胞过度增生可在吸氧治疗下数月或数年后改善。大多数ILD的病例(不包括肺泡蛋白沉着症和肺微石症)可采用糖皮质激素、免疫抑制剂和抗纤维化的治疗。

1. 糖皮质激素（GC）　因为炎症反应是ILD引起纤维化的主要病理生理过程,故ILD的治疗目标是抑制和下调炎症反应,使受损的肺泡结构和功能得以恢复,最常使用的抗炎药物是糖皮质激素。GC已被证实对IPF、过敏性肺泡炎及其他疾病有效。用法:泼尼松2mg/(kg·d),至少8周,之后根据临床表现及肺功能调整。有报道对ILD患儿采用甲基泼尼松龙冲击疗效优于泼尼松长期口服。间断大剂量的甲基泼尼松龙冲击能防止糖皮质激素受体下降,促进受体正性调节,有更强的免疫抑制作用而长期毒副作用较小。

2. 羟氯喹 已有应用氯喹和羟氯喹治疗儿童 ILD 的成功报道,常与 GC 合用,可以减少激素的维持量或改善病情,其作用机制尚不清楚。推荐剂量 10mg/(kg·d),副作用包括肝毒性和视网膜病,但后者并不多见。

3. 谷胱甘肽 吸入还原谷胱甘肽可使失衡的氧化酶/抗氧化酶比例恢复正常。

4. 其他药物 上述药物治疗无效可试用环磷酰胺、硫唑嘌呤、秋水仙碱,但在儿科报道不多。

(三)肺移植

肺移植是终末期 ILD 的唯一治疗手段,但肺移植后的预后尚无明确报道。

七、预 后

儿童肺间质疾病的预后并不乐观。英国和爱尔兰的流行病学调查资料显示,儿童肺间质疾病发病率为 1.4/100 000,病死率为 15%。儿童肺间质疾病的诊治任重而道远。

【专家提示】儿童间质性肺疾病与成人的不尽相同。种类多样,临床表现多样化,目前治疗还是以内科治疗为主。儿童肺间质疾病的高诊治难度和高病死率给儿科呼吸专业提出了巨大挑战。

(徐 冰)

第六节 肺出血及咯血

肺出血(pulmonary hemorrhage,PH)是指肺部组织和气道的出血。咯血指喉部、气管、支气管或肺实质出血,血液经咳嗽由口腔咯出的症状。目前对于儿童咯血量界定尚无统一标准,一般认为,24 小时内咯血>8ml/kg 或 200ml 为大咯血,需积极处理。

肺具有丰富而复杂的血管,多种疾病可能导致肺部血管的破裂,因此,在儿科呼吸道疾病中肺出血的现象并不少见。小儿肺出血多见于新生儿及早产儿,大龄儿童肺出血相对少见。小儿肺出血的病因多样,肺出血往往起病突然,多见于许多

严重原发疾病的急性期或终末期,治疗难度大,预后较差,如不能及时有效的救治,往往对儿童的生命构成严重威胁。

一、病 因

(一)根据出血的病因分类

1. 支气管源性疾病 包括支气管扩张、支气管炎、支气管肺癌、支气管内膜结核、支气管腺瘤、支气管囊肿、支气管异物等。

2. 肺实质性疾病 包括肺结核、急慢性肺脓肿、肺炎、肺真菌病、肺寄生虫病、肺肉芽肿病、肺结节病、特发性肺含铁血黄素沉着症、先天性肺气道畸形(congenital pulmonary airway malformation CPAM)等。

3. 心肺血管疾病 包括肺栓塞、肺动脉瘤、肺动静脉畸形、遗传性出血性毛细血管扩张症(Osler-Weber-Rendu 病)、肺静脉狭窄、二尖瓣狭窄、三房心、左心衰竭等。

4. 血液系统疾病 包括白血病、血小板减少症、过敏性紫癜、血友病、再生障碍性贫血等。

5. 其他全身性疾病 包括钩端螺旋体病、流行性出血热、肺出血-肾炎综合征(good-pasture syndrome,GPS)、肝-肺综合征、Wegenert 肉芽肿病、外伤性肺出血等。

(二)根据出血的范围分类

肺出血分为局灶性肺出血及弥漫性肺出血,不同类型肺出血的常见病因有所不同。

1. 局灶性肺出血的常见病因 包括支气管炎、支气管扩张、囊性肺纤维化、急性或慢性感染、肺结核、肺外伤、肺动静脉畸形、慢性异物、血管瘤、肺栓塞等。

2. 弥漫性肺出血的常见病因 包括特发性肺出血(idiopathic pulmonary hemorrhage,IPH)、先天性心脏病(如肺动脉高压、慢性左心衰竭)、早产儿、肺出血-肾炎综合征、自身免疫性疾病(如系统性红斑狼疮)、Henoch-Schonlein 紫癜、Wegenert 肉芽肿病、先天性和后天性凝血功能障碍疾病、恶性肿瘤、免疫缺陷病、特发性肺含铁血黄素沉着症、淋巴瘤或淋巴肉芽肿、肠道病毒 EV71 感染等。

二、病理生理

肺出血常继发于各种病原微生物(如细菌、病

毒、真菌、寄生虫等)的感染,如坏死性肺炎、肺结核或肺脓肿,导致肺实质的局部破坏和血管侵蚀,或由于病原微生物的直接或间接作用,肺毛细血管渗透性或脆性增加,引起出血性肺水肿或小血管破裂出血。

自身免疫性和特发性疾病都可以引起弥漫性肺泡内出血,免疫复合物沉积在肺泡毛细血管基底膜引起基底膜损伤,或存在抗基底膜抗体,在肺组织中沿基底膜连续线性沉积,导致肺部损害,出现痰中带血,甚至大咯血等症状,还可能与继发感染、神经源性肺水肿等有关。

复杂的先天性心脏病可能合并肺出血,如肺动静脉瘘、二尖瓣狭窄、肺静脉狭窄、肺静脉异位引流、主动脉侧支血管形成等,均可使肺部血液循环发生变化,导致肺循环血量大量增加,从而引发充血性心力衰竭、肺水肿,肺血管压力增高,最终肺血管破裂出血。

凝血功能障碍导致的咯血多为全身性出血的一部分,如血小板减少性紫癜、血友病及其他凝血因子缺乏、白血病、弥散性血管内凝血等血液系统疾病,以咯血为表现者罕见。

其他如外伤、异物、支气管及心肺手术等均可对肺血管造成损伤而引起咯血。

三、临床表现

临床表现分为原发疾病和肺出血两种表现,两者往往呈连续性过程,首先表现为原发疾病的症状,病程发展到严重程度时出现肺出血,或在短时间内病情突然恶化,当肺部出现明显粗湿啰音时,可能已发生肺出血,患儿从鼻孔内流出或咯出粉红色泡沫状液体,最后喷出大量血性液体。根据原发疾病的不同,肺出血的临床表现多样,轻者仅表现为一些常见的症状如咳嗽,此时不容易引起重视,严重的可表现为危及生命的急性呼吸功能衰竭。

典型的临床表现有咳嗽、咯血、呼吸急促、低氧血症、口唇发绀等。体格检查有三凹征,肺部可闻及粗湿啰音或哮鸣音,局部呼吸音消失等。儿童可能将咳出的血液吞入消化道,表现为消化道出血的症状,比如黑便、口唇苍白。也有少数患儿以贫血为首发症状,长期合并慢性缺氧可出现杵状指/趾。总之,由于导致肺出血的原发疾病种类多样,因此临床症状可能多种多样,没有任何呼

吸系统症状也不能排除肺出血,在诊断此类疾病的时候要全面评估,避免遗漏。

四、辅助检查

(一)实验室检查

包括:血常规,大便常规,尿常规,凝血功能,血气分析,G 试验、GM 试验、乳胶凝集试验,PPD和 T-SPOT 试验、病原学检查、其他特异性抗体等可以直接或者间接辅助诊断的检查。

(二)X 线检查

大多数的咯血者 X 线检查都可以发现病变,表现为肺纹理增多、网格状、斑片状阴影,当支气管堵塞时可有肺不张的表现。但是大约 33% 的咯血患儿胸部 X 线表现正常。因此,胸部 X 线检查在咯血病因诊断中有一定局限性。

(三)CT 检查

对于大部分的患者,胸部 CT 对肺出血诊断帮助非常大。特别是对于胸片正常的患者,主要是因为病变位于某些特殊部位,如肺尖、脊柱旁、心脏后、膈顶水平以下等,易被邻近组织结构遮盖,或因病变微小(一般<5mm 者 X 线平片较难发现),CT 有比较好的诊断价值。

对于显示潜在的病变,比如弥漫性肺泡出血的表现为毛玻璃样;肺血管炎表现为中央和外周的小叶中心血管周围密度改变;支气管扩张表现为支气管由中央至外周逐渐变细,并且管壁增厚的特征,在正常情况不显示支气管的肺周边区也可见到支气管,增宽的支气管横径可超过与之伴行的肺动脉,可呈柱状、囊状或串珠状,可伴多个小液平,支气管横断面可呈"印戒样"(Signet ring)征象。

CT 对病变定位有重要价值,有时对出血部位定位不清,特别是对支气管内微小病变不易发现。

(四)纤维支气管镜检查

支气管镜可经直视、刷检、活检等方式明确病变性质。也可经支气管镜进行灌洗、止血等多种治疗,肺泡灌洗液在肺出血中的诊断价值较高,呈现血性液体或发现含铁血红素细胞。支气管镜的缺点为对段支气管以远和肺实质病变无法窥见。因此对肺周边病变如肺结核、支气管扩张等诊断困难。支气管镜与 X 线、CT 都不能完全相互取代,对诊断起到相互补充作用。

(五)超声心动图检查

超声心动图可以评估心脏和大血管的功能,

对确定心源性肺出血的病因有帮助。如咯血患儿发现心脏杂音、发绀等表现，或胸部 X 线提示心影增大，肺血增多或稀少时，首先应行心脏超声检查。

（六）DSA 检查

DSA 检查为诊断血管病变的金标准，可同时进行栓塞治疗，达到止血的目的。

五、诊　　断

明确是否为咯血，详细询问病史，全面体格检查，选择合适的辅助检查，积极寻找病因，采取有效的治疗（图 8-6-1）。

六、鉴别诊断

（一）鼻出血

鼻出血多为单侧，少数情况下可出现双侧鼻出血；出血量多少不一，轻者仅为涕中带血，重者可引起失血性休克，结合前鼻镜、鼻内镜和 / 或 CT、MRI 检查可明确，出血源于鼻腔或相邻组织。

（二）呕血

呕血时，血液可从口腔及鼻腔涌出，可为喷射状，呕吐物可含有胃内容物，常有上腹不适、恶心、呕吐等，大便可为黑便或柏油样便，腹部查体可有阳性体征，肺部常无病变及阳性体征。

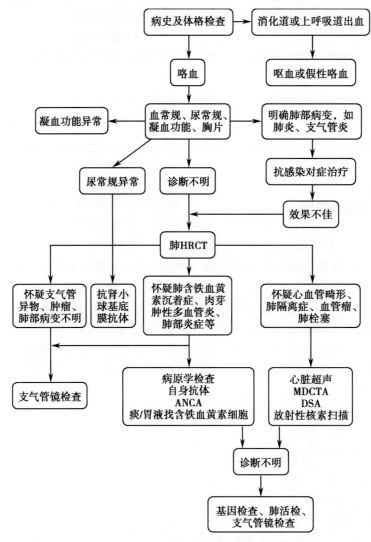

图 8-6-1　咯血诊断流程

HRCT：高分辨率 CT；ANCA：中性粒细胞胞质抗体；MDCTA：多排螺旋

CT 血管造影；DSA：数字减影血管造影

七、治　疗

肺出血的病因多种多样,应尽早确定病因,针对病因积极治疗(图 8-6-2)。

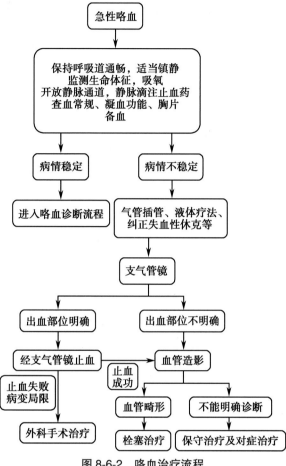

图 8-6-2　咯血治疗流程

(一)一般治疗

少量咯血多不需要特殊治疗,对于急性大量出血应注意以下几点:

1. 鼓励患儿有血痰要咯出,避免出血停留在气道,造成窒息。

2. 咯血期宜卧床休息,出血量较多时应取患侧卧位,以防引起健侧并发症。

3. 消除紧张和不安情绪,可适当应用镇静剂,防止患儿出血加重。

4. 必要时,输血治疗(包括去白红细胞、冷沉淀、血小板、凝血因子及新鲜血浆)。

(二)病因治疗

1. 肺部感染　祛痰、引流和应用有效抗生素。

2. 先天性心脏病合并急性肺出血

(1)降低左心室后负荷。

(2)气道内滴入肾上腺素等止血。

(3)降低肺动脉高压,吸入前列环素、一氧化氮等。

(4)机械通气。

(5)严格控制液体量。

3. 肺出血 - 肾炎综合征的治疗

(1)激素和免疫抑制剂。

(2)血浆置换。

(3)大量咯血者机械通气。

4. 其他类型病因　针对病因进行综合治疗。

(三)药物治疗

1. 垂体后叶素　大咯血时使用,该药起效迅速且效果显著,有收缩肺的小动脉和毛细血管的作用,减少血流量,从而使咯血减少。

2. 其他静脉注射止血药物　如止血芳酸(氨甲苯酸)、止血敏(酚磺乙胺)、凝血酶等。

3. 凝血酶雾化吸入　凝血酶吸入可直接到达出血部位,使血液中溢出的纤维蛋白原迅速转为纤维蛋白,致血液凝固;凝血酶还能促进血小板发生不可逆的聚集和血小板释放反应,加速凝血和促进局部血管上皮细胞生长,加速伤口愈合,故能起到良好的止血作用。凝血酶易在局部形成血块,且不易被出血冲走,血凝块可较牢的黏附于出血部位,而更充分地发挥作用和增强止血效果。

(四)支气管镜治疗

尽管咯血期尤其是大咯血者行支气管镜检有可能加重咯血和发生危险,但近年实践表明支气管镜检查是较安全有效的方法。优点是可有效地清除气道积血,防止窒息、肺不张、吸入性肺炎等;可及时检出出血部位,指导治疗的选择;能在直视下用药和迅速止血,有助于明确咯血病因诊断。适应证:目前认为凡常规治疗无效和诊断不明的咯血患者,或有窒息前兆、休克先兆者都可以接受支气管镜检查。禁忌证:严重肺功能损害、严重心衰、极度衰弱、气管内膜结核等患者。

1. 支气管镜检查注意事项

(1)麻醉充分,以减少和避免咳嗽。

(2)备好供氧、止血剂,以及其他抢救物品、仪器。

(3)操作熟练轻巧,避免物镜端损伤支气管壁而引起或加重出血,不利于寻找病灶和原发出血部位。

(4)必要时做好双腔气管插管及后续开胸手

术等准备。

2. 具体方法

(1)肾上腺素法：吸净血液，看到出血点使用肾上腺素、凝血酶或去甲肾上腺素加凝血酶滴至出血点，可有效止血。

(2)凝血酶法：滴向出血部位或用支气管镜注射针注于所见病变部位。

(3)去甲肾上腺素加凝血酶法：先在出血处滴去甲肾上腺素 1mg，可见出血明显减少，而后滴入凝血酶，止血迅速。

(4)低功率激光止血法：疗效肯定，主要用于较大支气管出血者。

(五)机械通气治疗

1. 肺出血机械通气指征　严重的急性肺出血往往会出现低氧血症，如何保证肺部气体交换与心血管的稳定是治疗的基础。一旦怀疑肺出血且有严重通气不足、换气障碍，经治疗后无改善者，均应考虑机械通气。

2. 选择合理的 PEEP　既要利于氧合又要避免对回心血量的影响。

3. 加强气道管理　肺出血时，血液或血痂容易堵塞气道，造成通气功能障碍，因此，可通过人工气道及气道内吸痰保证气道的通畅性，但气道内吸痰有发生再次出血的可能，降低呼气末正压影响疗效，需把握吸痰指征，可采用密闭式吸痰管。

4. 病情好转后尽快撤离呼吸机　吸痰是否有血可直接有效评估肺出血存在与否。

(六)手术治疗

内科保守治疗无效时，部分大咯血者应积极行急诊或限期手术治疗。

1. 介入手术治疗　选择支气管动脉栓塞治疗大咯血，是基于大咯血基本上来自体循环动脉即支气管动脉出血，而极少来自肺动脉。故将出血一侧的支气管动脉选择性栓塞即可控制咯血。适应证：①保守治疗不能控制的大咯血；②病变虽然适宜外科治疗，但正值咯血期时手术风险较大，可先行栓塞术控制出血再限期手术；③无外科治疗指征的反复咯血，虽然咯血量不大，但严重影响患儿的正常生活；④经各种影像学检查和支气管镜检查仍不能明确出血来源者，可先行诊断性支气管动脉造影，然后酌情行栓塞治疗。

由于曲菌球、支气管扩张等咯血出血来源主要是呼吸道，同时也有多部位出血的可能，肺循环

不排除为出血来源，出血部位周围由于代偿作用建立侧支血管，多支动脉(腋动脉分支胸廓内动脉、肋间动脉、脊髓动脉分支)供血，一旦术中待栓塞的血管遗漏可导致咯血的术后复发。

2. 外科手术治疗

(1)对于大咯血的急诊手术适应证，目前意见尚不统一，一般认为：

1)咯血量大。

2)支气管病变不可逆，且局限 1~2 个肺叶。

3)内科治疗咯血效果欠佳。

4)反复咯血造成贫血及低血压需输血，或既往咯血引起过窒息等情况。只要无手术禁忌证，即使经内科治疗得到暂时缓解，在明确诊断和准确定位后也应尽早手术。

(2)手术禁忌证

1)严重心肺功能不全及全身状况较差。

2)双侧广泛病变出血。

3)肺切除术未能有效迅速地控制出血者或出血部位不明确者。

外科手术治疗包括传统开胸手术及胸腔镜手术，与传统手术相比，胸腔镜手术具有创伤小、恢复快、美观、住院周期短等优点，以往因小儿胸廓尚未发育、技术不成熟、器械不完善等原因，胸腔镜手术在小儿发展较缓慢，目前已逐渐普及。

手术应审慎选择切除范围，通常以病灶肺叶切除作为首选。出血肺叶以外的病灶存在时，除非是活动性结核干酪灶，或者是肺脓肿等病灶能在术后短期造成严重后果的，或病情允许扩大切除者，一般只切除出血肺叶。

(七)体外膜氧合

对于整个肺功能处于衰竭状态的，可以采用体外膜氧合来提供全身的氧供，为下一步治疗或肺功能的恢复创造时机。

(八)咯血并发症

1. 突发窒息　窒息是咯血致死的最重要原因，占咯血死亡病例的一半左右。表现为咯血突然中止，严重青紫，烦躁不安，呼吸困难，随之呼吸微弱或停止，意识丧失，心脏骤停，如不及时抢救可很快死亡。

2. 休克　如患儿咳嗽反应好，因气道内不能容纳积血，因此可以将肺内出血咯出，如果短时间内出血量大或持续出血无法得到有效的控制则会导致失血性休克，一般为病变累及大的支气管动脉，甚至累及大血管破裂导致大量出血，因出血量

大救治困难,需尽快予以输血、扩容、维持酸碱电解质平衡等治疗。

3. 肺不张　因血凝块堵塞支气管导致一侧肺、肺叶或肺段的不张。因导致低氧血症,需尽快进行处理,一般先予以药物治疗、促咳嗽、体位引流等,如无好转可考虑支气管镜治疗。

4. 吸入性肺炎或继发性肺部感染　气道内出血无法咯出导致吸入肺泡引起继发性吸入性肺炎。表现为呼吸急促、发热、肺部啰音,感染指标升高,X线示肺部片状阴影,可予以敏感抗生素治疗。

5. 其他　出血导致凝血因子消耗或输入大量库存血引起凝血功能障碍,肺结核可导致结核的播散,肺部肿瘤可导致肿瘤种植。

八、预　后

少量咯血往往经过对症治疗后能逐渐好转,大咯血病情凶险,危害性大,但引起咯血的原发疾病不同,如原发性肺癌常为少量咯血,但危害性严重,因此并不能根据咯血量来判断预后和严重性。

【专家点评】肺出血及咯血经过积极的治疗,大部分预后良好,但部分急性大咯血可危及患儿生命,而且咯血经久不愈可严重影响儿童的生长发育。治疗上以病因治疗为主,预防并发症的发生,尽量采取创伤小的治疗方案,必要时考虑手术治疗,目前儿童胸腔镜手术已普遍开展,并成为首选手术方式。

（黄　鹏）

第七节　气胸与纵隔气肿

一、气　胸

气胸(pneumothorax,PNX)是指空气积聚于胸膜腔内导致部分或全部的肺组织萎陷。"气胸"是 Itard 于 1803 年第一次命名,在 1826 年由 Laennec 加以阐述,1932 年 Kjaergaards 首次提出原发性自发性气胸,男女比例约为 6∶1。

（一）分类

1. 自发性

(1)原发性气胸:可发生在没有预先存在肺部疾病的健康个体中。

(2)继发性气胸:是潜在肺部疾病的并发症,如肺大疱、金葡菌、结核、真菌、肿瘤等。

2. 医源性　由于医疗或复苏操作不当导致。

3. 创伤性　由直接创伤引起胸部开放或闭合性的损伤。

（二）病因与发病机制

自发性气胸在儿童中相对罕见,分别在新生儿期和青春期晚期形成两个峰值。新生儿可能在以下两种情况下表现出气胸:

1. 自发性气胸　可发生于生后不久,是新生儿生后最初呼吸活动使肺泡内压过高,导致肺泡破裂所致。这种气胸的张力通常是正常的,气体量不大,一般可自行吸收。

2. 发生于呼吸窘迫期间　这类气胸通常是高张性的,需行胸腔闭式引流。

在青少年时期,自发性气胸最常见于体型偏瘦及外观健康的人群。在这个群体中,胸壁的纵向生长比水平生长明显增快。这种差异使肺尖部负压增加从而导致胸膜下气泡的形成,气泡一旦破裂,形成气胸。此外,大样本研究显示,在自发性气胸的青少年患者血样中,参与细胞外基质和其受体间相互作用的蛋白存在异常表达,如基质金属蛋白酶-9 的过度表达与自发性气胸的手术干预率存在相关性,提示其过度表达可能作为手术干预的预测指标。

继发性气胸病因一般可见于以下几种情况。

(1)感染:最常见于金黄色葡萄球菌肺炎和先天性肺部囊性病变继发感染破裂。

(2)结核:随着有效抗结核治疗,并发症明显降低,但由于近年耐药菌株的出现,自发气胸的报道有所增加。

(3)胸膜下肺大疱破裂。

(4)其他

1)获得性免疫缺陷综合征:卡氏肺囊虫肺炎导致肺的组织坏死引起自发性气胸。

2)恶性肿瘤:儿童期常见肺部的转移灶,通常是双侧的和多次的。气胸在开始化疗大约 1 周后可能出现,可能与肿瘤坏死有关。

（三）临床表现

气胸导致部分或全部肺组织萎陷，使得气体无法交换，导致呼吸困难，而呼吸困难的程度与气胸的程度成正比，最终变成急性呼吸衰竭，所以气胸临床表现为不同程度的呼吸困难。少量气胸可无阳性体征，大量气胸时患侧胸廓隆起，肋间增宽，呼吸动度减弱，肝界下移，纵隔向健侧移位，叩诊患侧鼓音，听诊呼吸音减弱或消失，张力性气胸时上述体征更加明显。

典型的原发性自发性气胸患者，通常会突然出现胸腔疼痛、呼吸急促和偶尔的干咳，并且与运动没有联系。很少会有气胸家族病史。

继发性气胸一般出现在儿童肺炎的病程中，突然出现呼吸困难，大量气胸时（肺萎陷 50% 以上）有持续性咳嗽、胸痛、发绀、呼吸急促，少量气胸（肺萎陷 30% 以下）仅在 X 线检查时发现，临床可无症状。而张力性气胸表现最为严重，极度呼吸困难、青紫、脉搏细速、血压下降。有纵隔胸膜损伤时，出现纵隔气肿及皮下气肿。

（四）诊断

气胸可通过胸部 X 线检查诊断（图 8-7-1）。对于大量气胸，易通过影像学诊断。胸片可见弧形阴影，内部为压缩的肺组织密度较高，外部为无肺纹理的胸腔。由于婴幼儿几乎为平躺着，气体在肺前聚集，通过胸部侧位片可证实。

少量气胸则较难识别。气体常局限在胸廓上部，被骨骼遮盖，深呼气时肺萎陷的更小，密度增加，方便与外带透光区对比。如果气胸位于中间部位，则必须将其与纵隔气肿或心包积气相鉴别。

CT 扫描对少量的气胸和主要位于前中线的局限性气胸意义较大，有助于疑难病例的诊断和肺部原发病灶的发现。

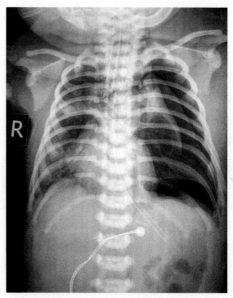

图 8-7-1　气胸 X 线胸片表现

学龄期的自发性和反复性气胸患者必须用 CT 检查（图 8-7-2）进行评估，以排除肺部囊性病变。大多数较大囊性病变通常在胎儿时期发现，或在新生儿期或生后不久出现呼吸窘迫时发现。病变较小的患者可能会就诊较晚，因为症状可能需要数年才出现。

近年来，超声技术在气胸的诊断研究方面发展较为迅速。Raimondi 教授和其团队对婴幼儿气胸超声诊断的准确性进行了统计和研究：超声对气胸诊断的敏感性为 100%，特异性为 100%，临床诊断的敏感性为 84%，阳性率为 76%，阴性率为 69%。超声的诊断标准为缺乏胸膜滑动征（absence of pleuralsliding）、肺点征（lung point）、慧尾征缺失（absence of comet tails）、平流层征（stratosphere sign）。此外，超声技术在诊断过程中可以避免或减少射线带来的损害，更适合于新生儿和婴幼儿。

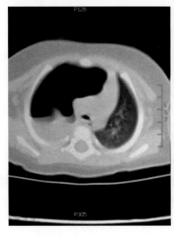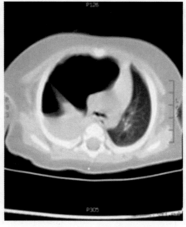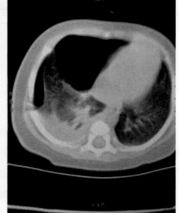

图 8-7-2　气胸胸部 CT 表现

因此,超声诊断可以作为新生儿肺部疾病筛查手段。

(五)鉴别诊断

1. **膈疝** 左半胸腔巨大胃泡未能识别,盲目穿刺导致医源性胃穿孔(图 8-7-3)。

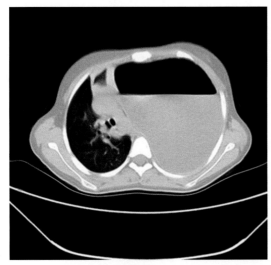

图 8-7-3 左胸腔巨大胃泡

2. **肺大疱** 继发性气胸由于胸腔内粘连与巨大肺大疱在胸片上不易区分。

(六)治疗

少量气胸且无明显不适可不做处理,仅需卧床休息、镇咳。怀疑因感染引起,可适当应用抗生素。中、大量气胸,有明显呼吸困难、缺氧表现者,则应做穿刺引流或闭式引流术。包裹性气胸应根据胸片部位穿刺。胸腔引流旨在通过消除呼吸困难的原因来恢复胸膜腔内的理想状态。

引流管的类型和位置将根据从胸膜腔引流物质(空气或液体)的形态而变化。空气倾向于向上聚集,液体倾向于向下聚集,因此气胸的引流管应该朝向胸腔的顶部和肺的前部。反之,引流液体时,引流管被引导至隔膜和肺后部。1 岁以下患儿,因其主要处于仰卧位,气胸的引流管应位于前胸壁。在引起急性呼吸窘迫的张力性气胸的情况下,首先要采取的措施是尽快从胸部排出空气。只需将粗针插入胸腔连接到三通管和两个 50ml 注射器就可以反复抽出空气。同时准备胸腔引流套件,一旦所有设备准备就绪,将针取出后,检查患者胸部并完善胸片。在张力性气胸缓解后使用如下所述标准方法放置引流:

胸腔引流管可以沿着锁骨中线放置在第 2 或第 3 肋间,或者沿腋中线或腋后线放置在第 3 或

第 4 肋间。选择放置低于第 5 肋间隙的区域应通过超声引导定位或治疗,以防止对紧挨其下的膈肌或内脏造成损伤。位置的选择取决于患者年龄、操作者的个人偏好、美学考虑(涵盖和推荐腋窝线,尤其是女性患者)、要引流的物质(仅空气或与渗出物混合的空气),以及引流管理。如果收集的为混合(空气 - 液体)物质,可能需要放置两个不同的引流管。如果条件允许,将引流管沿腋前线放置在第 4 肋间。入口孔的皮肤切口可以选择在下一肋间隙中,形成一个倾斜的通道,有助于减少引流管意外滑脱的风险,同时也减少了从引流管周围进入外部空气的相关风险。

局部麻醉后,沿所选肋间做 1~2cm 的皮肤切口。一旦达到肋骨水平,弯钳到达肋骨上缘。然后,通过钝性分离肌肉纤维,到达胸膜层。当有落空感后,插入引流管,进入胸膜腔(图 8-7-4)。

一旦引流管置好后立即连接到水封瓶上,并用不可吸收的缝合线缝合切口,确保管子牢固地固定在皮肤上。第二针使用"荷包"缝合,当引流管发生滑脱或拔除时可用该缝合线关闭引流管通路。

手术结束后拍胸部正位片(图 8-7-5)可见肺复张。

手术治疗主要针对肺部的基础病变,包括肺大疱和因感染以及肿瘤而坏死的肺组织的切除,摩擦壁层胸膜或在胸膜腔内注入滑石粉、红霉素等,使脏壁胸膜粘连,闭合胸膜腔,促使肺复张,预防气胸复发。Islam 团队通过对自发性气胸患儿的手术和非手术干预的临床跟踪显示,非手术干预的气胸复发率明显高于手术干预的复发率。

2010 年,英国胸科协会(British Thoracic Society, BTS)在自发性气胸的临床治疗指南中对手术干预的指征归纳为:①胸腔引流持续漏气且胸片提示肺不张超过 3~5 天;②同侧复发性气胸;③双侧气胸;④血气胸有活动性出血。近期,Oyetunji 团队指出自发性气胸胸腔引流失败实施手术干预的最佳时间为不超过 48 小时。

手术方法分为电视辅助胸腔镜手术(video assisted thoracic surgery, VATS)和腋下切口胸腔手术(subaxillary incision thoracic surgery)。胸腔镜手术术后疼痛轻、损伤小、切口美观,使用各种型号的吻合切割器可完成大小不等肺大疱和病变肺组织的切除(图 8-7-6),亦可使用电灼及向腔内注入黏合剂,优势明显。开胸手术用于胸腔内粘连严重、视野不清及需要做广泛脏壁层胸膜剥脱

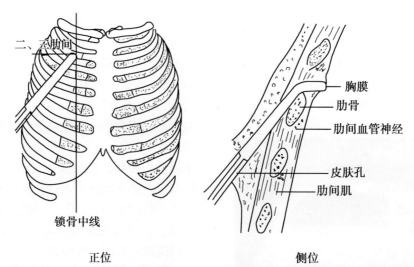

二、系肋间

锁骨中线

胸膜

肋骨

肋间血管神经

皮肤孔

肋间肌

正位 侧位

图 8-7-4 引流管放置图示

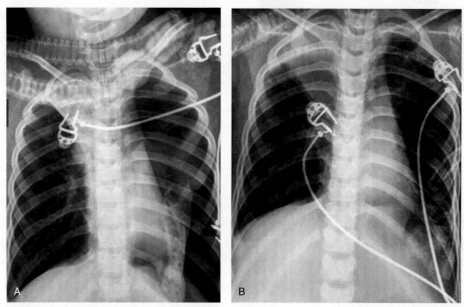

8-7-5 胸部正位片

A.左侧气胸;B.插入引流管后可见气胸完全消失

的病例。

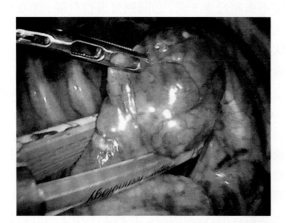

图 8-7-6 吻合切割器完成肺大疱和病变肺组织的切除

二、纵隔气肿

纵隔气肿(pneumomedistinum)是指纵隔内的异常气体聚集。儿童纵隔气肿发生并不少见,可由肺部感染、外伤及各种医疗操作不当等引起,经常伴有气胸、心包积气或腹腔积液。由于肺泡破裂,气管支气管撕裂,食管破裂,或直接通过颈部、腹膜后或胸壁,空气可能聚集在纵隔。

(一)病因及发病机制

1. 肺泡内高压(气道阻塞、机械通气)或肺泡壁病变(肺炎、肺气肿、呼吸窘迫)导致肺泡破裂,气体沿气管壁间隙到达纵隔,即 Macklin 效应。

2. 气管支气管病变或少见的食管壁自发性穿孔或医源性损伤。

3. 空气也可以从头部和颈部(面部骨折、喉部损伤、颈部手术)进入纵隔。

心包积气可能和纵隔气肿同时出现,通常是穿透性创伤或心脏手术的结果。它很少是由引起纵隔气肿的原因引起的,某些情况下需要更高的压力才能引起心包积气。

(二) 临床表现

单纯的少量纵隔气肿通常无症状。大量纵隔气肿引起的纵隔胸膜拉伸可导致胸痛为其首发症状,最明显的体征为颈胸部的皮下气肿,其次为呼吸困难及咳嗽,在特殊情况下,可能由于纵隔腔压力变化,使心脏静脉回流减少而导致意识障碍或低血压。

有时,纵隔气肿是纵隔疾病的早期临床表现。在这种情况下,除非有必要,否则手术探查腹部是不可取的。

(三) 诊断与鉴别诊断

纵隔气肿可通过阅读胸片直接诊断,特征性征象为纵隔影增宽,纵隔内器官周围气体的异常分布(图 8-7-7),但有漏诊的可能。复杂的情况可能需要胸部 CT 来明确诊断,目前胸部 CT 已经成为纵隔气肿诊断的金标准,诊断率达 100%。食管、气管造影对两者损伤导致纵隔气肿的早期诊断和并发症的定位诊断有决定意义。

纵隔气肿延伸至肺尖水平的胸膜外气肿很容易与同部位的气胸混淆,两者的鉴别诊断需要进行胸片、CT 检查。纵隔气肿与心包积气的鉴别:纵隔气肿可抬高胸腺并显示胸腺的轮廓——"帆征",而心包积气通常围绕着心脏(包括下缘)而显示心包轮廓(图 8-7-8)。食管破裂时显示降主动脉旁的气体影像,气体围绕在心外纵隔腔肺动脉周围(图 8-7-9),支气管异物继发感染时表现为肺叶不张,纵隔、颈部积气(图 8-7-10),是其主要临床表现但不是唯一表现。

(四) 治疗

少量纵隔积气如无临床症状,且能除外严重的器质性损伤者,可采取保守治疗,密切观察,休息,给予适量抗生素等,5~7 天气体自行吸收,对于复发病例要给予足够的重视。纵隔积气较多有压迫症状,合并有气胸的可予以胸腔穿刺和引流,

处理后无好转可经胸骨上窝处切开排气减压。对外伤、断裂的气管、穿孔的食管引起的纵隔气肿需正确处理原发病,原发病的严重程度及处理的时机和方法正确与否将影响本病预后。

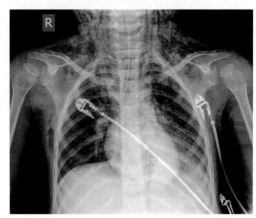

图 8-7-7　纵隔、胸壁及颈部气肿

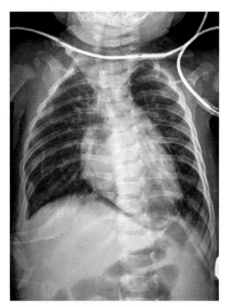

图 8-7-8　心包积气

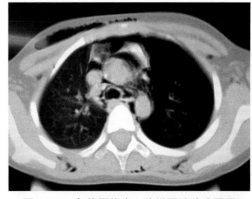

图 8-7-9　气体围绕在心外纵隔腔动脉周围

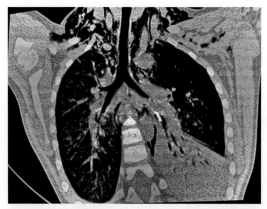

图 8-7-10　气管异物导致肺叶不张,纵隔、颈部积气

（施伟栋）

第八节　脓胸

　　脓胸(empyema)是指病原菌侵入胸膜腔,产生脓性渗出液,积聚于胸膜腔内,也称化脓性胸膜炎,较常见于冬春季节,可发生于任何年龄,但以幼儿较多见。临床上常按病程分为急性和慢性两型。按照致病菌则可分为化脓性、结核性和特殊病原性脓胸;按照波及的范围又可分为全脓胸和局限性脓胸。慢性脓胸大多是由于急性脓胸治疗不及时或不合理而引发的。随着抗生素的广泛应用,小儿脓胸的发病率明显降低,主要致病菌也随之发生变化。

一、病　因

　　脓胸是胸膜腔的化脓性感染造成的胸膜腔积脓。病原菌可以通过以下途径进入胸膜腔:

　　1. 肺部炎症,最为常见,特别是靠近脏层胸膜的肺炎可直接扩散到胸膜腔,每1 000例肺炎住院患儿中有0.4~6例会并发脓胸。

　　2. 肺脓肿或结核空洞直接破溃到胸膜腔。

　　3. 胸壁、肺或食管的外伤。

　　4. 纵隔感染扩散到胸膜腔,如食管自发性破裂或穿孔。

　　5. 膈下脓肿通过淋巴管扩散至胸膜腔。

　　6. 菌血症或脓毒血症的致病菌经血液循环进入胸膜腔。

　　7. 医源性感染,如胸腔穿刺或手术造成污染引起脓胸。

　　在抗生素问世之前,脓胸的主要致病菌为肺炎双球菌(pneumococcus)、链球菌(streptococcus)、葡萄球菌(staphylococcus aureus),现在较为多见的致病菌为葡萄球菌和某些革兰氏阴性杆菌,如克雷伯杆菌、大肠埃希菌、铜绿假单胞菌等,也可为结核菌、阿米巴原虫和放线菌等特殊病原微生物感染。肺炎支原体(mycoplasma pneumoniae)和病毒也容易并发胸膜炎。

二、病理生理

　　脓胸的病程取决于病原体毒力、宿主抵抗力、抗生素是否有效,以及是否采取引流措施。根据自然病程一般分为3期,即渗出期(exudative phase)、纤维化脓期(fibropurulent phase)和机化期(organization phase)。

（一）渗出期

　　炎症刺激致胸膜毛细血管通透性增高,液体渗出进入胸膜腔,胸腔积液稀薄较清亮,外观与漏出液无异,白细胞计数、乳酸脱氢酶、葡萄糖及pH正常。大部分可自愈,有时需行胸腔穿刺。一般为病程前3天。

（二）纤维化脓期

　　随着炎症加重,纤维蛋白溶解受抑制,沉积在胸膜腔内,胸腔积液逐渐浑浊黏稠,成纤维细胞、吞噬细胞、细菌和纤维素的积聚形成脓性纤维素性絮状物将脓胸分隔。胸腔积液pH降低,葡萄糖减少,白细胞计数、蛋白和乳酸脱氢酶增高。一般为发病3~7天。分隔的形成是导致抗生素穿透力减弱的原因,使得此阶段抗生素治疗效果不满意,需要行廓清术充分引流。

（三）机化期

　　若治疗不当或不及时,成纤维细胞增殖致纤维组织沉积在脏层、壁层胸膜上形成纤维板,包绕肺组织使其萎陷,膨胀受限。纤维板的包绕会影响肺组织的血液供应。随着病情进展,脓胸机化和肺萎陷逐渐加重,呼吸功能进一步恶化,成为慢性脓胸。如果该阶段继续延误治疗会导致肺功能永久丧失、胸廓畸形、胸椎侧弯。

三、脓胸的分类

1. 按病程长短

（1）急性脓胸:病程在4~6周以内。

（2）慢性脓胸：病程超过 4~6 周。

事实上这两者无明确的界限，按病程长短分类难以确切表达。在治疗上仍应根据病理反应和临床表现来分类比较符合临床实际。如排除脓液，肺能扩张的脓胸为急性脓胸。如排除脓液，肺仍不能扩张的脓胸为慢性脓胸。

2. 按病变范围

（1）全脓胸：是指脓液占据整个胸膜腔。

（2）局限性脓胸：是指脓液积存于肺与胸壁之间，或横膈或纵隔之间，或肺叶与肺叶之间，也称包裹性脓胸。

3. 按病原体

（1）非特异性脓胸：一般性细菌感染为非特异性脓胸。

（2）特异性脓胸：结核菌或阿米巴原虫感染为特异性脓胸，也可直接称为结核性脓胸或阿米巴脓胸；包含厌氧菌在内的混合菌种感染引起的脓胸，其脓液呈暗灰色、较稠、恶臭，称为腐败性脓胸。

四、诊　断

主要根据临床表现、实验室检查、胸部 X 线、超声、CT 检查和诊断性胸腔穿刺诊断。

（一）临床表现

初期多表现为肺炎的相关症状，发热、咳嗽、精神萎靡、食欲不振等。多起病急，病情重，进展快。发热常呈弛张热，全身中毒症状明显。小婴儿早期主要表现为呼吸急促、发热等症状。一些患儿主诉胸痛或腹痛。有的患儿会出现发绀，需要测经皮血氧饱和度。

早期肺部可闻及干、湿啰音或支气管呼吸音，积液增多时消失，患侧胸廓饱满、肋间隙增宽、呼吸运动减弱、气管和心脏向健侧移位等；叩诊出现浊音或实音，语颤降低，呼吸音减低或完全消失，大量积液致纵隔移位，气管和心尖移向健侧。

慢性期，中毒症状减轻，胸廓较对侧平坦，患侧肋间隙变窄，胸廓塌陷，呼吸音减低，语颤可能增强，心界可能向患侧移位，重者可出现脊柱侧弯。

（二）实验室检查

白细胞计数增加，核左移或出现中毒颗粒。痰液和血标本作培养和细菌敏感试验。可疑结核感染应作血结核分枝杆菌 DNA 检查和纯蛋白衍生物试验（PPD 试验）。血沉降率（ESR）增快，C 反应蛋白（CRP）升高。降钙素原（PCT）和病毒抗体检查有助于鉴别细菌和病毒感染。部分病例支原体抗体阳性。大部分病例血红蛋白及血浆白蛋白降低。

（三）胸部 X 线检查

胸腔积液较少时肋膈角变钝，中等量积液其上缘位于胸腔中部，呈外高内低的弧形曲线（图 8-8-1）；大量积液阴影占据一侧胸腔，心脏及气管向健侧移位，患侧肋骨走行变平，肋间隙变宽及膈肌下降等（图 8-8-2）。局限性脓胸呈包裹性阴影，脓气胸在胸片上可见气液平。肺实质坏死、肺大疱形成胸片上可见薄壁气腔。但平片有时不能区分脓胸和肿瘤，尤其在纤维化脓期和机化期（图 8-8-3）。

（四）超声检查

可判断积液量，尤其可用以确定是否形成分隔，并可确定最佳部位引导穿刺抽液或引流。

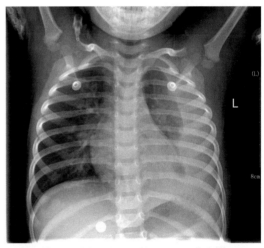

图 8-8-1　左侧脓胸中等量积液胸部 X 线正位片

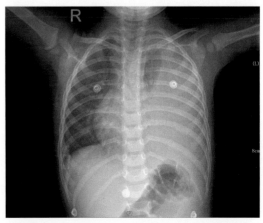

图 8-8-2　左侧脓胸大量积液胸部 X 线正位片

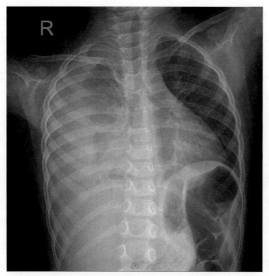

图 8-8-3 右侧脓胸胸部 X 线正位片

（五）CT 检查

可检查出 X 线平片上难以显示的少量积液，能清晰显示肺实质、胸腔壁、纵隔移位、肺坏疽和支气管胸膜瘘，可以明确诊断和排除其他胸部疾病（图 8-8-4~ 图 8-8-6）。

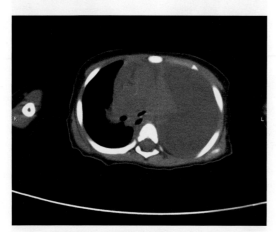

图 8-8-4 左侧脓胸胸部 CT（渗出期）

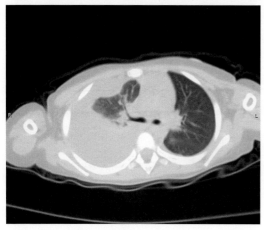

图 8-8-5 右侧脓胸胸部 CT 肺窗（纤维化脓期）

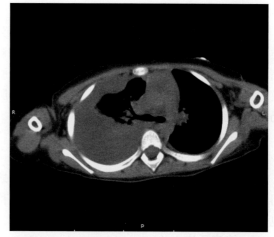

图 8-8-6 右侧脓胸胸部 CT 纵隔窗（纤维化脓期）

（六）诊断性胸腔穿刺

是诊断脓胸最可靠的方法。脓液培养、药物敏感试验和抗酸染色可鉴别病原，并作为治疗的根据。已用抗生素者培养常为阴性。脓胸以多核细胞为主，若胸腔积液以淋巴细胞为主则应注意除外结核或肿瘤。

五、鉴别诊断

（一）胸内肿瘤

胸腔积液显示淋巴细胞为主，有时为血性或淡血性胸腔积液。若合并肺部感染易被误诊为脓胸。胸部 CT 平扫有时不易区分，必要时需行增强扫描。有胸膜肺母细胞瘤、囊性畸胎瘤、原始神经外胚层肿瘤、淋巴瘤等。

（二）气管异物肺不张

仔细询问有无异物呛入史，胸部 X 线或 CT 检查可见纵隔向患侧移位。

六、治 疗

治疗原则：控制感染，排尽脓液，促进肺复张，改善全身状况，增加抵抗力。治疗须尽早进行，以免病情迁延形成慢性脓胸。

（一）抗生素治疗

在细菌培养前可根据脓液性状及涂片染色结果推测可能的致病菌，应用广谱有效抗生素，后期根据药敏结果选择敏感抗生素治疗。疗程要足够，一般需要 4~6 周。

（二）胸腔穿刺术

适用于脓液较少而稀薄者，穿刺前应根据体

征、胸部 X 线及超声检查确定穿刺点。注射局麻药后沿下一肋骨上缘穿刺，针头不宜插入过深，以免损伤肺脏。穿刺过程中应注意患儿情况，如出现频繁咳嗽、呼吸困难或休克症状应立即停止。一次引流不宜超过 400ml 且速度不能太快，以免造成复张性肺水肿。不能耐受局麻的患儿应在吸入麻醉下进行。如脓液较多，建议直接行胸腔闭式引流。

（三）胸腔闭式引流

适用于穿刺脓液未见减少，甚至继续增多者，或者脓液较黏稠、不易抽出者。若脓液较稀薄，可以穿刺胸腔置入猪尾导管接水封瓶进行闭式引流。由于穿刺操作简单，引流彻底，现推荐较早使用。若脓液黏稠，则需要做一 0.5~1cm 的切口，逐层分离肌层，穿破胸膜，将胸管迅速送入胸腔 2~3cm，妥善固定，将胸腔引流管连接水封瓶，注意保持引流通畅。

（四）胸腔灌洗

有报道胸腔内注入链激酶、尿激酶稀释液等溶解纤维素，但因疗效不确定现在已鲜少使用。

（五）胸腔镜手术

炎症稍有控制，胸腔闭式引流效果不佳，在纤维化脓期的脓胸病例病程 2 周左右，即建议胸腔镜手术。尽早手术干预可加快康复并减少并发症。胸腔镜手术可以去除纤维素分隔，彻底清除稠厚脓液，并可置管用生理盐水 / 碘伏充分冲洗胸腔，治疗效果满意，对早期病变效果更好，创伤小，切口美观，可以明显缩短住院时间。胸腔镜手术也可对部分病例行胸膜纤维板剥脱术。

（六）胸膜纤维板剥脱术

如果病程进入慢性脓胸期，胸膜纤维板较厚，如合并肺脓肿、支气管胸膜瘘等行胸腔镜手术治疗有困难者。一般取侧卧位，经后外侧第 6~7 肋间切口进入胸腔，吸净脓液，剥除增厚的胸膜纤维板，使肺充分复张，充分冲洗胸腔后放置胸腔闭式引流。合并支气管胸膜瘘者需要进行修补，创面较大时可剪取较薄的胸膜纤维板作为补片修补。慢性脓胸胸膜纤维板剥脱一般建议在 8~12 周。

七、预　后

经早期积极有效的综合治疗，一般预后良好。

加强营养，纠正感染性贫血，提高免疫力，更有助于早日康复。需要强调的是，一定要尽早干预，使肺充分复张，以免病程延长。部分合并肺坏疽的脓胸病例，术后可能会出现支气管胸膜瘘，若保守治疗效果不佳可能需再次手术。

【专家提示】随着抗生素的合理和广泛应用，小儿脓胸的发病率明显降低。主要致病菌也随之发生变化。应尽早干预，使肺充分复张，以免病程延长。胸腔镜技术对大部分病例效果良好。部分合并肺坏疽的脓胸病例需同时切除坏死组织修补创面，创面较大时可剪取较薄的胸膜纤维板作为补片修补。

（刘彩霞）

第九节　肺脓肿

肺脓肿（lung abscess）是由于炎症病变使肺实质坏死和液化所形成的肺部病变，早期为化脓性肺炎，继而坏死、液化、脓肿形成，临床上以急起高热、咳嗽、咳大量黏液痰、脓臭痰为特征。常为混合感染，包括需氧和厌氧的革兰氏阳性、阴性球菌及杆菌。可见于任何年龄。近年来肺脓肿已明显少见，小儿肺脓肿可见于各年龄段小儿，常常继发于肺炎之后，免疫功能低下和使用免疫抑制剂均可促进其发生。最常见的位置是右肺，可能与右主支气管解剖位置有关。儿童发病率不高，起病急，处理不当常导致较高的病死率和严重的并发症。根据病因不同肺脓肿可分为吸入性、血源性及继发性；根据病程是否<3 个月又可分为急性和慢性。

一、病　因

1. **肺部感染**　如金黄色葡萄球菌、厌氧菌、肺炎链球菌、铜绿假单胞菌、肺炎克雷伯杆菌、结核、溶组织阿米巴、沙门杆菌属、真菌及棘球虫等的感染均可引起，其中以金黄色葡萄球菌、厌氧菌最多见。

2. **吸入性**　特别是异物吸入，其次常见口腔或鼻咽部化脓性病灶在睡眠、昏迷或全麻手术时，分泌物吸入支气管内，引起肺组织化脓。

3. 血源性　主要由金黄色葡萄球菌脓毒败血症引起,脓栓由血液循环进入肺组织引起感染,病灶广泛。

4. 先天性肺囊肿性疾病继发感染或肝脓肿、膈下脓肿穿破膈肌。

5. 弥漫性肺部疾病　如囊性纤维变性。

6. 血液系统恶性肿瘤、癌症化疗、器官移植及人类免疫缺陷病毒(human immunodeficiency virus,HIV)感染等导致的继发性肺脓肿。

二、病理生理

肺脓肿的形成需具备 3 个因素:①细菌感染;②支气管阻塞;③全身抵抗力降低。由于细支气管受感染物阻塞,小血管炎性栓塞,肺组织化脓性炎症、坏死,周围胸膜及肺组织发生炎性反应,最终形成有一定范围的脓肿。脓肿形成后经过急性期,如治疗不当,6~12 周后转为慢性肺脓肿。由于支气管反复炎性梗阻,可并发支气管扩张。病程迁延,可见肺组织机化和炎症参差并存,脓肿破溃入胸膜腔,则形成脓气胸。镜检可见大量中性粒细胞浸润,伴有不同程度的大单核细胞。

三、诊　断

(一)临床表现

起病较急,发热无定型,有持续或弛张型高热,可伴寒战,咳嗽可为阵发性,胸痛或腹痛,常见盗汗、乏力、体重下降,少数病情严重的患儿存在呼吸增快或喘憋的表现。婴幼儿多伴呕吐、腹泻。若脓肿与支气管相通,咳出大量脓臭痰,则与厌氧菌感染有关,脓肿侵蚀小血管时还可引起咯血痰,甚至大咯血。如果脓肿破溃与胸腔相通,则形成脓胸及支气管胸膜瘘,症状可随大量痰液排出而减轻。

体检:一般患侧呼吸运动减弱,叩诊呈浊音,呼吸音减低,如果脓腔较大,并与支气管相通,局部叩诊可呈空瓮音,可闻及管状呼吸音或干、湿啰音,语音传导增强。严重者有呼吸困难及发绀。慢性期表现为不同程度的发热、咳嗽,持续咳脓痰,偶有咯血,同时有消瘦、贫血、杵状指/趾和营养障碍等全身消耗征象。

(二)影像学检查

1. X 线检查　早期 X 线表现为边缘模糊的大片状密度增深影,其边缘常紧贴胸膜、叶间裂或纵隔,当病灶中心液化坏死,在浓密炎症阴影中有透亮区,可伴液平。进入慢性期常以空洞和肺组织纤维化为主要表现,空洞多为单发,也可为多发小空洞,形态呈椭圆形或不规则形。对于血源性肺脓肿常表现为两肺多发的散在的大小不一的片状、圆形或椭圆形致密影,多位于肺边缘部位。

2. CT 检查　常表现为致密的大片状阴影内出现多个低密度区,可清楚显示脓肿不规则空洞或多房空洞,洞壁较厚,内壁清楚及周围不规则的纤维条索致密影。血源性常表现为两肺多发性散在分布的片状或球形密度增深影,多位于肺外围或基底部,大小不等,边缘清楚。(图 8-9-1~图 8-9-3)

(三)微生物学检查

1. 痰培养　通过直接气管抽吸或支气管镜检查获得下呼吸道痰液培养。

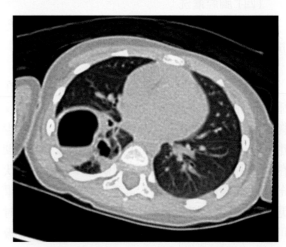

图 8-9-1　CT 提示右下肺圆形囊状影
其内可见液气平

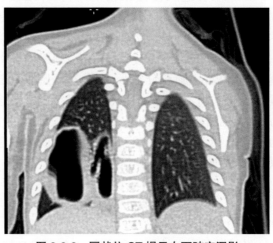

图 8-9-2　冠状位 CT 提示右下肺空洞影

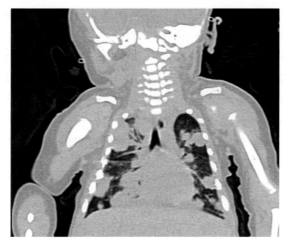

图 8-9-3　血源性肺脓肿见两肺多发性散在球形高密度影

2. B超引导下肺脓肿穿刺抽取脓液进行培养　大多数情况下,脓肿穿刺是获得培养标本最安全和最准确的方式。其并发症可能包括支气管胸膜瘘、出血或脓胸,但这些并不常见。

3. 血培养　在应用抗生素前,体温在峰值期进行血培养检查。

四、鉴别诊断

(一)肺囊肿

肺囊肿继发感染与肺脓肿很相似,囊肿内可见气液平面,周围炎症反应轻,无明显中毒症状。肺囊肿为先天性,若有以往胸片对照鉴别诊断更容易,肺囊肿经内科正规抗感染治疗不能缩小或吸收。而肺脓肿经抗炎等保守治疗可痊愈。

(二)球形肺炎

早期肺脓肿与球形肺炎影像学上表现很相似,但肺炎多伴有口唇疱疹、铁锈色痰等,当应用抗生素治疗高热不退、咳嗽、咳痰加剧,并咳出大量脓痰时,应考虑为肺脓肿。

(三)球形结核

常有咳嗽、低热、咯血、乏力等症状,CT检查表现病灶边界清楚,轮廓规整,密度较高,可见钙化病灶周围有卫星灶,增强CT肺内球形病灶无明显增强,完全或不完全包膜状强化是球形结核增强的形态特征。

(四)隔离肺

隔离肺合并感染时与肺脓肿很相似,它好发于双下肺,供血血管多来源于降主动脉及其分支,部分来源于腹主动脉及其分支。增强CT检查可发现异常供血的血管。

(五)肺炎性假瘤

肺炎性假瘤(pulmonary inflammatory pseuotumor, PIP)是一种少见的非特异性炎症所致的肿瘤样改变,其实质为肺内慢性炎性增生性肉芽肿样病变,CT表现为肿块中心无液性坏死,边缘可见"桃尖"的特征性改变。

(六)肺癌

多见于成人起病,肿瘤可引起远端肺化脓感染或肿瘤本身中心坏死、液化,继发感染。中毒症状多不明显,无脓痰或脓痰量少,抗生素疗效差。

五、治 疗

1. 一般治疗　注意休息和营养支持。对症治疗包括吸氧、祛痰、体位引流。痰黏稠不易咳出者可用祛痰药或雾化吸入以利于痰液引流,身体情况允许者可选择纤维支气管镜灌洗治疗。

2. 内科治疗　肺脓肿主要以抗感染治疗为主。在应用抗生素之前应尽可能进行痰培养、血培养和经皮病灶穿刺脓液的培养,以利于提高致病菌分离鉴定的成功率。初始的抗感染治疗要求联合广谱应用抗生素。对于由于误吸引起肺脓肿的患儿要加用针对厌氧菌的治疗。对于存在免疫功能低下的肺脓肿患儿要考虑真菌感染的可能,必要时可加用抗真菌药物。随时根据病原菌培养结果及治疗效果进行抗生素的调整。除全身用药外,可用抗生素液雾化或自气管滴注抗生素,使脓腔内达到较高的药物浓度。

疗程因脓肿吸收的速度、脓肿的大小及临床表现的严重程度而定,一般治疗3~4周或治疗至患者的症状消失。

临床疗效标准则根据患者治疗后的情况进行评估;①治愈:症状完全消失,X线检查显示肺脓肿、炎性病变全部消失;②好转:症状改善明显,X线检查显示肺脓肿、炎性病变明显改善。③未愈:未达到以上标准。

3. 外科治疗　肺脓肿是儿童肺炎的一种罕见但严重的并发症,大多数儿童恢复顺利,没有明显的长期肺部后遗症。对于抗感染和引流等内科治疗效果不佳的患儿,尤其是对于存在支气管胸膜瘘、毒血症状严重的患儿应考虑外科手术治疗。

肺脓肿手术适应证:

(1)慢性肺脓肿,纤维组织大量增生,并发支气管扩张。

(2)病程超过 3 个月以上,经内科治疗症状无明显改善。

(3)不能完全排除先天性肺气道畸形、肿瘤、结核、霉菌感染等其他病灶。

(4)反复感染发作或出现咯血威胁生命者。

由于小儿肺脓肿常为多房性,周围肺组织纤维性明显,且常伴有支气管扩张,所以手术方式以肺叶切除为宜,少数需行全肺切除术。在病情严重不能耐受大手术时,脓肿引流仍不失为可选的方法,在邻近脓腔的胸膜上做切口,创口覆盖和填以纱布,使肺胸膜与胸壁形成粘连,1 周后经创口直接将引流管放入脓腔引流,不会引发脓胸或脓气胸。

传统的肺叶切除术是外科治疗慢性肺脓肿的主要方法,但由于病灶周围血供丰富,粘连较重,不易剥离,手术创伤大、出血多、并发症多。随着微创医学技术发展,电视胸腔镜手术在临床广泛应用,电视胸腔镜下肺脓肿的治疗也在国内外广泛开展。它能够降低患者手术风险,减少术后并发症,促进患者早日康复,提高患者生存质量,值得临床推广。

4. 中医治疗 祖国医学称本病为肺痈,早期多属热证、实证,常用千金苇茎汤、桔梗汤加清热解毒药,如鱼腥草、大青叶、银花、连翘、黄芩等,以及活血化瘀药如当归、赤芍等治疗,有一定疗效。

【专家点评】一般预后良好,多数无须手术。对慢性肺脓肿,纤维组织大量增生,并发支气管扩张;或有反复感染,大量咯血者应考虑外科手术,手术方式以肺叶切除为宜,一般手术在发病后 4 个月到 1 年之内施行。

(段贤伦)

第十节 肺结核球

近年来,结核病(tuberculosis,TB)在发展中国家的发病率逐渐上升。在我国,根据 2010 年全国第五次结核病流行病学抽样调查的结果,目前结核病年发病人数约 130 万例,占全球发病的 14.3%,位居第二位。每年因结核病死亡的人数约为 15 万例。2013 年登记的新发肺结核患者近 90 万例,是仅次于印度的结核病高负担国家。因此我国结核病的防治形势严峻。

肺结核球(pulmonary tuberculoma)是一种特殊类型的肺结核病变,又称肺结核瘤,是由干酪样坏死组织和结核性肉芽组织混杂而成的肺内圆形或椭圆形的瘤体,其外周被多层纤维结缔组织包绕。肺结核球是肺部常见的良性结节,占所有肺切除孤立性结节的 25% 左右,好发于 20~40 岁成年人,儿童相对少见。

一、病因和发病机制

肺结核球是浸润型肺结核发展过程中的一个阶段,是其经过抗结核治疗后形成的局限性、包裹性干酪样结核病灶,当结核菌数量少、毒理低,而机体变态反应弱、免疫力强时,在病灶外周形成结核性肉芽组织和纤维结缔组织包绕而成。其形成原因包括:由干酪样肺炎局限纤维化形成;由结核肉芽组织发生干酪样坏死形成;由阻塞性空洞充满干酪样物质形成;由靠近肺门的较大支气管结核病灶向外发展形成。

二、病理改变

肺结核球的结节大多由纤维组织包绕干酪样坏死物而形成,当病灶周边部分以肉芽组织为主时,血供丰富,中心部分为干酪样坏死物;当周边以纤维组织为主时,整个结节缺乏血供而表现为无增强。干酪样坏死物中有散在肉芽组织,则表现为轻度强化或不均匀强化。当结核结节以肉芽组织为主时则表现为均匀且较明显的强化,称之为"活跃型结核瘤"。

三、诊 断

(一)临床表现

肺结核球多呈稳定状态,大多数患者无明显临床症状。仅有少数可表现为午后低热、盗汗、乏力、食欲不振等结核中毒症状。但当机体抵抗力降低时,结核球内的干酪样坏死物质排出,可表现为干酪性肺炎,而出现高热、咳嗽、乏力等结核全身中毒症状。直径大于 3cm 的结核球病灶,中心可发生溶解液化坏死,排出干酪样物质后形成干酪性空洞,侵蚀血管时可发生大咯血。

（二）影像学检查

1. **胸部 X 线** 可显示病灶内部结构如钙化、空洞和局部受累等变化,可作为患者初筛的手段。但其有图像重叠、显示细微结构与微小病变欠敏感等不足。

2. **胸部 CT** 近些年 CT 因其成像速度快、图像分辨率高、后处理技术更先进和辐射剂量不断下降等优势,在肺结核球的检出、诊断和治疗随访中发挥越来越重要的作用。其影像学特点包括:

(1)病变部位:肺结核球好发于双肺上叶的尖后段,其次是下叶的背段。

(2)病变大小:直径多在 1~3cm,超过 3cm 的病灶易发生破溃形成结核空洞。

(3)病变形态:多表现为单发的圆形或椭圆形阴影,边缘光滑清楚,少数呈不规则形或浅分叶状。

(4)卫星灶(satellite focal):肺结核球病灶周围常可见散在的增殖性和纤维性卫星灶,是诊断结核球的有力证据。

(5)钙化:钙化是肺结核球相对可靠的影像学表现之一,与肺癌可能出现的少量散在的点状钙化不同,结核球的钙化多为靠近病灶边缘的层状、环状或弧形钙化。

(6)棘状突或舌状突:部分肺结核球有病灶边缘的棘状突或舌状突,即在球形病灶的边缘突向周围的三角形阴影。

(7)增强 CT:病灶内干酪样坏死物与周围纤维组织及肉芽组织在整个结节中所占的比例不同,肺结核球在增强扫描中主要表现为无增强、包膜样增强或广泛的均匀或不均匀强化。

3. **MRI** 主要表现在 T_1WI 像上,显示低信号;T_2WI 像上,大部分病灶显示高信号。部分病灶中央区显示低信号。增强扫面显示薄环状强化,厚度不超过 2mm。这些特点都是相对有特异

的表现。

（三）实验室检查

细菌学检查、抗结核抗体检测、结核菌素试验等有辅助诊断的意义。尤其是细菌学检查是明确诊断的强有力依据,可通过痰液、支气管镜肺泡灌洗液等做涂片抗酸染色及结核菌培养。但往往只对有活动性结核病灶的患者有较高的阳性率。

（四）纤维支气管镜检查和经皮肺穿刺活检

镜下有外压性阻塞、支气管弥漫性改变者,可取组织做病理检查。也可经皮肺穿刺活检明确结节性质,避免误诊。

四、鉴别诊断

鉴别诊断,见表 8-10-1。

五、治 疗

结核球在经过系统的抗结核治疗后可能会出现两种结果:①结核菌被消灭,肺内病灶向好的方向转化,干酪坏死脱水、浓缩及钙化,体积逐渐缩小进而形成稳定病灶;②病灶变化不大,其内仍有存活的结核菌,成为潜在的病源。基于存在这方面的潜在风险,因此在传统的化疗方案(早期、联合、规律用药)基础上,外科手术特别是电视胸腔镜技术的应用,已经成为结核病综合治疗的重要部分。尤其是部分肺结核瘤诊断不明确或虽诊断明确但经内科治疗后效果不佳的,外科手术对其诊断和后续治疗是有价值的。

（一）保守治疗

对于直径小于 3cm,病变长期处于稳定期,无明显临床症状者,或抗结核治疗有效的患者,可选择保守治疗,等待吸收、纤维化、钙化,定期复查胸部 CT,根据病灶情况选择后续治疗方案。

表 8-10-1 鉴别诊断

疾病	好发部位	毛刺	钙化灶	卫星病灶
肺结核球	上叶尖后段、下叶背段	边缘光滑,可有毛刺	常见斑点状或环状钙化灶	可见
周围型肺癌	任何部位	多见短毛刺/棘突	少见	无
错构瘤	多为外周型,圆形或椭圆形孤立结节灶	无	爆米花状钙化	无
炎性假瘤	肺的表浅部位	无	少见	无

（二）手术治疗

对于病灶直径大于 3cm 结核球患者,经长期正规的抗结核治疗后仍有结核中毒症状、病灶持续增大的患者,肺内球形病灶不能排除周围型肺癌的患者,应选择手术治疗。一方面可以明确诊断,确定进一步的治疗策略,另一方面由于切除了病变组织,防止结核病继续恶化,消除咯血、排菌、发热、消耗等因素造成的营养不良,同时可以减少进一步抗结核化疗的剂量和疗程。

肺结核球根据病变部位不同,可采用肺楔形切除术、肺段切除术、肺叶切除术及全肺切除等不同的术式。

以往通过开胸手术治疗肺结核球的方式创伤较大,恢复慢,也因此使一些心肺功能差或并发症多的患者成为禁忌而不能接受手术治疗。而随着近些年微创技术的迅速发展,胸腔镜手术已经取代常规开胸手术成为首选的治疗方式。近十几年来,全胸腔镜手术因创伤小、手术时间短、患者痛苦小、恢复快、术后并发症少、住院时间短等优点而得到飞速的推广。术中根据病灶位置、大小不同可选择病灶切除或肺叶切除术,应注意尽量保存正常肺组织。

虽然手术治疗能切除结核球病灶,但术前、术后的正规有效的抗结核治疗是必需的。术前至少需要经过 1 个月的抗结核治疗,术后正规抗结核治疗至少 6 个月。

六、术后并发症

肺结核球的手术治疗,除常规的胸科手术可能出现的并发症如肺不张、支气管胸膜瘘、胸腔积液等,还应该注意结核播散及结核病复发。

1. **结核菌播散** 术中要严密操作,采取严格的隔离措施,防止病灶进入其他区域,关胸前要彻底冲洗胸腔,并注入抗结核药物。

2. **结核病复发** 术后要正规抗结核治疗半年以上。

【专家点评】结核病是严重威胁人类健康的疾病,对结核病的防控及治疗一刻不能松懈。而对于肺结核球,有效正规的抗结核治疗,选择合适的手术时机,利用胸腔镜技术切除病灶,是治疗肺结核球的最佳治疗方式,也能获得良好的远期效果。

（陶永欣）

第十一节 肺包虫病

视频十三
肺包虫病

肺包虫病（pulmonary hydatid disease）又名肺棘球蚴病,绝大部分患儿是由细粒棘球绦虫感染引起的寄生虫病;是一种通过控制传染源、切断传播途径和保护易感人群进行预防和控制的传染性疾病。包虫一词来自拉丁语,意思是一滴水;希波克拉底在誓言中关于肝包虫破裂而导致死亡的描述如下:当肝脏充满水并破裂,水溢出至大网膜时,腹腔将充满水导致患者死亡。儿童,尤其是男孩,由于与狗接触更加密切,更容易摄入棘球绦虫卵,肝脏的虫卵入血后,随着血液循环进入肺脏造成的感染,然而肝脏中的包虫囊肿很少突破膈肌种植或转移至肺、胸膜腔。

肺包虫病主要分布于亚洲、非洲、南美洲、中东地区、北美洲阿拉斯加和日本北海道地区。而在亚洲、非洲、中东地区以畜牧业为主的发展中国家,主要宿主是犬、羊和牛;在我国,通过积极的公共卫生方面的干预,包虫病已经得到了良好的控制,包虫感染率自西向东依次递减;但在公共卫生条件较差的中西部牧区,包虫病仍然是影响公共健康的主要问题之一。据不完全统计,我国新疆地区包虫病的患病率为 8.7/10 万,6~10 岁是发病年龄的高峰（191.6/100 000）,血清抗体阳性主要集中在 10~14 岁患儿。

一、传播途径

寄生虫在发育过程中,生活循环要通过犬及某些家畜如羊、牛、马等食草动物中的一种完成（图 8-11-1）。在我国主要通过犬、羊、牛之间的相互传播完成一个生活循环周期。包虫的终末宿主是犬,犬从受污染的绵羊内脏中摄取包虫囊肿,成为终末宿主,完成周期;细粒棘球蚴绦虫在犬类肠内发育,并产出含有感染性虫卵的粪便;绵羊、人可以是包虫的中间宿主,通过从犬粪中摄取感染性虫卵而感染,成为中间宿主(图 8-11-2)。病理表现主要是肝脏和肺部的囊肿。

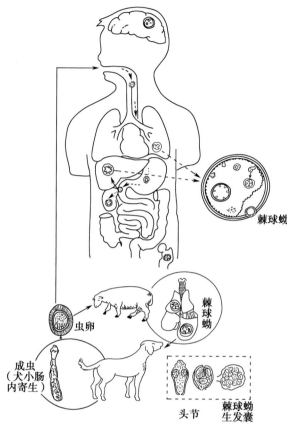

图 8-11-1　细粒棘球蚴的生活史

二、病理分型

细粒棘球蚴囊肿外层囊壁为角皮层,厚约 1~4mm,乳白色,半透明,似粉皮状,无细胞结构,质地脆弱,成分主要是植酸、肌醇和磷酸盐等。内层是生发层,厚约 22~25μm,有许多细胞,胞核结构明显(图 8-11-3)。生发囊是仅有一层的小囊,直径约为 1mm,内含有数个原头节,由生发层的有核细胞发育而来。生发囊进一步发育形成与母囊结构相似的子囊,囊内也可长有原头节(图 8-11-4)。

三、病理生理

细粒棘球绦虫虫卵经口感染中间宿主,在人体十二指肠消化酶的作用下细粒棘球蚴虫卵的外膜溶解,孵化为六钩蚴,借助蚴体身上的小勾附着并穿透肠壁进入肠系膜血管中,顺着血流方向进入门静脉系统,到达肝脏,通过肝血窦,进入肝静脉、下腔静脉回流入右心,通过肺循环系统进入肺脏,因此肺包虫的发病率仅低于肝包虫,而肝与肺为多发包虫病脏器之首。

六钩蚴易于停留在毛细血管内,通过吞噬作用造成对周围组织器官的破坏,到达幼虫阶段并发育成包虫囊肿。由于肺组织的松软,组织间压力小,血液循环旺盛,营养充足,生长速度较肝脏更快;尤其是儿童患肺包虫病后囊肿往往较大。

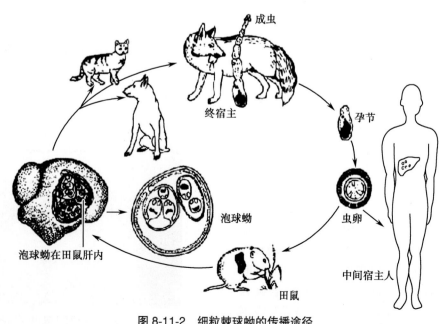

图 8-11-2　细粒棘球蚴的传播途径

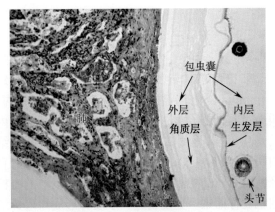

图 8-11-3　肺包虫镜下标本

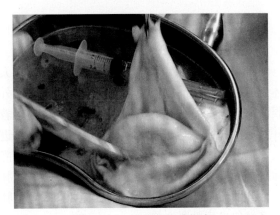

图 8-11-4　肺包虫大体标本

四、诊　断

（一）临床表现

肺包虫病的临床特征是多种多样的，临床表现类型与囊肿是否已经破裂有关。如咳嗽引起的胸内压增加或囊肿大小增加可能导致囊肿破裂。早期肺包虫由于囊肿较小没有任何临床症状，一般是体检中行胸片检查时被发现。随着包虫的逐渐增大，突出于肺表面与胸膜产生纤维性粘连，而出现胸痛；包虫增大挤压肺组织，小支气管被推压、移位，出现刺激性咳嗽；包虫增大占据大部分胸腔时，导致肺不张，出现胸闷、呼吸困难；部分患儿因巨大肺包虫出现患侧胸腔膨胀隆起，肋间隙增大。体格检查时可见患侧呼吸音消失，叩诊呈浊音。

肺包虫并发破裂时有以下临床表现：

1. 肺包虫破入支气管，引起剧烈的呛咳症状，咳出大量水样或淡血性囊液，间断咳出内囊碎片，在咳出液中镜下寻找幼虫可以进行诊断，同时常伴有吸入性肺炎，两肺听诊有湿啰音；若破入较大支气管，囊液内容物堵塞呼吸道，造成呼吸困

难、缺氧，甚至引起吸入性窒息。包虫囊皮较厚难以咳出，囊腔积液，继发感染，形成肺脓肿支气管瘘，长期咳浓臭痰。

2. 肺包虫破入胸腔，引起胸腔积液、胸痛，囊液量较大时出现呼吸困难，部分患儿会出现急性过敏反应，多发生过敏性休克，同时在胸腔内形成大的气液平，继发感染，导致肺脓肿或脓气胸，同时可能造成胸腔的种植转移。

（二）辅助检查

1. **皮肤试验**　观察在前臂皮内注射灭菌的包虫液的反应，第一个小时后出现红斑提示可能感染，假阳性率较高且会对以后的随访造成干扰，目前已不用。

2. **血液学检查**　酶联免疫诊断包虫病的敏感性较高，综合其对 IgG、IgA 和 IgE 的检测，可以得到较为准确的诊断结果。

3. **胸部 X 线**　是诊断肺包虫病的首选方法，因为肺组织与包虫囊肿的密度有明显差别。边缘整齐，界限清晰，密度均匀，圆形或类圆形，单发或多发的孤立影，中央区较周围密度高，但由于外囊壁纤维组织致密，故显示边缘致密、清晰锐利。肺包虫囊肿的典型外观是"水上浮莲症"，这是由于囊肿破入支气管，引起剧烈的呛咳症状，咳出部分囊液后出现的（图 8-11-5，图 8-11-6）。

4. **胸部 CT**　较 X 线检查更具特异性，可以显示较小程度的支气管瘘，特别是可以识别在 X 线检查上看不到的较小的共存囊肿，显示胸部 X 线片上无法看到囊壁钙化。一般表现为单发或多发液性低密度病灶，CT 值接近水密度，圆形或者

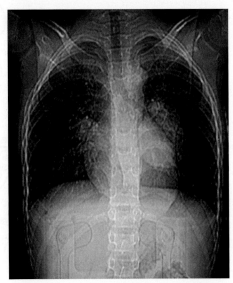

图 8-11-5　中央型肺包虫 X 线检查

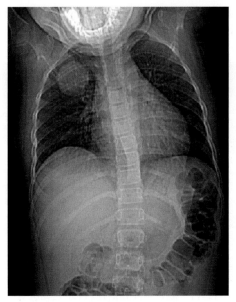

图 8-11-6 边缘型肺包虫 X 线检查

类圆形,少数有大分叶;囊壁菲薄,部分囊壁有钙化。增强扫描时囊性包虫不强化。含子囊较少,子囊密度低于母囊液而显示其特性。如果子囊较小,沿母囊边缘分布,使整个病灶呈现"梅花瓣样"改变;较大子囊充满母囊时使整个病灶呈"桑葚状"改变。包虫内外囊破裂后可出现部分囊液咳出,内囊壁塌陷或呈碎片漂浮于液面上出现典型的"水上浮莲"征象(图 8-11-7~ 图 8-11-10)。

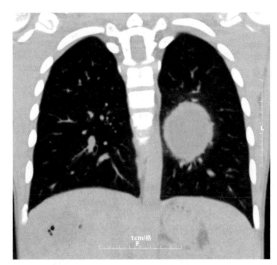

图 8-11-7 肺包虫 CT 冠状位扫面

五、鉴别诊断

1. **肺脓肿** 急性期多为寒战、高热、咳嗽、气促,部分患儿还伴有消化道症状;如脓肿与支气管相通咳出脓痰,慢性期可由于消耗和中毒有消瘦、贫血等症状。

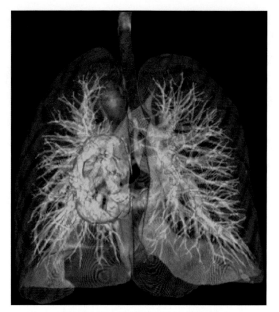

图 8-11-8 肺包虫 CT 三维扫描

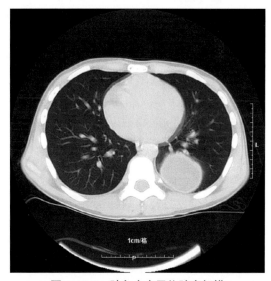

图 8-11-9 肺包虫水平位肺窗扫描

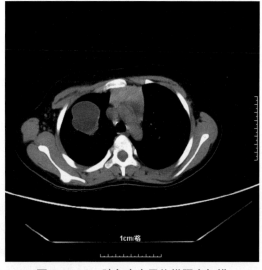

图 8-11-10 肺包虫水平位纵隔窗扫描

273

2. 先天性肺囊肿 囊肿可为单发或者多发，可侵犯单个或多个肺叶，囊壁厚薄不一，X线可表现为圆形实质影，密度均匀，边缘清晰。

3. 纵隔肉芽肿（mediastinal granuloma） 结核为主要病因，其他有非特异性感染，半数以上无症状，少数有咳嗽、咯血、呼吸困难、低热、盗汗；X线片见有圆形或分叶状阴影，密度均匀，边缘光滑。

怀疑肺棘球蚴病和实性占位鉴别困难时，最好采用 CT 扫描，严禁使用穿刺作为诊断方法，避免囊液外溢发生过敏反应和棘球蚴播散等严重并发症。

六、治 疗

（一）保守治疗

1. 药物治疗 苯丙咪唑类化合物（甲苯咪唑、阿苯哒唑）在 20 世纪 70 年代末首次用于治疗包虫病。这些药物的有效性取决于包虫囊肿外壁的厚度，囊肿外壁阻止了有效治疗剂量药物的渗透对生发层的杀灭作用。适应证：<5cm 非钙化囊肿，无法切除的囊肿以及手术后残留或复发性肺包虫的使用；1 个月为 1 个疗程，疗程间隔 10~15 天，持续至少 3 个疗程，多发囊肿或侵犯其他脏器的可长达 6~12 个疗程，根据病情进行调整；同时建议外科根治性囊肿切除术前使用吡喹酮类药物 [25~40mg/(kg·d)]，分 3 次口服，10 天为一个疗程，一般可用 3 个疗程；与阿苯达唑 [10~15mg/(kg·d)] 联合治疗，以减少术中意外溢出时的远处转移和术中过敏反应的风险（图 8-11-11，图 8-11-12）。结合术前联合使用阿苯达唑和吡喹酮与术前单用阿苯达唑相比，有研究显示前者可显著减少含有活寄生虫的囊肿数量；药物治疗期间应密切监测肝肾功能情况，由于儿童肝肾功能发育尚未完全，更易出现肝肾功能损害，故应每月定期复查肝肾功能和尿常规，如有严重的肝肾功能损害，应停止治疗，必要时给予保肝（还原型谷胱甘肽片、甘草酸二铵、双环醇片等）对症治疗。

2. 经皮穿刺硬化剂注射治疗 经彩色多普勒超声或 CT 引导细针经皮穿刺肺包虫囊肿内容物，抽吸减压后输入 95% 乙醇作为硬化剂，15 分钟后再吸出，称为 PAIR 治疗（穿刺、抽吸、注射和再吸出），有传播风险，可能造成肺包虫囊肿穿孔

和渗漏导致的更广泛的感染和急性过敏反应，这种治疗方法不适用于儿童的肺包虫病。

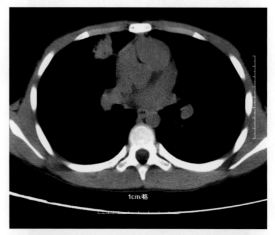

图 8-11-11 肺包虫药物治疗后 CT 扫描纵隔窗图

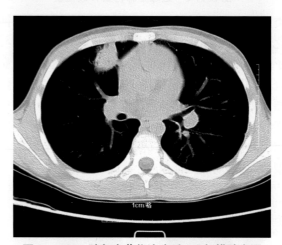

图 8-11-12 肺包虫药物治疗后 CT 扫描肺窗图

（二）手术治疗

手术治疗的目的是根除寄生虫，防止囊肿破裂，消除残留腔。部分切除肺包虫囊肿周围正常肺组织用于折叠缝合肺组织，是关闭残留空腔的常见做法。包虫病切除的手术目的是保留肺组织。尽管通过药物治疗可以消除小的肺包虫囊肿，但手术仍被认为是肺部包虫病最有效的治疗方法。手术的一般原则是保证肺包虫囊肿的完整性，尽可能避免破裂后囊液的刺激。

1. 手术适应证

1）大型肺囊肿（药物治疗后效果不佳）。

2）术后复发。

3）由于药物副作用不能继续进行药物治疗。

2. 手术方法

（1）内囊穿刺摘除：各种类型的肺包虫病均适用此方法，首先显露肺包虫囊肿表面，在穿刺点

周围进行 10%~20% 氯化钠盐水纱布保护,准备至少两套吸引装置,穿刺前告知麻醉医师,进行适量肾上腺皮质激素静脉推注,预防可能出现的囊液滴入胸腔造成的急性超敏反应;穿刺针刺入肺包虫囊肿,其他吸引装置在周围进行吸引,防止一切可能的囊液外漏。待无囊液吸出、外囊塌陷时,灌注 10%~20% 氯化钠溶液固定 10~15 分钟再吸出;最后剪开外囊,沿内外囊之间的间隙摘除内囊,对存在的残腔进行冲洗,正压通气,如发现支气管瘘,直径较大的使用可吸收线缝合,直径较小的使用生物组织胶水喷涂关闭。

(2)内囊完整摘除术:对囊肿突出肺表面,无合并感染、破裂的肺包虫病是理想的手术适应证。为了防止穿刺造成囊液外渗,在对肺包虫囊肿不进行穿刺减压的情况下行外囊切开及内囊摘除;外科医生和麻醉医生的配合对于内囊完整摘除至关重要。条件允许的情况下,麻醉医生麻醉诱导时使用双腔导管,外科医生切开外囊时使用健侧单肺通气,或是控制呼吸频率,减少肺部活动性。外科医生切开外囊囊壁时应用刀尖小心划破内囊囊壁,切开前对外囊切口周围进行 10%~20% 氯化钠注射液纱布保护,切开至全囊 1/3 时,麻醉医生通过正压通气来促进内囊自切口膨出;无菌碗托出内囊,灌注 10%~20% 氯化钠溶液固定 10~15 分钟再吸出;在取出囊肿后存在的残腔方法同上进行处理(图 8-11-13)。

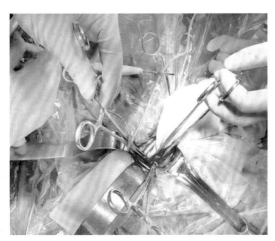

图 8-11-13 内囊完整摘除术

(3)全囊切除:该术式虽然是肺包虫手术最佳理想术式,但仅限于肺边缘直径较小的病例。即将包虫连同周围少量正常肺组织一并切除。既降低了复发、播散感染的可能性,又尽可能地保存了肺组织,但由于适用范围较窄,临床应用较少。

(4)肺段切除术:该术式适用于肺包虫囊肿局限于外周单个肺段内,未侵犯其他相邻肺段,对累及的单个肺段进行完整切除,尽可能保留患儿的正常肺组织。

(5)肺叶切除:巨大肺包虫压迫正常肺组织呈片状;一叶多发包虫,行内囊摘除后,余肺仍不张;包虫囊肿侵犯肺门,内囊摘除后支气管瘘较大,难以修补;合并严重肺部感染,减压后囊壁较厚且残腔超过肺叶 1/2;肺包虫囊肿造成周围炎症浸润导致难以控制的出血时可以使用该术式。

七、并发症

(一)肺包虫破裂进入支气管

包虫囊肿破裂进入支气管,可引起刺激性咳嗽,囊壁可能会被咳出(咳出"葡萄皮")。所有囊肿咳出后很少有治愈报道,这可能与肺内传播有关。因肺包虫囊肿破裂进入支气管内造成继发感染,行肺叶切除术后,无论手术切除的范围程度如何,建议术后都应使用阿苯达唑联合治疗。

(二)肺包虫破裂进入胸膜

囊肿破裂进入胸膜腔与液气胸相关;继发感染可能导致慢性脓胸和继发性胸膜包虫病。此时需要开胸手术治疗脓胸并清除残留的完整囊肿,支气管胸膜瘘可用生物胶水或可吸收线进行关闭,术后继续使用阿苯达唑。包含嗜酸性粒细胞浸润的复发性胸腔积液可诊断为胸膜包虫病。肺部或肝脏中总会发现包虫囊肿。手术清创术应伴随胸腔积液与硬化剂的大量冲洗和阿苯达唑的长期治疗。

(三)肺包虫累及多脏器

多灶性肺包虫病可能累及其他器官,有 15%~30% 的肺包虫会累及肝脏,尤其是右侧肺包虫;在肝包虫体积较小,破裂风险较小时可先处理肺包虫再处理肝包虫;若肝包虫体积较大,破裂风险较大时,也可取胸腹联合切口进行根治手术。双侧肺包虫在生命体征平稳的情况下,应先处理囊肿大的一侧,待恢复后再处理体积小的一侧;也可一次双侧开胸或者正中胸骨切开术进行根治。虽然多灶性肺包虫病适合手术切除,但术前需要使用阿苯达唑药物治疗。转移性肺包虫病预后不良,肺动脉高压和右心室衰竭可能导致肺心病死亡。

通常囊肿破裂的风险随着囊肿直径的增加而增加,对于大囊肿,直视下穿刺吸出囊内容物和灌注 10%~20% 氯化钠溶液固定 10~15 分钟再吸出后切除是一个更安全的选择。如果使用这种技术，单肺通气或暂时阻塞患侧肺叶支气管是必要的，以防止支气管瘘导致囊肿囊液或 10%~20% 氯化钠注射液污染支气管，10%~20% 的氯化钠溶液对细粒棘球蚴的杀伤机制主要是其破坏了虫卵细胞膜的渗透性，但对支气管黏膜的损伤程度尚处于动物实验阶段。患侧肺叶切除术通常用于整个肺叶被包虫病或继发感染影响和破坏的病例。整体上，肺包虫病及时完成根治性手术后死亡率较低，由富有手术经验的外科医生完成尤其如此；术后长时间漏气、脓胸和肺炎是常发生的手术并发症。如果术前影像学提示囊肿张力较大，考虑可能术中可能出现囊肿破裂，应考虑术前使用阿苯达唑进行保守治疗，优势是可减轻囊肿的张力；术中若不慎发生了囊液溢出，术后应继续使用阿苯达唑治疗，预防复发。

近年来，胸腔镜技术已经用于治疗肺包虫病，有证据等级较低的病例报道胸腔镜技术可以减少患儿术后疼痛、缩短住院时间，但是否会增加囊肿破裂导致严重手术并发症发生的风险尚需要大规模、高质量的临床研究进行验证。

八、预 后

绝大部分肺包虫病患儿在综合治疗下都能基本痊愈，生长发育不受影响，极少数患儿可能因多发包虫或严重并发症导致死亡。

三级预防：预防与控制细粒棘球蚴病的工作在基层卫生服务和管理中处于非常重要的地位，通常要求坚持传染病的三级预防原则。其中一级预防是病因预防或初级预防，笔者所在地区的经验是加强对家犬药物驱虫的管理，利用吡喹酮这种高效驱虫药保证家犬驱虫为中心的措施有效进行，同时强化中小学生健康教育，将预防包虫病的知识编入中小学课本当中；二级预防又称三早预防，即早发现、早诊断、早治疗，加强对细粒棘球蚴流行地区人群的普查，尤其是无症状包虫患者，利用便携式超声、X 线、抗体检测等方法可以早期发现这些患者，及时对他们进行治疗，避免严重并发症发生；三级预防是指细粒棘球蚴病发生后，积极治疗，做好康复工作。笔者所在地区城市之间间隔较远，对下级医院发现有肺细粒棘球蚴病严重并发症的患儿建立绿色双向转诊通道，各级疾病

监控中心对每一位细粒棘球蚴病患儿建有电子档案，免费提供 3~6 个月的高效驱虫药物，动态检测细粒棘球蚴变化情况。

【专家点评】肺包虫病治疗的重点在于预防，阻断细粒棘球蚴的传播途径是重中之重。肺包虫手术中应注意使用高渗盐水纱布保护相邻的正常组织，避免包虫囊液溢出导致胸腔种植转移。肺包虫术后应继续口服苯丙咪唑类化合物 3~6 个月，预防包虫复发，服药期间定期检测肝肾功能，如有肝肾功能损害，及时停药保护肝肾功能。

(李水学)

第十二节 肺动静脉瘘

肺动静脉瘘(pulmonary arterio-venous fistula, PAVF)是一种罕见的肺血管畸形，表现为肺部血管的异常连接，最常见的是由供血肺动脉通向引流肺静脉，不同大小和不同数目的动静脉之间的交通血管迂曲或者形成海绵状血管瘤，而正常用于气体交换的毛细血管床消失，病变部位的肺动脉血不经肺泡气体交换，通过高血流量而低阻力的通道直接进入肺静脉。

总体发病率约为(2~3)/10 万，患者中男女比例约为 1:(1.5~1.8)，发病年龄大小不一，从新生儿到七十多岁均有可能发病，但主要好发于青年人。

1897 年由 Churton 首先发现并描述为多发性肺动脉瘤，Smith 与 Horton 于 1939 年通过心血管造影首次证实了肺动静脉瘘的诊断。1942 年 Hepburn 等首先报道手术成功切除肺动静脉瘘，1977 年 Porstmannl 首先报道了以弹簧圈堵塞治疗肺动静脉瘘。

一、胚 胎 学

80% 的肺动静脉瘘是先天的，从血管的胚胎发生来看，部分中胚层细胞分化形成成血管细胞，成血管细胞聚集形成初级血岛，血岛内部细胞进一步分化为造血干细胞，而外部细胞则分化为血管的前内皮细胞，继续分化形成初级毛细血管丛，肺动脉及静脉起源于同一时间发育的初级毛细血

管丛,若两者之间的毛细血管网发育不全或退化,聚集融合,则形成PAVF。

二、病 因

除外先天性肺动静脉瘘,也有少数非先天性肺动静脉瘘的报道,病因较复杂,包括胸部外伤、肺部炎症、肿瘤、淀粉样变等,其病变基础为后天各种原因导致的肺动静脉短路。

由于本病部分病例存在家族性,文献报道遗传性出血性毛细血管扩张症(Rendu-Osler-Weber病)与本病发生关系密切,约20%遗传出血性毛细血管扩张症合并PAVF,47%~80%的先天性PAVF并发遗传出血性毛细血管扩张症。遗传性出血性毛细血管扩张症是一种表现为鼻出血、毛细血管扩张、多脏器损伤的常染色体显性遗传病,已知至少与3种基因位点相关,包括*HH1*(*ENG*)、*HH2*(*ALK-1*)、*SMAD4*等基因相关,其中*HH1*基因与肺动静脉瘘相关性最强,有研究表明,在有基因突变人群中,患有肺动静脉瘘的比例超过60%。

三、病理分型

目前根据病理学特点可分为3种类型:①单纯型,最为常见,约占PAVF的60%~80%,表现为一孤立的瘤囊病灶或者血管团,有一根肺段动脉供血及一根肺段静脉引流,如果病灶有来自一根肺段动脉的多支分支动脉供血并最终引流至一根肺段静脉,也属于单纯型;②复杂型,约占PAVF的20%,常由多个瘤囊或者迂曲扩张的血管团组成,有来自邻近的多根肺段动脉的多支分支动脉供血,并有多支引流静脉引流至一根或者多根肺段静脉;③弥漫型,肺小动、静脉之间靠扩张的毛细血管网相连,而无明显的瘤囊形成。

从血供看,绝大多数PAVF由肺动脉供血,近5%的病例由体循环动脉或两者同时供血。体循环供血动脉可涉及胸主动脉、乳内动脉、肋间动脉、冠状动脉等异常分支。

从发生部位看,肺动静脉瘘大多数位于下叶,特别是左下叶。可能是单发、多发或散发,也有可能是双侧或单侧,大多数为多发,少数为单发。大部分位于两肺下叶,左下肺为好发部位,其次为右下肺,再次为左上肺、右中肺、右下肺。

四、病理生理

PAVF病理生理表现为动静脉分流形成后,部分血氧含量低的肺动脉血未经肺泡进行气体交换,直接通过肺静脉进入体循环,形成右向左分流,使机体动脉血氧饱和度不同程度下降。一般无通气障碍,二氧化碳分压正常。

五、诊 断

(一)临床表现

PAVF的临床症状及严重程度与病变大小密切相关,主要取决于右向左的分流量,若分流量较小,患儿可无明显症状;分流量较大,超过20%时则可出现低氧血症的一系列表现,也可因分流量较大导致心力衰竭发生。

本病多见于青年,分流量小者可无症状,仅在肺部X线检查时发现。分流量大者可出现活动后呼吸急促、发绀,但多在儿童期出现,偶见于新生儿。咯血是由于毛细血管扩张性病变位于支气管黏膜的病变或肺动静脉瘘的破裂所致,常为小量,也有大量咯血,甚至出现致命性大咯血,比较少见。胸痛常因病变破裂引起肺脏层胸膜下出血或血胸所致。血液黏稠、滤过功能缺失,易继发肺部感染、肺脓肿、细菌性感染性心内膜炎、脑脓肿。红细胞增多、低氧血症、血管栓塞、脑脓肿及大脑毛细扩张性病变出血可引起相关神经系统症状,如抽搐、语言障碍、复视、暂时性麻木等。在家族性遗传性出血性毛细血管扩张症患者中常有出血症状,如鼻出血、咯血、血尿、消化道出血等。

体格检查可在病变区闻及收缩期杂音或双期连续性杂音,其特征为杂音随吸气增强,呼气减弱。其他尚有杵状指/趾、红细胞增多、血细胞比容增高、动脉血氧饱和度下降。合并肺不张和胸腔积液者可出现相应的体征。

(二)辅助检查

1. 胸部X线 胸部X线检查简单易行、敏感度较高,是目前常用的筛选检查。肺动静脉瘘病灶常表现为密度均匀的圆形或椭圆形阴影,可呈现分叶状、结节状等,病灶大小不一,多位于肺下叶。胸部透视下做Valsalva和Muller运动,可见肺内阴影搏动,且吸气时阴影增大呼气时减小。但是,弥漫型PAVF常为累及多肺段的血管增粗而不能看到独立的结节,易漏诊。

2. **胸部 CT**　胸部 CT 检查尤其是 3D 螺旋 CT 和超高速对比增强 CT 敏感性很高,是诊断 PAVF 的主要方法。在肺窗下,单发的肺动静脉瘘病灶常表现为边界清楚的外周结节,呈圆形或分叶状,其动静脉血管一般均可被辨识,其引流静脉比供血动脉一般粗。对于小病灶则在诊断上常常会有困难。增强 CT 可见注入造影剂后病灶与肺动脉同步强化,引流静脉及左心房提早显影。多层螺旋 CT 及三维重建技术,能准确获得各个角度的病灶血管结构信息,特别是肺动静脉瘘瘤囊及出入血管的结构,可有效指导手术治疗(图 8-12-1,图 8-12-2)。

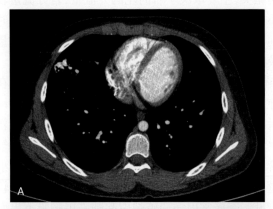
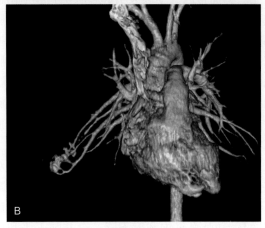

图 8-12-1
A.肺动静脉瘘 CT 影像(右下肺);B.三维重建

3. **超声心动图**　超声心动图是一种可以较准确探测肺内分流的无创检查方法,敏感性高,操作较为简单。但不能够有效明确病变的部位和范围。

4. **肺灌注核素扫描**　可以明确病变的范围和部位,并且能够测定分流分数,具有简单易行、创伤小等优点,但是费用高,无法区分肺内和心内的分流,无法观察解剖细节,临床应用少。

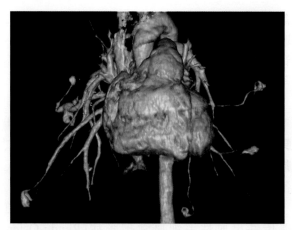

图 8-12-2　遗传性出血性毛细血管扩张症 CT 三维重建

5. **胸部 MRI**　利用血液流动,判定血管与非血管病变,不需造影剂为 MRI 检查优点,是诊断 PAVF 的另一种无创检查方法。可显示出病变部位、形态、累及的范围及程度,可以发现胸部平片无征象的多发性病变。但操作时间长、需屏气,儿童实施困难,不能清晰地显示出肺小血管结构,且由于介入术后植入物影响,不宜作为评估手术治疗效果及随访的常规手段。

6. **数字减影血管造影**(digital substraction angiography,DSA)　肺动脉造影是绝大多数学者公认的诊断金标准,可以清晰、完整地显示存在分流的肺动静脉血管结构,直观观察到 PAVF 部位、形态、累及的范围程度,以及供血动脉和引流静脉的数量、瘘口的直径及分流量的大小等。PAVF 表现为 1 支或多支肺动脉分支几乎同时显影,同时 1 支或多支引流肺静脉分支较正常肺静脉提前显影,与瘤体相通迂曲扩张的肺动、静脉分支可以直接显影。弥漫 PAVF 表现为多发"葡萄串"样充盈。但因其是一种有创性的检查方法,单纯诊断时无必要行此检查,但在介入栓塞过程中显示血管解剖时就显得极为重要,是必要的步骤。

六、鉴别诊断

1. **支气管扩张**　在临床症状上有许多相同之处,如反复地咳嗽、咯血,主要从影像学鉴别。

2. **肺结核**　多有发热、乏力、盗汗等中毒症状。活动性肺结核患者血红细胞沉降率及白细胞多轻至中度升高,PPD 试验多阳性,痰检抗酸杆菌多阳性;结核病灶在 X 线胸片上多位于肺上叶尖、后段或下叶背段。给予抗结核治疗后,肺结核患者的症状很快好转,复查胸片可见病灶有吸收。

3. **肺内包块**　多发性 PAVF 胸部 CT 显示肺部多处占位病变,根据病史、血气分析和血管造影等资料可辨别。

4. **肺癌**　多发生于青年及成人,常见症状是咳嗽、咯血、胸痛等,在胸片上常表现为肺门或肺野肿物,多分叶状,密度均匀,边缘有毛刺,有时伴厚壁偏心的空洞。

七、治　疗

大部分 PAVF 会逐渐增大,很少自发萎陷,因会引起严重的并发症,未治疗的 PAVF 死亡率高达 50%,治疗后可降至 3%。目前主张对有症状及无症状但病变直径 ≥3mm 的 PAVF 患者要积极治疗,以改善缺氧,预防中枢神经系统并发症。目前治疗 PAVF 主要方法有手术治疗、介入治疗、药物治疗,其中前两者是目前行之有效的方法。

(一)手术治疗

自从 1942 年 Hepburn 等报道手术成功切除肺动静脉瘘以来,手术切除病变肺组织是根治肺动静脉瘘的最有效方法。

手术切除具有治疗彻底、疗效好和不易复发等特点,主要适合以下患者:中央型较大病灶;对造影剂过敏者;有咯血和血胸的急诊患者;持续右向左分流;动脉栓塞术后发生栓塞并发症,特别是伴有脑梗死患者;供血管>2cm 的孤立性病变;栓塞风险较大患者。胸腔镜手术能减少传统开胸手术所致的相关并发症,缩短住院时间,尤其对孤立性病变,胸腔镜手术能尽可能地减少肺功能损失,具有创伤小、术后恢复快等优点。

对单发肺动静脉瘘可切除病变部位,如肺楔形切除或肺叶切除;对多发病变累及一侧全肺且对侧肺正常者可行一侧全肺切除;当两侧肺均有广泛病变时,不适合手术切除,弥散型或病变较广泛的患者则需要行肺移植。原则上尽量少切除肺组织,保留肺功能。操作时先结扎动脉,处理粘连时警惕出血。当发现异常血管所致瘘时,结扎异常血管为最有效、简单的手段。

(二)介入治疗

自 1977 年 Porstmannl 首先报道了以弹簧圈堵塞治疗肺动静脉瘘后,国内相继报道了该病例的介入堵塞治疗。近年来,随着介入导管术的迅速发展及介入术者经验的积累和完善,栓塞术已经成为治疗肺动静脉瘘的首选方法。

介入治疗适用于任何有手术指征的 PAVF,尤其供血血管>3mm 者;部分外科治疗难度大,或有外科治疗禁忌证者也适合介入治疗。病灶虽然较小,但在随访过程中有增大趋势时,也可行介入治疗。有造影禁忌证,存在呼吸道感染,遗传性毛细血管扩张症患者不首选介入栓塞治疗。

术中通过选择性肺动脉造影全面评估肺动静脉瘘形态特征,包括供血动脉、瘤囊及引流静脉的数量、大小及形态,根据病灶特点选择最佳栓塞封堵方法及材料。可选择的封堵材料主要有弹簧圈、可解脱球囊、动脉导管或室间隔缺损封堵器、组织黏合剂、明胶海绵等。选择栓塞装置的直径应比拟栓塞的靶血管直径大 1~2mm,过小可造成异位栓塞,直径过大可出现弹簧圈在靶血管内卷曲不良、不能完全闭塞异常血管。一般经鞘管送入封堵装置,置于供血动脉近瘤囊处进行封堵,封堵后再次高压注射器选择性造影评估封堵效果(图 8-12-3)。

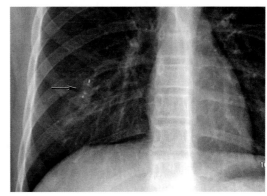

图 8-12-3　介入栓塞术后
红色箭头示封堵器

八、术后并发症

(一)外科术后并发症

1. **肺不张**　主要因术后咳嗽无力、气管内分泌物及凝血块阻塞气管所致,术后应鼓励患者有效咳嗽,促进分泌物等排出,必要时可加用雾化吸入等药物治疗或纤维支气管镜检查及灌洗治疗。

2. **脓胸**　术中污染或术后细小支气管瘘愈合欠佳引起,一旦脓胸形成应及早行闭式引流术或胸腔穿刺抽脓。

3. **血胸**　往往因离断处出血、渗血或结扎部位缝线脱落等所致,部分出血迅猛,迅速出现失血性休克,常来不及抢救,需及时评估,必要时及时开胸探查、止血。

4. 支气管胸膜瘘 一般发生于术后 7~10 天,刺激性咳嗽明显,痰中常带血,患侧可出现液气胸。一旦发生支气管瘘,很快感染胸腔形成脓胸,需及时行胸腔闭式引流术及全身给予广谱抗生素治疗,以控制感染。

5. 循环系统意外 肺切除术后由于循环系统意外死亡者约占总数的 0.15%,多因心肌梗死或肺栓塞死亡,多于术后 3~5 天无任何预兆的情况下突然发生。

(二)介入术后并发症

1. 胸膜反应 是介入封堵术后常见的并发症,可有轻微胸痛、低热,是因邻近胸膜的血管栓塞内有血栓形成,刺激局部胸膜引起疼痛,局部肺梗死也是原因之一,多在 1 周内可自行恢复,无须特殊处理。

2. 栓塞后复发与再通 原因:①栓塞血管再通;②未栓塞小的供血动脉;③分支或旁系动脉越过栓塞部位汇入肺动脉;④栓塞段之间存在动脉-动脉分流。供血动脉直径大、使用的弹簧圈数量少、弹簧圈直径过大,以及弹簧圈栓塞的供血动脉直径>1cm,均为血管再通发生的原因。提高弹簧圈释放技术,栓塞部位靠近瘘腔至引流静脉起始部可减少再通的发生。

3. 异位栓塞 发生率小于 1%,常见栓塞部位有颈动脉、腹腔动脉、肠系膜上动脉、髂动脉等,大多数可用圈套器取出堵闭装置,少数需要外科医师协助处理。产生异位栓塞的原因与瘘口过大、血流速度快及选择栓塞材料直径偏小有关。术前及术中根据影像资料细致评估封堵血管的直径及选择合适的栓塞器械对预防异位栓塞具有重要作用。

4. 其他少见并发症 栓塞后可发生肺炎、肺动脉高压、菌血症、败血症(sepsis)、深静脉血栓等,发生率低。

九、预 后

肺动静脉瘘分流量小者可终身无临床症状,但该病可进行性加重,继而出现相应临床表现,如严重低氧血症、栓塞、出血、脑脓肿等,延误诊疗可致严重并发症,预后不良。

外科手术切除病变是 PAVF 的根治性治疗手段,手术的并发症和死亡率低。介入栓塞治疗的效果与外科手术相近,已成为该病的首选治疗手段,术后最常见的问题为瘘管再通,因此行栓塞治疗后仍需要长期 CT 随访观察,随访时间不少于 5 年。

【专家提示】肺动静脉瘘是一类较罕见的小儿胸科疾病,严重者可明显影响患儿的生活质量,甚至出现生命危险。随着介入治疗技术的发展,其作为首选治疗手段安全性高,且取得了很好的临床效果,应积极推广。

(邢泉生 王本臻)

第十三节 乳糜胸和肺淋巴管瘤病

一、乳 糜 胸

由于各种原因导致经胸导管回流的淋巴液外渗,并在胸腔内的过量积聚,称为乳糜胸(chylothorax)。小儿乳糜胸是一种少见的疾病,病因通常是淋巴系统先天发育异常、手术或外伤损伤胸导管、胸腔内肿瘤阻塞或破坏胸导管。患儿因脂肪、蛋白质、淋巴细胞的丢失,出现营养不良(低蛋白血症)、电解质紊乱(低钠血症)及免疫功能障碍等,同时出现典型的胸腔积液的临床表现,并引起呼吸困难,甚至危及生命。

(一)病因及发病机制

大部分胸导管在胸腔内右侧走行,这可以解释乳糜胸右侧多见的原因;而当胸导管在从右侧向左侧走行部分发生破损时,会造成双侧乳糜胸。胸导管终止于静脉的形式多样,大部分在接受左侧头颈部和左上肢的分支后单支终止于静脉,少数为双支、三支或四支,注入左无名静脉、左颈内静脉或左椎静脉。胸导管分支的淋巴系统之间;胸导管与奇静脉、肋间静脉间;壁层胸膜与淋巴管均有丰富的网状交通,故胸导管结扎后不会造成远端乳糜液外渗而形成乳糜胸。

1. 先天性乳糜胸(congenital chylothorax) 约占儿童乳糜胸的 10%,主要由于淋巴管或胸导管先天发育异常所致,并且在新生儿期出现临床表现。常伴有染色体异常如表现为 Turner 综合征、Noonan 综合征或 Down 综合征。此类乳糜胸保守治疗效果较其他类型的乳糜胸差。

2. 获得性乳糜胸 是儿童乳糜胸的主要原因。根据造成胸导管漏的原因又可分为创伤性和非创伤性。创伤性乳糜胸最多见于医源性损伤，如食管、纵隔、横膈、胸膜手术损伤，中心静脉导管置入和脊柱外科手术等；先天性心脏病手术也是发生乳糜胸最常见的原因之一。此外，新生儿乳糜胸还可见于胎儿分娩后，其发病机制可能与胎儿分娩时产伤使静脉压上升，胸导管管壁极其脆弱，过度的拉伸引起胸导管损伤有关。非医源性的胸导管损伤常见颈、胸或腹部的刺伤或钝性挤压胸导管损伤所致，偶尔由剧烈的咳嗽或呕吐引起。非创伤性因素主要是各种原因造成胸导管的阻塞。分为管内阻塞和管外阻塞。胸导管的管内阻塞常见原因是肿瘤和致病微生物；胸导管管外阻塞的原因多见于淋巴结病变或肿瘤局部的压迫，其中又以恶性淋巴瘤的压迫最为多见，其他胸腔内的良性肿瘤，如果压迫或侵犯到胸导管也会产生乳糜胸。

3. 特发性乳糜胸 极少数乳糜胸的病例无法找到明确的病因，可归为此类。

（二）病理生理

胸导管的主要功能是运送乳糜入血，导管内淋巴液 95% 来源于肝和小肠。正常淋巴液流量为 1.38ml/(kg·h)。摄入脂肪性食物，肝内淋巴量增加 150%，肠淋巴液增加量约为静止时的 10 倍。进食脂肪、蛋白质、糖类的混合食物，淋巴液增加的较少。饥饿、完全静止休息、注射吗啡等抑制肠蠕动药物时，导管内淋巴液量减少，成为清亮的细滴状。饮水、进食、腹部按摩可使流量增加 20%。在人体胸导管内插管收集 24 小时乳糜液可达 2 500ml，流速 14~110ml/h。

正常情况下，胸导管本身节律性收缩，使淋巴液不断流向心脏。呼吸运动增大胸腔、腹腔压力差，有利于淋巴回流。膈肌脚对胸导管的直接挤压、胸导管瓣膜，以及左侧颈内静脉及锁骨下静脉血液迅速回心产生的虹吸作用，均可保证淋巴液的单向流动。

人体的淋巴管道除了回流淋巴液之外，另外一个重要的功能就是参与脂肪的吸收。自小肠绒毛处吸收的脂类，与载脂蛋白合成乳糜微粒，经肠乳糜管集中输送至乳糜池，再经胸导管进入静脉系统最终回流进入血液循环。因此胸导管内的淋

巴液混有乳糜微粒而呈白色，这也是"乳糜液"这一名称的由来。胸导管是全身最大的淋巴管，是全身大部分淋巴回流的最终通路。

胸导管也是正常情况下血管外蛋白质返回循环和紧急情况下运输存储蛋白的主要途径。胸导管淋巴液内含有大量的白细胞，其中 T 淋巴细胞占 90%，对细胞免疫起重要的作用。其他成分包括：脂溶性维生素，各种抗体和酶如碱性磷酸酶、淀粉酶、胰脂酶、DNA 及乙酰乙酸等，与其在血浆中的浓度相同。由于乳糜液呈碱性，含较多淋巴细胞、非酯化脂肪酸和磷脂，故乳糜胸患者很少发生胸膜腔感染。

乳糜液自胸导管漏出至胸腔后，引发一系列的病理过程。乳糜液漏出的初期，因为乳糜液中的蛋白质和脂类的刺激，引发患儿胸痛，造成患儿不敢用力呼吸，呼吸变浅，这种情况尤其见于创伤性因素造成胸导管突然破裂的病例中。随着漏出液量的增加，患儿出现呼吸困难、呼吸音减低、纵隔向健侧偏移等胸腔积液的临床表现。胸腔积液量越多，患儿的临床症状就越重。乳糜液中除了大量的蛋白质和脂类外，还含有大量的淋巴细胞。乳糜胸患儿如持续引流胸腔内乳糜液，即会有大量蛋白质、脂类和淋巴细胞的丢失，进而引起患儿营养不良、低蛋白血症及免疫功能障碍。

（三）临床表现

乳糜胸的临床表现缺乏特异性，通常症状不明显，随着胸腔内大量乳糜液的积聚导致肺组织受压、纵隔向对侧移位从而产生一系列继发的表现，如咳嗽、胸痛、胸闷、气促、呼吸困难进行性加重、心动过速、血压降低及血氧饱和度下降等表现。临床表现还包括由于脂肪、蛋白质等营养素及淋巴丢失而产生的其他后期症状，如营养不良、消瘦、体重降低、低蛋白血症等。乳糜胸体格检查可在肺部出现典型的胸腔积液体征，如肋间隙增宽、饱满，患侧胸部语颤消失，叩诊浊音，呼吸音降低，气管偏向健侧等。

（四）诊断

乳糜胸的诊断依赖于胸腔穿刺液的检查。当穿刺或引流出乳白色液体不凝固时，因疑为乳糜胸（图 8-13-1）。进一步的实验室检查包括：革兰氏染色、细胞计数与分离、pH 测定、苏丹 III 染色检查有无脂肪颗粒、甘油三酯及胆固醇含量测定并计算比值等。乳糜液外观呈乳白色，碱性，pH 7.4~7.8，比重 1.012~1.025。革兰氏染色可见

乳糜中的细胞为淋巴细胞,特别是 T 细胞>70%。胆固醇 / 三酸甘油酯<1 且三酸甘油酯定量若:①>110mg/dl,乳糜液可能性为 99%;②<50mg/dl,乳糜液的可能性为 5%;③定量为 50~110mg/dl,应进一步做脂蛋白分析,区分乳糜微粒和胆固醇结晶。其他辅助检查包括 X 线、B 超、CT 或 MRI,主要用于胸腔积液的部位及积液量的确定。以上所有检查对病因诊断尚有一定的困难。

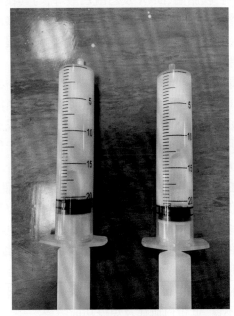

图 8-13-1　乳糜液

(五) 治疗

乳糜胸确诊后其治疗取决于乳糜胸的严重程度,治疗原则是解除呼吸困难,关闭乳糜液的渗漏,营养支持。治疗方法包括非手术治疗和手术治疗(图 8-13-2)。

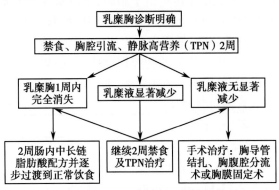

图 8-13-2　乳糜胸治疗策略

1. 非手术治疗　目前首选非手术治疗。首要目标是减少乳糜液的漏出,主要治疗方法包括:在穿刺或胸腔闭式引流的条件下,保证肺部膨胀(必要时可使用呼吸机治疗);严格限制脂肪的摄入;使用脱脂配方奶粉或富含中链甘油三酯(TG)的配方奶粉进行肠内要素喂养,给予高碳水化合物、高蛋白饮食,并控制液体摄入量;必要时也可予禁食、禁饮及肠外静脉高营养。80% 患儿使用以上治疗方案 4 周左右能获得很好的效果。如经非手术治疗后,乳糜液流量有所减少,但仍不消失且引流量仍超过 10ml/kg,可加用生长抑素及其衍生物奥曲肽或采用胸膜粘连术。生长抑素及其衍生物奥曲肽在禁食后通过抑制淋巴液的消化和吸收,使乳糜液产生减少,从而使得流经胸导管的乳糜液减少,但存在一定的副作用,一般不作为首选用药。胸膜粘连术方法是将刺激性药物,如高渗糖水、平阳霉素等自引流管注入患儿胸腔,产生胸膜反应,促使上皮细胞和纤维组织增生,使胸膜在胸导管瘘口处粘连,从而封闭瘘口。

2. 手术治疗　目前手术时机尚无明确定论,一般认为非手术治疗 4 周以上效果不佳,或非手术治疗 2 周后每日引流量大于 250ml 或每日胸水大于 100ml/kg,需考虑积极手术干预。手术方式的选择:开胸或胸腔镜手术。胸腔镜手术由于具有微创和美观的优势成为治疗乳糜胸的首选手术方式。单侧乳糜胸患侧入路。双侧乳糜胸取胸腔积液量大侧,积液量相差不大时经右侧入路。

手术方法包括胸导管结扎或漏口修补术、转流管胸腹腔分流术、局部胸膜"搔刮"术等。

(1)胸导管结扎或漏口修补术:经右后外侧切口进胸,吸净胸腔积液,将肺推向前侧,在奇静脉和主动脉之间探查胸导管漏口,进行修补或直接结扎胸导管。术前 2~3 小时给患儿喂食少量含有亚甲蓝的牛奶、橄榄油等高脂餐,有助于术中寻找乳糜漏口。但如果术中未发现漏口,可在主动脉裂孔上 1~2cm,大块缝扎食管与奇静脉之间的椎前组织,并向上加缝数道。

(2)转流管胸腹腔分流术:用于顽固性乳糜胸。手术过程包括在皮下放置两端分别进入胸腔和腹腔的转流管,转流管的中间是可放于皮下或体外的具有单向阀门的泵。当按压泵时液体可从胸腔流向腹腔,且每天需多次按压直至胸腔引流液减少至消失,再将转流管拔除。

(3)局部胸膜"搔刮"术:又称胸膜固定术。手术目的是在肺与胸壁之间形成粘连从而减少胸膜腔的容积。在胸腔积液充分引流下,通过切除相邻肋骨之间的胸膜造成壁层胸膜的损伤,从而将肺组织与胸膜形成人为的粘连。但这类手术目前效果存在争论,而且可能影响远期肺功能或引起胸壁畸形。

二、肺淋巴管瘤病

肺淋巴管瘤病是一种儿童罕见的先天性淋巴管异常增生性肺部疾病,常侵犯肺、纵隔、胸膜、心包等。目前病因不明,可能与胚胎发育过程中肺实质周围的淋巴管道及结缔组织未退化有关。

病理表现为胸膜、胸膜下小叶间隔内、纵隔和沿支气管、血管、淋巴管出现大量复杂、相互吻合的异常增生的良性淋巴管,管壁单层的不对称梭形细胞增生,为成熟细胞,无异型性,淋巴管特异性 D2-40 阳性。虽然病理表现为良性,但由于其侵袭性及肿块对周围组织的压迫可引起呼吸困难、咳嗽、气促、咯血、胸闷,常合并乳糜胸,可伴有心包积液,严重者可因呼吸衰竭而死亡。

影像学胸部 CT 表现为肺部弥漫性、网格状、斑片状、磨玻璃囊状影,胸腔积液,间质浸润增厚,可有纵隔不规则肿块影,且肿块接近水密度,增强扫描无强化。该疾病需与先天性肺气道畸形、胸膜肺母细胞瘤及肺血管瘤病相鉴别。

目前治疗方法不确切,包括药物(如普萘洛尔、糖皮质激素、干扰素等)手术(如胸导管结扎术、胸膜固定术、胸膜切除术及肺移植术等)、放疗及饮食控制等,效果不确切,总体预后较差。肺移植是最后的选择。

【专家提示】新生儿产伤性乳糜胸及小婴儿的乳糜胸,非手术治疗效果较好,创伤造成的乳糜胸手术效果明显,而自发性及特发的乳糜胸经常要经过非手术治疗、手术治疗和进一步保守治疗。对于继发性乳糜胸应积极进行原发病的治疗。肺淋巴管瘤病病因不明,总体预后较差。

（李建华）

参考文献

［1］ 江泽熙. 小儿胸部外科学. 武汉:湖北科学技术出版社, 2008.

［2］ 卢根. 小儿先天性肺隔离症的诊治策略. 中华实用儿科临床杂志, 2014, 29 (16): 1213.

［3］ 中华医学会儿科学分会呼吸学组. 儿童咯血诊断与治疗专家共识. 中华实用儿科临床杂志, 2016, 31 (20).

［4］ 庄著伦, 莫绪明, 张云喜, 等. 全胸腔镜技术与传统开胸手术治疗儿童肺隔离症的对比研究. 临床小儿外科杂志, 2019, 18(1): 34-38.

［5］ 江泽熙, 胡廷泽. 小儿胸外科学. 武汉:湖北科学技术出版社, 2007.

［6］ 金发光. 重视支气管镜介入诊治支气管结核. 中华肺部疾病杂志 (电子版), 2011, 4 (03): 167.

［7］ 温浩, 徐明谦. 实用包虫病学. 北京:科学出版社, 2007.

［8］ 潘恩源, 陈丽英. 儿科影像诊断学. 北京:人民卫生出版社, 2007.

［9］ 胡盛寿. 心胸外科学高级教程. 北京:人民军医出版社, 2012.

［10］ Lee FL, Said N, Grikscheit TC, et al. Treatment of congenital pulmonary airway malformation induced hydrops fetalis via percutaneous sclerotherapy. Fetal Diagnosis And Therapy, 2012, 31 (4): 264.

［11］ Bermudez C, Perez-Wulff J, Arcadipane M, et al. Percutaneous fetal sclerotherapy for congenital cystic adenomatoid malformation of the lung. Fetal Diagnosis And Therapy, 2008, 24 (3): 237.

［12］ ML. Pediatric Thoracic Surgery. Springer, 2013.

［13］ H. P D. Pediatric Thoracic Surgery. Springer, 2009.

［14］ Juarez-Garcia L, Lopez RMJ, Leis-Marquez MT, et al. Congenital cystic adenomatoid malformation of the lung, intrauterine diagnostic and treatment. A case report and literature review. Ginecol Obstet Mex, 2015, 83 (5): 320.

［15］ Stocker LJ, Wellesley DG, Stanton MP, et al. The increasing incidence of foetal echogenic congenital lung malformations: an observational study. Prenat Diagn, 2015, 35 (2): 148.

［16］ Cho MJ, Kim DY, Kim SC, et al. Embolization versus surgical resection of pulmonary sequestration: clinical experiences with a thoracoscopic approach. Journal Of Pediatric Surgery, 2012, 47 (12): 2228.

［17］ Baird R, Puligandla PS, Laberge JM. Congenital lung malformations: informing best practice. Seminars in Pediatric Surgery, 2014, 23 (5): 270.

［18］ Rothenberg SS, Middlesworth W, Kadennhe-Chiweshe A, et al. Two decades of experience with thoracoscopic lobectomy in infants and children: standardizing techniques for advanced thoracoscopic surgery. J Laparoendosc Adv Surg Tech A, 2015, 25 (5): 423.

［19］ Johnson SM, Grace N, Edwards MJ, et al. Thoracoscopic segmentectomy for treatment of congenital lung malformations. Journal Of Pediatric Surgery, 2011, 46 (12): 2265.

［20］ Pariente G, Aviram M, Landau D, et al. Prenatal diagnosis of congenital lobar emphysema: case report and review of the literature. J Ultrasound Med, 2009, 28 (8): 1081.

[21] Badiu I, Hiriscau A, Lupan I, et al. Congenital Lobar Emphysema in Infants. Maedica (Buchar), 2017, 12 (2): 133.

[22] Mulvany JJ, Weatherall A, Charlton A, et al. Congenital lobar emphysema: diagnostic and therapeutic challenges. BMJ Case Rep, 2016, 2016.

[23] Ozcelik U, Gocmen A, Kiper N, et al. Congenital lobar emphysema: evaluation and long-term follow-up of thirty cases at a single center. Pediatr Pulmonol, 2003, 35 (5): 384.

[24] Kanakis M, Petsios K, Bobos D, et al. Left Upper Lobectomy for Congenital Lobar Emphysema in a Low Weight Infant. Case Rep Surg, 2016, 2016: 4182741.

[25] Andrade CF, Ferreira HP, Fischer GB. Congenital lung malformations. Jornal Brasileiro de Pneumologia, 2011, 37 (2): 259.

[26] Oliver ER, Debari SE, Horii SC, et al. Congenital Lobar Overinflation: A Rare Enigmatic Lung Lesion on Prenatal Ultrasound and Magnetic Resonance Imaging. J Ultrasound Med, 2019, 38 (5): 1229.

[27] Ozcelik U, Gocmen A, Kiper N, et al. Congenital lobar emphysema: evaluation and long-term follow-up of thirty cases at a single center. Pediatr Pulmonol, 2003, 35 (5): 384.

[28] Elborn JS. Cystic fibrosis. Lancet, 2016, 388 (10059): 2519.

[29] Cohen TS, Prince A. Cystic fibrosis: a mucosal immunodeficiency syndrome. Nature Medicine, 2012, 18 (4): 509.

[30] Fahy JV, Dickey BF. Airway mucus function and dysfunction. N Engl J Med, 2010, 363 (23): 2233.

[31] Cutting GR. Cystic fibrosis genetics: from molecular understanding to clinical application. Nature Reviews Genetics, 2015, 16 (1): 45.

[32] Altenburg J, de Graaff CS, Stienstra Y, et al. Effect of azithromycin maintenance treatment on infectious exacerbations among patients with non-cystic fibrosis bronchiectasis: the BAT randomized controlled trial. JAMA, 2013, 309 (12): 1251.

[33] Lipuma JJ. The changing microbial epidemiology in cystic fibrosis. Clinical Microbiology Reviews, 2010, 23 (2): 299.

[34] Wainwright CE, Elborn JS, Ramsey BW, et al. Lumacaftor-Ivacaftor in Patients with Cystic Fibrosis Homozygous for Phe508del CFTR. N Engl J Med, 2015, 373 (3): 220.

[35] Yu H, Burton B, Huang CJ, et al. Ivacaftor potentiation of multiple CFTR channels with gating mutations. Journal of Cystic Fibrosis, 2012, 11 (3): 237.

[36] Weill D, Benden C, Corris PA, et al. A consensus document for the selection of lung transplant candidates: 2014--an update from the Pulmonary Transplantation Council of the International Society for Heart and Lung Transplantation. J Heart Lung Transplant, 2015, 34 (1): 1.

[37] Elborn JS, Shale DJ, Britton JR. Cystic fibrosis: current survival and population estimates to the year 2000. THORAX, 1991, 46 (12): 881.

[38] Burgel PR, Bellis G, Olesen HV, et al. Future trends in cystic fibrosis demography in 34 European countries. European Respiratory Journal, 2015, 46 (1): 133.

[39] Hime NJ, Zurynski Y, Fitzgerald D, et al. Childhood interstitial lung disease: A systematic review. Pediatr Pulmonol, 2015, 50 (12): 1383.

[40] Deterding RR. Children's Interstitial and Diffuse Lung Disease. Progress and Future Horizons. Ann Am Thorac Soc, 2015, 12 (10): 1451.

[41] Dinwiddie R, Sharief N, Crawford O. Idiopathic interstitial pneumonitis in children: a national survey in the United Kingdom and Ireland. Pediatr Pulmonol, 2002, 34 (1): 23.

[42] Kuo CS, Young LR. Interstitial lung disease in children. Current Opinion In Pediatrics, 2014, 26 (3): 320.

[43] Ramamurthy MB, Goh DY, Lim MT. Rare Lung Diseases: Interstitial Lung Diseases and Lung Manifestations of Rheumatological Diseases. Indian Journal Of Pediatrics, 2015, 82 (10): 956.

[44] Griese M. Chronic interstitial lung disease in children. Eur Respir Rev, 2018, 27 (147).

[45] Routes JM, Verbsky JW. Immunodeficiency Presenting as an Undiagnosed Disease. Pediatr Clin North Am, 2017, 64 (1): 27.

[46] Bromley S, Vizcaya D. Pulmonary hypertension in childhood interstitial lung disease: A systematic review of the literature. Pediatr Pulmonol, 2017, 52 (5): 689.

[47] Thacker PG, Vargas SO, Fishman MP, et al. Current Update on Interstitial Lung Disease of Infancy: New Classification System, Diagnostic Evaluation, Imaging Algorithms, Imaging Findings, and Prognosis. Radiol Clin North Am, 2016, 54 (6): 1065.

[48] Nogee LM. Interstitial lung disease in newborns. Semin Fetal Neonatal Med, 2017, 22 (4): 227.

[49] Vece TJ, Young LR. Update on Diffuse Lung Disease in Children. CHEST, 2016, 149 (3): 836.

[50] Arico M. Langerhans cell histiocytosis in children: from the bench to bedside for an updated therapy. Br J Haematol, 2016, 173 (5): 663.

[51] Griese M, Seidl E, Hengst M, et al. International management platform for children's interstitial lung disease (chILD-EU). THORAX, 2018, 73 (3): 231.

［52］ Desmarquest P, Tamalet A, Fauroux B, et al. Chronic interstitial lung disease in children: response to high-dose intravenous methylprednisolone pulses. Pediatr Pulmonol, 1998, 26 (5): 332.

［53］ Moreno GA, Sole MJ, Roman BA. Lung transplantation in children. Specific aspects. Archivos De Bronconeumologia, 2013, 49 (12): 523.

［54］ Yang S, Wang J, Kuang T, et al. Efficacy and Safety of Bronchial Artery Embolization on Hemoptysis in Chronic Thromboembolic Pulmonary Hypertension: A Pilot Prospective Cohort Study. Critical Care Medicine, 2019, 47 (3): 182.

［55］ Choi J, Baik JH, Kim CH, et al. Long-term outcomes and prognostic factors in patients with mild hemoptysis. American Journal Of Emergency Medicine, 2018, 36 (7): 1160.

［56］ Mondoni M, Carlucci P, Cipolla G, et al. Bronchoscopy in Patients With Hemoptysis and Negative Imaging Tests. Chest, 2018, 153 (6): 1510.

［57］ Haponik EF, Fein A, Chin R. Managing life-threatening hemoptysis: has anything really changed？ Chest, 2000, 118 (5): 1431.

［58］ Lima M. Pediatric Thoracic Surgery. Italia: Springer-Verlag, 2013.

［59］ Rothenberg DHPC. Pediatric Thoracic Surgery. London: Springer-Verlag, 2009.

［60］ Yang S, Wang J, Kuang T, et al. Efficacy and Safety of Bronchial Artery Embolization on Hemoptysis in Chronic Thromboembolic Pulmonary Hypertension: A Pilot Prospective Cohort Study. Critical Care Medicine, 2019, 47 (3): 182.

［61］ Slater BJ, Rothenberg SS. Thoracoscopic Thoracic Duct Ligation for Congenital and Acquired Disease. J Laparoendosc Adv Surg Tech A, 2015, 25 (7): 605.

［62］ Chiu CY, Chen TP, Chen JR, et al. Overexpression of matrix metalloproteinase-9 in adolescents with primary spontaneous pneumothorax for surgical intervention. J Thorac Cardiovasc Surg, 2018, 156 (6): 2328.

［63］ Raimondi F, Rodriguez FJ, Aversa S, et al. Lung Ultrasound for Diagnosing Pneumothorax in the Critically Ill Neonate. J Pediatr, 2016, 175: 74.

［64］ Soler LM, Raymond SL, Larson SD, et al. Initial primary spontaneous pneumothorax in children and adolescents: Operate or wait?Journal Of Pediatric Surgery, 2018, 53 (10): 1960.

［65］ Macduff A, Arnold A, Harvey J. Management of spontaneous pneumothorax: British Thoracic Society Pleural Disease Guideline 2010. Thorax, 2010, 65 (Suppl 2): 18.

［66］ Williams K, Lautz TB, Leon AH, et al. Optimal timing of video-assisted thoracoscopic surgery for primary spontaneous pneumothorax in children. Journal Of Pediatric Surgery, 2018, 53 (9): 1858.

［67］ Byington CL, Spencer LY, Johnson TA, et al. An epidemiological investigation of a sustained high rate of pediatric parapneumonic empyema: risk factors and microbiological associations. Clinical Infectious Diseases, 2002, 34 (4): 434.

［68］ Letheulle J, Kerjouan M, Benezit F, et al. Parapneumonic pleural effusions: Epidemiology, diagnosis, classification and management. Revue Des Maladies Respiratoires, 2015, 32 (4): 344.

［69］ Quadri A, Thomson AH. Pleural fluids associated with chest infection. Paediatric Respiratory Reviews, 2002, 3 (4): 349.

［70］ Spencer DA, Thomas MF. Necrotising pneumonia in children. Paediatric Respiratory Reviews, 2014, 15 (3): 240, 245.

［71］ Kearney SE, Davies CW, Davies RJ, et al. Computed tomography and ultrasound in parapneumonic effusions and empyema. Clinical Radiology, 2000, 55 (7): 542.

［72］ Griffith D, Boal M, Rogers T. Evolution of practice in the management of parapneumonic effusion and empyema in children. Journal Of Pediatric Surgery, 2018, 53 (4): 644.

［73］ Gates RL, Hogan M, Weinstein S, et al. Drainage, fibrinolytics, or surgery: a comparison of treatment options in pediatric empyema. Journal Of Pediatric Surgery, 2004, 39 (11): 1638.

［74］ Reichert M, Posentrup B, Hecker A, et al. Lung decortication in phase Ⅲ pleural empyema by video-assisted thoracoscopic surgery (VATS)-results of a learning curve study. Journal of Thoracic Disease, 2018, 10 (7): 4311.

［75］ de Benedictis FM, Carloni I, Osimani P, et al. Prospective evaluation of lung function in children with parapneumonic empyema. Pediatr Pulmonol, 2019, 54 (4): 421.

［76］ Sziklavari Z, Ried M, Hofmann HS. Vacuum-assisted closure therapy in the management of lung abscess. Journal of Cardiothoracic Surgery, 2014, 9: 157.

［77］ Giuliano S, Rubini G, Conte A, et al. Streptococcus anginosus group disseminated infection: case report and review of literature. Infez Med, 2012, 20 (3): 145.

［78］ Schweigert M, Dubecz A, Beron M, et al. Surgical therapy for necrotizing pneumonia and lung gangrene. Thorac Cardiovasc Surg, 2013, 61 (7): 636.

［79］ Oliveira A, Martins L, Felix M. Lung abscesses in children--twenty four years of experience. Rev Port Pneumol (2006), 2015, 21 (5): 280.

［80］ Allewelt M, Lode H. Diagnosis and therapy of abscess forming pneumonia. Ther Umsch, 2001, 58 (10): 599.

［81］ Wojsyk-Banaszak I, Krenke K, Jonczyk-Potoczna K, et al. Long-term sequelae after lung abscess in children-Two tertiary centers' experience. Journal Of Infection And Chemotherapy, 2018, 24 (5): 376.

［82］ Schweigert M, Giraldo OC, Solymosi N, et al. Emergent pneumonectomy for lung gangrene: does the outcome warrant the procedure?Annals Of Thoracic Surgery, 2014, 98 (1): 265.

［83］ Akopov A, Egorov V, Deynega I, et al. Awake video-assisted thoracic surgery in acute infectious pulmonary destruction. Ann Transl Med, 2015, 3 (8): 100.

［84］ Angelillo MT, Lyons GA, Chimondeguy DJ, et al. VATS debridement versus thoracotomy in the treatment of loculated postpneumonia empyema. Annals Of Thoracic Surgery, 1996, 61 (6): 1626.

［85］ Liu HP, Hsieh MJ, Lu HI, et al. Thoracoscopic-assisted management of postpneumonic empyema in children refractory to medical response. Surgical Endoscopy And Other Interventional Techniques, 2002, 16 (11): 1612.

［86］ Xia Z, Qiao K, He J. Recent advances in the management of pulmonary tuberculoma with focus on the use of tubeless video-assisted thoracoscopic surgery. Journal of Thoracic Disease, 2017, 9 (9): 3307.

［87］ Li CR, Li YZ, Li YM, et al. Dynamic and contrast enhanced CT imaging of lung carcinoma, pulmonary tuberculoma, and inflammatory pseudotumor. Eur Rev Med Pharmacol Sci, 2017, 21 (7): 1588.

［88］ Yablonskii PK, Kudriashov GG, Avetisyan AO. Surgical Resection in the Treatment of Pulmonary Tuberculosis. Thoracic Surgery Clinics, 2019, 29 (1): 37.

［89］ Andreu J, Caceres J, Pallisa E, et al. Radiological manifestations of pulmonary tuberculosis. European Journal Of Radiology, 2004, 51 (2): 139.

［90］ Dorhoi A, Kaufmann SH. Pathology and immune reactivity: understanding multidimensionality in pulmonary tuberculosis. Seminars in Immunopathology, 2016, 38 (2): 153.

［91］ Hunter RL. Tuberculosis as a three-act play: A new paradigm for the pathogenesis of pulmonary tuberculosis. Tuberculosis (Edinb), 2016, 97: 8.

［92］ Kim IJ, Lee JS, Kim SJ, et al. Double-phase 18F-FDG PET-CT for determination of pulmonary tuberculoma activity. Eur J Nucl Med Mol Imaging, 2008, 35 (4): 808.

［93］ Lee HS, Oh JY, Lee JH, et al. Response of pulmonary tuberculomas to anti-tuberculous treatment. European Respiratory Journal, 2004, 23 (3): 452.

［94］ Gonzalez-Rivas D, Paradela M, Fernandez R, et al. Uniportal video-assisted thoracoscopic lobectomy: two years of experience. Annals Of Thoracic Surgery, 2013, 95 (2): 426.

［95］ Cai H, Guan Y, Ma X, et al. Epidemiology of Echinococcosis Among Schoolchildren in Golog Tibetan Autonomous Prefecture, Qinghai, China. American Journal Of Tropical Medicine And Hygiene, 2017, 96 (3): 674.

［96］ Alvarez P, Castiglione N, Moreno S, et al. Hydatid disease in children of Buenos Aires Province. Archivos Argentinos de Pediatria, 2018, 116 (3): 476.

［97］ Wang JY, Gao CH, Steverding D, et al. Differential diagnosis of cystic and alveolar echinococcosis using an immunochromatographic test based on the detection of specific antibodies. Parasitology Research, 2013, 112 (10): 3627.

［98］ Akgul OC, Onat S. Computed Tomography (CT) Findings of Pulmonary Hydatid Cysts in Children and the Factors Related to Cyst Rupture. Med Sci Monit, 2017, 23: 3679.

［99］ Bakhytzhan S, Mukhtar S, Ruslan K, et al. Single-center experience in the surgical treatment of combined lung Echinococcosis. Saudi Medical Journal, 2018, 39 (1): 31.

［100］ Sanaei DA, Kadivar MR, Alborzi A, et al. Analysis of hospital records of children with hydatid cyst in south of Iran. J Parasit Dis, 2017, 41 (4): 1044.

［101］ Cevik M, Boleken ME, Kurkcuoglu IC, et al. Pulmonary hydatid disease is difficult recognized in children. Pediatric Surgery International, 2014, 30 (7): 737.

［102］ Ma J, Wang X, Mamatimin X, et al. Therapeutic evaluation of video-assisted thoracoscopic surgery versus open thoracotomy for pediatric pulmonary hydatid disease. Journal of Cardiothoracic Surgery, 2016, 11 (1): 129.

［103］ Soll RF, Blanco F. Natural surfactant extract versus synthetic surfactant for neonatal respiratory distress syndrome. Cochrane Database Syst Rev, 2001 (2): D144.

［104］ Ad M. Roberton's Textbook of Neonatology. Philadelphia: Elsevier, 2005.

［105］ Crowley P. Prophylactic corticosteroids for preterm birth. Cochrane Database Syst Rev, 2000, 2: D65.

［106］ Soll RF, Morley CJ. Prophylactic versus selective use of surfactant in preventing morbidity and mortality in preterm infants. Cochrane Database Syst Rev, 2001, 2: D510.

［107］ Ho JJ, Subramaniam P, Henderson-Smart DJ, et al. Continuous distending pressure for respiratory distress syndrome in preterm infants. Cochrane

Database Syst Rev, 2002, 2: D2271.

［108］ Watkinson M, Tiron I. Events before the diagnosis of a pneumothorax in ventilated neonates. Arch Dis Child Fetal Neonatal Ed, 2001, 85 (3): F201.

［109］ Glaisyer H, Way C. Neonatal pneumothorax--an unexpected perioperative complication. Paediatr Anaesth, 2005, 15 (11): 997.

［110］ Mcintosh N, Becher JC, Cunningham S, et al. Clinical diagnosis of pneumothorax is late: use of trend data and decision support might allow preclinical detection. PEDIATRIC RESEARCH, 2000, 48 (3): 408.

［111］ Soll RF. Prophylactic natural surfactant extract for preventing morbidity and mortality in preterm infants. Cochrane Database Syst Rev, 2000, 2: D511.

［112］ Greenough A, Milner AD, Dimitriou G. Synchronized mechanical ventilation for respiratory support in newborn infants. Cochrane Database Syst Rev, 2004, 4: D456.

［113］ Henderson-Smart DJ, Bhuta T, Cools F, et al. Elective high frequency oscillatory ventilation versus conventional ventilation for acute pulmonary dysfunction in preterm infants. Cochrane Database Syst Rev, 2003, 4: D104.

［114］ Williams O, Greenough A, Mustfa N, et al. Extubation failure due to phrenic nerve injury. Arch Dis Child Fetal Neonatal Ed, 2003, 88 (1): F72.

［115］ Sarkar S, Hussain N, Herson V. Fibrin glue for persistent pneumothorax in neonates. Journal of Perinatology, 2003, 23 (1): 82.

［116］ Saboo SS, Chamarthy M, Bhalla S, et al. Pulmonary arteriovenous malformations: diagnosis. Cardiovasc Diagn Ther, 2018, 8 (3): 325.

［117］ Shovlin CL. Pulmonary arteriovenous malformations. Am J Respir Crit Care Med, 2014, 190 (11): 1217.

［118］ Narsinh KH, Ramaswamy R, Kinney TB. Management of pulmonary arteriovenous malformations in hereditary hemorrhagic telangiectasia patients. Semin Intervent Radiol, 2013, 30 (4): 408.

［119］ Waight DJ, Hijazi ZM. Pulmonary arteriovenous malformations: transcatheter embolization options. Catheter Cardiovasc Interv, 2000, 50 (1): 52.

［120］ Rotenberg C, Bonay M, El HM, et al. Effect of pulmonary arteriovenous malformations on the mechanical properties of the lungs. BMC Pulmonary Medicine, 2017, 17 (1): 64.

［121］ Tutor JD. Chylothorax in infants and children. Pediatrics, 2014, 133 (4): 722.

［122］ Le Coultre C, Oberhansli I, Mossaz A, et al. Postoperative chylothorax in children: differences between vascular and traumatic origin. Journal Of Pediatric Surgery, 1991, 26 (5): 519.

［123］ Gray SJ. The lymphatic system. In: Embryology for Surgeons: The Embryological Basis for the Treatment of Congenital Defects. W. B. Saunders, Philadelphia, PA, 1972.

［124］ Brissaud O, Desfrere L, Mohsen R, et al. Congenital idiopathic chylothorax in neonates: chemical pleurodesis with povidone-iodine (Betadine). Arch Dis Child Fetal Neonatal Ed, 2003, 88 (6): 531.

［125］ Wasmuth-Pietzuch A, Hansmann M, Bartmann P, et al. Congenital chylothorax: lymphopenia and high risk of neonatal infections. Acta Paediatrica, 2004, 93 (2): 220.

［126］ Bolukbas S, Kudelin N, Donges T, et al. Therapy management of chylothorax. CHIRURG, 2010, 81 (3): 255-264.

［127］ Landvoigt MT, Mullett CJ. Octreotide efficacy in the treatment of chylothoraces following cardiac surgery in infants and children. Pediatr Crit Care Med, 2006, 7 (3): 245.

［128］ Paul S, Altorki NK, Port JL, et al. Surgical management of chylothorax. Thorac Cardiovasc Surg, 2009, 57 (4): 226.

第九章 食管及膈肌疾病

第一节 食管异物及穿孔

食管异物(esophageal foreign body)是指饮食不慎,误咽异物,如鱼刺、骨片、玩具等,异物可暂时停留或嵌顿于食管。常表现为食管异物感、吞咽困难、胸骨后疼痛等。严重者可造成食管瘘、纵隔脓肿、穿破大血管,甚至危及生命,一经确诊需立即处理。食管穿孔(esophageal perforation)是因食管壁病变或外伤造成的食管壁全层裂开,一旦发生病情险恶,可引起致死性的纵隔炎、纵隔脓肿和主动脉破裂等严重的并发症,死亡率较高。

一、病因

食管异物及穿孔多由于进食不慎、误咽异物、机械损伤、腐蚀物及剧烈呕吐致食管内压急剧升高,引起食管壁部分或全层破裂穿孔。受伤的原因与受伤部位存在一定的规律:暴力或锐器穿通致食管穿孔多在颈段;异物及腐蚀性损伤发生多在胸段;剧烈呕吐致食管破裂多出现在食管下段左侧壁。

食管自身无病变时发生食管损伤甚至穿孔的部位多发生于3个生理狭窄部。食管自身有病变时穿孔发生率较高,如食管憩室、贲门失弛缓症(achalasia,AC)、狭窄等,穿孔部位常发生在狭窄的近侧或狭窄处。

近年来,内镜检查和经食管超声技术的广泛开展,食管或胃镜检查、食管扩张疗法、食管超声检查、食管取异物、气管插管、纵隔镜检查及外科手术(如甲状腺切除、食管平滑肌瘤摘除、全肺切除术等)均可造成医源性食管损伤。

二、病理生理

食管损伤程度的轻重不同,导致的临床症状也不相同。

1. **食管壁部分损伤** 如黏膜撕裂、壁内血肿、管壁袋状膨出和食管壁全层破裂穿孔。

2. **单纯颈部食管外伤** 不会引起明显的病理生理变化。

3. **食管穿孔后** 气体、唾液、胃内容物及多种细菌进入纵隔,继之穿破纵隔胸膜进入胸腔,引起纵隔和胸腔大面积感染。在吸气和胸内负压增大时,空气经食管破裂口进入纵隔,使感染间隙增大、加重。纵隔炎的脓液与肺脓肿相似,量多,稀薄,具有粪臭味。

三、临床表现

食管异物及穿孔的临床表现取决于致病的原因、穿孔的部位和大小。

(一)食管异物

1. **吞咽困难** 吞咽困难程度与异物所造成的食管梗阻程度有关。完全梗阻者吞咽困难明显,流质难以下咽,多在吞咽后立即出现恶心、呕吐;对于异物较小者,仍能进流质或半流质饮食。

2. **异物梗阻感** 异物在上段食管时症状较明显;若异物在中下段食管时,可无明显梗阻感或只有胸骨后异物阻塞感及隐痛。

3. **疼痛** 疼痛常表示食管异物对食管壁的损伤程度,较重的疼痛是异物损伤食管肌层的信号,应加以重视。通常光滑的异物为钝痛,边缘锐利和尖端异物为剧烈锐痛。异物嵌顿导致食管穿孔的患者常述胸痛,有皮下气肿、气胸、局部脓肿等典型穿孔体征。

4. **反流症状**　常有反酸、胃灼热等症状。

5. **呼吸道症状**　主要表现为呼吸困难、咳嗽、发绀等。多发生于婴幼儿,特别是在食管入口及食管上段的异物。异物较大或尖锐带刺者,可压迫喉或损伤黏膜引起炎症。

（二）食管穿孔

1. 颈部、胸部及腹部剧烈的疼痛,呈强迫体位,痛苦面容,并伴吞咽困难。

2. 颈部皮下气肿及纵隔气肿。严重时可扩展至颜面和腹股沟。

3. 全身脓毒性感染症状。

4. 纵隔炎及脓肿、脓胸、大血管破裂等严重并发症。

四、诊　断

（一）病史

明确的吞食异物或食管损伤史。

（二）症状

突发的吞咽困难、异物感、疼痛、颈胸部皮下气肿等症状。

（三）辅助检查

包括颈、胸部正侧位片(图 9-1-1),以及食管碘油造影,颈、胸部 CT 扫描等。当 CT 影像有以下征象时,应考虑食管穿孔的诊断:

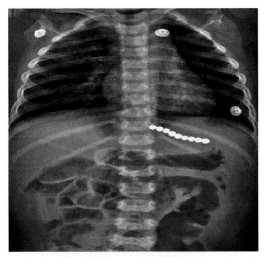

图 9-1-1　胸部正位片

1. 围绕食管的纵隔软组织内有气体。

2. 纵隔或胸腔有气液腔紧靠食管。

3. 充气的食管与一个邻近纵隔或纵隔旁充液的腔相通。

4. 胸腔积液特别是左侧胸腔积液则更进一步提示食管穿孔的可能。

当具备以上任何一项时,应做食管造影以明确诊断和确定穿孔的部位,对指导手术治疗非常重要。

（四）食管、胃镜检查

食管、胃镜检查对胸部创伤、异物引起的食管损伤有重要诊断价值。当食管造影阴性时,有时用食管或胃镜可直接看到异物及食管损伤的情况,并能提供准确的定位,了解污染的情况(图 9-1-2)。食管、胃镜检查的结果也有助于治疗的选择。但存在明确食管穿孔者内镜检查宜慎重,因其可能使穿孔扩大。

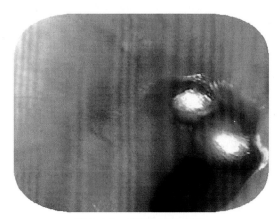

图 9-1-2　胃镜下磁珠图片

五、治　疗

原则上应尽早取出异物、闭合穿孔、减少感染蔓延、恢复消化道的连续性。

（一）一般治疗

禁食,抗感染,胃肠减压及维持水、电解质平衡,常规质子泵抑制剂(proton pump inhibitor,PPI)抑酸治疗。

（二）充分术前准备及辅助检查

明确患者有无内镜检查的禁忌证。

1. **食管异物者尽早行内镜下异物取出术**　若异物较大、嵌顿于食管壁或估计穿透食管壁全层、累及主动脉,可在外科协助下,内镜下取出或直接外科手术;若异物嵌顿超过 24 小时,CT 提示食管腔外脓肿形成或有严重并发症,应行开胸纵隔引流手术。

2. **食管穿孔发现时间较早时应争取手术治疗**　食管穿孔的手术方法有一期修补、采用其他组织加强修补、放置食管覆膜支架、食管旷置及胸腔纵隔引流等。

（1）食管破口小，感染局限在纵隔内，症状轻微者，应禁饮禁食，胃肠减压，酌情以生理盐水或抗生素液局部冲洗；肠外营养（parenteral nutrition,PN），应用广谱抗生素等。保守治疗24小时无明显改善者，应酌情考虑手术治疗。

（2）颈段食管穿孔：穿孔小、局部症状轻，探查不易发现时，单纯引流可使其愈合。大的穿孔需手术修补：经左胸锁乳突肌前缘切口，从甲状腺与颈动脉鞘间游离食管，裂口稍予修剪后，做黏膜和肌层分层缝合，局部置引流管至少3天。术后胃肠减压及营养支持治疗。

（3）胸段食管穿孔：术前须确定穿孔位置，便于选择进胸途径。通常应在液气胸侧入胸。如无液气胸，原则上是上、中段食管经右第4~5肋间，下段食管经左第6~7肋间入路。进胸后，清除胸内渗液，剪开纵隔胸膜用生理盐水冲洗。食管穿孔处扩创修剪，黏膜层和肌层分层缝合。一期修补术后裂开或瘘形成的发生率可达10%~39%，可采用胸膜瓣包绕修补处，加强缝合以利愈合。再次胸部清洗后安置胸腔引流管。术后应持续胃肠减压。胸腔引流管至少留置1周，术后7~10天在确定无食管瘘和脓胸时方可拔管。

（4）食管修补失败者不能再行二次修补，只能有效引流胸腔，禁饮禁食，行胃造瘘术。

（5）胸腔镜技术多应用于胸段食管穿孔，可用于穿孔后胸腔清创引流，技术成熟单位可开展胸腔镜下食管穿孔修补术，愈合良好。

（6）食管覆膜支架是近年来兴起的食管穿孔治疗新技术。在内镜引导下于穿孔部位置入食管覆膜支架（图9-1-3），可以减少纵隔及胸腔感染，同时促进穿孔处组织生长愈合，手术创伤小，治疗效果明显。

六、预 后

因为食管异物及食管穿孔临床诊断误诊率较高，所以并发症和死亡率均高。文献强调，食管穿孔后24小时内确诊及时手术者，死亡率明显低于超过24小时手术者。颈段食管穿孔的死亡率又明显低于胸、腹段。近年来随着内镜技术、食管覆膜支架等技术开展，以及广谱抗生素应用、加强胃肠外营养等，使食管外伤穿孔的并发症和死亡率进一步下降。

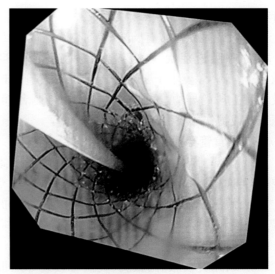

图9-1-3　食管穿孔后置入食管覆膜支架

【专家提示】食管异物及穿孔多系儿童误食或机械损伤造成，食管损伤引发后果的程度从仅需观察到开胸手术甚至死亡不等，早期诊断及早期处理是患儿临床预后良好的保证。除了传统的开胸引流和手术修补外，微创干预、食管覆膜支架、经内镜下球囊扩张并食管黏膜下药物注射减轻瘢痕性狭窄等新技术也取得了良好的效果。

（戚继荣）

第二节　食管腐蚀性灼伤

食管腐蚀性灼伤（caustic stricture of esophagus）是由于吞服腐蚀性物质引起的食管损伤和炎症。儿童（2~6岁）常为误服所致，常造成轻中度损伤；腐蚀剂一般为强酸或强碱，后者常是家庭清洁剂，如氢氧化钠、含氯漂白剂。吞下液体腐蚀剂后，很快通过食管，主要损伤常是食管下段及胃；而固体腐蚀剂常导致口腔、咽部及食管上段烧伤。强酸与强碱等造成的食管损伤一般都很严重，可引起食管黏膜糜烂、坏死、穿孔，纵隔炎，中毒性休克，甚至死亡。

一、发病机制

食管腐蚀性损伤的程度与吞服的腐蚀剂种类、剂量、浓度及食管的解剖特点有关。文献表明，家用漂白剂占全部腐蚀性物质摄入病例的

30%~40%,洗衣粉占20%,清洁产品中的酸和碱大于50%。强酸和强碱的食管灼伤一般都很严重,可引起黏膜充血、水肿,24小时后黏膜发生糜烂,组织坏死。若侵蚀食管全层,则可导致食管穿孔,形成食管周围脓肿导致全纵隔感染。实验证实强酸和强碱引起食管和胃的病理改变不同:酸性腐蚀剂可产生蛋白凝固性坏死,通常较为浅表,较少侵蚀肌层,但可引起胃的严重损伤,可能是由于酸性腐蚀剂不可被胃酸中和之故。碱性腐蚀剂较酸性者造成黏膜伤更为严重,可以对食管黏膜产生严重损伤,可使蛋白溶解、脂肪皂化、吸收水分而致组织脱水,并在溶解过程中产生大量热量对组织也有损伤。若灼伤面积广而深,容易发生食管壁坏死及穿孔。固态腐蚀剂易黏附于黏膜表面,烧伤面积较小,而液态腐蚀剂进入食管,接触面积广,破坏也严重。

吞服腐蚀剂后,口腔、咽、食管及胃均可引起损伤,特别严重的病例甚至引起十二指肠的损伤,有的儿童还可波及颜面部。由于吞咽后的反流,可以累及声门以上。受损伤较严重的部位是食管的3个生理窄狭区,一般食管下段发生狭窄的机会比中、上段多,因为贲门部处于关闭状态,腐蚀剂在此停留时间较长所致。当腐蚀剂通过食管进入胃后,常引起呕吐,从而胃内容包括腐蚀剂再次接触食管,加重了食管灼伤的程度。由于腐蚀剂在幽门窦部停留时间较久,严重损伤后瘢痕愈合常导致幽门梗阻。腐蚀剂形成的狭窄多数是散在而广泛,呈不整齐分布,致管腔不在同一轴线上,是引起食管扩张时机械损伤和穿孔的原因。

二、病理变化

食管及胃腐蚀性灼伤的内镜分度可以分为5级:0级为正常食管;1级仅累及食管黏膜和黏膜下层,表现为黏膜充血、水肿;2级(A)黏膜出血,糜烂,水疱,浅表溃疡;2级(B)上述表现累及整个食管周径;3级(A)局灶性深灰色或灰黑色溃疡;3级(B)广泛深灰色或灰黑色溃疡;4级累及食管全层,食管穿孔。70%以上的2级(B)和90%的3级损伤会造成后期的食管狭窄。

Zargar分型从0级到ⅢB级(图9-2-1):0级:正常黏膜;Ⅰ级:黏膜水肿发红;ⅡA级:出血,糜烂,水疱,浅表溃疡;ⅡB级:环状出血,溃疡,渗出;ⅢA级:局灶性坏死,基底深灰色或褐色、黑色溃疡;ⅢB级:广泛坏死,深灰色或灰褐色溃疡。

CT分级(图9-2-2):一级:正常外观;二级:食管或胃壁增厚,增强显影;三级:透壁性坏死,没有食管或胃壁增强显影。三级病变累及食管全层和食管周围或胃周围组织,甚至食管穿孔,炎症可延及纵隔或腹内脏器,表现为食管呈广泛水肿,管腔堵塞,可炭化及焦痂,全层坏死,并穿孔引起纵隔炎,可因大出血、败血症、休克而死亡,幸存者可产生重度狭窄。

三、临床表现

一般吞服腐蚀剂立即感到口腔、咽部及胸骨后疼痛,吞咽时尤为明显。疼痛严重时可放射至肩部,胃有灼伤时可有上腹痛,患者因吞咽痛而拒

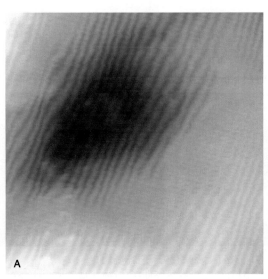

A

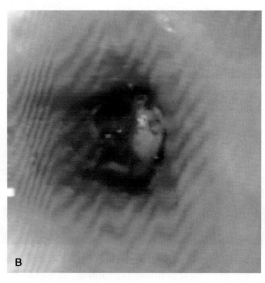

B

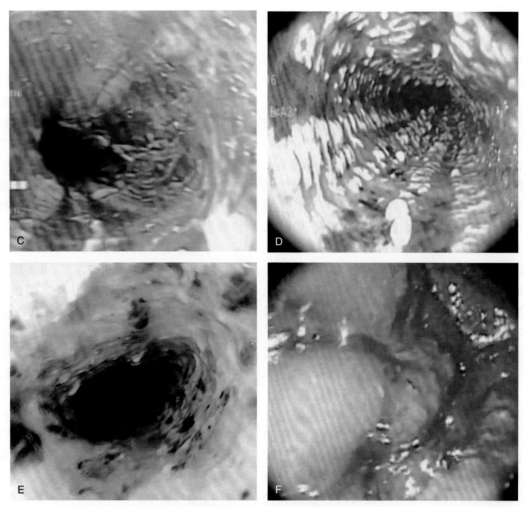

图 9-2-1 Zargar 分型

A. 0 级;B. I级;C. ⅡA 级;D. ⅡB 级;E. ⅢA 级;F. ⅢB 级

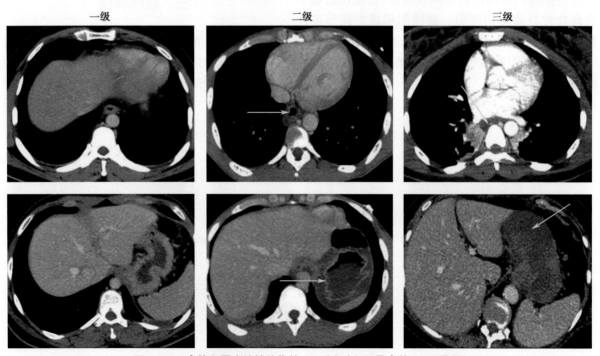

图 9-2-2 食管和胃腐蚀性灼伤的 CT 分级(上面是食管,下面是胃)

一级正常形态;二级食管和胃壁软组织肿胀,箭头提示器官壁增强显示;三级透壁性坏死(箭头提示器官壁没有显示)

食，唾液增多，亦可发生呕吐，呕吐物常混有血性液体。伤情严重者，尚可出现高热、昏迷、虚脱等中毒现象。大量吞服强酸，尚可引起代谢性酸中毒，少数患儿因声门受累或因反流、误吸引起肺部感染，均可出现呼吸困难，甚至引起窒息。

食管或胃的腐蚀性损伤患者出现呕血或黑便，严重者可因大出血无法控制而死亡。少量呕血可由创面渗血或坏死组织脱落出血引起，大量呕血或黑便一般多发生在伤后10天左右，常由溃疡穿透至邻近大血管引起。

吞咽困难是食管腐蚀性损伤的突出表现，常表现为马鞍型。在伤后早期因食管炎性水肿可表现不同程度的吞咽困难，1周左右随着炎症水肿逐渐消退症状缓解，若食管损伤不严重，可不形成瘢痕性狭窄，逐渐恢复正常饮食；如食管灼伤严重，2周后因纤维结缔组织增生，瘢痕挛缩而致狭窄，再度出现吞咽困难，最后甚至流汁饮食亦难咽下，导致患儿贫血、消瘦、体重下降、营养不良等。

四、并 发 症

食管穿孔是食管腐蚀性损伤后早期的严重并发症，可发生在损伤后2~3周的任何时间点。食管穿孔以食管下段多见，穿透纵隔可引起纵隔炎，穿入胸腔可引起一侧或两侧脓气胸，患者出现败血症、休克、呼吸困难等症状，也可穿入气管，引起食管气管瘘。胃腐蚀伤后患者可有腹痛、上腹部压痛，如胃壁发生坏死或穿孔，腹部压痛更为明显，并有腹肌紧缩及反跳痛等弥漫性腹膜炎表现。食管与胃的瘢痕性狭窄是灼伤急性期后的主要并发症。

五、辅助检查

1. **造影检查** 是诊断食管腐蚀伤的重要方法，一般主张在急性期消退后，在伤后1周左右进行。可以了解食管损伤的大致范围。可见到黏膜不规整、局部痉挛、充盈缺损或狭窄。有食管穿孔可用碘油或水溶性碘制剂造影见造影剂外溢。定期做造影检查，评估狭窄发展及治疗的反应。

2. **纤维食管镜检查** 可直接观察到食管损伤的程度和部位，主张在伤后1周进行，这时肉芽组织正在形成，穿孔的危险性较小，必要时尚可同时行扩张治疗。在吞入腐蚀性物体24~48小时是否进行纤维食管镜检查，存在较大争议。早期绝对禁忌胃镜检查；晚期如患者可进流质或半流质，则可谨慎做胃镜检查，以了解食管与胃窦、幽门有无狭窄或梗阻。如食管高度狭窄，胃镜不能通过时，不应硬性插入，以免发生穿孔。

3. **CT检查** 在评估损伤的程度和范围方面，CT较内镜具有优势；由于其非侵入性，而对透壁性损伤或穿孔更具有前景。

六、诊 断

一般根据吞服腐蚀性物质病史及临床表现即可做出诊断。对吞服腐蚀剂的剂量、浓度、酸碱性及原因等了解，可对诊断、明确损伤严重程度和治疗均有帮助。企图自杀的患者常吞服腐蚀剂的剂量较多，损伤甚为严重而广泛，病情也很严重，应严密观察症状及体征，注意生命体征和意识变化，食管及胃坏死穿孔要做到尽早诊断。

七、治 疗

(一) 治疗原则

应了解口服的腐蚀剂种类，根据吞服腐蚀剂的性质及吞入量，选择治疗方法。及早静脉输液补充足够的营养，纠正电解质和酸碱失衡，保持呼吸道畅通；立即禁食，一般忌洗胃，以免发生穿孔。如有食管或胃穿孔的征象，应及早手术。

(二) 保守治疗

1. **减轻腐蚀剂继发的损害** 为了减少毒物的吸收，减轻黏膜灼伤的程度，无论吞服酸性或碱性腐蚀剂均可用生理盐水灌洗。许多腐蚀剂除对局部有损伤外，尚可吸收引起全身中毒，应放置胃管反复多次洗胃，每次注入量不宜太多，以免胃有灼伤时引起穿孔，洗胃后可将胃管保留，作为愈合阶段的营养支持及给予药物之用，也可起到支撑作用，保持食管开放。置胃管要小心，以免加重食管损伤。若胃管置入困难，且胃同时有严重灼伤不能行胃造口者，可行空肠造口置管维持营养。

吞服强酸者可先饮清水，口服氢氧化铝凝胶，或尽快给予牛乳、鸡蛋清、植物油口服；吞服强碱者可给予食醋加温水口服，一般不宜服浓食醋，因浓食醋与碱性化合物作用时，产生的热量可加重损害，然后再服少量蛋清、牛乳或植物油。避免使用酸碱中和剂，因中和剂可产生气体和热，加重损伤。

2. 对症治疗 剧痛者给予止痛药,如吗啡肌注;呼吸困难者给予氧气吸入,已有喉头水肿、呼吸严重阻塞者,应及早作气管切开,并应用广谱抗生素防止继发感染。在早期,为了避免发生喉头水肿,可酌情在发病24小时内使用肾上腺糖皮质激素,以减轻咽喉局部水肿,并可减少胶原及纤维瘢痕组织的形成。可用氢化可的松或地塞米松静脉滴注,数天后可改成泼尼松片口服,但不应长期服用,因为糖皮质激素治疗存在争议,所以通常仅限于有呼吸道症状的患者,糖皮质激素不能阻止食管狭窄的发展。

(三)急诊手术

有上消化道的广泛坏死、穿孔和严重出血,患者的死亡率甚高,常需要急诊手术治疗(图9-2-3)。手术有胸腔闭式引流、纵隔扩清术、食管切除、颈部食管外置及食管胃切除等,后期再行食管或胃重建。及时诊断、及时手术治疗可挽救部分患者的生命。腔镜手术探查是合适选择,手术的同时做好空肠造瘘或胃造瘘,为早期经肠营养做好准备。

(四)后期食管狭窄的处理

对于局限性狭窄,早期给予食管扩张处理,最早可在烧伤后10~14天进行第一次扩张;对于弥漫性或广泛食管胃烧伤,早期保证患儿的生命体征稳定,改善营养状态,二期行食管替代手术。食管替代手术可选择右半结肠、左半结肠或横结肠替代食管,大部分经胸骨后进行;对于丧失功能的食管,目前主张手术切除。有文献报道在腐蚀性食管炎后16~42年,有2%~30%的患者会罹患食管癌。

随着覆膜支架材料技术的进步,可回收覆膜支架被应用于后期中长段食管狭窄的治疗。该治疗方式通过纤维内镜观察、测量食管狭窄的程度及狭窄段的长度,随后在内镜下在狭窄处放置带有回收线的全覆膜食管支架,通过支架的自膨胀力量对食管进行持续的扩张、塑形。南京医科大学附属儿童医院的经验是在经历一段时间的扩张、塑形后(3~6个月),通过回收线经口取出覆膜支架,狭窄段的食管可恢复正常形态,该治疗方式在一定程度上避免了长段食管切除术及食管替代手术,减轻了患儿的痛苦。

此外,在食管腐蚀性灼伤造成局限性急性食管穿孔的病例中也可以应用覆膜食管支架。支架表面所覆的PTFE膜既防止了食管黏膜向支架网格内生长造成食管与支架粘连无法取出的并发症,同时又隔绝了消化液与穿孔处食管黏膜接触,促进穿孔处食管的生长修复,也避免了消化液漏入纵隔或胸腔而形成的难以控制的感染。

【专家提示】食管腐蚀性灼伤是儿童严重的意外伤害,一旦发生应该尽早明确腐蚀剂类型、吞服剂量及发生时间,做好严重程度评估分级及有

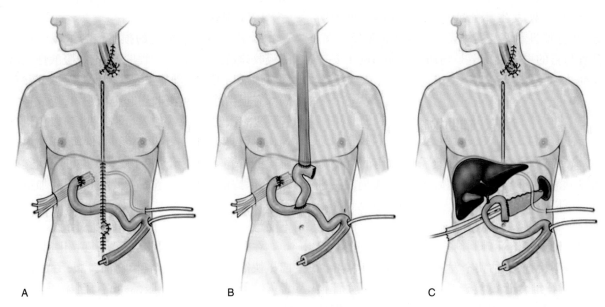

图9-2-3 急诊手术

A.食管胃切除,颈段食管造瘘,空肠置管造瘘;B.胃切除,食管空肠吻合,空肠置管造瘘;
C.食管胃切除,胰腺十二指肠切除,颈段食管造瘘,空肠置管造瘘

无累及呼吸道。做好可能严重并发症甚至危及生命的应对处理措施,做好预判沟通。总体原则:首先是抢救生命,其次保护食管、胃功能。严重烧伤住院时间长、费用高、并发症多,可能需要多次手术甚至食管替代治疗。

(张利兵)

第三节　先天性食管闭锁和气管食管瘘

先天性食管闭锁和气管食管瘘(congenital esophageal atresia and tracheoesophageal fistula)是新生儿期严重的先天性消化道畸形,通常表现为出生后不能进食合并口腔吐沫,又称为"螃蟹宝宝",明确诊断后需要急诊手术。发病率约为 2.44/10 000,近 20 年的发病率没有明显的变化,波动在(2.35~2.53)/10 000 之间。数据显示,44.7% 的先天性食管闭锁为单纯先天性畸形,31.6% 的合并多种先天畸形,23.7% 的为某些先天性畸形综合征的一部分。

一、历史回顾

约 300 年前 William Durston 首次描述了食管闭锁的解剖形态。1840 年,Thomas Hill 报道食管闭锁常合并其他脏器畸形。1861 年,Hirschsprung 报道了 14 例食管闭锁。1880 年,Morrell McKenzie 首次系统性描述了食管闭锁的胚胎学原理、诊断及合并畸形。首次尝试治疗本病的报道在 1888 年,Charles Steel 从胃造瘘置探条于食管远端并从口放置探条于近端食管,他认为食管的远近端之间存在隔膜并可通过探条挤压破坏隔膜,可尸检结果是远近端食管之间存在间隙。之后胃造瘘一直用于姑息治疗食管闭锁,直到 20 世纪 30 年代根治食管闭锁的治疗才被采纳。Thomas Lanman 在 1936 开始尝试食管闭锁远近端吻合,但 30 例手术均未成功。1941 年 Cameron Haight 尝试了 5 例手术但均失败,后终于成功存活 1 例根治手术患儿。1943 年,Haight 改进了手术方式,改为右侧胸膜外手术和双层吻合,到 1969 年,他报道治疗了 284 例食管闭锁,有 52% 存活。这一手术方式被沿用至今,成为经典的治疗食管闭锁手术

方式。此后食管闭锁根治手术在世界各地均有报道,并将治疗患儿的体重延伸到了 1.5kg 以下。我国于 1958 年开始有手术成功的病例报道。到 20 世纪末,食管闭锁气管瘘的成活率已达 95% 以上。20 世纪 90 年代,随着胸腔镜技术的发展,Rothenberg 首次报道胸腔镜治疗食管闭锁 1 例,此后胸腔镜治疗食管闭锁已经成为众多治疗中心的常规手术方式。国内黄金狮团队报道胸腔镜治疗食管闭锁 69 例,并总结认为完成学习曲线要经过 40 例左右的手术实践。

二、病　因

食管闭锁的病因目前尚无统一观点。

(一)食管气管分隔

人体胚胎学之父 Wilhelm 认为前肠早期作为一个单孔管道,在发育过程中逐渐在两个内侧壁生长出一个分隔,并将前肠分割为前后两个独立的管道。前面的管道最终发育为气管及其分支,后面的管道最终发育成为食管及其远端消化道。如果分隔不能完全将气管和食管分离就可能形成气管食管瘘。可是这个理论并没有经受住后来的验证。更多的观察并没有发现 Wilhelm 描述的这个分隔。Kluth 在使用扫描电子显微镜观察了鸡胚胎后,也未能发现所谓的食管气管分隔。

(二)前肠空泡化 - 再通

该理论认为前肠在胚胎期可能会因为很多因素而阻塞,胚胎在发育过程不能将阻塞的组织再通为管道可能形成食管闭锁。这个理论能解释食管隔膜的形成。

(三)头神经嵴病

有人认为食管闭锁是复杂疾病"头神经嵴病"的一部分。因为一系列畸形(包括心血管畸形、胸腺、甲状腺及面部畸形和食管闭锁)的形成都和神经嵴相关。这个理论也不能解释所有食管闭锁的形成,因为有近半数的食管闭锁没有合并畸形。

(四)阿霉素模型

1996 年 Diez-Pardo 用阿霉素在实验室制造了食管闭锁合并气管食管瘘的动物模型,并且用这个模型衍生出了更多和食管闭锁形成相关的理论。

(五)染色体畸形

目前尚未证实该病的遗传倾向,但有家族发病的报道,并且在一份 102 例患儿报道中发现双

胎的发病率达 9%。近年来不断有报道发现部分染色体畸形可能和食管闭锁的发病相关。

三、病理分型及病理生理

食管闭锁按照解剖学差异分成 5 类(图 9-3-1),将 Ⅲ 型食管闭锁按远近端距离分为 Ⅲ a 和 Ⅲ b 型。每种类型的食管闭锁因为解剖上的差异而存在不同的病理生理并有不同的临床表现。

1. Ⅰ 型(4%~8%) 食管和气管之间不存在连接,无气管食管瘘。食管呈两个完全分离的盲端,而且两个盲端通常相距较远(≥4cm)。因近端食管呈盲袋样,唾液不能下咽,所以常表现为生后大量唾液外溢。因不存在气管食管瘘,消化道内容物不能通过瘘道进入肺内,但是部分唾液可能会因为误吸进入气管,可能并发肺炎。正常新生儿生后因哭闹而吸入大量的气体进入消化道,但是 Ⅰ 型食管闭锁远端食管是盲端,患儿即使哭闹胃肠道内也不会存在气体,也很少出现腹胀。

2. Ⅱ 型(0.5%~1%) 食管的近端和气管形成气管食管瘘,食管远端为盲端。唾液容易通过瘘道进入气管,所以呛咳表现明显,并进一步导致肺炎。远端食管同样为盲端,胃肠道内也不会存在气体。远近端距离通常较远。

3. Ⅲ 型(85%~90%) 最为常见。食管近端为盲端,远端和气管形成气管食管瘘。生后表现为大量白色泡沫样黏液经口腔溢出,偶因误吸有呛咳表现。因为远端食管和气管形成气管食管瘘,气体可进入胃肠道,常出现腹胀。如腹部压力过大可致胃内液体逆流进入气管。远近端食管之间距离大于 2cm 者为 Ⅲ a 型,小于 2cm 为 Ⅲ b 型。

4. Ⅳ 型(1%) 食管远近端均和气管形成气管食管瘘。近端食管在前壁于盲端近侧 0.5cm 左右发出细小瘘管进入气管,唾液可通过近端瘘进入气管,气管内气体也可通过远端瘘进入胃肠道。远近端距离通常较近。

5. Ⅴ 型食管闭锁 食管未真正闭锁,只在气管和食管之间存在一个单纯的气管食管瘘。新生儿生后可以进食,但可能出现呛奶表现。部分患儿因为瘘管细小,新生儿期可能漏诊。漏诊患儿可反复肺炎。因为病理解剖形类似字母 "H" 或 "N",所有又称为 "H" 型或 "N" 型食管闭锁。

四、诊 断

(一)临床表现

对存在唾液过多、饮水后呛咳、腹胀和进食困难的患儿可进一步检查。多次尝试放置管困难后拍摄胸腹部立位 X 线片,胃管通常卷曲在食管近端(图 9-3-2)。Ⅰ 型及 Ⅱ 型食管闭锁腹腔内不含气体。Ⅲ 型及 Ⅳ 型食管闭锁通常可见巨大胃泡。如存在双泡征可能合并十二指肠梗阻。

结合食管造影诊断食管闭锁并做出分型判断并不难(图 9-3-3)。但是 Ⅲ 型及 Ⅳ 型食管闭锁通常术前难以鉴别,因 Ⅳ 型食管闭锁近端气管食管瘘细小且开口不在盲袋底部所以造影很难体现。如果术前造影提示近端食管盲端膨大不明显,则需在术中仔细探查近端食管是否存在气管食管瘘。食管造影可用 6 号胃管注入 0.5~1ml 碘海醇,如造影剂注入过多可能加重肺炎。Ⅴ 型食管闭锁只通过食管造影较难诊断,多在纤维支气管镜下明确诊断。如造影诊断明确,不推荐术前 CT 或 MRI。

(二)合并畸形

有超过 50% 的食管闭锁有合并畸形或是先天性畸形综合征的一部分。合并畸形主要包括心血管系统畸形、四肢骨骼畸形、消化道畸形、泌尿系统畸形、头颈部畸形或纵隔部位畸形。对合并两种或两种以上畸形的情况可以称为 VACTERL 综合征。一旦确诊食管闭锁,需更加仔细评估其他器官系统的情况。如合并十二指肠梗阻、肠闭锁或肛门闭锁,则需斟酌手术顺序。

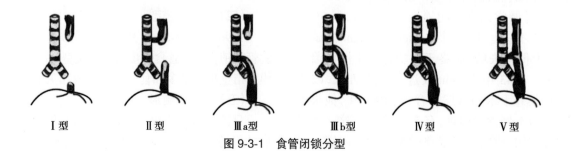

| Ⅰ 型 | Ⅱ 型 | Ⅲ a 型 | Ⅲ b 型 | Ⅳ 型 | Ⅴ 型 |

图 9-3-1 食管闭锁分型

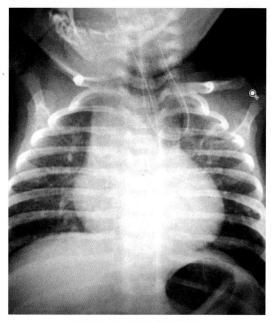

图 9-3-2 Ⅲ型食管闭锁

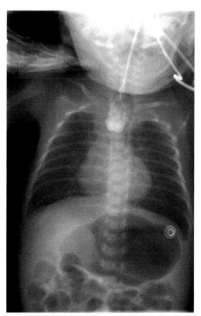

图 9-3-3 食管闭锁造影

五、治疗策略

手术矫正畸形是根治食管闭锁唯一有效的治疗手段。随着手术、麻醉水平及术后监护条件的提高,目前国内外高诊疗水平的专科治疗中心,食管闭锁治愈率可达 95% 以上。

（一）产前准备

如产前可疑存在食管闭锁,患儿家属需要到专业的诊疗中心咨询相关信息并提前安排生后转运流程。分娩医院可尝试放置胃管来确诊食管闭锁,并将胃管留置于食管近端。在转运过程中,患儿可采取右侧卧位并抬高头部以减少唾液误吸。胃管持续吸引食管近端分泌物可有效避免误吸,患儿家长需在产前就准备好便携式吸痰器。如不能及时获取吸痰器,则可用 50ml 注射器间断抽吸。

（二）术前准备

单纯食管闭锁不需要急诊手术。术前充分评估心肺功能并排除其他畸形对治疗方案的选择意义重大。术前持续吸引食管近端分泌物来保持呼吸道清洁以预防吸入性肺炎。推荐使用大号胃管可增加有效引流,放置胃管的过程中遇阻力后回撤 0.5cm 即可(图 9-3-4)。胃管持续吸引的同时要对口腔分泌物进行间断吸引。早产儿因肺发育不良需呼吸支持,但气体可经气管食管瘘加重腹胀并进而加重呼吸困难,形成恶性循环,如腹胀严重影响通气则需急诊手术。

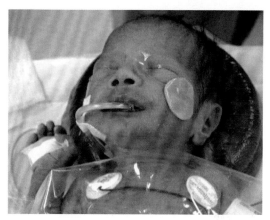

图 9-3-4 通过口腔放置胃管吸出食管盲端的痰液

（三）胸腔镜治疗（以Ⅲ型食管闭锁为例）

1. **胸腔镜手术的优势及劣势** 胸腔镜手术除切口更美观(图 9-3-5)、胸廓畸形发生率低及视野更清晰外,还能有效减少低体温及水分散失,这一点对新生儿手术预后至关重要。与传统手术经胸膜外入路不同,胸腔镜手术需要穿透胸膜肺萎陷后才能充分暴露食管,术后食管吻合口瘘可能导致严重的胸腔感染。另外新生儿狭小的胸腔容积易限制操作,需要更长的学习曲线。需要强调,并不是所有的食管闭锁都适合胸腔镜手术,如患儿存在重度心肺功能不全或早产儿肺重度发育不良很难耐受单肺通气者。

2. **体位及套管选择** 患儿采取左侧卧位,右手上举,右侧胸朝上并向下俯卧 30°~45°,可适当整体靠左侧床边。操作者及助手在患儿左侧,胸腔镜显示器在正对侧,器械护士在右侧尾端。首先将 5mm 套管置于腋后线第 5 肋间(多数位于右手上举时的肩胛下角),建立压力约 5mmHg 的右侧 CO_2 人工气胸,进入胸腔镜后再放置两个操作套管于腋中线第 4 肋间及腋中线第 6 肋间(视新生儿大小可适当外移一个肋间隙),上操作套管直径为 5mm 以便放置生物夹,也可选用 3mm 操作套管,下操作套管直径为 3mm。如患儿为右位主动脉弓可选择左胸入路,体位及套管选择同右侧。

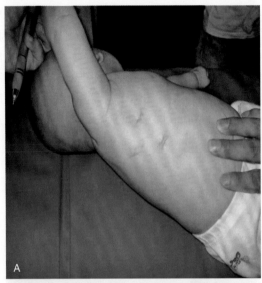
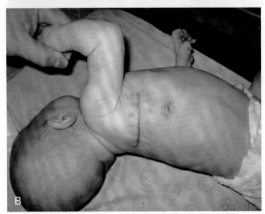

图 9-3-5 手术瘢痕
A. 胸腔镜手术瘢痕;B. 开胸手术瘢痕

3. 离断气管食管瘘 进入胸腔后游离奇静脉,不建议离断。使用电钩切开右侧纵隔胸膜寻找远端食管,通常远端食管在奇静脉水平汇入气管后壁,充分游离气管食管瘘后使用生物夹夹闭或不可吸收线缝合后用剪刀离断瘘管。生物夹需尽量靠近气管,以避免气管憩室形成。

4. 游离食管近端 向颈胸入口方向打开胸膜并抓取近端盲袋,向颈部充分游离盲端,并将盲袋顶端剪开去顶。部分近端食管位置靠上难以辨

认,可通过盲袋内胃管活动定位。在游离近端食管过程中,如发现盲袋较小或盲端较尖锐,需仔细分辨是否为Ⅳ型食管闭锁,即近端也存在气管食管瘘。近端食管气管瘘通常较细短,不能使用生物夹,可使用丝线分别缝扎瘘管两端并离断,最后还需要游离部分椎前筋膜覆盖瘘管的气管端。

5. 食管端端吻合 通常使用 5-0 单丝可吸收线间断缝合食管全层约 8 针,或连续缝合,或间断加连续缝合。在张力较高的吻合中可适当增加入针点与切缘的距离来避免撕裂。Ⅲb 型食管闭锁在胸腔镜下吻合相对容易,但多数Ⅲa 型食管闭锁也可以在胸腔镜下完成吻合。后壁缝合后可经鼻放置胃管可利于前壁缝合,注意在吻合前壁时避让胃管。

(四)长段缺失型食管闭锁的手术方案

1. 定义 长段缺失型食管闭锁泛指食管远近端距离较长并难以一期吻合。Ⅰ型及Ⅱ型食管闭锁都是该类型。有些治疗中心将部分Ⅲa 型食管闭锁也归入该类,但从目前国内外的报道提示Ⅲa 型食管闭锁只有极少患儿需要延期吻合。

2. 一期处理 对疑诊食管闭锁的患儿拍立位腹平片,如胃肠道内没有气体则提示为Ⅰ型或Ⅱ型食管闭锁,发生率分别为 80% 和 20%。需再完善食管造影和纤支镜检查,如近端存在气管食管瘘,则可在胸腔镜下结扎瘘管并尝试做食管吻合。由于Ⅱ型食管闭锁较罕见,一期吻合的成功率差异较大,如不能完成一期吻合则需分期处理。通过胃造瘘可暂时为不能一期吻合的食管闭锁患儿提供进食通道,待食管间距离缩小后再完成吻合。

3. 食管延长策略

(1)近端盲袋延长:1952 年 Kate 首次提出近端食管前壁翼状成型以延长近端食管,因近端食管通常较粗大,故通过切开前壁向下翻折并重新吻合后可部分延长近端从而达成一期吻合的目的。1969 年,Livaditis 提出螺旋环形切开食管肌层并重新成型以延长近端食管。这两种延长食管近端的方法可以部分解决一期吻合的需求,但是术后吻合口瘘、食管狭窄及食管憩室等并发症较多,目前只有少数治疗中心在使用。

(2)探条刺激延长:1965 年 Howard 等人首次提出经口放置探条进近端食管,并适当增加向远端的推力试图延长近端食管。之后发展成分别从近端及远端食管放置探条以减少食管间隙,并最

终完成延迟吻合。远端食管探条通常经胃造瘘进入，在胃造瘘喂养 1~2 个月后即可进行。探条刺激食管再生长的能力已经得到证实，并被较多治疗中心接受。但因该方法持续时间长，患儿在治疗期间长期不适并且存在食管破裂风险，所以部分治疗中心仍未采用该方法。

（3）Foker 生长技术：在 1984—2004 年期间，Foker 团队使用内牵引和外牵引法治疗了 38 例长段缺失型食管闭锁。开胸或者胸腔镜下诊断为长段缺失型食管闭锁后可将食管气管瘘结扎，并分别在远近端食管盲端处缝合牵引线，将牵引线放置于胸腔外并定期向外牵引来刺激食管延长。

4. 二期重建食管　选择不同的食管延长策略，二期重建食管手术的选择时机亦不同。在重建食管之前需要完成食管远近端造影或者食管 CT 三维重建来了解食管延长情况。通常在 3 个椎体间隔以内能顺利完成吻合，如间隔不能缩小到 3 个椎体高度以内可适当延长生长时间。如超过半年时间食管延长不明显并且预计难以完成食管端端吻合，则需要做食管替代手术，目前结肠是最常用的食管替代器官。

（五）单纯气管食管瘘

多数 V 型食管闭锁发生在颈 7~ 胸 2 椎体水平，并可经颈部入路修补，如发生位置更低则需要经胸部完成修补。

经颈部手术可根据术者习惯选择左右侧，在颈根部切开皮肤并钝性分离牵拉颈部肌肉即可寻找到食管气管间沟，瘘管常位于颈根部，部分患者瘘管较短甚至仅表现为食管气管间窗口。切断瘘管并分别修补食管端及气管端，分离部分椎前筋膜置于两侧瘘口之间可有效降低本病的复发，术后常规放置橡皮引流条。本术式难点在于寻找瘘管，并且需要避免损伤喉返神经。近年来有团队在内镜下往瘘管内注入医用胶水成功治愈本病的报道，但复发率较高，目前仍不是主流的治疗方式。

六、术后护理

食管闭锁重建手术的术后护理至关重要，需要专业团队严密的监测和频繁的护理。

1. 保暖　将患儿安置于暖箱中，保持恒定的温度及湿度，保持环境安静，减少声光刺激。

2. 体位　采取仰卧位，在搬动或者翻身时要防止颈部过伸以及扭头动作，避免增加食管吻合口张力。患儿的自主运动过多可能会影响食管吻合口的愈合，在拔除气管插管之前需要镇静。

3. 呼吸道管理　需要注意气管插管的深度及固定，在调整气管插管过程中尽量轻柔，以避免损伤食管气管瘘修补处。雾化辅助排痰，尽量避免翻身拍背，过于剧烈的翻身及拍背振动都存在影响吻合口愈合的风险。吸痰需要控制吸引压力和吸痰管插管的深度（10cm 以内），过大的吸力和过深的插管都有可能损伤气管端瘘口。

4. 胃管　胃管有作为食管支架、减轻胃食管反流对吻合口的影响以及喂养的 3 大作用。妥善固定胃管至关重要。若不慎脱出，也不可盲目重插，以免因重插胃管损伤吻合口，这一点对手术的成功至关重要。

5. 胸腔引流管　引流管直至患儿可进食后才给予拔除。详细记录引流液的颜色量及性质，可以了解胸腔内是否存在感染。

6. 营养支持　早期经静脉提供营养物质。术后 7 天可行食管造影检查吻合口通畅无漏后，开始经口试喂奶，进奶顺利无呛咳可逐渐增加奶量。

七、术后并发症的观察和处理

食管闭锁术后并发症较多，不同类型的食管闭锁可能出现的并发症也不尽相同。不同的并发症可能存在相同的症状，不同的并发症可能合并存在，需要临床医生仔细观察及分辨。

（一）吻合口狭窄

该并发症发生率在 50% 左右，可能出现吞咽困难、喂养时青紫、误吸、肺炎以及发育迟缓等症状，需要与食管运动障碍、气管食管瘘复发、胃食管反流，以及气管软化等并发症相鉴别。单纯从症状判断食管吻合口是否狭窄较困难，食管造影可准确地显示整个食管的粗细，能测量吻合口的大小，但目前仍没有统一的诊断标准。

吻合口狭窄与远近端食管的距离或吻合口张力有密切关系。该并发症的发生和胃食管反流关系密切，术后口服抑酸剂可能降低吻合口狭窄的发生率。

球囊扩张是目前使用最广泛的治疗方式（图 9-3-6），探条扩张和球囊扩张的治疗效果差异不大，但探条扩张导致食管穿孔的风险会更高。

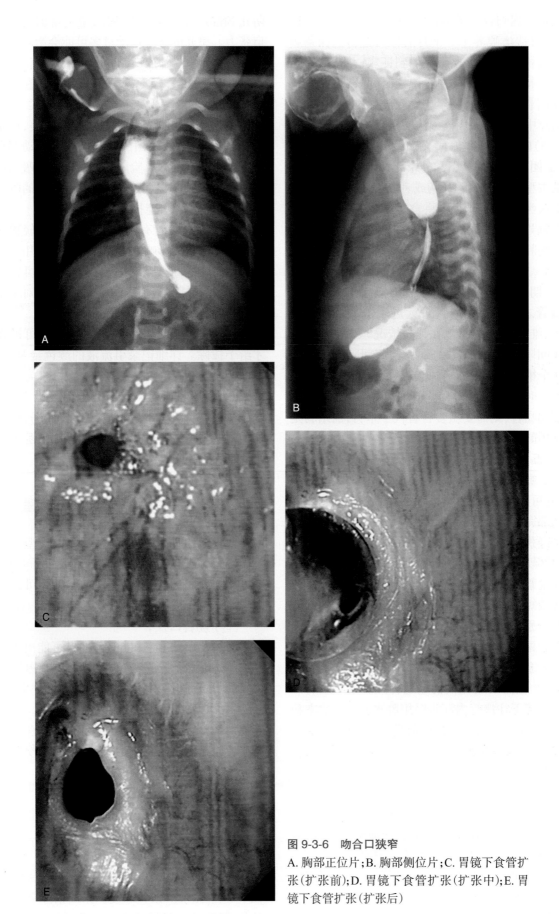

图 9-3-6　吻合口狭窄

A. 胸部正位片;B. 胸部侧位片;C. 胃镜下食管扩张(扩张前);D. 胃镜下食管扩张(扩张中);E. 胃镜下食管扩张(扩张后)

一般食管扩张需要在术后 4 周以上才能进行,扩张间隔为 2-4 周。

食管扩张可能导致食管破裂穿孔,一旦诊断需留置胸腔引流管,观察胸腔引流物为气体或是唾液状液体。如引流管出现较多分泌物,则需要在 24 小时内完成食管破裂处的修补。近期有报道一旦导致食管破裂穿孔立即采用内镜下覆膜支架,效果良好。但食管支架目前在儿童中的应用并不广泛,使用食管支架的指征尚待明确,早期有报道在使用食管支架之后支架移位穿破胸腔大血管导致死亡的病例,食管支架治疗尚需要完成学习曲线,并在使用后需要严格监控支架的位置,同时还要改进支架的材料安全性。

除物理原理扩张食管外,有报道提示一些药物(如糖皮质激素类药物和丝裂霉素)也能在一定程度上控制食管狭窄的进展,但尚未得到广泛接受。难治性吻合口狭窄可能需要重新切除吻合。

(二)胃食管反流

食管闭锁患儿发生胃食管反流的可能性约为 20%~50%。部分可随生长发育而逐渐好转,但对于长段缺失型食管闭锁因胃食管反流常影响食管扩张效果,建议选择抗反流手术。最主要的表现是反复恶心、呕吐,并可因呕吐而导致一系列的症状,包括有体重不增、反复性肺炎、食管炎及食管狭窄。食管造影及 24 小时食管 pH 监测可了解反流的严重程度。

多数患儿通过保守治疗好转。

1. 体位调整 平时可以躺在约 10° 的斜坡床上,进食后可以保持直立或前倾位。

2. 饮食调整 少吃多餐;进食黏稠食物,或者在配方奶中添加牛奶增稠剂。

3. 药物治疗 服药频率及用量尚未统一,多在呕吐症状好转后逐渐撤药。

4. 手术治疗 反复食管狭窄、因胃食管反流呛咳误吸导致肺炎、持续严重的食管炎或体重不增,需要考虑抗反流手术,最常用 Nissen 术式。腹腔镜手术正逐步成为主流方式。

(三)吻合口瘘

食管闭锁一期吻合术后吻合口瘘发生率为 10%~21%,不同治疗团队间的差异较大。吻合口瘘(图 9-3-7)的发生可能与食管血液供应、盲端间距、食管质地、缝线材料及吻合技术有关。食管盲端距离越大缝合的张力就越大,发生吻合口瘘的概率越大。多数吻合口瘘经禁食、保持吸痰、胸腔

闭式引流及广谱抗生素抗炎等保守处理后多在 1 个月内可自行愈合。

但如存在严重败血症、张力性气胸甚至休克等表现即提示保守治疗失败,可在生命体征较平稳后再行食管修补,或术后 1 月左右采用内镜下覆膜支架治疗。

在吻合口瘘的保守治疗阶段需多次复查食管造影以及纤支镜,一旦发现气管食管瘘复发多需再次手术修补,或采用内镜下覆膜支架治疗。

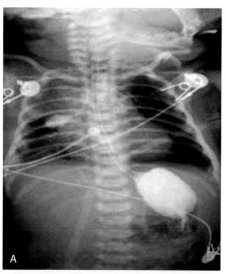

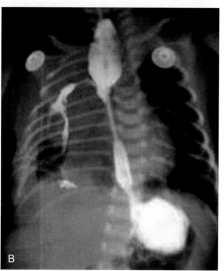

图 9-3-7 吻合口瘘
A. 吻合口瘘小;B. 吻合口瘘大

(四)食管气管瘘复发

气管食管瘘复发率约为 5%~10%,常由吻合口瘘或者吻合口感染造成,但也可能是未被发现的近端食管气管瘘,即Ⅳ型食管闭锁。主要症状包括:反复胸腔感染、肺炎及喂养时呛咳或者窒息。确诊主要通过纤维支气管镜检查,该检查可

明确瘘口位置及大小,为手术治疗提供帮助。一旦诊断食管气管瘘复发多不能自行愈合。手术修补仍是最主要的治疗手段(图9-3-8)。内镜下瘘管去上皮化、粘合剂封堵(成功率为:28.6%)以及内镜下瘘管钳(易造成食管穿孔)并行覆膜支架治疗也可以作为替代治疗。首都医科大学附属北京儿童医院曾报道胸腔镜下修补复发性食管气管瘘,在2017年10月至2018年10月期间,经胸腔镜下手术修补食管闭锁术后食管气管瘘复发18例,平均复发年龄为26.2周,16例患儿得到治愈,1例再次复发,1例死亡。

(五)肺部感染及气管软化

食管闭锁术后患儿发生肺部感染的机会远远超过正常同龄儿童。发生原因可能与食管及气管发育形态、食管吻合后运动不良、食管狭窄导致误吸有关。另外胃食管反流也常造成胃内容物误吸从而易发肺部感染。

除了食管本身的问题,这些患儿都不同程度地存在气管发育异常,以气管软化最多见。有25%的患儿可能存在不同程度的呼吸困难症状,但多数会随着生长发育得到改善。严重的气管软化可出现呼吸喘鸣、血氧饱和度下降、呼吸暂停、发绀及心动过缓的症状,多数发作呼吸困难都与进食相关,常发生在食管狭窄患儿上,极少数还可能出现"死亡发作",此类患儿需要外科手术干预,包括气管成形(slide术)、气管内/外支架等。

八、预　后

Waterston在1962年提出了关于先天性食管闭锁的危险分级,此分级方法曾得到广泛应用。但随着手术技巧、麻醉水平及围手术期管理水平的提高,Spitz在1994年对该表进行了修订(表9-3-1),三组成活率分别提升为100%、85%及65%。

表9-3-1　先天性食管闭锁的危险分级修订

组别	体重	先天性心脏病	存活率
I	≥1 500g	不伴有严重先天性心脏畸形	100%
II	<1 500g	或伴有严重先天性心脏畸形	85%
III	<1 500g	并伴有严重先天性心脏畸形	65%

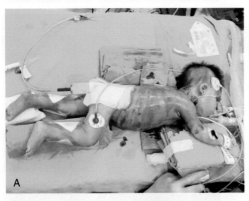
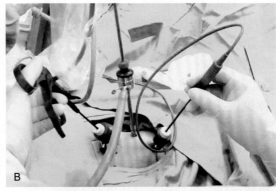
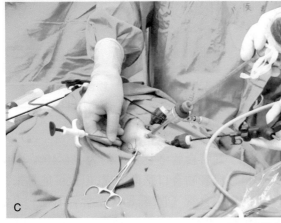
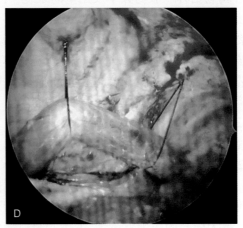

图9-3-8　食管气管瘘复发

A、B.胸腔镜修补复发性食管气管瘘体位及切口选择;C、D.胸腔镜下疝气针置线悬吊食管充分暴露食管气管瘘

一期吻合患儿的长期生存质量与同龄人无明显差异。延迟吻合患儿食管狭窄发生率高,常需要多次食管扩张治疗,但多在 3 岁以内可达到正常进食目标。

(黄金狮)

第四节　先天性食管狭窄

先天性食管狭窄(congenital esophageal stenosis, CES)是先天性食管壁结构内在狭窄的畸形,临床上十分罕见,容易与继发的反流(特别是胃食管反流)等造成的食管狭窄混淆。活产新生儿发生率为 1:(50 000~25 000),男女性别分布无差异,日本发病率高于其他国家,其原因不明。1674 年 Blasius 首次报道先天性食管狭窄;1803 年 Home 第一次提出先天性食管狭窄分类;1936 年 Frey 和 Duschel 首先报道死于食管失弛缓症的 1 例 19 岁女性尸检时,食管壁内发现气管软骨异位;现多为散发病例报道。本节就先天性食管狭窄作一介绍,继发性食管狭窄在其他章节已做介绍。

一、食管发育胚胎学

在胚胎发育期间,食管和气管最初在前肠的前部区域共享单腔管,原始前肠的内胚层分化成为腹侧肺野区和背侧的食管区。肺野的尾侧出现肺芽(或气管芽),气管将在伸长和隔膜的过程中与食管分离。气管将发展假复层柱状上皮,并在腹侧包裹于软骨环中。食管将形成多层鳞状上皮,食管间充质形成平滑肌层。在前肠分离时,食管管腔由纤毛状的简单柱状上皮组成,然后逐渐被分层鳞状上皮取代,该上皮由未分化的基底祖细胞层和几个分化的基底上层组成。同时,食管周围的新生间充质细胞增殖并分化成多层肌肉细胞。

二、病　因

先天性食管狭窄的病因还没有被阐释清楚。隔膜及残留蹼形成可能是胚胎 8 周食管腔形成过程中空泡融合不全。纤维肌性肥厚是食管肌层形成过程中,中胚层成分过度增生。与平滑肌的增殖和食管肌壁中不同程度的纤维化相关。

Singraram 等观察到两名患有 CES 的患者病理标本中肌间神经元减少,导致食管病变部位无法放松。他们认为这些标本中存在的中性粒细胞浸润是肌间神经破坏的潜在原因,推测纤维肌肉变异可能是自身免疫的过程。气管食管分离发生在胚胎第 4、5 周,由食管壁内气管支气管软骨残留(tracheobronchial remnants,TBR)引起的 CES 被广泛认为是继发于胚胎早期气管食管分离障碍。由于食管生长速度比气管快,使气管软骨残留在远段食管壁内,CES 合并食管闭锁和气管食管瘘的患儿几乎都有 TBR。

三、病理分型

CES 由于发病率低,其分型一直存在争议。现在被广泛接受的是 Nihoul-Fekete 分型,根据组织病理学分为三型:①膜性蹼或隔(membranous web,MW),为最少见的类型,约占总数的 16.2%,多发生在食管上段或中段,其中,多发食管隔膜主要在成人中报道,文献仅有 1 例儿童多发隔膜报道;②纤维肌性狭窄(segmental fibromuscular hypertrophy of the muscle and submucosal layers,FMS),又称为特发性肌层肥厚或纤维肌性狭窄,约占总数的 29.9%,组织学特点是黏膜下平滑肌纤维和纤维结缔组织增生,其上被覆鳞状上皮,多发生在食管中段或下端;③食管壁内气管支气管软骨残留,是本病最常见的类型,约占总数的 53.8%,残留物可为成熟或未成熟的软骨、纤毛上皮、血清黏液性支气管腺等一种或多种共同存在,多发生在食管下段。部分患儿同时也存在纤维肌性肥厚,故有学者认为食管壁内气管支气管软骨残留与肌层紊乱有关。临床上根据消化道造影的影像特点,将其分为两型:①长段型:狭窄发生于食管中下段,长约数厘米;②短段型:常发生于食管中、下段交界处,狭窄段长约数毫米至 1cm。

四、诊　断

(一)临床表现

1. 渐进性吞咽困难　多在 4~10 个月进半固体或固体食物开始,并逐渐加重。食管内存留硬性食物(玉米、花生、豆类等),吞下困难。偶有报道迟发于青少年或成年时期。

2. 呕吐　生后不久出现呕吐,添加辅食后加重。早期可疑喂养不当或内科疾患引起。病史较长者,狭窄段近端食管代偿性扩张,由于部分食物可暂存其内,呕吐次数常变得相对减少,易被误认为病情好转,但每次呕吐量较多,且有较浓的酸味,有营养不良和贫血。

3. 其他表现　过度流涎、吸入性肺炎、生长迟缓等。

(二) 合并畸形

17%~33% 的 CES 合并其他畸形,最常见为食管闭锁伴有或不伴有气管食管瘘,其他合并症包括心脏畸形、食管重复畸形、食管裂孔疝、肠闭锁、中肠扭转、直肠肛门畸形、尿道下裂、头面四肢畸形及 21- 三体综合征等。

(三) 辅助检查

1. 食管造影　造影检查显示狭窄的部位、程度、长度、有无疝、胃食管反流及近端食管扩张的程度。食管可显示突然或锥形狭窄,TBR 导致的狭窄在扩张段与狭窄段之间没有移行段,故通常比纤维肌性狭窄或膜性蹼或隔型导致的狭窄更加突然(图 9-4-1)。

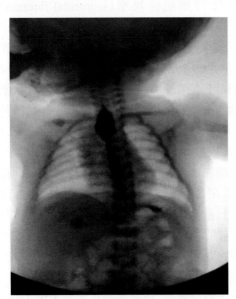

图 9-4-1　食管狭窄消化道造影

2. 食管镜检查　判断狭窄处及其近端黏膜的状况,是否可扩张,局部组织活检有助于除外消化性食管炎(图 9-4-2)。直接观察狭窄情况,可诊断膜性蹼或隔,也可用于食管镜下扩张或电切。

3. 24 小时 pH 监测　可诊断胃食管反流,帮助鉴别胃食管反流的食管狭窄。

4. 食管测压　可用于鉴别贲门失迟缓症,在 75% 的患者中,除了食管下括约肌的正常高压

区外,测量可能在狭窄部位显示病理性局灶性高压区。

5. 食管内超声检查　可准确评估食管壁厚度。软骨结构在超声下是低回声结构。

6. CT 检查　用于鉴别继发于血管环的食管狭窄。

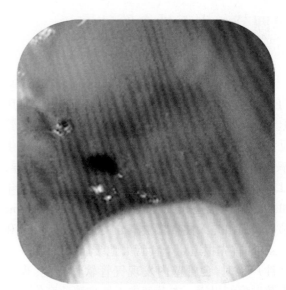

图 9-4-2　胃镜下食管狭窄

五、治　疗

(一) 食管扩张术

膜性蹼或隔型和纤维肌性狭窄型食管狭窄首选食管扩张术式。术前明确为食管壁内气管支气管软骨残留型食管狭窄目前不主张采用食管扩张术,因软骨组织扩张性差,还可能增加穿孔风险。手术在内镜引导下采用聚乙烯锥形扩张器或球囊扩张器进行扩张(图 9-4-3,图 9-4-4)。每 2~3 周扩张一次,视情况可能需要多次扩张。顽固性狭窄可辅以局部注射皮质类固醇或丝裂霉素 C。

(二) 手术治疗

1. 狭窄段切除术　适用于反复扩张无效者和确诊为食管壁内气管支气管软骨残留型食管狭窄者。端端吻合的节段性食管切除术是所有类型 CES 的标准手术治疗方式。食管中段狭窄经右胸入路,左胸入路适用于食管下段的狭窄,食管腹腔段狭窄需经腹入路。如果狭窄部分近胃食管交界处,应加做抗反流术,如改良 Hill 胃固定和 Nissen 胃底折叠术,并可同时做幽门成形术。随着腔镜技术的发展,该手术亦有报道在腔镜下完成。

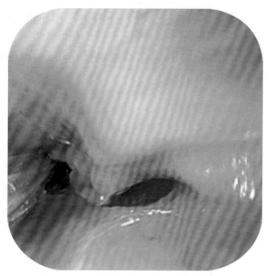

图 9-4-3 胃镜下食管狭窄球囊扩张术

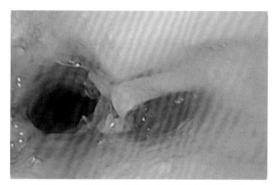

图 9-4-4 胃镜下球囊扩张术后狭窄段食管

2. **食管替代术** 适用于长段纤维肌性狭窄型食管狭窄经扩张无效者,狭窄段切除,行胃代食管术、胃管重建食管术、空肠代食管术或结肠代食管术。

(三)其他

膜性蹼或隔型食管狭窄可行内镜下隔膜切除术,纤维肌性狭窄型可行纵行肌切除术,食管壁内气管支气管软骨残留型可行环形肌层切除术,但均较少应用,疗效不确切。

随着覆膜支架材料技术的进步,可回收覆膜支架也可应用于顽固性食管狭窄的治疗。支架表面所覆的 PTFE 膜避免了食管黏膜向支架网格内生长造成食管与支架粘连无法取出。该治疗方式通过纤维内镜观察、测量食管狭窄的程度及狭窄段的长度,放置带有回收线的全覆膜食管支架,通过支架的自膨胀力量对食管进行持续的扩张、塑形。该方式主要适用于膜性蹼或隔型和纤维肌性狭窄型食管狭窄,可减少食管扩张的次数,也可以使一部分患者避免了传统外科手术的创伤打击。

此外,在扩张时造成食管穿孔并发症的病例中也可以应用覆膜食管支架。它隔绝了消化液与穿孔处食管黏膜接触,促进穿孔处食管的生长修复,也避免了消化液漏入纵隔或胸腔而形成的难以控制的感染。

六、术后并发症

1. **食管扩张术后常见并发症** 包括食管穿孔、出血、菌血症等。其中食管穿孔为最严重的并发症,由于穿孔后死亡率高,一旦确诊需立即行外科手术修复。近期,少数报道引入覆膜支架作为术后穿孔一种有效的治疗方法。

2. **手术后常见并发症** 包括吻合口瘘、吻合口狭窄和反流性食管炎(reflux esophagitis)等。吻合口瘘主要由于吻合时食管两端张力所致。小的吻合口瘘,常于术后食管造影时发现,经禁食及抗生素治疗 1~4 周可愈合。严重的吻合口瘘主要表现为早期的张力性气胸和胸腔引流出现大量唾液样液体,需较长时间充分胸腔闭式引流、抗生素和静脉营养治疗,如不能自愈需手术干预。吻合口狭窄,常于食管造影检查时发现,确定吻合口狭窄后可行食管扩张术。反流性食管炎是过度游离食管远端造成,可用药物如抑酸制剂、H_2 受体拮抗药、质子泵抑制药、食管动力药等治疗。药物不能控制,需要行胃底折叠术。

七、预 后

文献报道食管扩张成功率为 28.9%~95.7%,主要并发症为食管穿孔,发生率为 3.4%~28.6%。差异较大的原因可能跟病例数且术前有些研究对于 CES 亚型没有区分有关。接受手术的患者约 66.7%~83.3% 术后出现再次狭窄,需要进一步处理,约 44.4%~64% 的患儿在多种治疗后狭窄仍持续存在。由于先天性食管狭窄发病率低,仍需要大样本病例及长时间随访进行预后研究。

(彭 卫)

第五节 胃食管反流

胃食管反流(gastroesophageal reflux,GER)是

指由于全身或局部因素引起食管下端括约肌(lower esophageal sphincter,LES)功能不全,胃内容物逆流入食管而产生的上消化道功能紊乱性综合征。小儿为生理性胃食管反流,随着 LES 功能发育健全,症状逐渐消失。这种状况可出现于所有人群中,多为生理性反流,如果抗反流屏障(anti-reflux barrier)存在问题,症状持续存在,则为病理性胃食管反流。

长期以来,食管裂孔疝(hiatal hernia)是胃食管反流的同义词,但是食管裂孔疝只是胃食管反流中的一部分,仅提示食管及贲门区域解剖位置和结构上的异常,而无抗反流屏障的功能不全。如贲门失弛缓症(achalasia,AC)存在明显胃食管反流症状,但不存在食管裂孔疝。此外,幽门的功能运动障碍(antral dyskinesia)、胃排空延迟(delayed gastric emptying,DGE)及中枢神经系统的损害等均可引起胃食管反流,而并不存在食管裂孔疝。

在正常生理情况下,短暂的胃液流入食管,可很快自行清除,无临床意义。频繁反流并超过常量不能为患者所耐受,可引起胃肠道改变或呼吸道症状,称为胃食管反流病(gastroesophageal reflux disease,GERD)。

应当注意的是,婴儿和儿童胃食管反流的临床表现不同于成人。婴儿和儿童胃食管反流可表现为呕吐,但无呕吐并不能排除胃食管反流。有些患儿表现为复发性呕吐,但另外一些患儿可能只有呼吸道症状。第一类患儿因有呕吐,易早期发现。第二类患儿的胃内容物反流至声门下而误吸入气管和支气管,可表现为咳嗽、肺炎、支气管炎、哮喘,而误诊为呼吸道疾病。所以,患儿的呼吸道症状经治疗后不缓解或治疗后易复发者,应考虑到胃管反流的可能,并及时行相应的检查以免延误正确的治疗。

一、解剖和生理基础

1678 年,Willis 描述了胃肌纤维围绕胃食管连接处呈倒马蹄形排列,这些肌纤维可能起到括约肌的作用,并能维持胃食管角。其后提出了膈肌钳夹作用、胃黏膜闭合贲门、下食管括约肌收缩,以及膈食管膜维持腹段食管长度等机制。近年来,人们认为这些机制仅是整个调控机制中的一部分,胃食管反流的发生与食管蠕动、胃食管连

接处压力变化及胃排空均紧密相关,从而提出了一个崭新的机制模型(图 9-5-1)。在该模型中,食管起到水泵样作用,胃起蓄水池样作用,而胃食管连接处则起阀门作用。

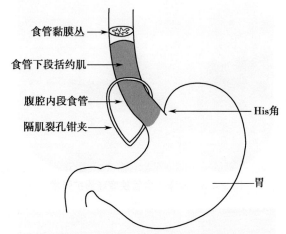

图 9-5-1 食管、胃及胃食管连接处在抗反流中的作用

抗 GER 机制主要来自以下 3 个方面:

1. 食管的主要作用是将食物运输至胃。当食物进入食管后,食管平滑肌的蠕动帮助食物通过食管到达胃,而食管继发性的蠕动可将残留在食管内的食物推向胃。有时,少量的胃内容物反流入食管后也可因食管的蠕动而清除至胃。如果食管的蠕动功能受损,则不能有效地清除胃内容物,使食管长期浸泡在酸性的胃液中而发生食管炎、食管狭窄等并发症。

2. 胃起到蓄水池样作用。食物进入胃后在此进行初步消化并随之排向十二指肠。如果胃排空发生异常,则胃内容物增多,导致胃内压上升及胃酸分泌增加,从而诱发胃食管反流。此外,胃扩张之后可改变胃底的形态,而加重胃食管反流。所以对胃食管反流患儿均应行胃排空检查,如有胃排空延迟,应在行胃底折叠术时一并处理。

3. 括约肌似活瓣功能,是主要的抗反流屏障,其由多种成分组成:一是食管裂孔;二是 His 角;三是下食管高压区;四是腹段食管的长度及其腹段食管与胃底在内径上的差异。

(1)食管裂孔:食管裂孔在 66% 的人由膈的右脚形成,32% 的人由左、右膈脚共同构成,而只有 2% 的人由膈的左脚形成。食管裂孔在控制反流中的作用还有争论。因为在食管裂孔疝的患儿中发生反流的只有 3%~6%,大多数食管裂孔疝患儿并无胃食管反流。但若切除犬的膈脚肌肉,则裂孔的闭合受损,将发生胃食管反流。

(2)His角:His角是由大弯侧胃底与下段食管间形成的锐角。从胃腔内看,此角的胃与食管壁形成状如飘荡的片状活瓣,称Gubaroff瓣(Gubaroff valve)。在胃内容物增加时,可推动此瓣飘向食管而封闭食管的开口。如果此角变钝,则在胃内压增高时,食管腔不能闭合,胃内容物很易反流入食管。而此时胃底食管连接处也会变成漏斗状,使胃内容物更易进入食管。

(3)下食管高压区:食管远端存在长约2~3cm高压区,为环层食管肌的增厚起到括约肌样作用,食管远端的高压区就是由该肌形成的。这些肌肉收缩时,可使食管腔变小,并减小His角,从而起到抗反流的作用。在吞咽时,食管下部高压区压力下降,食物通过后压力再度升高。有胃食管反流者在无吞咽时其压力也下降,且对食管扩张、腹压升高及其他刺激的反应性下降。此高压区压力的变化由中枢神经系统所控制,血管活性肠肽可能是其介质。有多种因素影响食管远端高压区的长度。其中食管闭锁术后、膈疝修补术后及食管裂孔疝等解剖因素最易为人所注意。一些内源性激素,如促胃酸激素(gastrin)、促胰液素(secretin)及胆囊收缩素对高压区的压力有调节作用。如果这些激素分泌发生紊乱,高压区压力就会下降。一些药物也对高压区的压力有影响。甲氧氯普胺可使之升高,而酒精、尼古丁、安定及氨茶碱可降低其压力。所以在寻找胃食管反流的原因时,药物的因素也应考虑到。应特别留意那些因窒息等原因而使用过氨茶碱的早产儿。因为窒息可能是由胃食管反流引起的,而氨茶碱的应用又加重了胃食管反流。

(4)腹段食管:腹段食管长度在控制反流中也有重要作用,其抗反流作用与长度成正相关。若长度小于1cm,则反流的发生率可高达90%。当长度大于2cm时,反流的机会只有18%。腹段食管控制反流的机制有两种:一是腹内压是正压,有压迫食管的作用;二是其管径与胃底内径的差异。根据Lapalas定律,压力与容器的直径成反比。如果胃底的直径是食管直径的5倍,则当胃及食管肌肉收缩时,腹内段食管的压力增加是胃底压力增加的5倍,这就能有效地防止反流的发生。

胃食管反流的发生是上述多种因素共同作用的结果,造成LES抗反流屏障功能减退或消失,胃排空延迟、胃酸过多及胃扩张也可引起胃食管反流。另外,如有十二指肠胃反流,则碱性的十二指肠液反流入胃,可引起或加重胃食管反流。

二、病 理

食管黏膜与胃酸接触持续的时间取决于反流的频率、每次反流发作持续的时间,以及食管对胃酸清除的速度。胃酸对食管黏膜有明显的损伤作用,尤其是与胃蛋白酶混合后的胃酸对食管的损害更大。表层细胞对胃酸的耐受性比深层强,所以当表层细胞受损后,食管黏膜的损伤将加速,并可迅速向更深处侵入。食管黏膜损伤后,形成不同程度的食管炎。在食管镜下,食管炎可分为四级:Ⅰ级是指黏膜弥漫性发红;Ⅱ级常有表面溃疡,活检可见黏膜下纤维化;Ⅲ级不仅有溃疡,还有食管狭窄;Ⅳ级则为食管全层纤维性狭窄或深溃疡。有时食管炎发生部位的纤维化仅限于黏膜下层,纤维收缩后形成食管蹼。食管蹼可导致吞咽困难。有时食管下端由异位的柱状上皮覆盖,称为Barrett食管(Barrett's esophagus)。细胞化生可自胃食管黏膜结合部向上延伸,但常局限于食管下三分之二段。内镜下可见深粉红色的斑片隆起。Barrett食管可致溃疡形成并造成食管狭窄,还有9%的病例发生腺癌。

三、临床表现

胃食管反流的临床表现多种多样,呕吐是最常见的。呕吐常发生于进食中或进食后不久,呕吐物为胃内容物且不含胆汁。呕吐多为溢出,有时也可呈喷射状,易与先天性肥厚性幽门狭窄及十二指肠梗阻相混淆。呕吐也常发生于睡觉时,有时患儿醒后会发现枕头上有胃内容物。呕吐可发生于直立位,也可发生于仰卧位。呕吐反复发作,患儿的营养吸收不足,易出现体重不增或增加缓慢。

反复呕吐可引起吸入性肺炎及支气管炎,但有时无明显呕吐也可发生吸入性肺炎,所以没有呕吐并不能排除胃食管反流。误吸常发生于睡眠时,吸入性肺炎的发生与长期的睡眠中反流密切相关。有时患儿可因误吸、呛咳而从睡梦中惊醒。患儿可表现为窒息、心动过速、肺炎、青紫或喘鸣。肺炎多次发作,且每次发生肺炎的部位都不一致。药物治疗后这些症状不消失或消失后又复发是胃食管反流并发吸入性肺炎的特征。

少量的胃酸反流入中上段食管可引起喉和支气管反射性痉挛,从而加重哮喘。食管 pH 监测时可发现胃食管反流与哮喘患儿喘息及咳嗽的急性发作密切相关。另外,多数哮喘患儿都有明显的胃食管反流。一些治疗哮喘的药物有降低下食管括约肌压力的副作用,使用这些药物后可诱发或加重胃食管反流。而积极治疗胃食管反流后,哮喘的发作可明显减少。由胃食管反流引起的喉痉挛还可发生窒息,甚至导致婴儿猝死。

胃内容物反流入食管后可引起食管炎。在婴儿可无特异性的症状,仅表现为哭闹不止。在儿童,可诉胸痛或胃灼热。胃灼热是由于反流的胃酸刺激食管上皮下感觉神经末梢造成的。典型的胃灼热感位于胸骨下方,向上放射到颈部或背部。该症状可在暖气后减轻或消失。食管炎反复发作可导致食管狭窄,而出现吞咽困难。吞咽困难常表现为吞咽时疼痛或有梗阻感。吞咽疼痛常呈痉挛样或刀割样,与胃灼热的分布相同。常由狭窄段以上食管的急性扩张所致。吞咽梗阻可有三种形式:液体下咽困难、固体下咽困难及完全不能下咽。液体下咽困难常由食管运动不协调所致,而固体咽下困难及完全不能下咽则多由食管狭窄所致。常用的食管扩张不能缓解食管狭窄,只有在行正规的抗反流治疗后食管狭窄才能解除。

Barrett 食管是一种癌前病变,而由此引发的食管癌的 5 年生存率还不高,所以对有胃食管反流的患儿应常规行食管镜检以早期诊断。食管炎还可发展为食管溃疡,此时可有消化道出血的表现。患儿表现为柏油样便或血便,有时还有呕血。另外,胃食管反流还可并发肢体屈曲、躯干及颈向后伸的姿态畸形,称为 Sandifer 综合征(Sandifer syndrome)。

四、合并畸形

一些先天性畸形可与胃食管反流并发(表 9-5-1)。

在这些合并畸形中,食管闭锁术后最易发生胃食管反流,发生率可高达 30%~80%。因为食管的连续性中断,下段食管无正常的神经支配,从而引起食管动力障碍。病变还可波及下食管括约肌,降低下食管管腔压力。另外,术中为做到无张力吻合而过多游离下段食管,甚至使胃上提至膈肌之上,这样可形成食管裂孔疝,并会改变 His 角。多数患儿还同时伴有胃排空延迟。这些因素的综合作用导致患儿易在食管闭锁矫正术后发生胃食管反流。食管闭锁术后并发胃食管反流比单纯反流更有害,因为食管闭锁常有食管动力功能受损,食管对胃酸的廓清能力下降,使食管接触胃内容物的时间延长,从而更易发生反流性食管炎。同样的原因,在对这些患儿行胃底折叠术时,包裹不能太紧,否则会因食管动力障碍而产生吞咽困难。

一些神经系统疾患也易并发胃食管反流。有些神经系统疾病需长期仰卧,有些则可因腹肌痉挛而致腹压增高,有的则有膈肌松弛,有的则是因为病变波及自主神经而影响胃及食管的神经支配。这些因素均可造成胃食管反流。另外,有些患儿无法正常进食而不得不行胃造瘘,而胃造瘘可改变 His 角并可影响下食管括约肌的压力,从而诱发胃食管反流。所以有人建议在对这些患儿行胃造瘘的同时应行抗反流手术。

其他一些引起腹压增高的先天性畸形也可发生胃食管反流,如腹裂、脐膨出、先天性膈疝等。

表 9-5-1 小儿胃食管反流的常见合并畸形

神经系统	消化系统	心血管系统	呼吸系统
脑瘫	食管闭锁	先天性心脏病	先天性膈疝
21- 三体综合征	食管失弛缓		气管狭窄
小脑畸形	先天性肥厚性幽门狭窄		支气管肺发育不良
Mobius 综合征	先天性十二指肠梗阻		
Cornelia-de-Lange 综合征	腹裂与脐膨出		
	先天性巨结肠		

五、诊 断

对有呕吐、反复发作性肺炎、支气管炎或哮喘者,都应考虑到胃食管反流的可能。为明确诊断并寻找胃食管反流的原因,以及了解胃食管反流对机体的影响,以下检查是非常有用的。

1. **上消化道造影** 是诊断胃食管反流的常用方法,简单易行。在透视下,不仅可见到反流的存在,还可了解反流物是否被误吸入气管支气管树。有时可发现食管蠕动功能下降,以及食管炎、食管溃疡、食管狭窄等。一些解剖异常,如食管裂孔疝、胃形态改变及 His 角的改变等,也可在透视时发现。如延长观察时间,可观察到胃排空延迟,并可发现先天性肥厚性幽门狭窄、肠旋转不良、十二指肠狭窄等先天性消化道畸形。但受观察时间的限制,易造成假阴性结果。另外,它对食管炎的评估也不太可靠。

2. **24 小时食管 pH 监测** 是诊断胃食管反流最可靠的方法,已成为诊断该病的"金标准"。该测试是将一特制探头经鼻插入食管内,插入的深度因患儿的年龄不同而异,然后将 pH 计连于该探头并作 24 小时 pH 监测。该检查不需麻醉、不影响日常生活,能记录患儿在不同体位、不同时间及不同进食状态下的反流发作情况。通过该检查,可以了解食管浸浴于酸性液体中的总时间、酸性液体在食管中存在的最长时间、反流发作的频率,以及反流发作与患者症状间的关系。如果食管 pH 小于 4 的时间超过整个监测时间的 5%,就可诊断胃食管反流。进食酸性食物可能会影响检查结果,在分析时应注意区别。另外,在并存有十二指肠胃反流时也可出现假阴性结果。有人主张同时行食管和胃的 pH 监测,以了解有无碱性反流。

3. **超声检查** 超声检查具有价廉、无创、符合生理、无放射性损伤等优点,可发现一些解剖异常。但该检查的准确性不如 24 小时食管 pH 监测。具体方法:仰卧位,将探头置上腹部剑突下,通过腹壁各层结构获得正中矢状切面;然后将探头移至正中线右侧(约 2cm),将波束角度稍靠中线,使主动脉仍在此断面上,易于显示贲门。结果可在荧光屏显示,也可进行录像。反流阳性标准:至少在两个切面发现半段食管充盈,食管下段有液体往返运动。

4. **放射性核素扫描** 是让受试者吞入有放射性核素标记的液体或半固体食物,然后用 γ 计数器监测核素的分布情况。常用的核素是 ^{99m}Tc。通过该检查可以了解反流的情况、有无反流物误吸入气管支气管,以及有无胃排空延迟。在正常情况下,70% 的标记物应在 1 小时内由胃排向十二指肠。如无机械梗阻因素,90 分钟后胃内仍有 50% 以上的放射性标记物存在时,就可诊断胃排空延迟。该检查已成为诊断胃排空延迟的首要方法,与上消化道钡餐相比,它有接近生理并可计量的优点。但该检查诊断胃食管反流的准确性不如 24 小时食管 pH 监测,也不能提供食管、胃及胃食管连接处有无解剖异常的证据。

5. **食管测压** 食管测压可准确了解下食管括约肌的长度及其功能,并能指示 24 小时食管 pH 监测探头的位置。在正常情况下,下食管括约肌压力应>15mmHg。如其压力<10mmHg,则可发生胃食管反流。但下食管括约肌压力并不对称,其压力随方位不同而有差异,所以有人主张在同一平面上行多方位测试,以避免出现假阴性或假阳性结果。另外,小儿行此检查时常需镇静,这有可能影响测试结果,现已少用。

6. **食管镜检查及组织活检** 食管镜检查可发现反流所并发的食管炎。但在早期,食管的病变在肉眼下并不明显,此时需取活检送病理检查。活检可确定食管炎的严重程度,并可发现 Barrett 食管。另外,内镜下可明确食管狭窄的程度,反复食管镜检查还可客观地了解治疗效果。

7. **食管动力检测** 应用连接多频道记录仪的连续灌注五腔导管,能够较准确地记录食管蠕动性收缩,现已能在卧床情况下实施 24 小时动态监测,评估食管生理性或病理性动力学改变。

对 GER 应综合上述检查方法和指标进行诊断,避免单凭一项检查或指标得出片面结论。

六、治 疗

(一)内科治疗

儿童胃食管反流多无明显解剖异常,且对保守治疗反应良好。所以对无明显器质性病变的胃食管反流患儿应先行保守治疗。

1. **体位疗法** 胃食管反流多发生于平卧时,改变患儿的睡姿可有效防止反流。通常将患儿上半身抬高 60°,可使半数患儿的反流症状得到缓解。另外,前倾并抬高头部也是常用的姿势。上身抬高之后,反流入食管的胃内容物在重力的作用下,很快会流入胃,从而减轻了胃酸对食管的侵袭。该治疗多用于3个月以内的婴儿,大于3个月的婴儿因不易长期保持一种姿势而较少应用。

2. 饮食疗法 少食多餐及稠厚饮食也是保守治疗中较为重要的一环。少食多餐可减轻胃的扩张,稠厚饮食可降低反流的量,有助于减轻症状。喂食后轻拍患儿背部使其打嗝,以及减少使用橡皮奶头的次数可减少胃内空气的量,也有助于减轻反流。在饮食中加入谷类食物,不仅可使食物变得稠厚,还可补充热量,对改善患儿的营养状况也有一定的意义。低脂饮食可较快从胃内排空,对减轻症状也有一定的作用。

3. 药物治疗 包括制酸剂、H_2 受体拮抗剂、质子泵抑制剂和胃肠道动力制剂。制酸剂如雷尼替丁、西咪替丁等,可增加胃液中的 pH,有助于减轻胃内容物对食管的侵蚀,并能减轻吸入性肺炎的症状。此外,这类药物还能增加下食管括约肌的压力。质子泵抑制剂等也能有效减少胃酸的分泌,有助于减轻胃酸对食管的损害。此外,一些胃肠道动力药物如灭吐灵、西沙比利等可加快食管和胃的蠕动,并能提高下食管括约肌的压力,也可用于胃食管反流的治疗。但这些治疗对重度反流者无效,长期应用药物治疗易出现锥体外系反应、嗜睡和腹泻等副作用。所以药物治疗只是一种辅助治疗手段,不宜长期应用。

(二)外科治疗

1. 手术指征及原则 如果保守治疗无效,或有器质性病变存在,应行手术治疗。手术指征包括食管裂孔疝、食管炎、食管狭窄、难治性吸入性肺炎、长期呕吐、营养不良等。但手术前应明确有无胃排空延迟,如有胃排空延迟,应同时行幽门成形术。因为胃排空延迟可导致胃扩张,从而引起干呕。干呕可使胃底折叠破裂,并可使胃底折叠上升到膈肌之上,从而造成手术失败(图9-5-2)。

2. 胃底折叠术

(1)Nissen 胃底折叠术:主要步骤:①显露膈食管裂孔,回复疝入器官,切除疝囊(图9-5-3);②缩小右膈肌脚,松紧最好以通过术者示指为宜(图9-5-4);③用胃底将胃食管连接部行360°的包裹,以纠正胃食管间形成的倒转的漏斗效应(funneling effect),建立乳头状瓣膜的结构,以达抗反流的目的(图9-5-5~图9-5-7)。

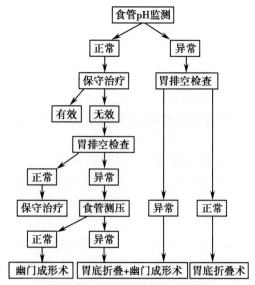

图 9-5-2 胃食管反流的处理原则

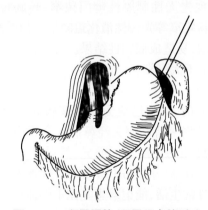

图 9-5-3 留置胃管,显露膈食管裂孔

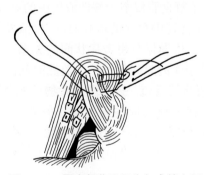

图 9-5-4 胃底部浆肌层先与食管左侧
纵肌层间断缝合3针

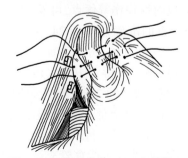

图 9-5-5 胃底部浆肌层、食管纵肌
和胃底浆肌层间断缝合

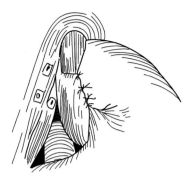

图 9-5-6　胃底逆时针方向从左后向右前 360° 包绕食管

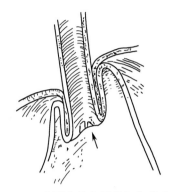

图 9-5-7　在胃食管交界处加作乳头抗反流

（2）改良的 Nissen 胃底折叠术：可经胸或腹入路，小儿绝大多数经腹入路。经胸入路者适用于：①有较严重食管狭窄；②严重短食管；③肝脏极度增大；④严重脊柱畸形或再次手术者。

改良 Nissen 胃底折叠操作要点：①纠正食管下段和胃贲门区解剖及结构异常。②腹内段食管必须有充分长度，需充分游离。食管裂孔疝疝囊需切除。短食管应选用延长食管的 Collis-Nissen 手术方法。③适度修复食管裂孔的孔隙，使其具有一定的"弹簧夹效应"，但不可过紧而压迫食管。④包裹食管下段的胃底组织应充分，包裹完成后应维持比较松的状态，如通过较粗的导管或张开的血管钳；因包裹后抗反流的确切效果主要依赖于被纠正的 His 角，而非依赖于 LES 压力的提高，包裹长度视患儿大小约 2~4cm。⑤将包裹上缘的胃壁缝合固定于裂孔区的横膈上。⑥有 DGE 者应加做幽门成形术，纵行切开跨过幽门窦及幽门，横行缝合，注意不切开黏膜；切口长度视情况而定，一般为 2~3.5cm，必要时在包裹之下 3~4cm 的胃前壁，加做管式胃造瘘。

（3）腹腔镜 Nissen 胃底折叠术（laparoscopic Nissen fundoplication，LNF）：适用于 GERD、食管裂孔疝。

步骤：①经脐部置入 5mm 或 10mm 的 Trocar 0 镜，观察裂孔出腹内段食管。一般作 3~4 个小切口，经脐右上、锁骨中线切口放置拉钩，抬高肝左叶。另于上腹部中线左、右和中线与左侧肋缘间分别作切口，以暴露胃及置入操作镜。于胃大弯和食管裂孔间电凝，切断胃短动脉和静脉。先后沿左、右膈肌脚游离腹内段食管的左、右及后方，并穿入索带。注意保护迷走神经，膈肌脚处不得游离过高，以免进入后纵隔。如为食管裂孔疝，可将食管拉向左侧缝合疝囊和缩小膈肌脚。将胃底向后包绕食管缝合 3~4 针，最上一针应穿过膈食管韧带，使腹内段食管长度达 2~3cm。缝线可以在体外或体内打结。食管内预置较粗胃管或探条，以免膈肌脚缝合过紧。目前改进的器械可以无损伤地夹持和分离所有的脏器。② Toupet 与 Thal 部分胃底折叠术，游离腹内段食管和胃的步骤相同，仅直接将胃与食管行 270° 或 180° 包绕缝合。

Nissen 胃底折叠术后易发生胀气综合征，与包裹过紧有关。所以有人将包裹的度数减少到行 270° 或 180°，有效地避免了该并发症的发生。笔者团队术中十分注意包裹松紧度的掌握，尚无发生胀气综合征的病例。

手术治疗胃食管反流的疗效肯定，几乎所有患儿术后呕吐都有缓解，体重也有补偿性增长。食管炎及食管狭窄的缓解率也可高达 90%。另外，肺部并发症也可得到明显改善。但对有神经系统病变者，手术疗效较差。

七、术后并发症及处理

胃底折叠术的死亡率为 1%~2%，死亡原因多与合并畸形有关，而与手术本身无明显相关。与手术相关的并发症有折叠破裂、胀气综合征、肠梗阻、肺部及伤口感染等。

胃底折叠破裂是常见的并发症，发生率约为 4%。发生的原因常是胃底后部滑入膈肌之上，形成食管旁疝，进而卡住远端食管，并造成折叠破裂。折叠破裂将造成手术失败。术中仔细缝合食管裂孔，并充分游离下段食管可有效避免该并发症的发生。

胀气综合征的发生与包裹过紧、胃肠道功能紊乱等有关。应先行保守治疗，必要时应再次手术。肠梗阻常由内疝形成、肠粘连或肠套叠引起，发生率为 2%~6%。术中轻柔操作、减少对小肠的干扰、分离部位限于胃的周围等，可防止并发症的发生。

【专家提示】一些患儿术后症状复发，复发的原因与并存的疾病有关。有癫痫病史的患儿，在癫痫发作时，膈肌会剧烈收缩，从而使胃底折叠破裂。慢性肺病、支气管肺发育不良、哮喘的患儿可有咳嗽、喘息，可增加腹内压，也可导致胃底折叠破裂。术后应及时处理这些疾病，避免复发。

（冯杰雄）

第六节　贲门失弛缓症

贲门失弛缓症（achalasia，AC）又称贲门痉挛、巨食管，是由于食管贲门部的神经肌肉功能障碍所致的食物无法顺利通过而滞留，从而逐渐使食管张力增高、蠕动减低及食管扩张的一种疾病。主要特征为食管缺乏蠕动，食管下端括约肌（lower esophageal sphincter，LES）高压，以及对吞咽动作的松弛反应减弱等。主要临床表现为吞咽困难、胸骨后疼痛、餐后反流及一些非典型症状，如反复肺部感染、夜间咳嗽、误吸、儿童喂养困难、生长发育迟缓等。发病率约为 1/100 000，占食管疾病的 4%~7%，儿童发病率低，约占发病总数的 5%。

一、病因及发病机制

病因尚未明确，可能与遗传、免疫及感染等相关。发病机制：先天性学说认为本病为常染色体隐性遗传，但尚未发现引起缺陷或突变基因；肌源性学说认为 LES 压力升高是肌肉本身病变引起；神经源性学说则认为是松弛 LES 的神经元及神经纤维减少或缺失引起。食管正常的蠕动功能和 LES 的舒缩功能，受中枢迷走神经、颈-胸交感神经及食管壁内肌间神经丛共同调节支配。该病在 LES、食管体、迷走神经及吞咽中枢均可出现神经病理改变，少数有迷走神经病变，如神经轴浆肿胀、髓鞘变性、运动背核细胞数量减少，但主要病理改变在食管肌间神经丛。由于调节 LES 的神经元受损，导致抑制性神经递质一氧化氮

（NO）、血管活性肠肽（VIP）、磷酸己酸异构酶、降钙素基因相关蛋白（calcitonin gene related protein，CGRP）、癌相关性多肽抗原等减少，引起调节 LES 兴奋性和抑制性神经功能失衡，最终使 LES 压力增高，出现一系列临床症状。

二、诊　　断

（一）临床表现

典型临床表现为进行性吞咽困难、食物反流，进而继发营养不良、体重减轻等，另外胸骨后疼痛、咳嗽也较为常见。新生儿表现为反复肺部感染、夜间咳嗽、喂养困难、生长发育迟缓等，常被误诊为胃食管反流病、哮喘、嗜酸性食管炎、神经性厌食症及心理障碍，严重影响患儿精神及体格发育。儿童及青少年症状典型，与成人类似，易于诊断。

（二）X 线检查

1. **胸部 X 线**　早期无异常，食管扩张可见纵隔影增宽并有液平面，多数胃泡区无气体，或有肺部感染等并发症征象。

2. **食管吞钡造影**　食管钡餐造影可动态观察食管形态及蠕动功能，典型表现：可观察到食管体部扩张且缺乏蠕动、吞咽时下食管括约肌无松弛反应及胃食管连接部（esophagogastric junction，EGJ）呈鸟嘴样改变。食管扩张影像学上分为 3 度：Ⅰ度，食管直径<3.5cm，范围仅位于食管下端；Ⅱ度，食管直径 3.5cm~6cm，波及食管下端 1/3；Ⅲ度，食管直径>6cm，已达食管下 2/3 段。以Ⅱ度占多数，Ⅰ~Ⅱ度食管壁张力增强，Ⅲ度食管壁张力下降。严重扩张者整个食管高度扭曲、拉长，呈“S”状或乙状结肠形状。

（三）食管镜检查

内镜检查及活检主要用于排除嗜酸性食管炎、食管狭窄、肿瘤等假性失弛缓症病因。镜下可见食管腔扩大，内含大量食物及液体，贲门口闭合，稍用力可通过并进入胃腔。普通内镜检查有一定局限性，近年来推荐使用超声内镜、胸部 CT 检查评估食管下括约肌情况及排除肿瘤浸润。

（四）食管测压

食管测压是早期诊断该病并鉴别其他疾病的有效手段，目前仍是确诊 AC 的金标准，表现为食管平滑肌蠕动消失，LES 松弛不全及 LES 压力显著增高。高分辨率食管测压（high resolution manometry，HRM）广泛用于临床。2014 年国际芝加哥分类标准根据 HRM 将 AC 分为 3 型：I 型为经典型，LES 综合松弛压>15mmHg（1mmHg=0.133kPa），测压的 10 次试验中有>8 次远端食管蠕动消失；II 型为变异型，LES 综合松弛压>15mmHg，无蠕动性收缩，至少 20% 吞咽可引起全食管压力增加超过 30mmHg；III 型为痉挛高压型，LES 综合松弛压>15mmHg，无蠕动性收缩，至少 20% 吞咽可引起食管痉挛收缩并伴远端收缩积分>450mmHg·s·cm。缺陷是年幼患儿不能配合该项检查，且 LES 功能不一，易出现假阴性结果，需结合临床表现、X 线及内镜检查进行综合判断。

三、并 发 症

（一）肺部并发症

误吸导致肺炎、肺纤维化、支气管炎、支气管扩张、喘息等。常见于严重食管扩张或 2 岁以上患者，并与食管潴留液进入气管或支气管、扩张食管压迫呼吸道导致排痰障碍、食管 - 气管或支气管瘘等有关。

（二）食管本身并发症

潴留性食管炎、食管糜烂、溃疡、出血、穿孔或瘢痕狭窄。极少数出现黏膜癌变。

（三）其他并发症

营养不良、消瘦、贫血、发育迟缓等。

四、治 疗

主要包括药物治疗、肉毒素局部注射治疗、扩张治疗、手术（Heller 手术、胸腔镜及腹腔镜手术）及经口内镜肌层切开术（per-oral endoscopic myotomy，POEM），旨在降低 LES 压力，使食管下段松弛，从而解除功能性梗阻。

（一）药物治疗

常用的松弛 LES 药物包括硝酸酯类、钙通道阻滞剂、β_2 受体激动剂、抗胆碱能药物及磷酸二酯酶抑制剂等。临床对照研究显示，无论对于儿童还是成人，这些药物的应用效果尚未得到肯定，仅作为减轻症状药物用于早期或者拒绝手术的患者。

（二）肉毒素局部注射治疗

AC 患者因为抑制性神经元的退行性变导致乙酰胆碱相对释放增多，引起 LES 收缩，肉毒毒素主要作用于神经肌肉接头处，抑制乙酰胆碱释放，导致食管下括约肌松弛。肉毒素作用仅可维持约 4 个月，需多次注入以维持疗效，但可引起局部粘连甚至狭窄影响疗效，最终仍需要手术治疗解除梗阻肉毒素注射适用于无条件进行手术或扩张治疗者、手术或扩张治疗无效者，以及曾行扩张治疗并发食管穿孔者。

（三）扩张治疗

扩张治疗简单易行，短期效果好，费用较低，风险相对小。但是症状易反复，远期治疗效果欠佳，需反复多次操作。常用扩张器有探条扩张器、球囊扩张器，后者包括气囊、水囊和钡囊等。探条扩张器对于 AC 仅能缓解吞咽困难，疗效维持数天，且可并发食管穿孔。球囊扩张术可部分撕裂 LES，解除远端梗阻，缓解症状。扩张治疗并发症有出血、食管穿孔、感染、胸痛和反流性食管炎，其中食管穿孔是最严重并发症，发生率约为 2%~6%。由于婴幼儿食管壁薄，并发症多，一般不采用扩张治疗。对于年龄大、症状轻微病例可试行。远期效果欠佳，需行手术治疗或 POEM 治疗。

（四）手术治疗

常采用 Heller 手术（经腹部入路或胸部入路），即食管、贲门黏膜外肌层纵切术，疗效满意。随着微创技术的发展，腹腔镜下 Heller 术式为逐渐成为主流，在腹腔镜下对胃食管连接部进行直视操作，贲门肌层切开联合胃底折叠，该术式损伤小，手术时间短，手术并发症少，术后恢复快，有效缩短住院时间，特别适合儿童。通常术中最后行胃底折叠，其作用是抗反流且有支持和保护食管作用。

1. 术前准备 应加强营养，纠正水电解质平衡紊乱及长期进食困难的负氮平衡。可经中心静脉行完全肠外营养（parenteral nutrition，PN）。合并肺部并发症者应该给予充分治疗，如促进食管排空、肺部理疗、应用抗生素等。术前 3 天食管冲洗，并注入抗生素溶液。术晨留置胃管，以消除存积分泌物，保证麻醉及手术安全。

2. 麻醉 气管插管麻醉，经胸手术则采取双腔气囊套管。

3. 常规手术路径 经腹和经胸两种，各有其优缺点。

（1）经腹手术：优点是不开胸，对呼吸循环干扰小，可减少手术打击及并发症，附加抗反流手术不需要切开膈肌,且可行幽门成形术。

步骤:经上腹部正中或旁正中切开,切断左侧肝三角韧带,将肝左叶向下方牵引,暴露贲门部(图9-6-1A)。剪开膈食管膜,钝性游离腹段食管约5cm,注意勿伤迷走神经(图9-6-1B)。于食管下段前壁、左右迷走神经之间纵性食管肌层直达黏膜下层,上端应超过扩张食管约2cm,下端应超过贲门环1~2cm(图9-6-1C)。充分切开、剥离食管肌层,使食管1/2黏膜向外膨出(图9-6-1D)。避免损伤食管黏膜,可采用食管内注射气体或亚甲蓝溶液的方法检查。如出现食管黏膜破损,用无损伤细线间断缝合修补。

多数人主张附加抗反流手术。目前,抗反流手术有完全胃底折叠术、部分胃底折叠术和贲门固定术三大类,以胃底部分折叠应用最多,如Thal、Toupet、Belsey等术式。

术后应加强呼吸道护理,48小时后酌情拔除胃管,进少量流质饮食,食管黏膜破损者适当延长禁食时间,应用抗生素。

(2)经胸手术:比经腹手术暴露好,切开及剥离肌层较容易且充分,损伤食管黏膜的机会少;对贲门周围结构破坏小;对食管下端瘢痕组织多且脆弱者,经胸手术不损伤膈肌食管裂孔,可避免术后发生膈疝和胃食管反流。随着微创手术的进步,胸部手术创伤对围手术期呼吸循环的影响越来越小。

步骤:取右侧卧位,经左侧第7肋间后外侧切开进胸,将左肺叶牵向前方,暴露并剪开纵隔胸膜,游离食管下段,探查贲门及周围结构(图9-6-2A)。剪开裂孔的膈食管膜,充分显露食管下段及贲门,食管下段狭窄部即在贲门上方,狭窄部以上食管常明显扩张,肌层明显增厚。从下段狭窄部起,在食管前壁纵行切口,向上直达食管开始缩小平面。该深部的环形肌较厚,可先经一处切开至黏膜下层,然后用弯钳或直角钳垫在肌层下面,边分离边切开,直至肌层环形纤维完全切断,黏膜膨出为止(图9-6-2B、C、D)。间断缝合膈肌裂孔,胸腔放置引流管后逐层关闭胸腔。术后按胸部常规术后护理,其余同腹部入路。术后48小时拔除胸腔引流管。

4. 术后并发症

(1)食管穿孔:术中食管黏膜损伤,未及时修补,或术后强烈恶心呕吐导致食管穿孔、胸腹腔感染。术中应仔细检查食管黏膜,一旦发现破损要

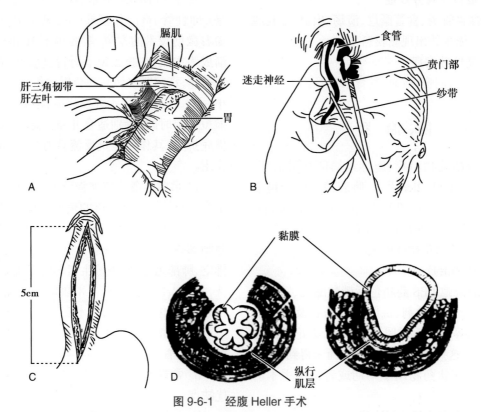

图 9-6-1 经腹 Heller 手术

A. 切断左侧肝三角韧带、暴露肝门部;B. 剪开膈食管膜、钝性游离腹段食管约5cm;C. 于食管前壁左、右迷走神经之间纵行切开食管肌层直达黏膜下层;D. 充分剥离食管肌层,使食管1/2黏膜向外膨出

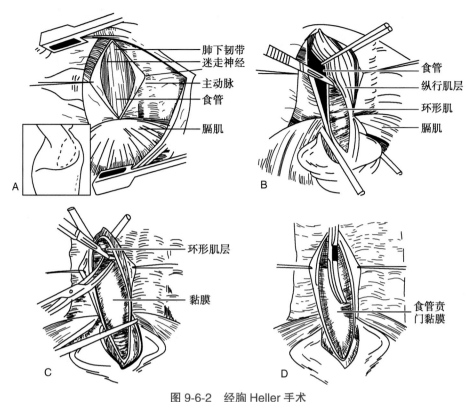

图 9-6-2　经胸 Heller 手术
A. 开胸剪开肺下韧带,显露扩张食管;B. 牵拉食管,切开其纵肌层;
C. 将环形肌仔细分开;D. 用小纱布球推开肌层使黏膜膨出

及时修补,术后充分胃管减压。出现食管穿孔尽早实施胸腔闭式引流;应用抗生素;加强营养支持等,长期不愈合者行食管瘘修补术或食管部分切除、食管胃吻合术。

(2)反流性食管炎:文献报道 Heller 手术后反流发生率差异较大,为 3%~50%,且与是否附加抗反流手术有关。经腹手术势必破坏贲门周围结构,术后胃食管反流发生率高于经胸手术。术后反流性食管炎,轻者给予抑酸、抗感染及饮食治疗;严重者则需抗反流手术加幽门成形术。

(3)肺部并发感染:肺部感染、肺不张等。术后加强呼吸道护理,定时雾化吸入,拍背帮助咳痰,及时处理胃食管反流,应用抗生素等。

(4)复发:其原因包括:①肌层切开不充分,痉挛部位未完全松解;②食管肌层剥离未超过食管周径的 1/2;③止血不彻底,局部有血肿机化,促使切缘粘连愈合;④附加胃底折叠术时,胃底包裹食管太紧;⑤食管周围炎症瘢痕形成;⑥术后并发反流性食管炎,引起食管瘢痕狭窄;⑦术中损伤迷走神经。一般来说保守治疗为主,如食管扩张、局部 BT 注射治疗等。

5. 经口内镜下食管肌层切开术(POEM)
即在经口内镜下将胃食管结合部及胃的环形肌

纤维离断,是一种以在内镜下将黏膜下层剥离(endoscopic submucosal dissection,ESD)为特点的自然腔道手术(natural orifice transluminal endoscopic surgery,NOTES)。POEM 逐步推广,有望成为 AC 的首选根治性治疗方法。其方法通过胃镜在食管胃结合部近口侧端至少 10cm 食管黏膜处,行黏膜下注射使黏膜抬举,在注射部位打通一条隧道到达 LES 后,离断大约 7cm 长度的食管环形肌和 2cm 长度的胃环形肌,通过钛夹等方式封闭黏膜下隧道,术后胃镜顺畅通过胃食管连接部即可达到治疗目的。

POEM 需行肠道准备,术前 2 天予以流质饮食,术前禁食 8 小时。气管插管全身麻醉,同时行正压通气。这样可避免纵隔积气,还可防止患者突然活动、呕吐等从而造成严重并发症。术前 30 分钟应予以质子泵抑制剂(proton pump inhibitor,PPI),且术前、术后均应静脉使用广谱抗生素。

步骤:先将食管冲洗干净,于食管距 EGJ 约 10cm 处的黏膜上切开长约 2cm 的纵行切口。目前,切口最常选用的位置为食管前部(11 点或 2 点位置)及后部(5 点位置)。自上而下分离黏膜下层,建立黏膜下"隧道",其宽度应扩大至食管周长的一半。于"隧道"入口远端 3cm 处开始切开食管环形肌束,食管上至少切开 6~7cm,一直延伸至 EGJ 远端至少 2cm,完成环形肌层的切开。为防止肌层切开不当,可事先在黏膜与黏膜下层间注射靛胭脂,利用这种蓝色染料判断黏膜下层的"隧道"超过 LES 进入贲门的程度。随后,冲洗黏膜下通道,建议用庆大霉素(80mg 配入 20ml 生理盐水中)冲洗。然后黏膜入口用止血夹夹闭(4~6 个)或内镜下缝合。最后,内镜沿食管向下探行插入胃中,确定能顺畅通过 EGJ。

POEM 术后,患者均需留院观察。术后当天可行 CT 检查以判断有无纵隔气肿。常规的实验室检查及食管吞钡 X 线检查应于术后第 1 天完成。在影像结果出来前,继续予以禁食;如果无外渗迹象,患者可进食流质。广谱抗生素建议使用至术后 7 天,患者进食流质饮食时,可将静脉用药改为口服用药。预期出院时间为术后 48 小时。患者出院后应每 2~4 周门诊随访。POEM 术后和术中常见的并发症有纵隔及皮下气肿、气胸、气腹、出血、感染等,经对症保守治疗多可治愈。

【专家提示】依据临床症状、食管测压结果、24 小时 pH 监测等,将术后疗效分为良好、好转或无效。据统计 Heller 手术后远期疗效为 75%~85%,并发症发生率约 20%,死亡率较低。腹腔镜下行 Heller 手术仍是目前确切有效且经典的治疗方式。近年出现的 POEM 技术提供了新的治疗途径。极少数患者可能会发生食管癌等远期并发症。所以应对患儿进行长期随访,以早期发现并处理这些并发症。

(冯杰雄)

第七节　膈膨升和膈神经麻痹

膈膨升(diaphragmatic eventration,DE)是先天性或获得性因素导致的一侧横膈部分或全部上移,或双侧同时上移,发病率约为 0.05%,以右侧发生为多,男女发病比例为(2~3):1。先天性因素包括先天性横膈肌层部分或全部发育不良、先天性膈神经缺失;后天性因素包括产伤、手术、感染、低温或肿瘤压迫所致的膈神经麻痹。本病可在无任何症状的体检中偶然发现,也可表现为呼吸衰竭或反复发作的呼吸道感染。膈神经麻痹通常表现为呼吸衰竭,严重者长期无法脱离呼吸机,甚至死亡。1790 年 Petit 最早描述了这种情况;1829 年 Becklard 首次使用了"膈膨升"一词;1954 年 Bingham 描述了膈肌折叠的治疗方式。

一、病理生理

膈肌是呼吸肌的重要组成部分,其运动受颈丛的膈神经支配。一般来讲,成人呼吸肌发挥作用肋间肌占 30%,膈肌占 70%。小儿肋间肌发挥作用更小,腹式呼吸为主,因此膈肌的作用更加重要。正常情况下,膈肌是平穹窿状,吸气时膈肌收缩,膈面下移。而膈肌发育不良或膈神经麻痹时,吸气时膈肌会随胸腔负压上抬,即矛盾运动,严重者可致纵隔摆动。膈肌上抬引起相应胸腔的空间变小,患儿易出现肺部感染、肺不张;膈膨升还有可能引起胃食管角的变化导致呕吐,长期不能缓解则出现营养不良、体重不增。

二、诊　断

膈膨升的诊断根据病因学分为先天性、获得性,根据病变的范围可以分为局灶型及弥漫型,而根据病变的位置又可分为左侧、右侧及双侧膈膨升(图 9-7-1~ 图 9-7-3)。诊断依据包括病史、症状、体征及检查。

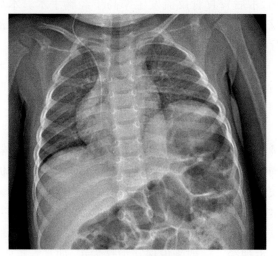

图 9-7-1　左侧膈膨升

(一)病史

获得性膈膨升常有明确的外伤史,如产伤、

脊髓高位损伤、心脏、肺血管或纵隔肿瘤手术史等；儿童膈神经麻痹最常见的病因是心脏手术，发生率为 0.3%~13%。易导致膈神经损伤的心脏手术有全身性肺动脉分流术（特别是 Blalock-Taussig 分流术）、右心室流出道手术和肺动脉手术，以及涉及大的心包补片的手术。心包内的冷液灌注及再次心脏手术也是膈神经损伤的重要危险因素。

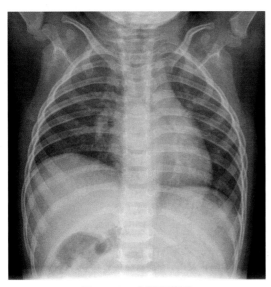

图 9-7-2　右侧膈膨升

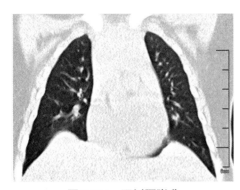

图 9-7-3　双侧膈膨升

（二）症状表现

临床特征可从无症状到严重呼吸窘迫不等。患者可表现为反复发作的肺炎、支气管炎、支气管扩张、肺不张、呼吸急促、呼吸困难或发绀。严重缺氧需要插管和机械通气支持。少数儿童后期出现呕吐或上腹部不适症状。局限型膈膨升的患儿一般症状较轻或者没有症状，弥漫型则会有很明显的呼吸道或消化道症状。一般来说，症状严重的病例常出现在新生儿。常见的症状包括呼吸道和消化道症状。

1. **呼吸道症状**　包括呼吸急促、呼吸窘迫、肺炎、发绀等。合并其他因素时可以发生低氧血症，如肺发育不良和肺不张及肺部感染所致的通气血流比例失常、心内右向左分流、动脉导管未闭所致的肺动脉高压等。

2. **消化道症状**　常见的症状是呕吐、喂养困难、体重不增，新生儿的表现更明显。部分患儿可表现为腹部瘪陷和相应胸壁前凸。

3. **合并综合征**　Fryns 综合征、18- 三体综合征、脊髓性肌肉萎缩症及先天性巨细胞病毒感染均可出现先天性膈膨升。

（三）辅助检查

1. **X 线**　显示为凸起的横膈膜，轮廓平滑、完整。不能提供有关膈肌的功能信息，与膈疝难以区分。

2. **线透视及上消化道造影**　可了解膈肌的运动信息。可辅助鉴别先天性膈膨升或膈神经麻痹；需注意的是在安静呼吸期间膈肌运动的评估不准确。可同时加做上消化道造影，鉴别食管裂孔疝及膈疝。

3. **CT**　断层扫描可以很好地显示膈肌缺损区域，以鉴别膈疝及膈膨升。

4. **超声**　在成人和婴儿，吸气时的厚度变化与膈膜缩短程度成正比，而呼气末测量的膈膜厚度与膈膜强度成正比。对于膈肌麻痹（diaphragmatic paralysis）患者，膈肌在吸气时不会变厚。超声检查优点：避免电离辐射，便携性，非侵入性，以及需要患者最少的配合。超声诊断膈膨升的局限性是由于横膈膜穹顶运动的幅度，无法准确测定。

5. **经皮电刺激膈神经**　膈神经功能可通过电刺激测量。婴儿识别膈神经困难，要避免刺激臂丛神经。一旦神经能被识别，经皮膈神经传导时间就可以测量，评估膈神经功能的完整性。传导时间小于 7.5 毫秒的儿童可视为正常。由于未成熟的髓鞘形成，1 岁以下的婴儿传导时间稍长。

6. **其他检查方式**　包括气腹造影、对比腹膜造影、胃内和食管内用于测量横膈膜压力变化的压力测量导管、放射性同位素成像等。

（四）鉴别诊断

主要鉴别诊断为膈疝。以下几点有助于区分膈膨升和膈疝：X 线侧位片可以发现膈肌前后的附着点是正常的；超声检查可以看到膨升而完整的膈肌,膈疝则表现为膈肌的不连续;肺隔离症(pulmonary sequestration,PS)及先天性肺气道畸形病变紧贴膈肌时,也有可能误认为膈膨升;CT检查可以发现肺、支气管影像从而鉴别。

三、治　疗

无症状患者及有症状的局灶型患者,可以等待一段时间,必要时择期手术。但是对于症状持续不缓解、体重不增及胃扭转的患儿,应积极手术治疗。绝大多数重症患者为新生儿,基础治疗为维持呼吸稳定及足量的营养供给。

(一) 呼吸支持

呼吸困难者,吸氧,使患者血氧饱和度达到目标值(早产儿 90%~95%,足月儿>95%),方法有鼻导管吸氧或者面罩给氧,最好给予加温加湿的氧气,氧流量一般 ≤1L/min。对于吸入氧浓度>30% 的患者,需要额外的呼吸支持手段,如鼻导管持续正压通气或加温湿化高流量鼻导管给氧。

如果上述措施不能改善患儿氧供或有呼吸衰竭的证据(动脉血 pH<7.2 或 $PaCO_2$>65mmHg),则需要气管插管呼吸及辅助呼吸。

(二) 营养支持

如果患儿仅需要初级呼吸支持即可得到足够的氧供,则可尝试经口进食;如果患儿需要更多侵入性的措施才可得到足够的氧供,则需要鼻饲或静脉营养。

(三) 其他畸形的筛查

先天性膈膨升患儿病情允许情况下需要完善检查排除合并畸形,常见的有腭裂、先天性心脏病、内脏反位及泌尿生殖系统畸形。

(四) 手术治疗

1. 适应证　手术矫治膈膨升的目的是恢复膈肌的正常解剖位置和张力,确保正常肺容积及肺通气,解除压迫,改善呼吸循环功能。

(1) 绝对适应证

1) 出现肺部压迫症状、矛盾呼吸及纵隔摆动的严重膈膨升。

2) 横膈向上移位达 3 肋及以上。

3) 膈膨升对患侧肺造成明显压迫,并出现气促、气喘等呼吸窘迫症状。

4) 频繁的肺部感染,存在低氧血症,甚至反常呼吸运动。

5) 保守治疗无效,随访过程中膈肌继续上抬,膨升加重。

6) 新生儿、小婴儿存在呼吸窘迫、缺氧症状反复发作合并有染色体异常。

7) 外科手术后双侧或单侧膈肌麻痹而致的膈膨升,如 2~3 周无法撤离呼吸机,需及早手术,依据病变可以采取单侧或双侧膈肌折叠。

(2) 相对适应证

1) 因膈神经损伤而引起的膈膨升,近期无明显呼吸困难,建议观察 3~6 个月后再次评估,无改善且上抬 2 个肋及以上者。

2) 横膈上抬 2 个肋及以上,有一定的临床症状。

3) 抬高 2 肋及以上,偶有呼吸道症状,可观察 3~6 个月;无症状,已观察 1 年,无恢复者建议手术。

2. 禁忌证

(1) 严重心力衰竭,不能耐受手术。

(2) 神经肌肉性疾病。

3. 手术方式

(1) 开放式膈肌折叠术:作为膈膨升的经典术式,右侧病变一般采用开胸手术,左侧病变可采用开腹手术。一般认为,经胸手术显露好,操作方便;经腹手术可同时探查并矫治胃肠道畸形。应注意的是,传统开放手术因存在创口大、术后恢复慢、住院时间长及远期胸廓发育畸形等问题,近年逐渐被腔镜手术所代替。关于折叠的方式,主要有三种,三层式、对折式及"手风琴样"。还有学者报道了避免膈神经分支损伤的折叠方式,以及应用切割闭合器进行膈肌成形术,但均因操作复杂或价格昂贵未能广泛推广。

(2) 胸腔镜膈肌折叠术:逐渐成为首选术式。胸腔镜手术不受肝脏、胃肠等腹腔脏器的影响,人工 CO_2 气胸 ≤5mmHg,对患儿血流动力学影响最低,无须单肺通气;需明确的是,新生儿不是胸腔镜手术的禁忌证。手术步骤(以左侧膈膨升为例):①全麻插管,控制呼吸,右侧卧位,消毒铺巾。②切口及人工气胸:采用 5mm 横切口,位置分别为腋中线第 5 肋间,腋前线第 5 肋间及腋后线第 6 肋间,必要时加辅助切口或悬吊线;采用 CO_2 人工气胸,压力 4~6mmHg。③缝合方法:A. 反复、间断、全层、折叠缝合松弛膈肌,直到膈肌缩减到正常高度;B. 三层式:先将膈肌前外侧 1/3 牵起,做一个水平于膈神经分支(图 9-7-4)的膈肌瓣,肌瓣基底部以 2-0 不可吸收线间断缝合;向后折叠膈肌瓣与后部膈肌缝合；C. 手风琴式（图 9-7-5）：间断缝合，缝针穿过薄弱膈肌 3~4 次完成折叠。④鼓肺关胸：先拔除两侧操作孔，依次关闭胸膜、肌层和皮肤层；保留观察孔，胸腔镜直视下鼓肺至肺不张全部复张；与麻醉师配合屏住呼吸，快速缝合打结。经此操作可不常规放置胸管。

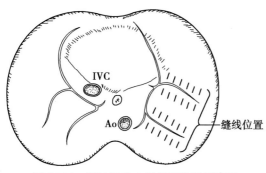

图 9-7-4　膈神经分支及折叠进针示意图

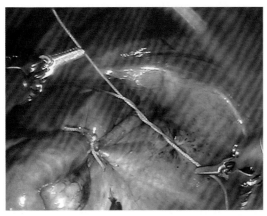

图 9-7-5　手风琴式膈肌折叠（缝合、打结、缝合完毕）

（3）腹腔镜膈肌折叠术：既往有研究认为腹腔镜手术较胸腔镜复发率偏高，而胸腔镜手术一定程度上影响心肺功能，但随着腔镜手术操作的熟练，这些都不存在问题。对有胸腔粘连、炎症及怀疑腹腔有病变时可选择腹腔镜手术。

（4）其他：针对膈神经麻痹所致的膈膨升除了膈肌折叠外，还有如下方法治疗。

1）膈神经起搏器置入术：该技术主要针对脊髓颈段 C_3 水平及以上损伤导致的四肢瘫痪及膈神经损伤、长期无法脱机的患儿，以及先天性中枢性肺泡通气不足综合征（congenital central hypoventilation syndrome，CCHS）患儿。不推荐应用于双侧膈神经麻痹者。

2）自体神经移植结合膈神经起搏器置入术：仅有少量病例报道，应用于脊髓高位损伤的病例。将自体神经自第 4 肋间与膈神经吻合，吻合远端连接膈神经起搏器。

四、并发症及其防治措施

（一）器官损伤

根据发生频率依次为肝脏、心包、下腔静脉、胸主动脉、胃、肠管、脾脏、左侧肾脏及肾上腺；损伤原因与局部解剖不熟、缝合时进针过深、相应术式适应证把握不准（如左侧膈膨升且腹部怀疑有粘连的患儿予以胸腔镜手术）有关。另外，术前放置鼻胃管减压可有效减少腹腔脏器损伤的机会。

（二）术后气胸

残留气体可致术后气胸；另外，术中穿刺或进出操作器械时戳伤肺，也有可能致术后气胸。胸腔镜膈肌折叠手术一般不必放置胸腔闭式引流，少量气胸一般不会有明显不适，多可自行吸收；若术后呼吸困难伴气胸可再放置胸腔闭式引流。

（三）胸腔积液

围手术期肺部感染、经胸手术分解粘连、误伤淋巴管可导致胸腔积液。经观察及积极治疗不能吸收则需要放置闭式引流，若引流液为乳糜，保守治疗若不能成功则需再次手术处理。

（四）肺不张

与手术结束鼓肺排气不完全有关。可通过术后深呼吸、吹气球、纤支镜吸痰等方式处理。

（五）复发

原因包括营养不良、膈肌薄弱、缝合张力过大、术后近期呼吸道感染等。预防措施包括注意保持膈肌的适当张力、采用带有垫片的缝线、采用三层式缝合方法加强薄弱区域、围手术期加强营养、避免呼吸道感染等。

（六）食管狭窄

与缝合靠近食管或缝合张力过大有关；预防措施包括靠近食管处避免进针过深，保持膈肌适当张力；一旦发生，经观察不能缓解，影响进食可行食管扩张处理。

（七）粘连性肠梗阻

与腹腔的手术操作相关；预防措施包括注意腹腔操作轻柔，尽量使用无损伤钳，术后可使用几丁糖预防粘连。

（八）胃食管反流

详见相关章节处理。

【专家提示】随着年龄的增长,呼吸力学的生理变化明显降低了膈膨升对人体的影响;创伤性膈神经损伤可随时间逐渐恢复。因此,对膈膨升的长期预后评估很困难。对于无症状的儿童来说,膈肌抬高 3 个肋间是否需要手术仍有争议;但是对于有症状的儿童来说,膈肌折叠手术确实可以显著的改善临床症状。研究表明,膈肌折叠手术治疗膈膨升可以缓解患儿的临床症状,是一种有效的治疗方式,对于远期膈肌的活动没有严重不利影响。

（汤绍涛 李 帅）

第八节 先天性膈疝

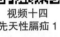

| 视频十四
先天性膈疝 1 | 视频十五
先天性膈疝 2 | 视频十六
先天性膈疝 3 |

先天性膈疝(congenital diaphragmatic hernia,CDH)是胚胎期膈肌发育停顿所致的膈肌缺损,因胸腹腔压力差造成腹腔内游离脏器疝入胸腔。其发病率为 1/3 500~1/2 500,无明显性别差异,90% 以上发生在膈肌后外侧,称为胸腹裂孔疝(bochdalek hernia),发生在前胸肋三角侧者称为胸骨后疝(Morgagni 疝)。随着产前诊断的开展及新生儿重症监护的完善,其生存率明显提高。

一、病 因

大多数 CDH 是散发性的,CDH 病因是多因素的,包括环境因素、遗传因素及交互作用。目前明确的异常基因包括 *wt-1*、*glipican-3*、*fibrillin1* 等。CDH 患儿常合并染色体畸形,包括 13、18、21 染色体的三倍体畸形及染色体部分缺失,包括 1q42、8p、15q26 等。

二、病理及发病机制

早期认为疝入胸腔内的腹腔脏器挤压心肺,造成类似张力性气胸状态,影响肺脏血流和气体交换,但进一步研究发现 CDH 主要病理机制是肺发育不良和肺动脉高压。肺发育不良及肺动脉高压程度越重,症状出现的越早病死率越高。CDH 病理表现包括膈肌缺损、肺发育不良、腹部器官疝入胸腔。

(一)膈肌缺损

85% 发生在左侧,13% 发生在右侧,仅 2% 为双侧疝,约 10% 存在疝囊。

(二)肺发育不良

是 CDH 一个重要特征。过去认为肺发育不良是患侧肺受压所致,但随着各种模型及理论的研究,肺发育不良与 CDH 存在的先后关系尚无定论。在 CDH 亚硝基酚致畸模型中,肺发育不良甚至先于膈疝的形成。横膈缺损一侧的肺是内侵性的低增生,但对侧肺同时也受影响,存在不同程度的肺发育不良。

肺的生长与肺血管的发育错综复杂地联系在一起,肺动脉高压是导致 CDH 患儿死亡的重要原因。血管床发育不良,肺动脉血管数量减少,各级肺动脉由于平滑肌细胞数量增加导致血管壁增厚,肺腺泡内动脉异常,逐渐增加的肺动脉阻力可能引起患儿生后心脏持续右向左分流,导致低氧血症,这些变化在同侧肺最明显,也会累及对侧肺。新生儿持续性肺动脉高压(persistent pulmonary hypertension of newborn,PPHN)的发生是 CDH 相关死亡率的一个关键因素。PPHN 的病理生理学是复杂的,涉及血管内皮和平滑肌功能障碍。此外,循环血管舒张剂和血管收缩因子不平衡,在疾病的不同阶段也起着不同的作用。

(三)疝入胸腔的腹部脏器

左侧依次为大网膜、肠管、脾脏、肝左叶、胃、肾脏和胰腺。

三、胸腹裂孔疝

胸腹裂孔疝指发生在膈肌后外侧的先天性膈疝,又称为 Bochdalek 疝。约 40%~60% 合并其他先天畸形,合并染色体异常或其他结构畸形的患儿被称为重度 CDH。最常见畸形是动脉导管未闭、卵圆孔未闭及肠旋转不良,其他合并畸形中,泌尿生殖系统畸形占 23%,胃肠道畸形占 17%,中枢神经系统畸形占 14%,骨骼畸形占 10%,其他肺部畸形占 5%,而其中 10% 存在染色体畸形。

(一)临床表现

1. **新生儿期** 出生后 6 小时内出现缺氧、发绀、呼吸困难者称为新生儿重症 CDH,病死率高达 60%。生后如未及时气管插管,随着吞咽及哭闹,胃或肠管逐渐充气膨胀,占据胸腔,压迫肺组织,造成纵隔及心脏移位;原发性肺组织发育不良,肺动脉收缩,出现严重的肺动脉高压及右向左分流,使通气和灌注失调进行性加重。体征:患侧胸腔膨隆,听诊呼吸音减弱,闻及肠鸣音;心尖冲动及心界向对侧移位,腹部呈舟状腹。

2. **婴幼儿和儿童期** 患儿因反复呼吸道感染或呕吐症状,行胸部 X 线拍片可发现。但有些患儿可常年无症状,体检才发现。个别患儿因疝入肠管嵌顿坏死、穿孔或脏器扭转就诊时发现。

(二)诊断

1. **胸腹部 X 线** 是首选检查,X 线片中胸腔内可见肠管充气影,心脏和纵隔向对侧移位,横膈影消失;腹部胃泡影缩小或消失,肠管充气影减少(图 9-8-1)。结合侧位 X 线片可明确膈疝的部位。疝入的胃肠道有绞窄梗阻时,腹部或胸部可见多个气液平面。

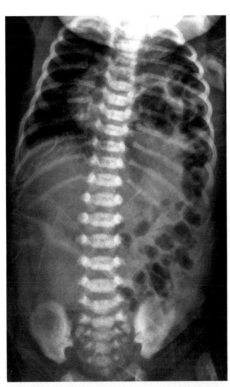

图 9-8-1 左膈疝胸片示左胸腔大量肠管影像

2. **造影检查** 可鉴别疝入胸腔的胃、小肠、结肠,从食管 - 胃连接处的位置和造影剂反流可鉴别食管滑动疝及食管旁疝。

3. **超声检查** 可发现腹内脏器疝入胸腔、膈肌缺损、疝入内容物及其他合并畸形,彩色多普勒可直接显示网膜血管。

4. **CT** 特别是增强 CT 可明确膈肌缺损部位,矢状位和冠状位及三维重建可增加诊断阳性率,分辨横膈缺损、疝入脏器、肠绞窄或梗阻及肠系膜,后者形成马甲状的 collar 征。增强造影可显示肠系膜血管。

5. **MRI** 矢状位和冠状位扫描可显示横膈的线状结构,显示缺损部位、附着结构及并存的脏器有无损伤。

(三)鉴别诊断

膈膨升的膈肌虽薄弱但仍完整。当发现膈肌位置异常或胸腔内有胃肠道影时,透视下动态观察横膈的移动及膈肌是否完整即可鉴别膈膨升。膈疝存在完整疝囊时不易鉴别,行 CT 三维重建可清晰显示膈肌是否完整,是局限性升高还是完全性升高,可对膈肌缺损大小进行测量。

(四)治疗

早期对于 CDH 治疗普遍认为应尽快手术以缓解和改善患儿的心肺功能,减少死亡率。然而,临床观察到急诊手术并不能降低死亡率,适当延迟手术时机,积极改善其循环、呼吸功能后再择期手术,可增加手术耐受力,提高其存活率。

1. 根据手术时机将手术分为:

(1)择期手术:CDH 多伴有肺动脉高压及肺发育不良,术前采取一系列措施,待基本情况有所好转,肺功能获得改善时再手术。

(2)限期手术:出生 6 小时出现危重症状,病情往往难以控制,因此,经初步治疗后尽早手术解除压迫可获得较好效果。

(3)急诊手术 疝内容物嵌顿绞窄的 CDH 应尽早手术,以防绞窄肠管坏死。

2. **术前准备及治疗** CDH 大多合并心肺功能障碍,控制好肺动脉高压并阻止进一步肺损伤是术前管理的关键。术前准备需充分,待病情稳定后手术,对术后呼吸和心脏功能的恢复可起关键作用。

(1)产房内复苏治疗:①心率和血氧饱和度监测:对于重症 CDH 采取有创或无创血压监测,插管避免高气道压和保持适当动脉氧饱和度是产房成功复苏和保持 CDH 患儿稳定的主要方法。较高动脉氧饱和度可能导致氧中毒和通气性肺损伤,因此,一般将动脉氧饱和度维持在 80%~95% 即可。②插管和通气:推荐在生后出现呼吸困难或缺氧症状的 CDH 患儿应立即气管插管,以减少由于延迟插管引起的长期酸中毒和贫血,进而导致肺动脉高压风险。由于面罩通气可能导致胃扩张,应避免面罩通气。通气压力应尽量保持低峰压(低于 25cmH$_2$O),以避免损伤发育不良的肺及对侧肺。③胃肠减压:经鼻或经口放置胃管以持续或间断减压,可减轻消化道胀气对肺脏的压迫,术后还可以尽早进行肠内营养。④建立血管通道:对于重症 CDH 应建立中心或外周静脉通道进行静脉输液,必要时可应用影响肌张力药物。动脉通道可用于抽血和监测动脉压。⑤血压支持:CDH 生后肺血管压力持续增高,导致血液通过动脉导管或卵圆孔右向左分流,引起低氧血症和酸中毒。若插管前氧饱和度低于目标值时应予以升压。监测中心静脉压,观察是否存在容量不足,如容量不足应及时给予血浆等快速补充;如非容量不足,应及时给予血管活性药和影响肌力的药物。⑥镇静和麻醉:清醒插管会使动脉压和颅内压显著增高,同时心率和经皮血氧饱和度检测显著下降。因此,清醒患儿应在插管前给予镇静或麻醉。

(2)通气管理:通气治疗目标是维持插管前氧饱和度在 80%~95%,插管后氧饱和度也应维持在 70% 以上,动脉 CO$_2$ 分压(PaCO$_2$)可维持在 45~60mmHg 之间(允许性高碳酸血症)。①常规通气:对于 CDH 传统通气模式多为压力控制通气,应将峰压值稳定在 25cmH$_2$O 或更小,呼气末正压(positive end exhalation pressure,PEEP)定在 2~5cmH$_2$O,并随时调节呼吸频率以使 PaCO$_2$ 维持在 45~60mmHg。②高频振荡通气(high-frequency oscillatory ventilation,HFOV):传统通气支持下仍存在持续性低氧血症和高碳酸血症的患儿救护时可应用 HFOV,能在避免肺过度膨胀造成肺损伤的同时,维持呼气末肺容积。使肺充分膨胀的前提下,平均气道压需随时调整。③确定肺扩张程度:CDH 患儿都应尽快行胸片检查以评估其初始病情,并且依据 CDH 病情和通气模式复查胸片以确定肺扩张程度。

(3)血流动力学管理:目标是保证终末器官的血液供应良好,具体体现在心率、毛细血管灌注、尿量和乳酸水平上。如果心率在正常水平,毛细血管充盈时间小于 3 秒,尿量大于 2.0ml/(kg·h),乳酸浓度低于 3mmol/L,并且患儿没有灌注不足的表现,则不需要应用血管活性药物。如果出现灌注不足表现或血压低于相应孕龄血压,并且插

管前氧饱和度低于 80%,需观察中心静脉压是否较低,有条件可行床边心脏彩超检查以明确是血容量不足还是心源性休克。如果血容量不足,则应快速补液治疗;如非容量不足,应及时给予血管活性药物。

(4)肺动脉高压处理:由于肺血管的病理性发育而具有较高罹患新生儿持续性肺动脉高压症的风险。一些诱发因素如贫血、酸中毒、机械通气所致的肺血管损伤,会诱发血管收缩和血管重塑进一步加重新生儿持续性肺动脉高压。因此,控制好肺动脉压并阻止进一步肺损伤是术前治疗的关键。生后如果出现持续肺动脉高压,需要给予肺血管扩张药物,吸入 NO 为首选。吸入性 NO 通过舒张血管平滑肌细胞,有效并且有选择性地舒张肺血管,可以提高持续性肺动脉高压的氧合,减少 ECMO 的应用。对于吸入性 NO 没有反应或反应不显著,可以应用前列环素或前列腺素 E$_1$。严重肺动脉高压可导致右心室超负荷,表现为右心室扩大,并可通过卵圆孔向左侧分流,进而导致左心室灌注不足和全身器官灌注不足。为避免右心室由于后负荷增加引起的过度负荷损伤,可以根据需要重新开放动脉导管。

如果插管前氧饱和度低于 85%,并且有器官灌注不足表现,则需要提高血压来治疗肺动脉高压。可以适当使用血管活性药物,如多巴胺、多巴酚丁胺和 / 或肾上腺素,以维持血压至符合相应孕龄的血压。

(5)ECMO:应用 ECMO 能提高 CDH 患儿生存率,在应用 ECMO 早期可以降低死亡率,但对长期效果尚不明确。因此应用指征严格,当前对于应用 ECMO 的条件包括:①无法维持插管前氧饱和度>85%,或插管后氧饱和度>70%;②在良好通气管理下,依然出现 PaCO$_2$ 增加和 pH<7.2 的呼吸性酸中毒;③需要使 PIP>28cmH$_2$O 或平均气道压>17cmH$_2$O,才能维持氧饱和度>85%;④伴氧供不足的代谢性酸中毒,表现为乳酸浓度 ≥5mmol/L 且 pH<7.15;⑤对于补液治疗和影响肌力药物治疗无效的全身性低血压,导致至少 12~24 小时尿量<0.5ml/(kg·h);⑥氧合指数持续降低。

3. 手术治疗

(1)手术适应证:①诊断明确的婴幼儿和年长儿 CDH;②新生儿膈疝平稳过渡后可作为临床探索性手术适应证。

（2）手术禁忌证：①合并严重畸形如先天性心脏病循环不稳定，难以耐受麻醉；②严重肺部发育不良或合并其他肺部疾患，呼吸机难以支持；③合并先天性乳糜胸；④胸腹腔因各种原因存在严重粘连，难以分离暴露膈肌者；⑤生命体征尚未平稳，一般情况较差，难以耐受麻醉及手术者。

（3）开放手术：依据缺损位置及手术入路选择手术切口，左后外侧疝可选择左肋缘下2指横切口或左上腹部横切口；右后外侧疝可选择右胸第6肋间前外侧切口及右上腹横切口。逐步轻柔将疝入脏器复位，检查合并畸形及肺组织发育情况，确认膈缺损边缘，缝合前将缺损边缘分离展开后，在无张力情况下将前缘覆盖后缘，用不可吸收线褥式缝合或间断双重缝合修补，必要时做绕肋骨缝合。横膈内侧缘全部缺损时将缺损边缘与食管-胃连接处做间断钉状缝合。最后一针结扎前，由麻醉师控制呼吸，扩张肺部，排出胸腔内气体，必要时放置胸腔引流管。

（4）微创手术：腔镜已被广泛推广，对于大部分单位已成为首选式术。依据手术入路可分为腹腔镜手术和胸腔镜手术。

1）腹腔镜手术：腹腔镜可以观察到整个腹腔内脏器情况。在探查腹腔同时还可多病联合治疗，避免漏诊和漏治。此外，经腹腔镜手术操作时不存在疝囊的遮挡，缝针也不会误伤腹腔肠管。然而，腹腔镜手术也有其不足之处，首先是复发问题，其次是血流动力学问题。因手术过程中需维持较高气腹压力，会影响患儿血流动力学和肺通气功能；再者，对手术技术要求较高，脏器回纳比较困难，尤其是脾脏由于光滑、质软、易脆、易损伤出血，在不损伤脾脏被膜或系膜的情况下还纳需要较高的技术。

手术步骤：①置Trocar、建气腹：麻醉成功后取头高足低位，患侧稍抬高，选择经脐、左上腹及右上腹放置3mm或5mm Trocar，必要时放置第4个Trocar辅助，建立人工气腹，CO_2压力设置在6~9mmHg，新生儿不超过6mmHg，同时由麻醉医生随时监测患儿呼气末CO_2分压，必要时暂停操作，放出腹腔内气体，待患儿平稳后继续手术。若患儿不能耐受，应及时中转开腹手术。②还纳疝内容物：探查腹腔是否合并肠旋转不良等畸形，以及膈肌缺损程度和部位，无损伤钳将疝入胸腔的器官还纳腹腔。③修补膈肌：采用不可吸收缝合线穿腹壁导入缝针修补膈肌，缝合时线尾留于腹

壁外可协助牵拉和打结。由后外侧向前内侧连续全层或间断缝合膈肌裂孔，关闭缺损前使肺充分膨胀。无须放置胸腔或腹腔引流。为便于术中操作，右侧膈疝可切断肝圆韧带使肝脏下降扩大显露空间；左侧膈疝患儿可经膈肌脚悬吊肝脏左叶。④如有疝囊可用超声刀或电钩分离疝囊切除或切开疝囊折叠缝合。

2）胸腔镜手术：因胸腔途径较腹腔途径手术在操作空间及观察视野上更为便利，对于新生儿CDH一般建议采用经胸腔镜手术。首先，较小胸腔充气即能使疝及其内容物还纳腹腔，且还纳后不易再疝入胸腔；其次，由于膈疝大多合并同侧肺发育不良且处于萎陷状态，疝内容物还纳后，可获得较大操作空间，能较好显露膈肌缺损利于缝合修补；再者，膈肌修补后，撤除气胸，在胸廓自然张力下也可显露术野，可直观检查修补后膈面是否光整、缝合是否有遗漏，避免手术不彻底而造成复发。下面以右侧疝为例介绍手术流程。

手术步骤：①置Trocar、建气胸：麻醉成功后取左侧卧位，上抬右上臂，选择经肩胛下角第5或第6肋5mm切口放入胸腔镜，压力维持在3~5mmHg，肩胛下角线第5~7肋间和腋前线4~6肋间分别放置3mm Trocar。②还纳疝内容物：在气胸压力及操作钳辅助下，将疝内容物逐步复位至腹腔，显露膈肌缺损，观察膈肌缺损情况。③修补膈肌：如缺损不大，可直接缝合修补，如有疝囊应切除或切开折叠缝合。用不可吸收缝线间断缝合缺损膈肌，一般从张力小的缺损内侧开始向外侧缝合，如行膈肌折叠，则将疝囊或菲薄的膈肌切开后拉向胸腔侧并展开，行褥式缝合缺损关闭，在修补膈肌缺损后外侧角时，可用钩针或缝针绕过肋骨体外结扎简化操作；④疝囊的处理：将疝囊覆盖缺损区重叠缝合。也有学者认为疝囊的存在常提示较好的胎肺发育及预后，胸腔镜下可不切除疝囊，还纳后折叠缝合即可。术后一般无须放置胸腔引流管。

3）中转开放手术：对于膈肌缺损严重，腔镜下修补困难，及时中转开放手术甚至植入补片修补仍有必要。特别是新生儿膈疝早期出现症状者，对心肺功能存在不同程度的影响，对麻醉和手术的耐受差，在膈疝手术过程中，CO_2气体还会进一步加重心肺负担。故术中既要保持足够的操作空间，又要减少CO_2的吸收，注意与麻醉医生配合，由麻醉医生随时监测其呼气末CO_2分压。必

要时暂停操作,放出 CO_2 气体,待患儿平稳后继续手术。若患儿不能耐受,应及时中转开放手术。

4)补片的应用:若膈肌缺损较大,原位缝合会造成修补张力过大,易裂开而导致复发,而且膈肌的穹隆形状对于维持肺顺应性和呼吸功能很重要,此种情况需要自体转移带血管蒂肌瓣或人工补片进行修补。然而,由于小儿处于生长发育期,人工补片无法随着儿童生长而增大,可导致远期较高复发率。因此,人工补片的替代品,如游离腹横肌和腹内斜肌、生物合成材料、组织工程材料等逐渐出现。

4. 术后处理　术后继续给予呼吸机辅助呼吸,适当镇静,定时复查胸片,注意有无气胸及胸腔积液,根据患侧肺膨胀情况调整呼吸机参数,保证患儿生命体征及血氧饱和度平稳。静脉使用抗生素、补液支持治疗,维持适当温度调节、葡萄糖稳态,静脉营养支持;根据血气分析结果调整酸碱及电解质平衡;同时注意预防戳孔感染、肺部感染、硬肿症等并发症。腔镜膈疝修补术后已不常规放置胸腔引流管,因为引流管的刺激可能会使渗出液增加,甚至引流管还会导致胸腔感染,不利于促进术后患侧肺膨胀。但对于术中渗出液较多的病例,仍需放置胸腔引流管。

5. 手术并发症及处理

(1)术中内脏损伤:术中可能损伤肝脏、脾脏、小肠、结肠等疝内容物。术前应根据影像检查疝入脏器异常解剖位置及结构,选择正确手术入路,无损伤钳轻柔操作,避免误伤。

(2)肝静脉损伤:右肝静脉的肝外部分短,于肝后方直接进入下腔静脉。注意右后外侧疝分离缺损内缘易误伤导致大出血,甚至气体栓塞。

(3)肾上腺损伤:新生儿膈肌缺损大,肾上腺小,易误伤,也是术后死亡的重要原因,因此,在缺损后缘缝合达肾脏附近时进针不宜过深或缝合组织过多。

(4)术后气胸:腹腔镜膈肌修补最后一针结扎前应鼓肺尽量排出胸腔积气,胸腔镜术毕关闭戳孔时也应先排气。此外,新生儿肺组织稚嫩,避免潮气量过大导致肺气压伤,呼吸机辅助呼吸时,谨防气道压过高。腔镜手术一般不必放置胸腔引流管,若发生气胸可再穿置胸腔闭式引流。

(5)疝囊囊肿:因胸、腹膜形成的菲薄疝囊遗漏未切除处理,因此,术中应仔细检查,将疝囊沿缺损边缘逐一提起切开或切除后修补缝合。

(6)术后乳糜胸或乳糜腹:乳糜管经腹膜后主动脉裂孔,在食管与主动脉间沿脊柱前进入胸部,游离或缝合时容易误伤。若术后发生胸、腹腔积液,可以穿刺抽出或置管引流乳糜液。经静脉高营养、禁食等保守治疗多可自愈。无效者需再手术修补。

(7)胃食管反流:术中应常规检查食管胃连接部位置,必要时用 4-0 不可吸收线将大弯侧胃底与横膈间断缝合固定几针,重建 His 角。凡确定为胃食管反流的患儿应积极治疗。

(8)肠梗阻:术后并发肠梗阻可能与术后肠粘连、巨大膈疝时腹腔发育小而术后腹腔内高压力、膈疝复发致肠管疝入胸腔嵌顿等原因有关;还有肠管复位时不慎扭转,肠旋转不良或十二指肠前粘连带遗漏未处理可能导致术后肠梗阻。依据造成肠梗阻原因的不同采用不同的处理方法:巨大膈疝腹腔空间发育小者术中需同时进行腹壁扩张,严重者需分期分层关闭腹腔或采用 Silo 袋技术延期关闭腹腔;术后肠粘连、膈疝复发致肠管疝入胸腔嵌顿等情况时可摄腹部 X 线片明确诊断后再次手术治疗。

(9)术后复发:因膈肌先天性发育不良或缺损较大者,无论是何种手术方式,膈疝术后均存在复发的可能。2011 年 Tsao 总结美国先天性膈疝治疗组数据显示,微创手术修补先天性膈疝术后复发概率为 7.9%(其中腹腔镜膈疝修补手术后复发概率为 3.8%,胸腔镜手术后复发概率为 8.8%),而传统开放手术后复发概率为 2.7%($P<0.05$)。微创手术术后复发的原因与应用新技术存在学习曲线、缝合张力大、手术操作空间小、疝囊大不易展开、靠近胸壁处不易缝合、缝线材料选择问题,以及补片应用与否等因素有关。膈疝复发后主要临床表现为肠梗阻、反复呼吸道感染和呼吸窘迫等,也可能没有任何症状,仅在常规体检时摄 X 线片发现。复发性膈疝的再次手术是一个挑战,主要的困难在于松解、分离胸腹腔脏器与膈肌的粘连,肠管与膈肌、肺组织之间的粘连要小心处理。手术入路可采用经胸或经腹途径,一般来讲,为了避开术中难以处理的粘连,可根据上次手术途径来选择。

四、胸骨后疝

胸骨后疝(morgagni hernia)又称胸骨旁疝(parasternal hernia)、前外侧疝(anterolateral hernia),是由于横膈胸骨后部与第 7 肋软骨的融合缺损,使腹腔脏器经胸肋三角(Morgagni孔)突入胸腔心膈角区。发病率较低,占先天性膈疝的2%~4%。多数情况下胸骨后疝有疝囊,于胸骨和剑突右后方与腹腔或心包腔相连,其内容物多为大网膜和结肠,右侧胸骨后疝肝脏疝入亦常见。

(一)临床表现

新生儿期即可发病,若缺损巨大,疝入脏器多,纵隔移位严重,肺发育不成熟严重,可表现出严重的呼吸、循环不稳定。儿童期甚至成年期发病者亦较常见,多数以呼吸和消化系统症状为主,伴有慢性咳嗽、呼吸困难、反复肺部感染、肺炎、桶状胸畸形、便秘、发育不良或非特异性胃肠道症状,少数患者有上腹部或胸骨后反复发作性不适感、隐痛,并伴有腹胀或呕吐等症状。小儿通常是因仰卧位、哭闹或腹压增加而发作,严重者出现阵发性呼吸困难、呼吸急促、青紫等表现;当立位、安静、腹腔压力减小时,上述症状消失或减轻。若发生肠管嵌顿,则出现呕吐、腹胀、停止排气排便等急性肠梗阻表现;若嵌顿肠管发生血运障碍或绞窄,可出现肠道出血、便血;若出现肠管坏死、穿孔,可出现胸腹腔感染等表现。也有很多先天性胸骨后膈疝患者无特异性临床症状,常为体检或某种原因X线检查时偶然发现。

(二)诊断

1. 胸部X线　胸部透视或胸部正位片可见心膈区有圆形或椭圆形阴影凸向胸腔,侧位可见阴影位于胸骨后方心膈角区,或心前区、胸骨后有肠管影。

2. 全消化道或钡灌肠检查　消化道造影、钡灌肠不仅能明确诊断,而且能明确疝入胸腔内腹腔脏器的种类(图9-8-2)。钡餐俯卧头低位透视有助于显示胃、小肠疝入胸腔内。如疝内容物为

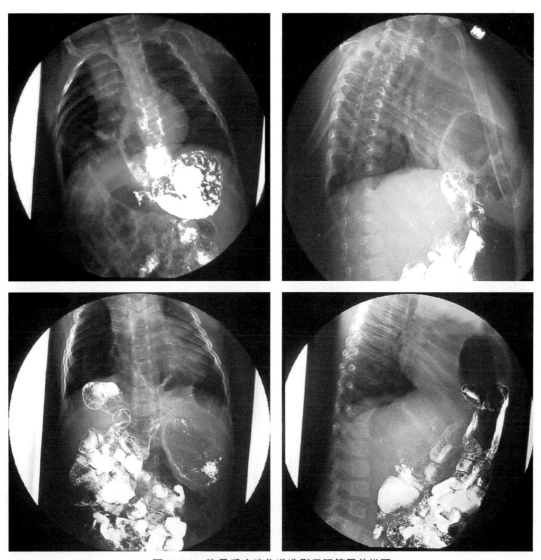

图9-8-2　胸骨后疝消化道造影示肠管居前纵隔

结肠,钡灌肠时可见结肠疝入胸腔,其进襻和出襻紧靠胸骨后缘呈"V"形或"U"形影像。

3. CT　特别是增强CT可明确膈肌缺损部位,可清晰显示疝环及其疝内容物。

(三)手术治疗

虽然大多数胸骨后疝是无症状的,但一旦确定诊断,应手术还纳腹腔脏器、修补缺损,以防疝入脏器嵌顿坏死,若发生则需急诊手术。

手术选择包括开腹手术、腹腔镜手术及经胸入路,经胸入路包括经胸骨正中入路及胸腔镜手术。由于Morgagni孔的解剖位置多为双侧缺损,一般首选经腹路径进行修补,可同时探查疝内容物并复位,还可同时矫治合并的腹内畸形。经胸入路因不能充分显露胸肋三角和双侧疝,手术难度大,创伤也大,故先天性胸骨后疝经胸入路的报道较少。

1. 开腹手术　选择上腹部正中或旁正中切口,当肝脏影响操作时可切开肝脏左侧三角韧带,将肝左叶拉向右后外侧,扩大操作空间,以便疝囊切除缝合,轻柔还纳疝内容,除去多余疝囊后,暴露疝环周围组织,肋缘处将膈肌缺损边缘与胸骨后组织用不可吸收线间断缝合。疝环大而直接缝合困难时,可选用补片修补。缝合时应注意不要损伤胸膜和心包。同时探查腹腔有无其他合并畸形。

2. 腹腔镜手术　随着微创技术的开展,腹腔镜治疗胸骨后疝成为最常用的方法。腹腔镜下操作采用连续或间断缝合修补缺损是常用的方法。部分患儿因疝前缘发育不好或缺失,使缝合缺乏附着点且存在缺损薄弱区撕裂风险。腹腔镜监视下采用针式抓钳经腹壁间断"U"形缝合膈肌缺损的后缘与腹前壁,全层关闭膈肌缺损,在腹腔外皮下组织内打结的方法可克服以上缺陷且简便快捷。

疝囊的切除与否没有统一的意见。然而越来越多的证据表明保留疝囊会遗留疝囊积液、感染甚至心包积气等风险,切除疝囊者可降低复发率,减少血肿的形成。

(四)术后并发症及处理

1. 心脏压塞　术后患儿出现烦躁不安、血压下降、心率增快、呼吸困难、发绀、面色苍白、出汗、颈静脉怒张时,要考虑心包内积气或积血填塞,是危及生命的严重并发症,应立即做心电图、X线或超声心动图检查,急诊手术止血或及时置心包引流。

2. 其他并发症　同膈疝的手术并发症。

【专家提示】大部分CDH患儿治疗后可无症状,但也有25%患儿会出现各种并发症,最常见的是长期的呼吸问题,从轻微的支气管痉挛到肺动脉高压及反复发作的肺炎。其次是胃肠道症状,包括胃食管反流或肠梗阻症状。还有神经认知障碍、发育延迟、听力损伤和其他少见疾病。

(李索林　张永婷)

第九节　食管裂孔疝

食管裂孔疝是由于包绕食管的膈肌发育不良导致食管裂孔扩大,腹腔段食管、胃底,甚至全胃及部分腹腔脏器疝入纵隔,使正常食管下端、贲门解剖结构中的抗反流机制丧失,导致胃食管反流,并因胃食管反流引起一系列临床症状的疾病。本病在儿童各年龄组包括新生儿均可发生,Findley和Kelly最早于1931年报道新生儿食管裂孔疝。由于许多新生儿仅伴有小的裂孔疝或滑疝,症状常不典型,往往在行X线检查时才发现有食管裂孔疝存在,国内外文献报道男女之比约为3:1。近年来,由于国内儿童医疗水平飞速提高,本病确诊率逐年上升。

一、病　因

确切病因尚不清楚,研究认为,可能与遗传和环境因素有关,使食管裂孔周围韧带、组织结构发育薄弱,左、右膈肌脚肌纤维发育障碍,失去正常的钳夹作用使膈肌裂孔变大,膈食管韧带与食管周围失去紧密接触关系,变得松弛。当腹压增加时或膈肌运动时,腹腔段食管、贲门、胃底,甚至全胃和肠管向上疝入胸腔。

二、分型及病理生理

食管裂孔疝根据裂孔缺损位置及疝入组织的多少分为滑动型疝(Ⅰ型)、食管裂孔旁疝(Ⅱ型)、混合型疝(Ⅲ型),也有将裂孔缺损过大导致全胃和肠道、大网膜疝入胸腔的分为巨大型疝(Ⅳ型)。新生儿期滑动型疝最为常见(约占70%)。根据分型不同,腹腔食管、贲门、胃进入胸腔的多少有差异,其病理生理改变亦不相同。

1. **I型(滑动型食管裂孔疝)** 膈食管韧带、膈肌脚、胃悬韧带发育不良松弛时,食管裂孔松弛变大,当卧位或腹压增加时,腹腔食管、贲门或少部分胃底被推压疝入膈上纵隔。当体位改变或腹压减低时,食管和贲门可回复腹腔正常位置,称为滑动性食管裂孔疝,简称滑疝。滑疝由于腹腔段食管变短、食管下端括约肌失去功能、胃His角变钝等,通常出现胃食管反流。食管黏膜经常受反流胃酸刺激。食管蠕动功能减退,对酸性物质清除率下降。食管下段黏膜出现充血性炎症反应,后期可发展成溃疡出血,新生儿期患儿可因下段食管炎出现呕吐咖啡色物。如果病情进一步进展,炎症可累及食管肌层和周围组织,形成食管炎和食管周围炎,最终因瘢痕形成使食管纤维化,造成食管狭窄和短缩。有时反流物进入气管造成误吸,引发肺部感染,甚至造成窒息死亡(图9-9-1)。

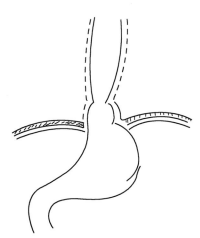

图9-9-1 滑动性食管裂孔疝
图示食管下段、贲门上移至膈上

2. **II型(食管裂孔旁疝)** 以食管一侧膈肌裂孔缺损为主,使裂孔过大,胃大弯与部分胃体从贲门一侧突入纵隔内,形成食管裂孔旁疝。此类病变贲门仍处膈下,His角不变甚至更小,因此食管裂孔旁疝可保持良好的防反流机制,临床可能没有胃食管反流症状(图9-9-2)。

3. **III型(混合型食管裂孔疝)** 同时具有上述I、II型裂孔疝病理特点的食管裂孔疝,即虽然胃底、胃体疝入纵隔位于食管一侧,但由于食管裂孔过大,膈食管韧带已不能固定食管,使下端食管、贲门也持续回缩在纵隔内(图9-9-3)。

4. **IV型(巨大型)** 这一型特指食管裂孔缺损巨大,导致全胃,甚至肝左叶、横结肠或部分小肠疝入胸腔的食管裂孔疝。在III型分类中将此型裂孔疝归入混合型(图9-9-4)。

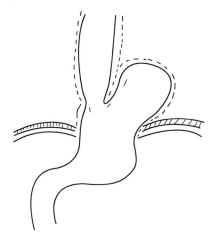

图9-9-2 食管旁疝
图示胃底及胃体可移至膈上,但贲门仍然居原位

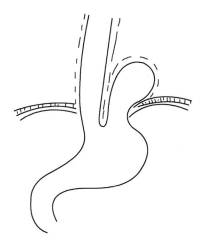

图9-9-3 混合型疝
图示贲门与胃体均移至膈上

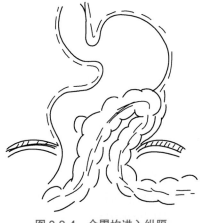

图9-9-4 全胃均进入纵隔
部分肠管、左肝叶等腹腔组织也可进入纵隔

三、诊　断

（一）临床表现

婴幼儿食管裂孔疝临床表现可呈多样性,如果观察不仔细,容易延误诊断,应引起重视。常见的临床表现如下:

1. **呕吐**　是新生儿和婴幼儿食管裂孔疝最常见的症状,约占80%~90%以上,多在出生后第一周即出现。呕吐形式各异,平卧或夜间为重,有时仅出现轻微溢奶,也可呈现严重的喷射性呕吐。吐出物起初为胃内容物,严重时可伴有胆汁,后期可出现血性呕吐物或咖啡色呕吐物。

2. **咳嗽、气喘等呼吸道感染症状**　由于胃食管反流多在夜间出现,容易造成误吸、呛咳,可导致反复出现呼吸道感染。约有30%的新生儿和小婴儿期食管裂孔疝是以呼吸道感染为主诉就诊,虽经积极抗感染治疗可好转,但不易治愈。

3. **吞咽困难**　由于反流性食管炎侵袭食管下端肌层,使食管下端纤维化并继发狭窄导致吞咽困难。但新生儿因瘢痕性狭窄尚未形成且进食流质,此临床表现比较少见。

4. **营养不良及电解质紊乱**　症状严重的患儿常出现发育和营养不良,体重明显低于同龄儿童。呕吐严重的可出现水电解质紊乱。

5. **贫血**　患儿可出现贫血貌,贫血程度往往与食管炎严重程度有关。

（二）辅助检查

食管裂孔疝的临床诊断主要根据患儿临床表现和影像学检查,食管测压、胃镜检查和核素检查可对诊断提供进一步帮助,并可判断是否合并有各类常见的并发症及其严重程度。

凡是新生儿期出现频繁呕吐,尤其呕吐咖啡色样胃内容物,反复肺部感染,体重不增或增长缓慢的患儿都应想到本病。

1. **影像学检查**　本病在胸部X线和CT检查中都有比较特征性的表现,即食管下端和部分胃体疝入胸腔。诊断的金标准是X线上消化道造影,可见贲门和部分胃组织通过食管裂孔疝入胸腔,在巨大型食管裂孔疝患儿,可见到全胃甚至腹腔内其他脏器组织也一并疝入胸腔。CT可增加食管裂孔疝诊断的可视性,CT三维重建图像更增加了食管裂孔疝的敏感性检测。

对于Ⅰ型滑疝患儿,可能需要反复检查并通过体位的变化才能发现疝入横膈以上纵隔内的贲门下胃黏膜组织(图9-9-5~图9-9-8)。另外,一些放射学的间接征象可为诊断滑疝提供参考,如出现胃食管反流、His角变钝、贲门以上食管纹理增粗、扭曲和食管炎征象。如果存在以上影像学表现,应取仰卧头低足高位检查,可顶压胃弯区以提高检出率。需要注意的是,存在胃食管反流不一定有食管裂孔疝存在,但食管裂孔疝多数会伴有胃食管反流。

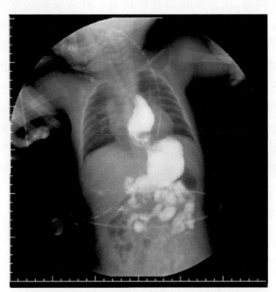

图9-9-5　胃食管造影显示贲门及部分胃黏膜进入膈上纵隔

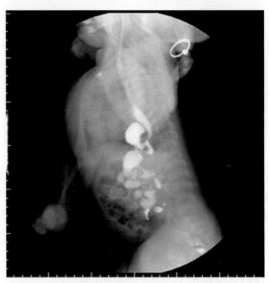

图9-9-6　胸部侧位片显示在后纵隔有一含气液平的囊性包块,上端连接食管

2. **食管pH监测**　能记录酸性胃液反流至食管发生时间的长短和频率,并与每日的活动规律相结合。当食管内pH小于4的时间超过15秒作为一次反流,记录 24 小时内食管内 pH 小于 4 的总时间(百分比),能反映食管被酸性胃液侵蚀的时间。但需注意,出生后 1 年内婴儿出现胃食管反流较为常见。在儿童中,24 小时食管 pH 小于 4 的正常上限是 5.5%,而小于 1 岁的婴儿正常值可高达 12%。但 pH 探针并不能记录非酸性反流的发生,如更为严重的病理性十二指肠 - 胃食管反流的病例中并不能通过 pH 探针分析出病理性反流的存在。

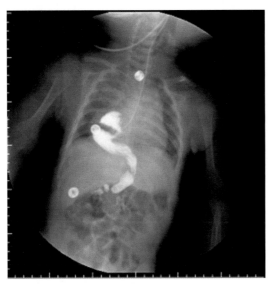

图 9-9-7 上消化道造影提示贲门和部分胃组织通过食管裂孔疝入胸腔

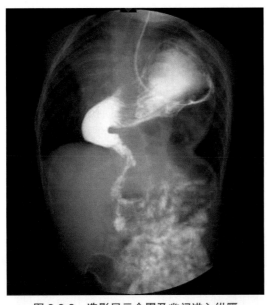

图 9-9-8 造影显示全胃及幽门进入纵隔

3. 内镜检查 内镜检查和病理活检有助于确认食管炎及其严重程度,是否继发溃疡和狭窄。此外,内镜检查还可以帮助判断裂孔疝的大小和类型。

四、治 疗

(一)保守治疗

Ⅰ型(滑疝)患儿一般首选保守疗法,包括体位疗法和喂养方式改进等可缓解临床症状。对患儿采用斜坡卧位(30°~45°卧位),一般提倡母乳喂养,少喂多餐,适当增加摄入,喂食后适当拍打背部。必要时可服用促胃动力药。

(二)手术治疗

对经保守治疗后症状无法缓解,甚至出现严重脱水和营养不良的Ⅰ型患者和其他类型食管裂孔疝,往往需要手术治疗。手术治疗目的:回纳疝入纵隔的腹腔内组织;延长腹腔内食管长度;缩窄关闭食管裂孔;胃底折叠,重建 His 角,完成食管下端解剖结构的重建,并建立良好的抗反流机制。

1. 手术适应证

(1)有并发症的Ⅰ型食管裂孔疝(滑疝)经内科正规治疗无好转,如出现严重的食管炎、溃疡、出血、狭窄,体重不增或持续下降,贫血严重。

(2)Ⅱ、Ⅲ、Ⅳ型食管裂孔疝,存在先天性解剖结构异常,大多存在各类临床症状,并有发生疝入的胃肠组织扭转、嵌顿、梗阻可能。

(3)食管裂孔疝术后复发并有明显临床症状者。

(4)发生急性胃肠组织扭转嵌顿是急诊手术指征。

2. 手术禁忌证和相对禁忌证

(1)早产儿或体重小于 2kg、耐受能力差的新生儿。

(2)合并其他严重先天性畸形、心肺功能不良者。

(3)合并严重肺部感染者。

(4)有凝血功能障碍者。

值得注意的是,随着新生儿麻醉、新生儿营养和手术技术的提高和进步,手术禁忌和相对禁忌证也在不断改变,尤其是对于腔镜下微创手术,禁忌证范围相对变窄。

3. 手术途径 传统的食管裂孔疝修补手术可经腹或经胸途径。自 1993 年 Georgeson 和 Lobe 相继独立报道在儿童中实施腹腔镜胃底折叠术后,因其显著的临床微创效果,迅速得到业内广泛认同和普及。我国自 2000 年起陆续在一些儿童医疗中心开展腹腔镜下儿童食管裂孔疝修补术。至今,腹腔镜途径已成为治疗儿童胃食管裂孔疝的首选标准手术途径。虽然食管裂孔疝也可经胸腔镜完成回纳修补手术，但临床报道较为少见，尤其是儿童胸腔镜下食管裂孔疝修补术的临床报道更是少见。我国儿童食管裂孔疝腔镜手术报道几乎均为腹腔镜手术。除极少见的短食管需要行 Collis 手术者胸腔镜具有优势外，腹腔镜在儿童食管裂孔疝修补术中优势更明显。随着婴幼儿腹腔镜手术经验的累积，技术日益成熟和完善，婴幼儿腔镜手术的适应证在不断扩大，手术禁忌证也在不断变化，许多早期禁忌证已不再成立。本节重点介绍腹腔镜下儿童食管裂孔疝的手术治疗情况。

4. 术前准备

(1)术前应置鼻胃管和尿管，缩小胃和膀胱的体积。

(2)术前静脉预防使用抗生素，合并肺炎者可联合应用广谱抗生素。新生儿补充维生素 K。

(3)术前应行食管胃造影，以明确食管裂孔疝的严重程度和分型。

(4)患儿有脱水和电解质紊乱、贫血、营养不良等，应纠正后再择期手术。

5. 麻醉　采用静脉气管复合麻醉。

6. 腹腔镜下食管裂孔疝修补术手术步骤

(1)体位：仰卧位，轻度头高足低位。

(2)手术人员站位：对于婴幼儿，主刀医生站于患儿右侧，一助、二助站于主刀医生对侧，洗手护士站位于主刀医生右侧。对于大龄儿童，主刀者长时间侧身操作有一定困难，可将平卧患儿两腿分开置于护架上，主刀者站于患儿两腿间，操作相对较舒适，助手站于患儿两侧。腹腔镜监视器放置于头侧，如有双视屏可放置于患儿两侧肩部。

(3)Trocar 数量和切口部位的选择：根据术者的习惯和能力，有选择 3~5 支 Trocar 和脐部单切口完成腹腔镜下食管裂孔疝手术的报道。5 支 Trocar 和 4 支 Trocar 的区别在于将 1 支用于放置肝叶推开器的 Torcar 改为用腹壁悬吊线与膈肌裂孔处韧带固定牵开肝左叶。3 支 Trocar 因少 1 支协助主刀者牵拉的操作器而使手术难度和风险增加，不予提倡。脐部单切口完成食管裂孔疝手术也已有报道，但对操作者的镜下操作能力要求极高，并使手术时间显著延长，与多孔法并无显著优势可言。

选择脐环下缘或脐中心位置作一 5mm 切口，

直视下放置第一个 5mm Trocar，建立 CO_2 气腹，也可用气腹针先行穿刺进腹建立气腹后再穿刺放置 Trocar。气腹压力婴幼儿设定在 8~10mmHg，大龄儿童设定在 12~15mmHg。放入 5mm 的 30° 视镜，在镜下监视下分别于两侧脐平锁骨中线部切开皮肤后穿刺放置 2 把 5mm Trocar，右侧放置肝叶推开器，左侧放置抓钳由一助操作，于上腹正中线两侧经腹直肌穿刺放置 2 把 5mm Trocar 由主刀操作。对于小婴儿也可用 3mm Trocar 和相对应的视镜和操作器。

(4)腹腔镜手术操作

1)腹腔镜探查：用肝叶推开器推开肝左叶，固定肝叶推开器，暴露食管裂孔部膈顶，观察食管裂孔缺损大小及胃肠疝入纵隔情况，同时观察两侧腹股沟内环部位是否关闭，如伴有腹股沟疝，可于食管裂孔疝修复后一并镜下修补。

2)游离食管：将胃从裂孔内拉下，由一助抓持牵拉，充分显露裂孔，用超声刀游离胃底及脾胃韧带，胃短血管直接用超刀离断。用超刀或电灼游离肝胃韧带至食管裂孔右侧，并沿贲门上方游离覆盖在食管下端与贲门连接部的腹膜或疝囊，直至食管左侧。用分离钳沿右侧膈肌脚于食管后方建立一腔隙，用分离钳顺此间隙经食管后至左侧膈下，送入一约 7cm 长牵拉带经食管后穿过包绕食管下端，由助手用 5mm 抓钳抓住牵拉带向下牵拉，使被游离的食管保持一定张力，便于游离。充分游离食管下端及胃底与纵隔的粘连和因疝囊的牵拉，直至在松弛下食管下段、胃底不再牵拉进入纵隔，并判断裂孔关闭后有足够的腹腔段食管。可以将疝囊留置于纵隔或将疝囊完全游离切除。但完全游离切除疝囊会增加损伤纵隔、胸腹、食管壁及紧贴食管壁的迷走神经的风险，因此一般可不必完全游离切除疝囊。

3)修补食管裂孔：由助手牵拉游离后的食管下端，用超刀或电灼充分游离两侧膈肌脚，用不可吸收线于食管后缝合两侧膈肌脚，根据裂孔的大小缝合 1~3 针，缩窄食管裂孔，遇有特别宽大的食管裂孔，无法利用膈肌关闭裂孔者，可用人工补片裁剪后修补缺损。通常在儿童病例，大多无须人工补片修补食管裂孔。为避免裂孔缩窄过度，导致狭窄，在缝合裂孔前由麻醉师协助经口插入与年龄相对应的食管支撑管，通常新生儿可选用 24 号(周径为 24mm)支撑管，1 岁选用 32 号，以后每增加 1 岁增加 2 号。没有支撑管可用不同周径的胸腔引流管替代。完成裂孔缩窄关闭后，由麻醉师抽动支撑管可顺利通过食管裂孔，无明显阻力即可。

4）不同术式胃底折叠抗反流：经典的胃底折叠手术方式有 Nissen 术（或 Nissen-Rossatti 术）、Toupet 术、Thal 术、Belsey 等，前三种较为常用并具代表性。对于术式的选择仍有争议，较多的报告推荐 360° 胃底包绕的 Nissen 术。但 Nissen 术后下端食管贲门狭窄的发生率明显提高。因此，有作者提出应根据患儿术前症状和检查结果是否存在胃食管反流和其程度选择术式。

Nissen 术：将游离的胃底绕过食管后方，包绕食管，于食管前缝合 3 针，其中 1~2 针需与食管前壁固定，以防折叠的胃底顺食管贲门上下滑动。胃底包绕要宽松，不宜过紧，避免导致食管下端狭窄。包绕宽度以 2~3cm 为宜。完成胃底折叠包绕后再次由麻醉师协助抽动食管支撑管，以无阻力为宜。如无迷走神经损伤，不必行幽门成形术。若术中怀疑有迷走神经损伤，为防术后胃扩张、胃排空障碍，可同期作幽门成形术。腹腔无须放置引流。

Nissen-Rossatti 术：是 Nissen 术的改良术式，无须游离脾胃韧带和胃短血管，直接将胃底后壁经食管后拖出与胃底前壁包绕腹腔段食管做缝合，操作更为简单，效果相同。

Thal 术：将胃底游离，可部分离断或保留脾胃韧带和胃短动脉，将胃底与左侧腹腔段食管肌层缝合 2 针，并将胃底大弯于食管前向右侧包绕与食管右侧肌层缝合固定 2~3 针，形成胃底与腹腔段食管的侧壁及前壁 180°~270° 的不完全性包绕。

Toupet 术：与 Thal 术同理，在完成食管裂孔修补后，重建胃食管 His 角以增加胃食管抗反流机制。与 Thal 术所不同的是，将胃底经腹腔段食管后方包绕食管 270°，将包绕的胃底与食管的侧壁肌层缝合 2~3 针。

腹腔镜下食管裂孔疝修补 + 胃底折叠术是最能体现腔镜微创优势的手术。因食管裂孔位于腹腔膈顶及后方，两侧膈肌脚位置尤深，开放手术显露困难，尤其是新生儿和小婴儿因严重反流的食管裂孔疝大多伴有营养不良，开放手术术后存在切口裂开的风险。而镜下手术借助视镜能使深部的食管裂孔及膈肌脚清晰显露，并使视野放大，腹部仅有 4~5 个 5mm 大小切口。熟练的操作者可在 1~2 小时内完成手术并几乎无出血。因手术创

伤小，术后第 2 天即可进食。真正体现了微创美观的临床效果（图 9-9-9~ 图 9-9-15）。

7. 术后处理

（1）禁食 12~24 小时后改经口进食。

（2）静脉输液维持 1~2 天。

（3）若患儿术前一般情况较差可适当延长补液时间。

（4）需观察有无进食梗阻等因手术导致的食管狭窄和迷走神经损伤等情况。一旦出现并发症则需另行处理。

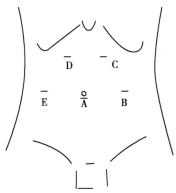

图 9-9-9　腹部切口示意图

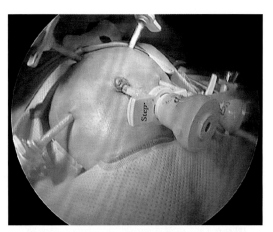

图 9-9-10　Trocar 和操作器械实景示意图

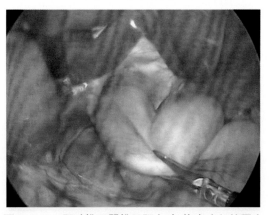

图 9-9-11　肝叶推开器推开肝左叶，拖出疝入的胃底

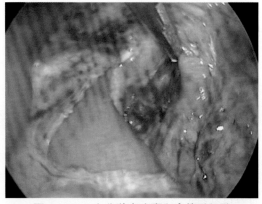

图 9-9-12 充分游离疝囊和食管后间隙

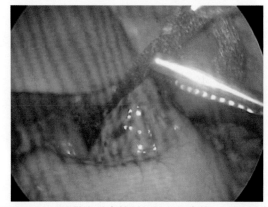

图 9-9-13 吊带穿过食管后间歇包绕食管,由助手牵拉

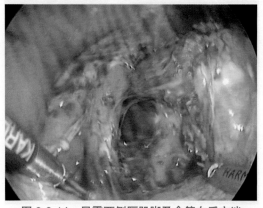

图 9-9-14 显露两侧膈肌脚及食管右后方迷走神经,并缩窄关闭膈肌脚

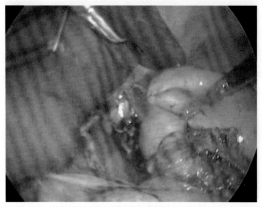

图 9-9-15 继续游离疝囊,将膈肌裂孔与食管肌层固定

五、并发症及预后

1. **食管损伤** 如术中能及时发现,可于镜下给予修补缝合,遇到严重的食管损伤应及时中转开放进行食管修补。

2. **迷走神经损伤** 避免过分紧贴食管进行游离,尤其是具有优势支的右侧迷走神经,一旦怀疑损伤应同时行胃幽门成形术,术后需延长胃管留置时间,延后进食时间。

3. **吞咽困难** 可因胃食管连接部水肿导致术后狭窄,吞咽困难,但因水肿引起的吞咽困难大多在术后数日至数周内缓解,一旦发生因手术裂孔关闭过紧或胃底包绕过紧导致的吞咽困难,可试行食管球囊扩张,大多能获得改善。如扩张无效,则需再次手术解除狭窄原因。二次手术仍可在腹腔镜下操作。

4. **裂孔疝复发和胃食管反流** 腹腔段食管过短、部分胃底折叠、食管裂孔关闭不够都可引起术后胃食管反流,但大多数可经保守治疗并随生长发育得到改善,极少数需要再次手术。

总体来说,腹腔镜下食管裂孔疝的预后是好的,术后尽管存在复发的可能,但复发率很低,在0.98%~4%不等,一旦食管裂孔疝复发,则需再次手术修补,二次手术修补仍可在腹腔镜下完成。术后的随访除了应观察临床症状有无缓解外,一般需要复查上消化道造影,特别需注意有无胃食管反流存在。

六、传统开放手术食管裂孔疝修补术

(一) 经腹食管裂孔疝修补术

全麻插管后取平卧胃,上腹部稍垫高,取上腹正中经腹白线切口,切口上缘至剑突,下缘至脐上缘。也可取旁正中切口。分层进腹,将疝入纵隔的胃回纳腹腔,暴露食管裂孔,打开肝胃韧带直至食管裂孔右侧缘,沿食管和膈肌食管裂孔交界处从右向左游离腹膜反折。暴露右侧膈肌脚,沿右侧膈肌脚打开疝囊。于右侧膈肌脚的下缘腹腔食管后向左侧钝性分离建立食管后窗,用吊带穿过食管后窗环绕腹腔段食管作牵拉用,使胸腔内食管保持一定的张力,便于疝囊的游离和食管的粘连松解。沿食管两侧游离松解疝囊和食管,疝囊无须完全切除,可残留于纵隔内自行吸收,为避免迷走神经主干损伤,紧贴食管壁的疝囊不必游离,尤其是食管右后侧右侧迷走神经附着部位。但附着于两侧膈肌脚的疝囊应尽量游离,才能清晰显示膈肌脚,确保两侧膈肌脚直接对缝关闭。在术后复发的病例中,部分是因误将附着于左侧膈肌脚前增厚的疝囊当做膈肌脚与右侧膈肌脚缝合引起。将牵拉粘连食管的索带充分游离,使食管在非牵拉的自然状态下保持有2~3cm的腹腔段食管,用不可吸收线于食管后方将两侧膈肌脚间断缝合缩窄食管裂孔,可在食管内或外放置支撑管,以免裂孔关闭过紧导致术后吞咽困难。

根据作何种抗反流手术决定是否游离胃底大弯侧脾胃韧带和其中的胃短血管。抗反流术式的的选择同上述腹腔镜下抗反流术。

(二)经胸食管裂孔疝修补术

经胸开放途径食管裂孔疝修补及抗反流手术是经典的裂孔疝手术方式。具体操作:患儿全麻插管后取右侧90°侧卧位,经左胸后外侧切口第6~7肋间进胸。游离下肺后将肺向头端推压,暴露后纵隔。打开纵隔胸膜,在胃管引导下找到食管,充分游离食管下段、贲门和胃底,注意避免损伤迷走神经。在食管后方将两侧膈肌脚用不可吸收线预置缝线2~3针,将胃底提拉包绕食管下端约2~3cm间断缝合并与食管固定,将折叠的胃底与膈肌裂孔的腹侧面固定数针,使折叠的胃底回纳腹腔后结扎膈肌脚预置的缝线缩小膈肌裂孔,缩窄后裂孔可通过示指尖。若上述操作有困难,可打开膈肌进入腹腔操作,再修补膈肌。

七、特殊短食管的处理

临床上真正的短食管非常罕见,大多通过充分的游离可获得满意的食管长度。一旦遇到无法通过充分游离获得满意长度的真正短食管患儿时,可选择行Collis胃成形术,该术式通常经胸操作更适合。具体操作:在食管、贲门、胃底游离后,将胃底拉入胸腔,请麻醉师经口插入食管支撑管并进入胃内,把支撑管紧贴胃小弯侧,用切割吻合器沿食管胃底角向下切割吻合5~6cm,使食管向腹腔侧延长5~6cm,成形后的小弯侧胃管与食管粗细大致相同,将大弯侧胃底包绕腹腔段食管缝合固定,达到抗反流作用(Collis-Belsey术)(图9-9-16,图9-9-17)。

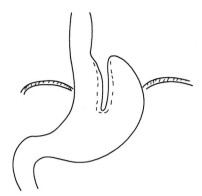

图9-9-16　胃底经食管后包绕腹腔段食管,缝线与食管壁固定,间断缝合3针,完成Nissen折叠

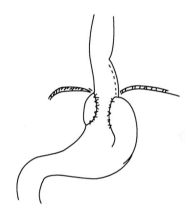

图9-9-17　Collis-Belsey术

【专家点评】食管裂孔疝是小儿外科常见的一种疾病,临床表现多样,呕吐是新生儿和婴幼儿期最常见的症状,部分患儿常合并咳嗽、气喘等呼吸道感染症状。存在以上临床表现的患儿应引起重视,仔细观察,及时就诊。大部分新生儿期的I型食管裂孔疝无须手术,通过体位疗法和喂养方式改进即可缓解。对于有并发症的食管裂孔疝、食管旁疝和巨大裂孔疝,或经内科正规治疗无好转、体重不增、贫血严重的患儿应考虑手术治疗。腹腔镜下食管裂孔疝修补+胃底折叠术是最能体现腔镜微创优势的手术之一。该手术视野良好、显露清楚、出血少、创伤小、术后恢复快,已经成为手术治疗儿童食管裂孔疝新的首选标准手术途径。

(吴晔明)

参考文献

[1] 江泽熙.小儿胸部外科学.武汉:湖北科学技术出版社,2008.
[2] 黄金狮,陈快,陶俊峰,等.胸腔镜手术治疗先天性食管闭锁并食管气管瘘69例报告.中华小儿外科杂

志, 2014, 35 (6): 414.

[3] 陶俊峰, 黄金狮, 陶强, 等. 胸腔镜技术治疗先天性食管闭锁术后食管狭窄的相关因素分析. 临床小儿外科杂志, 2014 (5): 377.

[4] 杨露, 魏绪霞, 徐俊杰. 儿童贲门失弛缓症研究现状及进展. 中华儿科杂志, 2017, 55 (3): 234.

[5] 钱彬彬, 杨孙虎. 贲门失弛缓症的微创治疗进展. 腹腔镜外科杂志, 2016, 21 (10): 791.

[6] 王果. 小儿外科手术学. 北京: 人民卫生出版社, 2010.

[7] 中华医学会小儿外科学分会内镜外科学组, 中华医学会小儿外科学分会心胸外科学组. 先天性膈疝修补术专家共识及腔镜手术操作指南 (2017 版). 中华小儿外科杂志, 2018, 39 (1): 1.

[8] 戚继荣, 莫绪明, 钱龙宝, 等. 早期微泵肠内营养输注对新生儿食管闭锁临床预后的研究. 中华小儿外科杂志, 2014, 3: 195-198.

[9] 张成, 李俊生, 克力木, 等. 2013 年美国胃肠内镜外科医师协会食管裂孔疝诊疗指南解读 (一). 中华胃食管反流病电子杂志, 2015, 1: 6.

[10] 张成, 李俊生, 克力木, 等. 2013 年美国胃肠内镜外科医师协会食管裂孔疝治疗指南解读 (二). 中华胃食管反流病电子杂志, 2015, 2: 68.

[11] 李正. 实用小儿外科学. 北京: 人民卫生出版社, 2001.

[12] 施佳, 王俊, 俞炬明, 等. 小儿食管裂孔疝合并食管狭窄的综合治疗. 临床小儿外科杂志, 2016, 15 (6): 587-593.

[13] Becmeur F, Talon I, Schaarschmidt K, et al. Thoracoscopic diaphragmatic eventration repair in children: about 10 cases. Journal Of Pediatric Surgery, 2005, 40 (11): 1712.

[14] 胡吉梦, 吴晔明, 王俊, 等. 腔镜手术治疗婴幼儿膈膨升 24 例临床分析. 中华小儿外科杂志, 2013, 34 (11): 810.

[15] 王智琪, 戚继荣, 莫绪明, 等. 覆膜支架在食管闭锁术后吻合口漏治疗中的应用. 中华小儿外科杂志, 2020, 41(6): 504-508.

[16] Rothenberg S. Operative Endoscopy and Endoscopic Surgery in Infants and Children. Edward Arnold, London, 2005.

[17] Van Lennep M, Van Wijk MP, Omari T, et al. Clinical management of pediatric achalasia. Expert Rev Gastroenterol Hepatol, 2018, 12 (4): 391.

[18] Uygun I. Caustic oesophagitis in children: prevalence, the corrosive agents involved, and management from primary care through to surgery. Curr Opin Otolaryngol Head Neck Surg, 2015, 23 (6): 423.

[19] Chirica M, Bonavina L, Kelly MD, et al. Caustic ingestion. LANCET, 2017, 389 (10083): 2041.

[20] Contini S, Scarpignato C. Caustic injury of the upper gastrointestinal tract: a comprehensive review. World J Gastroenterol, 2013, 19 (25): 3918.

[21] Hugh TB, Kelly MD. Corrosive ingestion and the surgeon. J Am Coll Surg, 1999, 189 (5): 508.

[22] Keh SM, Onyekwelu N, Mcmanus K, et al. Corrosive injury to upper gastrointestinal tract: Still a major surgical dilemma. World J Gastroenterol, 2006, 12 (32): 5223.

[23] De Lusong M, Timbol A, Tuazon D. Management of esophageal caustic injury. World J Gastrointest Pharmacol Ther, 2017, 8 (2): 90.

[24] Uygun I, Aydogdu B, Okur MH, et al. Clinico-epidemiological study of caustic substance ingestion accidents in children in Anatolia: the DROOL score as a new prognostic tool. Acta Chirurgica Belgica, 2012, 112 (5): 346.

[25] Kaya M, Ozdemir T, Sayan A, et al. The relationship between clinical findings and esophageal injury severity in children with corrosive agent ingestion. Ulus Travma Acil Cerrahi Derg, 2010, 16 (6): 537.

[26] Betalli P, Falchetti D, Giuliani S, et al. Caustic ingestion in children: is endoscopy always indicated? The results of an Italian multicenter observational study. Gastrointestinal Endoscopy, 2008, 68 (3): 434.

[27] Saverio S, Biscardi A, Piccinini A, et al. Different possible surgical managements of caustic ingestion: diagnostic laparoscopy for Zargar's grade 3a lesions and a new technique of "Duodenal Damage Control" with "4-tubes ostomy" and duodenal wash-out as an option for extensive 3b lesions in unstable patients. Updates Surg, 2015, 67 (3): 313.

[28] Ghandour KE, Spitz L, Brereton RJ, et al. Recurrent tracheo-oesophageal fistula: experience with 24 patients. J Paediatr Child Health, 1990, 26 (2): 89.

[29] Lal DR, Oldham KT. Recurrent tracheoesophageal fistula. European Journal Of Pediatric Surgery, 2013, 23 (3): 214.

[30] Holcomb GR, Rothenberg SS, Bax KM, et al. Thoracoscopic repair of esophageal atresia and tracheoesophageal fistula: a multi-institutional analysis. Annals of Surgery, 2005, 242 (3): 422-428.

[31] Pinheiro PF, Simoes ESA, Pereira RM. Current knowledge on esophageal atresia. World J Gastroenterol, 2012, 18 (28): 3662.

[32] Koivusalo AI, Pakarinen MP, Lindahl HG, et al. Revisional surgery for recurrent tracheoesophageal fistula and anastomotic complications after repair of esophageal atresia in 258 infants. Journal of Pediatric Surgery, 2015, 50 (2): 250.

[33] Thomas R, Steven K. Long-term complications of congenital esophageal atresia and/or tracheoesophageal fistula. Chest, 2004.

[34] Coran AG. Redo esophageal surgery: the diagnosis

and management of recurrent tracheoesophageal fistula. Pediatric Surgery International, 2013, 29 (10): 995.

［35］Tovar J, Fragoso A. Gastroesophageal Reflux after Repair of Esophageal Atresia. European Journal of Pediatric Surgery, 2013.

［36］Perger L, Azzie G. Two cases of thoracoscopic resection of esophageal duplication in children. J Laparoendosc Adv Surg Tech, 2006.

［37］Hirose S, Clifton MS, Bratton B, et al. Thoracoscopic resection of foregut duplication cysts. J Laparoendosc Adv Surg Tech A, 2006, 16 (5): 526.

［38］Kolomainen D, Hurley PR, Ebbs SR. Esophageal duplication cyst: case report and review of the literature. Diseases of The Esophagus, 1998, 11 (1): 62.

［39］Balakrishnan K, Fonacier F. Foregut duplication cysts in children. JSLS, 2017.

［40］Jeung MY, Gasser B, Gangi A, et al. Imaging of cystic masses of the mediastinum. Radiographics, 2002, 22: 79.

［41］Noguchi T, Hashimoto T, Takeno S, et al. Laparoscopic resection of esophageal duplication cyst in an adult. Diseases of The Esophagus, 2003, 16 (2): 148.

［42］Terui K, Saito T, Mitsunaga T, et al. Endoscopic management for congenital esophageal stenosis: A systematic review. World J Gastrointest Endosc, 2015, 7 (3): 183.

［43］Amae S, Nio M, Kamiyama T, et al. Clinical characteristics and management of congenital esophageal stenosis: a report on 14 cases. Journal of Pediatric Surgery, 2003, 38 (4): 565.

［44］Quiros JA, Hirose S, Patino M, et al. Esophageal tracheobronchial remnant, endoscopic ultrasound diagnosis, and surgical management. J Pediatr Gastroenterol Nutr, 2013, 56 (3): 14.

［45］Bocus P, Realdon S, Eloubeidi MA, et al. High-frequency miniprobes and 3-dimensional EUS for preoperative evaluation of the etiology of congenital esophageal stenosis in children (with video). Gastrointestinal Endoscopy, 2011, 74 (1): 204.

［46］Michaud L, Coutenier F, Podevin G, et al. Characteristics and management of congenital esophageal stenosis: findings from a multicenter study. Orphanet Journal of Rare Diseases, 2013, 8: 186.

［47］Suzuhigashi M, Kaji T, Noguchi H, et al. Current characteristics and management of congenital esophageal stenosis: 40 consecutive cases from a multicenter study in the Kyushu area of Japan. Pediatric Surgery International, 2017, 33 (10): 1035.

［48］Freeman RK, Herrera A, Ascioti AJ, et al. A propensity-matched comparison of cost and outcomes after esophageal stent placement or primary surgical repair for iatrogenic esophageal perforation. J Thorac Cardiovasc Surg, 2015, 149 (6): 1550.

［49］Trappey AR, Hirose S. Esophageal duplication and congenital esophageal stenosis. Seminars in Pediatric Surgery, 2017, 26 (2): 78.

［50］Saka R, Okuyama H, Sasaki T, et al. Thoracoscopic resection of congenital esophageal stenosis. Asian J Endosc Surg, 2017, 10 (3): 321.

［51］Patti MG. An Evidence-Based Approach to the Treatment of Gastroesophageal Reflux Disease. JAMA Surgery, 2016, 151 (1): 73.

［52］Sidhwa F, Moore A, Alligood E, et al. Diagnosis and Treatment of the Extraesophageal Manifestations of Gastroesophageal Reflux Disease. Annals of Surgery, 2017, 265 (1): 63.

［53］Dent J, Serag HB, Wallander MA, et al. Epidemiology of gastro-oesophageal reflux disease: a systematic review. GUT, 2005, 54 (5): 710.

［54］Iwakiri K, Kinoshita Y, Habu Y, et al. Evidence-based clinical practice guidelines for gastroesophageal reflux disease 2015. Journal of Gastroenterology, 2016, 51 (8): 751.

［55］Davies I, Burman-Roy S, Murphy M S. Gastro-oesophageal reflux disease in children: NICE guidance. BMJ, 2015, 350: 7703.

［56］Ramos RF, Lustosa SA, Almeida CA, et al. Surgical treatment of gastroesophageal reflux disease: total or partial fundoplication?systematic review and meta-analysis. Arq Gastroenterol, 2011, 48 (4): 252.

［57］Boeckxstaens GE, Zaninotto G, Richter JE. Achalasia. Lancet, 2014, 383 (9911): 83.

［58］Pandolfino JE, Gawron AJ. Achalasia: a systematic review. JAMA, 2015, 313 (18): 1841.

［59］Tuason J, Inoue H. Current status of achalasia management: a review on diagnosis and treatment. Journal of Gastroenterology, 2017, 52 (4): 401.

［60］Ates F, Vaezi MF. The Pathogenesis and Management of Achalasia: Current Status and Future Directions. Gut and Liver, 2015, 9 (4): 449.

［61］O'neill OM, Johnston BT, Coleman HG. Achalasia: a review of clinical diagnosis, epidemiology, treatment and outcomes. World J Gastroenterol, 2013, 19 (35): 5806.

［62］Stavropoulos SN, Friedel D, Modayil R, et al. Diagnosis and management of esophageal achalasia. BMJ, 2016, 354: i2785.

［63］Inoue H, Ikeda H, Yoshida A. Peroral Endoscopic Myotomy for Esophageal Achalasia Video Journal and Encyclopedia of GI Endoscopy, 2013.

［64］Harriet J, Corbet T, Paul DL. Congenital Diaphragmatic Hernia. Mario L. Pediatric Thoracic Surgery.

2013-2227.

[65] Zhu Y, Wu Y, Pu Q, et al. Minimally invasive surgery for congenital diaphragmatic hernia: a meta-analysis. Hernia, 2016, 20 (2): 297.

[66] Tan YW, Banerjee D, Cross KM, et al. Morgagni hernia repair in children over two decades: Institutional experience, systematic review, and meta-analysis of 296 patients. Journal of Pediatric Surgery, 2018, 53 (10): 1883.

[67] Lauriti G, Zani-Ruttenstock E, Catania VD, et al. Open Versus Laparoscopic Approach for Morgagni's Hernia in Infants and Children: A Systematic Review and Meta-Analysis. J Laparoendosc Adv Surg Tech A, 2018, 28 (7): 888.

[68] Kavic SM, Segan RD, George IM, et al. Classification of hiatal hernias using dynamic three-dimensional reconstruction. Surgical Innovation, 2006, 13 (1): 49.

[69] Moon SW, Wang YP, Kim YW, et al. Thoracoscopic plication of diaphragmatic eventration using endostaplers. Annals of Thoracic Surgery, 2000, 70 (1): 299.

[70] Yeo CJ. Shackelford`s Surgery of the Alimentary Tract. Saunders Elsevier, Philadelphia, 2007.

[71] Karpelowsky JS, Wieselthaler N, Rode H. Primary paraesophageal hernia in children. J Pedatr Surg, 2007.

[72] Koziarski T, Pasnik K, Stanowski E, et al. Evolution of views on surgical treatment of gastroesophageal reflux disease and hiatal hernia. Pol Merkur Lekarski, 2009, 26 (155): 500.

[73] Stylopoulos N, Rattner DW. The history of hiatal hernia surgery: from Bowditch to laparoscopy. Annals of Surgery, 2005, 241 (1): 185.

[74] Yates RB, Oelschlager BK. Surgical treatment of gastroesophageal reflux disease. Surg Clin North Am, 2015, 95 (3): 527.

[75] Wu S, Zang N, Zhu J, et al. Congenital diaphragmatic eventration in children: 12 years' experience with 177 cases in a single institution. Journal of Pediatric

SurgerY, 2015, 50 (7): 1088.

[76] Eren S, Ceviz N, Alper F. Congenital diaphragmatic eventration as a cause of anterior mediastinal mass in the children: imaging modalities and literature review. European Journal of Radiology, 2004, 51 (1): 85.

[77] Rehan VK, Nakashima JM, Gutman A, et al. Effects of the supine and prone position on diaphragm thickness in healthy term infants. Archives of Disease in Childhood, 2000, 83 (3): 234.

[78] Imai T, Shizukawa H, Imaizumi H, et al. Phrenic nerve conduction in infancy and early childhood. MUSCLE & NERVE, 2000, 23 (6): 915.

[79] Joho-Arreola AL, Bauersfeld U, Stauffer UG, et al. Incidence and treatment of diaphragmatic paralysis after cardiac surgery in children. Eur J Cardiothorac Surg, 2005, 27 (1): 53.

[80] Akay TH, Ozkan S, Gultekin B, et al. Diaphragmatic paralysis after cardiac surgery in children: incidence, prognosis and surgical management. Pediatric Surgery International, 2006, 22 (4): 341.

[81] Lemmer J, Stiller B, Heise G, et al. Postoperative phrenic nerve palsy: early clinical implications and management. Intensive Care Med, 2006, 32 (8): 1227.

[82] Dagan O, Nimri R, Katz Y, et al. Bilateral diaphragm paralysis following cardiac surgery in children: 10-years' experience. Intensive Care Med, 2006, 32 (8): 1222.

[83] Leo F, Girotti P, Tavecchio L, et al. Anterior diaphragmatic plication in mediastinal surgery: the "reefing the mainsail" technique. ANNALS OF THORACIC SURGERY, 2010, 90 (6): 2065.

[84] Borruto FA, Ferreira CG, Kaselas C, et al. Thoracoscopic treatment of congenital diaphragmatic eventration in children: lessons learned after 15 years of experience. European Journal of Pediatric Surgery, 2014, 24 (4): 328.

第十章 移　植

第一节　肺移植

1987 年,Cooper 教授对一例患有家族性肺纤维化的 16 岁男孩进行了肺移植,成为世界小儿肺移植先例。随着近 30 年肺移植技术的发展革新,肺移植已成为公认的治疗终末期肺疾病,提高生活质量,延长生命的有效选择。截至目前,在国际心脏协会注册的小儿肺移植中心有 41 个,共计开展 2 412 例儿童肺移植手术。尽管每年报告给国际心脏协会的儿童肺移植近 120 例,但这当中超过 90% 的移植中心每年的小儿肺移植例数不足 5例。小儿肺移植的数量相比于小儿心、肝、肾的移植数量较少,一方面是因为小儿终末期肺疾病的发生率很低,另一方面是由于新型药物的使用,小儿肺囊性纤维化和肺动脉高压的生存率得到了较大的提升。与成人相比,小儿肺移植的死亡率仍然很高,并且小儿肺供体稀缺,通过制订恰当有效的供体分配政策提高供肺的利用率尤为重要。

我国成人肺移植起步较晚,近些年全国肺移植总量有一定提升(图 10-1-1),但小儿肺移植领域存在巨大空白,这跟我国法律、社会观念及经济条件等因素密切相关。由于小儿肺供体的缺乏,亲属间活体肺移植成为一种可能的选择。2009年,同济大学附属上海肺科医院曾报道我国第一例活体肺移植手术,由患儿父亲提供右下肺、母亲提供左下肺。此后国内鲜有小儿肺移植的开展和案例报道。2019 年,北京中日友好医院陈静瑜教授团队成功地为一例 6 岁白血病骨髓移植术后、慢性移植物抗宿主病、闭塞性细支气管炎的患儿实施了双肺移植手术,这是目前我国记录的最小年龄患儿肺移植术。

一、适应证和禁忌证

对任何患有肺疾病包括肺血管疾病到达终末期,已无法用内外科手段有效治疗的患儿,肺移植都是其适应证。起初,需要肺移植的绝大多数都是肺囊性纤维化的患儿,随着肺移植经验的积累、手术器械的优化改良及手术技术的不断提高,

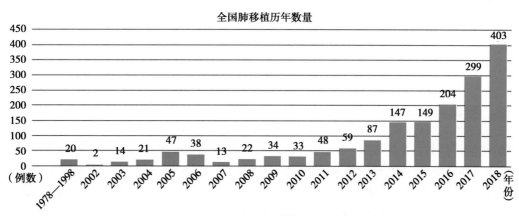

图 10-1-1　全国肺移植手术增长图

婴儿先天性的肺疾病也可以行肺移植。不同年龄段的儿童,其肺移植适应证稍有所不同。肺动脉高压是婴儿肺移植最常见的原因,其次是先天性肺疾病如肺表面活性蛋白 B 缺乏症、肺泡蛋白沉积症、间质性肺病及严重的支气管肺发育不良等。1~5 岁的幼儿,继发性肺动脉高压(合并先天性心脏病)是肺移植最常见的适应证。大于 5 岁的儿童及近 3/4 的青少年,肺囊性纤维化是其肺移植的主要适应证,该病是欧美白人儿童行肺移植最常见的原因(表 10-1-1)。

小儿肺移植适应证:

1. 肺囊性纤维化。

2. 继发性肺动脉高压(如合并先天性心脏病)。

3. 肺血管疾病(原发性肺动脉高压、肺泡毛细血管发育不良、先天性肺静脉狭窄)。

4. 肺表面活性物质代谢紊乱(肺表面活性蛋白 B 和 C 缺乏、ATP 结合区 A3 受体 ABCA3 或 NKX2.1 基因突变)。

5. 间质性肺疾病。

6. 支气管肺发育不良。

7. 肺发育不全。

8. 闭塞性细支气管炎。

小儿肺移植的禁忌证与成人相似,有绝对和相对禁忌证之分。对于符合肺移植适应证的患儿,必须充分考虑其营养状况、多系统器官功能及伴随疾病情况,评估可能会影响移植效果的潜在不利因素。目前的肺移植指南已将医嘱依从性差列为绝对禁忌证。

(1)绝对禁忌证:系统性感染(如 HIV、急性期肝炎、活动性肺结核);恶性肿瘤;多系统器官功能衰竭;严重的神经肌肉疾病;患儿家长或照顾人员医嘱依从性差。

(2)相对禁忌证:早产儿或体重 3kg 以下的婴儿;严重营养不良;慢性气道感染及多重耐药菌定植;胸膜固定术;肝肾功能不全;脊柱侧凸;糖尿病控制不良。

二、受体评估和移植前管理

肺移植术前评估是一个需要多学科协作的过程,结合实验室和影像学检查,确定患儿移植后的并发症,受体的确定需同时考虑医学和心理社会因素。大多数儿科中心在决定进行肺移植之前,会考虑心肺功能以外的因素,如生长和营养状况、

住院次数以及整体生活质量改善的可能性。由于这种不确定性,大多数小儿肺移植中心建议在患者达到预期等待名单存活和估计等待时间之间的临界点之前转诊。

三、供体评估

目前小儿肺移植的供体主要来源于脑死亡的儿童。供体评估指标包括动脉血气(PO_2/$FiO_2 > 300$)、胸部 X 线、气道分泌物培养及纤维支气管镜检查。供体必须无急性期病毒感染征象,甲、乙、丙型肝炎及 HIV 病毒等检测均为阴性。随着近些年肺灌注液及体外灌注技术的不断改良,供肺的保存和可利用度得到提升。在小儿供体器官持续短缺的情况下,体外肺灌注技术在小儿肺移植的应用拓展将是小儿肺移植一个重要突破点。

四、移植手术

移植手术可分为单肺移植、双肺移植、心肺联合移植及活体肺叶移植(图 10-1-2)。绝大多数小儿肺移植手术是在体外循环或 ECMO 下进行的,在第 4 肋间隙做双侧胸骨前外侧 "clamshell" 切口(图 10-1-3),以优化两胸膜间隙的暴露视野。缝线应根据不同年龄选择相应的型号。

(一)麻醉和体位

麻醉前将 Swan-Ganz 导管插入肺动脉。预置一根硬膜外导管,可用于术后镇痛。使用左侧双腔气管导管,全身麻醉。受者取仰卧位,双臂固定于头顶麻醉架上。

(二)手术步骤

1. 供肺的采取

(1)供肺的保护:包括肺动脉灌注 3L 冷 Euro-Collins 液,灌注前自肺动脉注入 0.5mg 前列腺素 E_1。

(2)移除心脏:自右侧解剖房间沟,以显露右肺静脉近侧的左房壁 1~3cm。于主动脉灌注点横断升主动脉,于主肺动脉中点横断肺动脉,切断上、下腔静脉。左房的处理方法是先从左肺静脉汇合处与冠状窦中间切开左房壁,然后牵引心脏,向上、下延长切口,最后于先前解剖的房间沟处切断左房壁。此法既在左、右肺静脉口保留了足够的左房袖,又在心脏上保留了完整的右房,心、肺可分别用于双肺移植术和心脏移植。

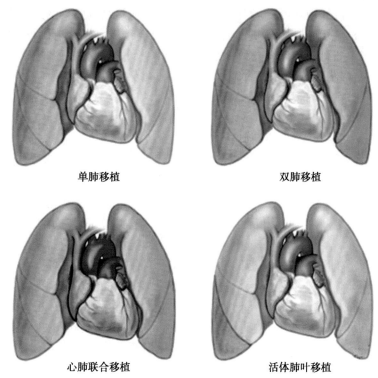

单肺移植　　　　　　　　　　双肺移植

心肺联合移植　　　　　　　　活体肺叶移植

图 10-1-2　移植手术分类

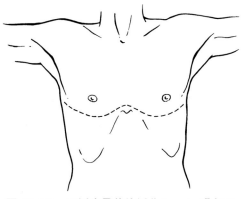

图 10-1-3　双侧胸骨前外侧 "clamshell" 切口

（3）双肺大块切除：移除心脏后，沿脊柱前解剖后纵隔，下至膈肌平面，上至主动脉弓上气管中点，气管和两端食管用吻合器夹闭，于胸顶切断主动脉弓的分支，膈上切断胸主动脉，将双肺连同食管和主动脉一起整块切除。这样便于快速而安全地摘除肺脏。

如须运输，可将双肺组织块放入盛有 4℃生理盐水的塑料袋中，再置于冰桶内，围以冰屑。

（4）分别摘取左、右肺：抵达受者手术室后，仍置双肺组织块于冷盐水中，去除食管和主动脉。在主肺动脉分叉处切断两侧肺动脉。自中线纵行切开左心房壁，分别在左、右肺静脉上留

下足够的心房袖。于上叶支气管开口近端 2 个软骨环处切断两侧主支气管。避免过多解剖支气管残端周围的软组织，以尽量保留支气管动脉的侧支循环。

2. 受者大网膜蒂的游离　取上腹正中切口，自横结肠游离大网膜，并将其纵行分成两个网膜蒂，仔细保留每个蒂的血液供应。将网膜蒂之尖端置于剑突下，待以后放入胸腔。缝合腹部切口。如不计划采用大网膜包绕支气管吻合口，则该步骤省略。

3. 受者的胸部切口　两侧胸廓前外侧切口＋胸骨横断。切口经两侧第 4 或第 5 肋间，从腋中线到胸骨缘，再横断胸骨。该切口对于两侧胸腔从胸膜顶到膈肌以及后纵隔可提供充分的显露，使两肺及肺门结构的游离变得容易。近年来，有人提出不横断胸骨，同样可以获得足够的显露，同时避免了胸骨切开的并发症（图 10-1-3）。

4. 受者右肺的切除及植入

（1）切除右肺：分离右肺与胸壁、纵隔和膈肌之粘连，游离肺动静脉。解剖房间沟，以便于放置左心房夹。将 Swan-Ganz 导管推入左侧肺动脉，应用左侧单肺通气（左侧胸膜腔可先不打开，以利通气）。如果患者不能耐受，则须建立部分体外循

环,以维持肺动脉收缩压低于 4kPa(30mmHg)为度。于供肺到达手术室时,分别切断受者肺动脉的第一分支和降支,远心端切断肺静脉。于上叶开口的近端切断主支气管,移除右肺。

(2)吻合支气管:置右侧供肺于受者右胸内,用可吸收单丝线连续缝合支气管膜部,软骨部可作间断缝合。

(3)吻合右肺动脉:夹住受者右肺动脉近心侧,酌情修整血管,使之与供肺动脉口径相适应,然后用 Prolene 线连续缝合右肺动脉。

(4)吻合心房袖:于受者肺静脉近侧左心房上夹一把血管钳,拆除肺静脉残端结扎线,连接上、下肺静脉开口,形成一个适当大小的左心房袖,与供者右肺静脉上之心房袖用 4-0Prolene 线连续缝合。

5. 受者左肺的切除及植入 将 Swan-Ganz 导管退至总肺动脉。再置于右肺动脉内。用新移植的右肺通气。打开左侧胸膜腔,如同右肺切除和植入技术一样,完成左肺移植手术。

6. 用网膜蒂包绕支气管吻合口 钝性分离胸骨后隧道,下抵剑突,取大网膜入胸腔。用两网膜蒂分别自肺门后向前完全包绕两侧支气管吻合口。但有的作者提出不必用大网膜包绕支气管吻合口。特别是儿童患者,多数医生不采用。

7. 关胸 每侧胸腔各放置 2 根胸腔引流管。用胸骨钢丝固定胸骨断端,分层缝合胸廓切口。

(三)术中注意要点

1. 此处介绍的两侧相继肺移植实质上就是对同一个患者依次做两个单肺移植术,旨在用两侧支气管吻合来代替原整块双肺移植术的气管吻合,减少气道并发症,并避免使用体外循环,防止心功能不全。

2. 如果受者两肺灌注扫描有较大的差别,应该先移植灌注差的一侧,保留相对好的一侧肺通气;然后再用移植侧肺来通气,切除另一侧肺,以尽量避免体外循环。

3. 用大网膜包绕支气管吻合口,能够迅速恢复供肺的支气管动脉循环,改善吻合口的愈合。如果支气管吻合口未能适当地愈合,可以起到防止裂开的作用。

4. 儿科最常见的手术是双侧序贯肺移植,端对端而不是套管式支气管 - 支气管吻合术。这种方法被认为是将狭窄的可能性降到最低。供者和受者的心包或支气管周围淋巴组织用于覆盖吻合

口。该方法旨在改善吻合口的血供,并尽可能降低邻近血管结构感染的风险。从引入肺分配系统后,欧美国家已经逐渐摒弃活体肺叶移植术(使用来自一个供者的右下肺叶和来自另一个供者的左下肺叶)。

五、移植后管理

(一)免疫抑制方案

免疫抑制三联和抗感染治疗应在移植后立即开始。免疫抑制通常包括钙调神经磷酸酶抑制剂(如他克莫司)、细胞周期抑制剂(如麦考酚酸酯)和皮质类固醇。由于与其他实体器官移植受体相比,肺移植受体发生排斥反应的风险更高,因此通常给予更强的免疫抑制方案。他克莫司初始剂量一般为 0.1~0.5mg/(kg·d),强的松的初始剂量一般为 0.5~1.0mg/(kg·d),在第一年逐渐减少。几乎所有患者在移植后 1 年和 5 年仍使用类固醇。70% 的儿童肺移植患者在移植时采用诱导免疫疗法,大多数患者接受白介素 -2 受体拮抗剂(巴利昔单抗),其余患者接受多克隆药物(抗淋巴细胞或抗胸腺细胞球蛋白)。

(二)抗菌方案

大多数肺移植患儿在移植后立即开始静脉注射抗生素 7~10 天,并根据移植前气道定植情况,供体信息和移植后即刻获得的痰液培养情况进行调整。机会性感染的预防包括使用伏立康唑或类似药物进行抗真菌预防;复方新诺明预防卡氏肺孢子虫感染;口服制霉菌素预防念珠菌感染;更昔洛韦或阿昔洛韦用来预防巨细胞病毒和单纯疱疹病毒的感染。

(三)康复

在移植后不久的康复期,指导康复的重要性尤为重要。包括积极的下肢阻力训练和早期的活动肌肉训练。一项涉及儿童的研究发现,在接受心脏和肺移植的儿童中,在 3 个月和 1 岁时,那些在移植后每周参加 3 次锻炼项目的人,在 6 分钟步行距离上有了改善。总体上,肺移植术后康复的最佳策略仍有待确定。

(四)出院后监测

患者至少在移植后 1 个月内每周接受两次实验室评估和呼吸量测定,然后每周一次,直到 3 个月的时间点。患者需使用家庭肺测量设备(通常是手持式肺量计)和脉搏血氧仪,并能够在移植后

的最初几个月每天监测使用。第 1 年每 3 个月复查活检,18 个月及 24 个月复查活检,此后每半年根据临床情况进行活检评估。

六、并 发 症

同种异体肺移植结局往往比其他实体器官移植结局差,可能的机制是移植物肺血管系统及淋巴系统中存在大量的抗原呈递细胞,另外,由于肺与外界相通,持续暴露于环境刺激物、毒素和病原体中。肺移植并发症的发生可划分为 3 个时期,移植后急性期(1 个月)、移植早期(1~3 个月)、移植后期(>3 个月)。

(一)移植后急性期

由于大多数小儿肺移植手术都是在体外循环或 ECMO 下进行的,所以胸腔出血或血管吻合口出血并不少见,尤其是在有过开胸或胸膜固定术的患儿中。左房吻合处或肺静脉可能是血栓形成的好发部位。移植后即刻灌注和超声心动图常被用来评估血管吻合口的通畅性。可以在移植后立即使用支气管镜检查来评估气道吻合的完整性并获得培养物。利用血管组织覆盖吻合术进行支气管吻合。

由预先形成的受体抗体与血管内皮上的供体人白细胞抗原(human leucocyte antigen,HLA)分子结合引起的超急性排斥是一种罕见的极为严重的并发症,可在移植后数小时内发生。超急性排斥导致血管损伤,阻塞和严重的移植物缺血。通过在移植前与供体细胞和受体血清进行交叉配对可以预防超急性排斥,但是因为器官分配的时间空间性(包括供体和受体之间的距离)通常会妨碍前瞻性交叉配型,筛选受体抗-HLA 抗体和避免供体相关抗原("虚拟交叉匹配")是防止超急性排斥的最常用方法。在虚拟交叉配型不能有效预测真实交叉配型的情况下,应早期行血浆置换。

原发移植物功能障碍是移植后第一周最常出现的并发症。原发移植物功能障碍与植入前缺血持续时间相关,被认为是移植过程中羟基自由基的产生和促炎细胞因子的累积所致。原发性移植物功能障碍的影响范围可以从轻度非心源性肺水肿到暴发性移植物衰竭伴弥漫性肺泡损伤。根据氧合指数和胸部影像弥散浸润程度,可对原发移植物功能障碍在移植后的前 72 小时每日进行

1~3 级评分。对原发性移植物功能障碍的治疗主要是支持性的,包括液体限制和避免气压伤,重症病例可行 ECMO 支持。原发性移植物功能障碍的再次移植常预后不良。

(二)移植早期

急性排斥反应(acute rejection reaction)是最常见的同种异体移植排斥反应的形式,影响大多数肺移植受体。急性排斥在移植后前 3 个月常见,可能与供体来源的树突状细胞的半衰期有关。3 岁以下的肺移植患儿发生急性排斥反应的风险低于年长儿或成人。急性排斥反应类似于肺部感染伴咳嗽、发热、呼吸困难、低氧血症和呼吸急促。在移植后的前 3 个月内,对该临床表现的评估通常包括支气管镜检查、支气管肺泡灌洗和支气管活检。急性排斥反应组织学的发现包括有或没有气道炎症的血管周围淋巴细胞浸润,并根据 ISHLT 分级系统分为 A1~A4。由于急性排斥反应也可能无症状,许多移植中心在最初的 12~18 个月内进行支气管镜检查。移植后第一年气管活检监测数据表明轻微急性排斥反应(A1)单次发生,虽然通常是无症状的,但其是慢性同种异体移植物排斥的独立危险因素。急性排斥等级 A2 及以上通常用 10mg/kg 静脉注射甲泼尼龙治疗 3 天,并在 2 周后活检复查。当急性排斥持续存在于随访活组织检查中时,特别是急性排斥等级增加时,可以使用增加的抗胸腺细胞球蛋白免疫抑制。

肺的血供包括肺动脉和支气管动脉,但移植后支气管动脉已无连接。因此,气道吻合处特别容易发生缺血。虽然可通过心包或支气管周围淋巴管覆盖吻合口来改善血供,但该区域在移植后急性期仍然特别脆弱,导致黏液清除受损。一项单中心研究中发现,与常规治疗相比,支气管动脉再吻合术可减少这种影响。其他气道并发症,如纤维化狭窄、肉芽组织过多、吻合口部位的气道塌陷,可用支气管镜球囊治疗扩张或支架置入改善,目前已经开发出可生物降解的支架保留足够长的时间以便解决狭窄,后期逐渐降解而不阻碍气道生长。

感染的发生率在移植后的前几周到几个月内最高。相关因素包括与手术和呼吸机支持相关的医院感染;免疫抑制(移植后最初几个月最高)。虽然预防性抗生素通常在围手术期给予,但是受体定植(特别是 CF 患者)和供体感染(未预料的

病毒感染)可能导致早期发病。早期病毒感染在婴儿和幼儿中更为常见和显著,可能是由于其免疫系统不成熟。患者可能因移植过程中血液或纵隔与气道菌群接种而发生菌血症。超过第一周,社区和医院内细菌以及机会性病原体(如肺囊虫、念珠菌和巨细胞病毒)的感染变得更加普遍。巨细胞病毒不匹配的患者(即供体阳性,受体阴性)在这个早期阶段特别容易感染巨细胞病毒。全身性巨细胞病毒或巨细胞病毒性肺炎的治疗通常涉及使用静脉内更昔洛韦用药2~6周,特别是在严重的情况下,还可以给予巨细胞病毒免疫球蛋白,后期口服更昔洛韦2~3个月。腺病毒和副粘病毒,包括副流感病毒和呼吸道合胞病毒,都与肺损伤或死亡有关,并且是慢性同种异体移植物功能障碍发展的危险因素。由于这些原因,病毒感染通常用西多福韦和利巴韦林积极治疗。真菌生物和非典型分枝杆菌的感染也会给移植带来很大风险。许多中心在移植后立即预防使用抗真菌药。目前推荐的预防策略包括伏立康唑静脉注射或口服给予4~6个月,吸入两性霉素B脂质体3次,每周2次,然后每周1次,或每日吸入两性霉素B标准配方。

(三)肺移植后期(>3 月)

除了感染、药物毒性、急性细胞和体液排斥反应、气道吻合口狭窄等早期并发症的持续存在,肺移植后期常出现的主要并发症包括移植后淋巴增生性疾病和闭塞性细支气管炎两种潜在危及生命的并发症。

肺移植术后恶性肿瘤的发生率为5.6%,大部分恶性肿瘤是淋巴增生性疾病,典型的EB病毒型淋巴瘤。移植后淋巴组织增生性疾病可以是无症状的,也可以出现提示肺部感染或涉及肺外器官的非特异性症状。其通常可出现在同种异体移植的第一年,表现为一个或多个圆形或卵圆形肺结节。超过一年,肺外移植后淋巴组织增生性疾病可累及胃肠道,皮肤和淋巴组织包括鼻咽癌。移植后淋巴增生性疾病的筛查,包括通过聚合酶链反应监测EB病毒核酸及PET-CT。PET-CT是敏感和特异性较好的检查手段。组织学诊断和分期是诊断及预后的重要组成部分。单纯性移植后淋巴组织增生性疾病的预后较差。CD20阳性的移植后淋巴组织增生性疾病患者可给予抗CD20单克隆抗体治疗。

闭塞性细支气管炎是移植后第一年死亡的主要原因,其病因发生仍不明确,没有合适的诊断标志物,目前仍没有统一有效的治疗方案。再移植通常作为肺功能逐渐下降且无其他绝对禁忌证的闭塞性细支气管炎患儿的一种选择,但手术风险较大,再发慢性排斥反应可能性高,效果并不理想。

七、存活率及死亡原因

国际心肺移植协会1990—2016年的数据显示,小儿肺移植的中位生存期是5.5年。对于存活1年以上的肺移植患儿,其中位生存期是8.9年。其中单肺移植的患儿中位生存期(2.4年)显著低于双肺移植的患儿(5.7年)。自肺分配系统实施以来,再移植已成为一种更为常见的现象,这可能是由于近年12岁及以上儿童等待时间缩短和生存能力提高。尽管如此,最近的一份注册报告显示,5年生存率很低(36%),选择合适的候选人进行再移植仍然是一个重要的研究领域。

移植术后30天内,移植物功能障碍或衰竭是最常见的死因。30天到1年期间,感染是最主要的死因,其次是移植物失败、多器官功能衰竭。1年以上的移植患儿死亡病因主要是慢性同种异体移植物功能障碍(细支气管炎),约占死亡人数的40%,其次是移植物衰竭和感染。随着时间的推移,死亡原因的分布并没有明显的改变,这就突显出开发有效的治疗慢性肺移植功能障碍的方法的重要性。5年死亡风险增加的因素包括移植早期、移植时机械通气和CF的诊断。机械通气作为危险因素在婴儿肺移植中的价值尚不清楚。

【专家提示】小儿肺移植是治疗儿童终末期肺病可行的选择。儿童供肺数量及可利用度的低下、不同时期并发症和感染风险的增加,以及慢性同种异体移植物功能障碍的发生,这些问题亟须应对解决。体外肺灌注、体外支持及快速康复等技术的不断尝试与应用,预防或治疗慢性移植物功能障碍有效疗法的出现,将极大地提高小儿肺移植的成功率。

(莫绪明)

第二节　心肺联合移植

心肺移植（heart-lung transplant，HLT）已经成为终末期肺部疾病合并心脏疾病的治疗手段。据国际心肺移植协会（International Society for Heart and Lung Transplantation，ISHLT）统计，全世界已累计完成超过 5 000 余例心肺联合移植，且手术量以每年 155~200 例的速度逐年增加。目前，全世界儿童心肺移植实施超过了 600 例。尽管新生儿期间即可接受 HLT 治疗，但和单纯肺移植比较，HLT 患者的等待时间更长、供体器官利用率较低、移植后的死亡率高，长期存活率不理想。这些原因造成 HLT 数量明显少于单纯肺移植病例。儿科 HLT 的数量在 1989 年达到顶峰，此后的手术数量有一定下降，在 2007 年，仅实施了 8 例儿童 HLT。

一、历史背景

1946 年苏联 Demikhov 首次应用交叉循环施行心肺移植的动物实验获得成功。1967 年，Denton Cooley 及其同事为 1 名患有房室管畸形合并肺动脉高压的 2.5 岁女孩实施了 HLT。患者在术后 14 小时死亡。1977 年 Borel 等将环孢菌素 A 应用于 HLT，此后疗效显著改善。HLT 长期存活的首例患者由美国 Stanford 大学医学院附属医院于 1981 年实施，第 2 例 HLT 手术是在 1 例艾森门格综合征无法行心脏手术的先天性心脏病患者身上实施。HLT 手术的开展比单纯心脏移植和单纯肺移植开展得晚，手术难度和术后相应处理比单纯移植难度增加。国内心肺移植开展与国外相比稍晚，第 1 例心肺移植病例报道于 1994 年。我国儿童 HLT 手术例数、术后存活率较国外差距仍较大。

二、适应证和禁忌证

在美国，从 1988 年以来 HLT 的前 3 种手术适应证，分别为原发性肺动脉高压（29%）、先天性心脏病（20%）、艾森门格综合征（16%）。而国际心肺移植协会的数据显示，自 1986 年起世界范围内接受 HLT 的手术适应证，分别为肺囊性纤维化（28%）、肺动脉高压（24%）、先天性疾病（22%）、艾森门格综合征（12%）。

儿童 HLT 的适应证：①特发性肺动脉高压、先天性心脏病合并艾森门格综合征是儿科心肺移植最常见的适应证。②肺含铁血黄素沉着症、肺纤维化、慢性肺部疾病如囊性纤维化等终末期肺病，合并药物不能控制的心力衰竭。③无法进行常规手术治疗的复杂型先天性心脏病合并体循环心室射血分数低于 35% 的患者，先天性心脏病合并肺动脉 / 静脉畸形。④心脏移植或肺移植术后需要再次进行移植的患者。

德国汉诺威医学院 Gorer 报道了 16 例儿科心肺移植病例。其中，9 例患儿为先天性心脏病合并艾森门格综合征，4 例为原发性重度肺动脉高压，3 例为其他终末期肺病。另一项研究报道了 51 例儿科心肺移植病例，其中 28 例（55%）为特发性肺动脉高压，14 例（27%）为肺动脉闭锁合并重度肺动脉发育不良，9 例（9%）为 CF 或心肌病合并重度肺动脉高压，本组年龄 14 岁以上的患儿 11 例，占 22%。

HLT 的禁忌证多属相对禁忌证，而非绝对禁忌证。随着经验的积累，许多中心缩小了 HLT 的外科禁忌证。基因型Ⅲ型的洋葱伯克德菌感染的囊性纤维化患者仍然被认为是心肺移植的绝对禁忌证。

非医学禁忌证包括经济和社会心理因素。移植后无法完成定期随访复诊和后续治疗，也是移植的禁忌证。因此，选择心肺移植候选人时，需要心理学家、社会工作者和移植专家团队共同评估。

三、供体选择

正确选择 HLT 的供体，除了供体和受体的 ABO 血型必须相容以外，需要考虑的主要因素，包括供体的体格和年龄、供体距移植医疗机构的距离、供体有无感染，以及供体的心肺功能。

四、手术技术

（一）心肺的获取

供体胸骨正中切口，开胸显露心包，切除心包膜前壁至两侧肺静脉，切开双侧胸膜腔。游离升主动脉、无名动脉、上腔静脉，结扎奇静脉，游离气管至隆突上 5 个软骨环,注意避免损伤气管膜部。静脉给予肝素 3mg/kg、前列腺素 E 120ng/(kg·min)。高位结扎、切断上腔静脉,紧靠横膈肌切断下腔静脉。主动脉和肺动脉内分别插入灌注管,分别注入心脏停搏液和 Collins 肺保护液,经下腔静脉和左心耳切口排出心腔内液体。肺灌注期间用低潮气量通气,使肺处于半张状态,以便灌注液均匀分布。在无名动脉平面切断升主动脉,于隆突上 5 个气管环以上钳住气管并切断。从下面向上将心肺自后纵隔分离,切断下肺韧带,将心肺移出胸腔,浸泡在 4℃生理盐水中。

(二) 受体心肺切除

胸骨正中切口或双侧胸廓胸骨切口(蚌壳切口),肝素化,分别于主动脉弓和上、下腔静脉插管,建立体外循环。钳夹升主动脉,按照心脏移植术的操作程序切除心脏,并切除左心房。切开双侧胸膜腔,在左、右膈神经下方分别作切口以便于施行双侧全肺切除术和放置供体肺。心包的切口要足够大,以便可以在膈神经无张力的情况下置入新的肺。对左肺门进行游离并横断左肺动脉,为了保护左侧喉返神经,在其与动脉韧带相连的位置上保留小片肺动脉管壁。对右肺门进行游离,横断右主支气管,取出右肺。对气管进行最低程度的游离,在隆突上方切断气管,切除下段气管及隆突分叉。对后纵隔进行精细止血,一旦植入供体心肺后,后纵隔区域无法暴露止血。这部分操作的要点是保护膈神经、迷走神经、喉返神经,彻底止血。对气管周围组织作最小限度的游离,以免气管的血供受到影响。

(三) 心肺植入

对供体心 - 肺联合体进行修剪,在隆凸上方一个气管环的位置切断气管。轻柔地经左膈神经后方纵隔胸膜切口将左肺推送入左侧胸膜腔,右肺则经剩留的右心房和上、下腔静脉及膈神经后方置入右侧胸膜腔。用聚丙烯缝线先后连续缝合气管,如果供体和受体的气道直径存在显著不匹配时,气管可以使用前壁间断缝合。升主动脉吻合后,复温,心腔排气,开放主动脉阻断钳。心搏恢复后,使用聚丙烯线连续缝合吻合右心房。脱离体外循环的方法与双侧肺移植类似。

五、术后治疗

HLT 患者的术后治疗需要由心脏移植团队和肺脏移植团队参与的多学科综合治疗,主要包括免疫抑制治疗、抗生素预防治疗、移植脏器功能障碍的支持。定期复查随访,并进行支气管活检和心内膜心肌活检。

免疫抑制、诱导免疫抑制及围术期抗生素的使用请参见小儿肺移植一节。

六、预后及并发症

(一) 存活率

心肺移植的生存结果主要取决于移植肺的情况。随着手术技术的成熟,有效的围术期监护治疗,HLT 后早期(30 天内)的病死率已由早期的 26.2% 下降到 10%~20%。据国际 HLT 注册系统的数据显示,术后 1 年生存率已经提高到 72%,术后 5 年的生存率提高到 49%,10 年生存率为 31%,15 年生存率为 22%。

1999 年到 2007 年 6 月期间(n=122)的数据显示,儿科 HLT 的半寿期为 3.8 年。特发性肺动脉高压而接受 HLT 的患者(半寿期为 4.0 年),其效果显著优于先天性心脏病等其他原因接受移植的患者(半寿期为 1.8 年)。婴儿 HLT 病例数少(n=20),结果也差(半寿期 0.2 年)。HLT 病例的早期和晚期的移植器官失功能,与肺移植情况类似。感染是引起早期移植器官失功囊性纤维化的主要原因,而闭塞性细支气管炎则是晚期移植器官失功囊性纤维化的主要原因。HLT 患儿的总体存活率分析显示,5 年存活率约为 45%。

(二) 生活质量

HLT 术后患儿的生活质量和接受单纯肺移植患儿相似。

(三) 急性和慢性排斥

极少部分的 HLT 受体患者最终死于心脏疾病或心脏排斥反应。因此 HLT 后的随访检查和免疫抑制治疗,是以定期进行关于肺脏排斥的检查为基础。

(四) 感染

接受心 - 肺移植的儿童患者的免疫功能是降低的。呼吸道感染是心 - 肺移植受体患儿最常见的并发症和死亡因素。移植受体者感染发生率高达 60%~90%。感染是移植后 1 个月至 1 年间患儿死亡的首要原因,约占死亡例数的 28%。35%~66% 为细菌感染,且 50%~85% 的患者至少发生过一次感染。囊性纤维化患者的气道和鼻窦里面都有大量的毒力强大的致病菌定殖,且通常为多重耐药和耐青霉素的革兰氏阴性菌,尤其是假单胞菌群。结果最差的是洋葱伯克霍尔德菌感染的 CF 患者。巨细胞病毒(CMV)是心 - 肺移植后感染性并发症的排名第二位的病原体,移植术后第 1 年发生 CMV 疾病的风险高于 30%。研究显示,覆盖 CMV 的预防性用药可能会减少 CMV 感染的相关性事件。念珠菌群、曲霉菌群和新型隐球菌是心 - 肺移植受体患者发生真菌感染的最常见致病原,曲霉菌群感染合并的死亡率高。口服伊曲康唑是 HLT 最常用的预防性抗真菌用药方案。

(五)移植后淋巴增生性疾病

在儿童中,移植后淋巴增生性疾病(PTLD)的发生率高于成人,其相关风险因素、临床表现、诊治及结局类似于接受单纯肺移植的病例。

【专家点评】HLT 是婴儿、儿童和青少年终末期心脏病和终末期肺脏疾病可以选择和实施的治疗措施。HLT 通过改善患儿的心肺功能和增强运动耐力,提高生活质量。可实施儿科 HLT 的医疗单位数量少、供体缺乏、等待 HLT 过程中较高的死亡率、持续的医疗花费、频繁的术后并发症监测、较差的远期存活效果,均严重制约了儿童 HLT 的开展。严格评估手术适应证、加强术后的监测随访,以及感染防治和免疫抑制方案的不断改进,有望提高儿童 HLT 术后的生存率和生存质量。

(李勇刚)

参考文献

［1］陈志高, 黄洁, 胡盛寿. 心肺联合移植现状. 实用器官移植电子杂志, 2014, 6: 336.

［2］Goldfarb SB, Hayes DJ, Levvey BJ, et al. The International Thoracic Organ Transplant Registry of the International Society for Heart and Lung Transplantation: Twenty-first Pediatric Lung and HeartLung Transplantation Report-2018; Focus Theme: Multiorgan Transplantation. J Heart Lung Transplant, 2018, 37 (10): 1196.

［3］Lancaster TS, Eghtesady P. State of the Art in Pediatric Lung Transplantation. Semin Thorac Cardiovasc Surg, 2018, 30 (2): 166.

［4］Benden C. Pediatric lung transplantation. Journal of Thoracic Disease, 2017, 9 (8): 2675.

［5］Bryant RR, Morales D, Schecter M. Pediatric lung transplantation. Seminars in Pediatric Surgery, 2017, 26 (4): 213.

［6］Sweet SC. Pediatric Lung Transplantation. Respir Care, 2017, 62 (6): 776.

［7］Lancaster TS, Miller JR, Epstein DJ, et al. Improved waitlist and transplant outcomes for pediatric lung transplantation after implementation of the lung allocation score. J Heart Lung Transplant, 2017, 36 (5): 520.

［8］Benden C, Edwards LB, Kucheryavaya AY, et al. The Registry of the International Society for Heart and Lung Transplantation: Sixteenth Official Pediatric Lung and Heart-Lung Transplantation Report--2013; focus theme: age. J Heart Lung Transplant, 2013, 32 (10): 989.

［9］Hayes DJ, Galantowicz M, Hoffman TM. Combined heart-lung transplantation: a perspective on the past and the future. Pediatric Cardiology, 2013, 34 (2): 207.

［10］Webber SA, Mccurry K, Zeevi A. Heart And Lung Transplantation In Children. Lancet, 2006, 368 (9529): 53.

中英文名词索引